U0232640

朱進忠老中醫脈診經驗

ZHUJINZHONG LAOZHONGYI MAIZHEN JINGYAN

朱进忠 编著　朱彦欣 整理

山西出版传媒集团　山西科学技术出版社

图书在版编目（CIP）数据

朱进忠老中医脉诊经验/朱进忠编著. —太原：山西科学技术出版社,2024.8

ISBN 978 - 7 - 5377 - 6002 - 7

Ⅰ. 朱… Ⅱ. 朱… Ⅲ. 脉诊—中医临床—经验—中国—现代 Ⅳ. R241.2

中国版本图书馆 CIP 数据核字（2019）第 299397 号

朱进忠老中医脉诊经验

出 版 人	阎文凯	
编 著	朱进忠	
责 任 编 辑	郝志岗	
助 理 编 辑	马 晨	
封 面 设 计	吕雁军	

出 版 发 行　山西出版传媒集团·山西科学技术出版社

地址：太原市建设南路 21 号　邮编：030012

编 辑 部 电 话　0351 - 4922072

发 行 电 话　0351 - 4922121

经 销　各地新华书店

印 刷　山西新华印业有限公司

开 本　787mm×1092mm　1/16

印 张　30.25

字 数　372 千字

版 次　2024 年 8 月第 1 版

印 次　2024 年 8 月山西第 1 次印刷

书 号　ISBN 978 - 7 - 5377 - 6002 - 7

定 价　78.00 元

序 言

脉诊在疾病诊断中的应用，是中医诊疗过程中最为精妙而又充满挑战的部分。它不仅要求医者对脉诊理论有着深刻的理解，更需要在长期的临床实践中积累丰富的经验。每一种疾病，都会在脉搏中留下微妙而独特的痕迹，而能否准确捕捉并解析这些痕迹，往往决定着诊断的准确与否。

脉诊首创于战国时期医学家扁鹊。医学巨著《黄帝内经》对脉象的生理、病理、诊断有了具体的论述，对诊脉的时间、诊脉的意义都进行了较详细的论述。例如：《素问·脉要精微论篇》曰："切脉动静而视精明，察五色，观五脏有余不足，六腑强弱，形之盛衰，以此参伍，决死生之分。"又如《灵枢·营卫生会》云："平旦阴尽而阳受气矣。"诊脉以平旦为宜，平旦时人之气血安静，尚未受到外来因素的影响。汉代的《伤寒杂病论》在诊脉方法上采用了三部诊法，三部即人迎脉、寸口脉、趺阳脉，但是还是以诊寸口脉为主，寸口脉分寸、关、尺三部，分别对应人体不同部位，诊寸口脉可知病变的部位和情况。例如："问曰：病有结胸，有脏结，其状何如，答曰：按之痛，寸脉浮，关脉沉，名曰结胸也。"寸脉浮说明胸中有实邪,关脉沉说明有水饮,结于心下,从脉的浮沉可以分析出疾病的病位、病因等情况。西晋王叔和撷取《黄帝内经》《难经》《伤寒杂病论》等著作中脉诊的相关论述,将其分门别类,在阐明脉理的基础上联系临床实际,撰成《脉经》,系统归纳了24种脉象,并明确论述了各种脉象的特点和之下感觉。例如:"浮脉,举之有余,按之不足。"

　　继承古人脉诊精髓,提高临床诊断能力依然是现代中医工作者努力的方向;学习先贤的经典,依然是掌握这门古老而神奇的诊断技艺的必然途径。化繁为简,去粗取精,从细腻之处解析脉诊,从而快速掌握脉诊技艺,符合现代人学习的要求。本书基于脉诊在辨证论治中的核心地位,系统阐述了脉象在辨证论治中的价值、脉象的诊法以及脉象在辨证论治上的使用方法等内容,形成了"疑难杂病中脉为第一依据"的临床观点。古今病案应用脉诊的解析,进一步佐证了病从脉治是治疗疑难、复杂、危重疾病的主要方法,为解决临床复杂问题提供了依据。

　　书中如有不足或错误望同仁们批评指正,特此表示感谢。

朱彦欣

前　言

目前，对脉象，特别是对脉象在辨证论治价值问题的认识上存在着一种倾向。这种倾向不但存在于部分刚刚进入临床工作的中医人员中，而且偶尔也存在于部分著作、讲义、论文，甚至专门讲授中医课程的讲堂中。他们有的认为脉诊仅仅是为应付病人心理的一种手段，有的认为脉诊仅仅是问诊的一个小小的补充，有的有意或无意地从根本上否定脉象的价值，有的采用先肯定后否定的方法去否定脉诊的意义。

对待这个中医继承发扬中的重大问题，很多医家，特别是长期坚持在临床工作第一线的、具有丰富临床经验的老中医，早就看在眼里，痛在心里。他们经常以极其痛苦的心情说："难道历代医家为我们汇集起来的瑰宝，竟要丧失于吾辈之手？"在我接触他们的过程中，他们经常谆谆嘱咐说："中华民族对世界上的重大贡献之一是中医，中医在世界医学上的重要贡献之一是辨证论治，辨证论治的重要依据是脉象，因此研究中医就得研究辨证论治，研究辨证论治就得研究脉象，研究脉象的诊法，研究脉象在辨证论治中的价值。"本人在数十年的临床、科研工作中，遵照这些前辈的教导，除先后对中医内科辨证论治大法三步、天人相应与辨证论治的关系、疑难疾病与肝的关系进行了探索外，又对中医的思维方式、辨证论治方法、脉象在辨证论治中的价值、脉象的诊法、脉象在辨证论治上的使用方法进行了系统研究。通过研究发现，历代医家不但把脉象看做是与望诊、闻诊、问诊同等重要的辨证论治依据，而且常常把它作为识别疑难复杂危重疾病性质的主要依据。其后我又在长期的临床中进行验证，发现病从脉治是治疗疑难、复杂、危重疾病的主要方法之一。为了继承发扬历代医家汇集起来的这一瑰宝，结合临床心得，写列于后，以告读者。

本书写作过程中得到了胡兰贵、朱彦欣的大力协助，特此致谢。

作　者

于山西省中医药研究院

目　录

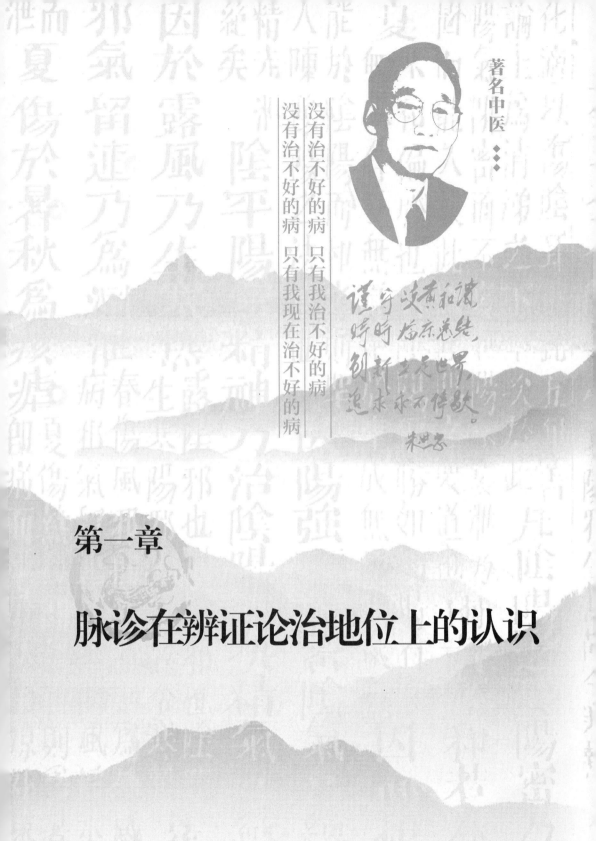

第一章

脉诊在辨证论治地位上的认识

早在战国时代，我国医学工作者即将诊察脉搏至数和形象的方法作为中医诊断疾病的手段。例如：在我国的早期医学著作《黄帝内经》的162篇里只讨论脉象的就有30余篇，指出"按其脉，知其病，命曰神"。提出了诊脉的上中下部位、方法、常脉、病脉、死脉的特点，并着重提出了审察疾病时尤应从对比中找问题的原则。《难经》不但继承了《内经》中的脉学研究成果，而且首先提出了独取寸口以决五脏六腑死生吉凶的方法，确定了将寸口脉分为寸关尺三部和浮中沉九候，以及察病时应取大过不及的基本原则。汉·张仲景著《伤寒论》《金匮要略》两书，不但继承了《难经》提出的原则方法，而且在诊断部位上提出了诊趺阳、太溪二脉，并首先提出要将脉象作为辨证论治的主要依据的观点。西晋·王叔和在继承《内经》《难经》，特别是《伤寒论》《金匮要略》的脉学研究成果的基础上，结合个人的经验体会，著成了《脉经》一书，首先将难于分辨的24种脉象进行了规范化的整理，并明确了寸口脉诊脏腑、三焦病的三种不同方法和不同脉象的主病、不同疾病与脉象、综合考察预后的方法，为全面地应用脉象去进行辨证论治作出了极大的贡献。

第一节　《内经》在脉诊上的贡献

　　《内经》作为我国现存医学文献中最早的一部典籍，不但在中医理论的形成、确立中作出了巨大贡献，而且在辨证论治法则和脉诊方法的确立形成中作出了卓越的成绩。

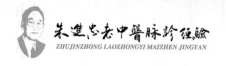

一、脉象是诊断的依据

首先提出了脉象作为诊断学重要依据的根据：《内经》认为由于：（1）脉是反应心主功能的重要部位，心是各个脏腑、各个系统的控制核心。（2）脉是营卫气血盛衰的体现。（3）脉的搏动是水谷精气鼓动的结果。（4）气口之脉是脾肺之气会聚之所。所以可以通过脉象的变化了解脏腑、经络、营卫气血的改变。他说："心者，君主之官也，神明出焉……凡此十二官者，不得相失也。故主明则下安……主不明则十二官危。"（《素问·灵兰秘典论》）"人受气于谷，谷入于胃，以传于肺，五脏六腑皆以受气，其清者为营，浊者为卫，营在脉中，卫在脉外。"（《灵枢·营卫生会篇》）"食气入胃，散精于肝，淫气于筋。食气入胃，浊气归心，淫精于脉。脉气流经，经气归于肺，肺朝百脉，输精于皮毛。毛脉合精，行气于腑。腑精神明，留于四脏，气归于权衡。权衡以平，气口成寸，以决死生。"（《素问·经脉别论》）"胃者，水谷之海，六腑之大源地。五味入口，藏于胃，以养五脏气。气口亦太阴也，是以五脏六腑之气味，皆出于，胃，变见于气口。"（《素问·五脏别论》）

二、诊脉的比较方法

在衡量脉象的诊断意义时一定要采用比较的方法。《内经》认为，作为不同的脉象存在是客观的，作为不同的疾病反映出不同的脉象也是存在的，但是由于各个系统、各个局部的复杂关系的影响，常常出现相同的疾病表现出不同的脉象，不同的疾病表现出相同的脉象来，因此分析脉象所主的疾病时一定要采用比较的方法。正如《素问·方盛衰论》所说："圣人持诊之道，先后阴阳而持之……是以切阴不得阳，诊消亡。得阳不得阴，守学不湛。知左不知右，知右不知左，知上不知下，知先不知后，故治不久。知丑知善，知病知不病，知高知下，知坐知起，知行知止，用之有纪，诊道乃具"。同时又提出了一系列比较诊脉法。例如：

（1）比较中求独法：《素问·三部九候论》说："帝曰：何以知病之所在？岐伯曰：察九候，独小者病，独大者病，独疾者病，独迟者病，独热者病，独寒者病，独陷下者病。"

（2）望色比较法：《素问·脉要精微论》说："切脉动静，而视精明，察五色，观五脏有余不足，六腑强弱，形之盛衰，以此参伍，决死生之分。"

（3）诊脉部位比较法：《素问·脉要精微论》说："尺内两旁则季胁也，尺外以候肾，尺里以候腹。中附上，左外以候肝，内以候膈。右外以候胃，内以候脾。上附上，右外以候肺，内以候胸中，左外以候心，内以候膻中。前以候前，后以候后。上竟上者，胸喉中事也。下竟下者，少腹腰股膝胫足中事也。"

（4）与全身症状比较法：《素问·平人气象论》说："臂多青脉曰脱血，尺脉缓涩谓之解㑊，安卧脉盛谓之脱血。"

（5）与尺肤病证比较法：《素问·平人气象论》说："尺涩脉滑谓之多汗，尺寒脉细谓之后泄，脉尺粗常热者谓之热中。"

（6）与形体比较法：《素问·三部九候论》说："形盛脉细，少气不足以息者危；形瘦脉大，胸中多气者死。形气相得者生。"

（7）与精神因素比较法：《素问·方盛衰论》说："脉动无常，散阴颇阳，脉脱不具。诊无常行，诊必上下，度民君卿。受师不卒，使术不明，不察逆从，是为妄行"。

（8）与二便比较法：《素问·方盛衰论》说："按脉动静，循尺滑涩，寒温之意，视其大小，合之病能，逆从以得，复知病名，

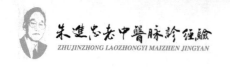

诊可十全。"

（9）四季脉象比较法：《素问·脉要精微论》说："是故持脉有道，虚静为保。春日浮，如鱼之游在波；夏日在肤，泛泛乎万物有余；秋日下肤，蛰虫将去；冬日在骨，蛰虫周密，君子居室。故曰：知内者按而纪之，知外者终而始之。"《素问·玉机真脏论》说："春脉如弦……故其气来，软弱轻虚而滑，端直以长，故曰弦，反此者病……夏脉如钩……故其气来盛去衰，故曰钩，反此者病……秋脉如浮……故其气来轻虚以浮，来急去散，故曰浮，反此者病……冬脉如营……故其气来沉以搏，故曰营，反此者病。"

（10）昼夜脉象比较法：《素问·脉要精微论》说："诊法常以平旦，阴气未动，阳气未散，饮食未进，经脉未盛，络脉调匀，气血未乱，故乃可诊有过之脉。"

（11）与病程长短比较法：《素问·三部九候论》说："必审问其所始病，与今之所方病，而后各切循其脉，视其经络浮沉，以上下逆从循之。"

三、三种不同部位的诊脉方法

诊脉部位的三种不同方法：《内经》认为诊脉的部位主要有三种：

（1）为全身部位的三部九候法：《素问·三部九候论》说："故人有三部，部有三候，以决死生……上部天，两额之动脉；上部地，两颊之动脉；上部人，耳前之动脉。中部天，手太阴也；中部地，手阳明也；中部人，手少阴也。下部天，足厥阴也；下部地，足少阴也；下部人，足太阴也。故下部之天以候肝，地以候肾，人以候脾胃之气……中部……天以候肺，地以候胸中之气，人以候心……上部……天以候头角之气，地以候口齿之气，人以候耳目之气。"

（2）为虚里部位的诊宗气法：《素问·平人气象论》说："胃之大络，名曰虚里，贯膈络肺，出于左乳下，其动应衣，脉宗气也。盛喘数绝者，则病在中；结而横，有积矣；绝不至曰死。乳之下其动应衣，宗气泄也。"

（3）为气口。

四、不同脉象的主病特征

提出了多种不同的脉象表现和它的主病：在《内经》论述脉象的三十多篇中，论述的脉象有数十种，但多缺少脉象特点和主病的详细描述，其中比较详细的有8种，其一为平脉：《素问·平人气象论》说："人一呼脉再动，一吸脉亦再动，呼吸定息脉五动，闰以太息，命曰平人。"二为少气脉：《素问·平人气象论》说："人一呼脉一动，一吸脉一动，曰少气。"三为躁脉：《素问·平人气象论》说："人一呼脉三动，一吸脉三动而躁，尺热曰病温"。四为死脉：《素问·平人气象论》说："人一呼脉四动以上曰死，脉绝不至曰死，乍疏乍数曰死。"五为弦脉：《素问·玉机真脏论》说："春脉者肝也，东方木也，万物之所以始生也。故其气来软弱轻虚而滑，端直以长，故曰弦……其气来实而强，此谓太过……其气来不实而微，此谓不及……太过则令人善忘，忽忽眩晕（原冒）而巅疾；其不及则令人胸痛引背，下则两胁胠满。"六为钩脉：《素问·玉机真脏论》说："夏脉者心也，南方火也，万物之所以盛长也，故其气来盛去衰，故曰钩……其气来盛去亦盛，此谓太过……其气来不盛去反盛，此谓不及……太过则令人身热而肤痛，为浸淫，其不及则令人烦心，上见咳唾，下

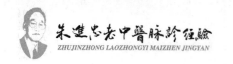
为气泄。"七为浮脉：《素问·玉机真脏论》说："秋脉者肺也，西方金也，万物之所以收成也，故其气来轻虚以浮，来急去散，故曰浮……其气来毛而中央坚，两旁虚，此谓太过……其气来毛而微，此谓不及……太过则令人逆气而背痛，愠愠然，其不及则令人喘，呼吸少气而咳，上气见血，下闻病音。"八为营脉：《素问·玉机真脏论》说："冬脉者肾也，北方水也，万物之所以合藏也，故其气来沉以搏，故曰营……其气来如弹石者，此谓太过……其去如数者，此谓不及……太过则令人解㑊，脊脉痛而少气不欲言，其不及则令人心悬如病饥，䏚中清，脊中痛，少腹满，小便变。"

五、脉象在预后诊断上的价值

《内经》阐述了多种脉象在预后诊断上的价值：《素问·大奇论》说："心脉满大，痫瘛筋挛。肝脉小急，痫瘛筋挛。肝脉骛暴，有所惊骇，脉不至若喑，不治自已。肾脉小急，肝脉小急，心脉小急，不鼓皆为瘕。肾肝并沉为石水，并浮为风水，并虚为死，并小弦欲惊。肾脉大急沉，肝脉大急沉，皆为疝；心脉搏滑急为心疝，肺脉沉搏为肺疝。三阳急为瘕，三阴急为疝，二阴急为痫厥，二阳急为惊。脾脉外鼓沉为肠澼，久自已，肝脉小缓为肠澼易治。肾脉小搏沉，为肠澼下血，血温身热者死。心肝澼亦下血，二脏同病者可治。其脉小沉涩为肠澼，其身热者死，热见七日死。胃脉沉鼓涩，胃外鼓大，心脉小坚急，皆膈偏枯，男子发左，女子发右，不喑舌转，可治，三十日起；其从者喑，三岁起，年不满二十者，三岁死。脉至而搏，血衄身热者死，脉来悬钩浮为常脉。脉至如喘，名曰暴厥。暴厥者不知与人言，脉至如数，使人暴惊，三四日自已。脉至浮合，浮合如数，一息十至以上，是经气予不足也，微见九十日死；脉至如火薪然，是心精之予夺也，草干而死；脉至如散叶，是肝气予虚也，木叶落而死；脉至如省客，省客者，脉塞如鼓，是肾气予不足也，悬去枣花而死；脉至如丸泥，是胃精予不足也，榆荚落而死；脉至如横格，是胆气予不足也，禾熟而死；脉至如弦缕，是胞精予不足也，病善言，下霜而死，不言可治；脉至如交漆，交漆者，左右傍至也，微见三十日死；脉至如涌泉，浮鼓肌中，太阳气予不足也，少气味，韭英而死；脉至如颓土之状，按之不得，是肌气予不足也，五色先见黑，白垒发死；脉至如悬雍，悬雍者浮揣切之益大，是十二俞之予不足也，水凝而死；脉至如偃刀，偃刀者，浮之小急，按之坚大急，五脏菀熟，寒热独并于肾也，如此其人不得坐，立春而死；脉至如丸滑不直手，不直手者，按之不可得也，是大肠气予不足也，枣叶生而死；脉至如华者，令人善恐，不欲坐卧，行立常听，是小肠气予不足也，季秋而死。"《素问·三部九候论》说："形盛脉细，少气不足以息者危。形瘦脉大，胸中多气者死。形气相得者生，参伍不调者病，三部九候皆相失者死，上下左右之脉相应如参春者病甚，上下左右相失不可数者死，中部之候虽独调，与众脏相失者死，中部之候相减者死。"

第二节 《难经》在脉诊上的贡献

《难经》在继承《内经》有关脉学研究成果的基础上，又以二十多条专论了脉象，丰富和发展了脉学的理论和应用范围。

一、独取寸口法

首先确定了独取寸口以诊诸病的方法：《难经》摒除了全身

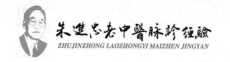
三部九候的繁琐的诊脉方法，提出了独取寸口以决生死吉凶的依据和方法。《难经·一难》说："十二经皆有动脉，独取寸口，以决五脏六腑死生吉凶之法，何谓也？然，寸口者，脉之大会，手太阴之脉动也。人一呼脉行三寸，一吸脉行三寸，呼吸定息，脉行六寸。人一日一夜，凡一万三千五百息，脉行五十度，周于身。漏水下百刻，荣卫行阳二十五度，行阴亦二十五度，为一周也，故五十度复会于手太阴。寸口者，五脏六腑之所终始，故法取于寸口也。"

二、三部九候与寸关尺

确定了寸口脉的三部九候和寸关尺的定位方法：《难经》一改《内经》的三部九候法，提出了寸口脉的寸关尺定位和寸口脉的三部九候的概念，从而大大方便了临床的应用。《难经·二难》说："脉有尺寸，何谓也？然，尺寸者，脉之大要会也。从关至尺是尺内，阴之所治也；从关至鱼际是寸内，阳之所治也。故分寸为尺，分尺为寸。故阴得尺内一寸，阳得寸内九分。尺寸终始，一寸九分，故曰尺寸。"《难经·十八难》说："脉有三部九候，各何主之？然：三部者，寸、关、尺也。九候者，浮、中、沉也。上部法天，主胸上至头之有疾也；中部法人，主膈以下至脐之有疾也；下部法地，主脐以下至足之有疾也。"又说："脉有三部，部有四经，手有太阴、阳明，足有少阴、太阳，为上下部，何谓也？然：手太阴、阳明金也，足太阳、少阴水也，金生水，水流下行而不能上，故在下部也；足厥阴、少阳木也，生手太阳、少阴火，火炎上行而不能下，故为上部；手心主少阳火，生足太阴、阳明土，土主中宫，故在中部也。此皆五行子母更相生养者也。"

三、寸口诊脉方法

指出了应用寸口脉以诊断疾病的方法：《难经》继承了《内经》应用对比法进行辨证论治的思想之后，又明确提出应用寸口脉去诊断疾病时也必须遵守这个原则。指出：

（1）首先要区别阴阳，区分太过不及：《难经·三难》说："脉有太过，有不及，有阴阳相乘，有覆有溢，有关有格，何谓也？然：关之前者，阳之动也，脉当见九分而浮。过者，法曰太过；减者，法曰不及。遂上鱼为溢，为外关内格，此阴乘之脉也。"

（2）要分寸口脉的寸关尺三部：《难经·三难》说："关之前者，阳之动也，脉当见九分而浮……关之后者，阴之动也，脉当见一寸而沉。"

（3）要分脉的轻重及所主的脏腑：《难经·五难》说："脉有轻重，何谓也？然：初持脉，如三菽之重，与皮毛相得者，肺部也。如六菽之重，与血脉相得者，心部也。如九菽之重，与肌肉相得者，脾部也。如十二菽之重，与筋平者，肝部也。按之至骨，举指来疾者，肾部也。"

（4）要明脏腑之脉的区别：《难经·四难》说："脉有阴阳之法，何谓也？然：呼出心与肺，吸入肾与肝，呼吸之间受谷味脾也，其脉在中。浮者阳也，沉者阴也，故曰阴阳也。心肺俱浮，何以别之？然：浮而大散者心也，浮而短涩者肺也。肾肝俱沉，何以别之？然：牢而长者肝也，按之濡，举指来实者肾也。脾者中州，故其脉在中。"

（5）当明脉位的不当见而见：《难经·十难》说："一脉为十变者，何谓也？然：五邪刚柔相逢之意也。假令心脉急甚者，肝邪干心也；心脉微急者，胆邪干小肠也；心脉大甚者，心邪自干心也；心脉微大者，小肠邪自干小肠也；心脉缓甚者，脾邪干心也；心脉微缓者，胃邪干小肠也；心脉涩甚者，肺邪干心也；心脉微涩者，大肠邪干小肠也；心脉沉甚者，肾邪干心也；心脉微沉者，膀胱邪干小肠也。五脏各有刚柔邪，故令一脉辄变为十也。"

（6）要色脉相比较：《难经·十三难》说："见其色而不得其脉，反得相胜之脉者即死，得相生之脉者病，即自已。色之与脉当参相应，为之奈何？然：五脏有五色，皆见于面，亦当与寸口、尺内相应。假令色青，其脉当弦而急；色赤，其脉浮大而数；色黄，其脉中缓而大；色白，其脉浮涩而短；色黑，其脉沉濡而滑。此所谓五色之与脉，当参相应也。"

（7）要与尺肤相比较：《难经·十三难》说："脉数，尺之皮肤亦数；脉急，尺之皮肤亦急；脉缓，尺之皮肤亦缓；脉涩，尺之皮肤亦涩；脉滑，尺之皮肤亦滑。"

（8）要比较脉的至数多少：《难经·十四难》说："脉有损至，何谓也？然：至之脉，一呼再至曰平，三至曰离经，四至曰夺精，五至曰死，六至曰命绝。此至之脉也。何谓损？一呼一至曰离经，再呼一至曰夺精，三呼一至曰死，四呼一至曰命绝，此损之脉也。"

（9）要明不同脉象的主病：《难经·十四难》说："脉洪大者苦烦满，沉细者腹中痛，滑者伤热，涩者中雾露。"

（10）要昼夜之脉相比较：《难经·十四难》说："沉细夜加，浮大昼加，不大不小，虽困可治，其有大小者为难治……沉细夜死，浮大昼死。"

（11）要脉之上下相比较：《难经·十四难》说："上部有脉，

下部无脉，其人当吐，不吐者死；上部无脉，下部有脉，虽困无能为害。所以然者，人之有尺，譬如树之有根，枝叶虽枯槁，根本将自生。脉有根本，人有元气，故知不死。"

（12）要四季脉象相比较：《难经·十四难》继承了《内经》的理论，倡导春弦、夏钩、秋毛、冬石之说，它在《难经·十五难》中说："经言春脉弦、夏脉钩、秋脉毛、冬脉石，是王脉耶？将病脉也？然：弦、钩、毛、石者四时之脉也。春脉弦者，肝，东方木也，万物始生，未有枝叶，故其脉之来，濡弱而长，故曰弦；夏脉钩者，心，南方火也，万物之所茂，垂枝布叶，皆下曲如钩，故其脉之来疾去迟，故曰钩；秋脉毛者，肺，西方金也，万物之所终，草木华叶，皆秋而落，其枝独在，若毫毛也，故其脉之来，轻虚以浮，故曰毛；冬脉石者，肾，北方水也，万物之所藏也，盛冬之时，水凝如石，故其脉之来，沉濡而滑，故曰石。"又说："春脉弦，反者为病，何谓反？然：其气来实强，是谓太过，病在外；气来虚微，是谓不及，病在内；气来厌厌聂聂，如循榆叶曰平；益实而滑，如循长竿曰病；急而劲益强，如新张弓弦曰死；春脉微弦曰平。夏脉钩，反者为病，何谓反？然：其气来实强，是谓太过，病在外；气来虚微，是谓不及，病在内；其脉来累累如环，如循琅玕曰平；来而益数，如鸡举足者曰病；前曲后居，如操带钩曰死；夏脉微钩曰平，钩多胃少曰病，但钩无胃气曰死。夏以胃气为本。秋脉毛，反者为病，何谓反？然：其气来实强，是谓太过，病在外；气来虚微，是谓不及，病在内；其脉来蔼蔼如车盖，按之益大曰平；不上不下，如循鸡羽曰病；按之萧索，如风吹毛曰死；秋脉微毛为平，毛多胃少曰病，但毛无胃气，曰死。秋以胃气为本。冬脉石，反者为病，何谓反？然：其气来实强，是谓太过，病在外；气来虚微是谓不及，病在内；

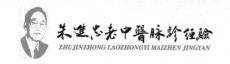
脉来上大下兑，濡滑如雀之喙，曰平；啄啄连属，其中微曲，曰病；来如解索，去如弹石，曰死。冬脉微石，曰平，石多胃气少，曰病；但石无胃气，曰死。冬以胃气为本。胃者，水谷之海，主禀。四时皆以胃气为本，是谓四时之变病，死生之要会也。脾者，中州也，其平和不可得见，衰乃见耳，来如雀之啄，如水之下漏，是脾衰之见也。"

（13）要三部九候间相比较：《难经·十六难》说："脉有三部九候，有阴阳，有轻重，有六十首。"

（14）要脉象与症状相比较：《难经·十六难》说："假令得肝脉，其外证：善洁，面青，善怒；其内证：脐左有动气，按之牢若痛；其病：四肢满，闭淋，溲便难，转筋。有是者肝也，无是者非也。假令得心脉，其外证：面赤，口干，喜笑；其内证：脐上有动气，按之牢若痛。其病，烦心，心痛，掌中热而哕。有是者心也，无是者非也。假令得脾脉，其外证：面黄，善噫，善思，善味；其内证：当脐有动气，按之牢若痛。其病，腹胀满，食不消，体重节痛，怠惰嗜卧，四肢不收。有是者脾也，无是者非也。假令得肺脉，其外证：面白，善嚏，悲愁不乐，欲哭；其内证：脐右有动气，按之牢若痛。其病，喘咳，洒淅寒热。有是者肺也，无是者非也。假令得肾脉，其外证：面黑，善恐欠；其内证：脐下有动气，按之牢若痛。其病：逆气，小腹急痛，泄如下重，足胫寒而逆。有是者肾也，无是者非也。"

（15）要脉象与形体相比较：《难经·二十一难》说："经言人形病，脉不病，曰生，脉病，形不病，曰死，何谓也？然：人形病，脉不病，非有不病者也，谓息数不应脉数也，此大法。"

（16）要男女脉象相比较：《难经·十九难》说："经言脉有逆顺，男女有常，而反者，何谓也？然：男子生于寅，寅为木，阳也；女子生于申，申为金，阴也。故男脉在关上，女脉在关下。是以男子尺脉恒弱，女子尺脉恒盛，是其常也。其为病何如？然：男得女脉为不足，病在内；女得男脉为太过，病在四肢；左得之，病在左，右得之，病在右，随脉言之，此之谓也。"

四、寸口脉与预后

指出了寸口脉的不同脉象与预后的关系：《难经·十七难》说："经言病或有死，或有不治自愈，或连年月不已，其死生存亡，可切脉而知之耶？然：可尽知也。诊病若闭目不欲见人者，脉当得肝脉强急而长，反得肺脉浮短而涩者，死也；病若开目而渴，心下牢者，脉当得紧实而数，而反得沉涩而微者，死也；病若吐血，复鼽衄血者，脉当沉细，而反浮大而牢者，死也；病若谵言妄语，身当有热，脉当洪大，而反手足厥逆，脉沉细而微者，死也；病若大腹而泄者，脉当微细而涩，反紧大而滑者，死也。"

第三节 《伤寒论》《金匮要略》 在脉诊上的贡献

张仲景在提出辨证论治法则的同时，又在《伤寒论》《金匮要略》两书中明确提出了脉象为辨证论治的第一要素的思想，并以临床中的大量实例进行了说明，为临床应用脉象进行辨证论治创造了先例。

一、首分阴阳

张仲景继续倡导了使用脉象作为辨证论治依据时应首先分阴阳的原则。张仲景在《内经》对待比较思想指导下，更明确地提

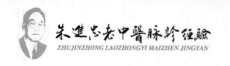

出辨脉时应首先分清阴阳。《伤寒论·辨脉法第一》说："凡脉大浮数动滑，此名阳也；脉沉涩弱弦微，此名阴也。凡阴病见阳脉者生，阳病见阴脉者死。"

二、脉象是辨八纲、脏腑的关键

张仲景提出了脉象是辨别证之阴阳、虚实、寒热、表里、气血、脏腑的关键。张仲景在《伤寒论》《金匮要略》中指出，所有疾病在辨证论治过程中必须首先辨阴阳、表里、虚实、寒热、气血、脏腑，而辨阴阳、表里、虚实、寒热、气血、脏腑的依据首先是脉。他在《伤寒论·辨脉法第一》中指出："问曰：脉有阳结、阴结者，何以别之？答曰：其脉浮而数，能食，不大便者，此为实，名曰阳结也，期十七日当剧；其脉沉而迟，不能食，身体重，大便反硬，名曰阴结也，期十四日当剧。""病有洒淅恶寒，而复发热者，何？答曰：阴脉不足，阳往从之；阳脉不足，阴往乘之。曰：何谓阳不足？答曰：寸口脉微，名曰阳不足，阴气上入阳中，则洒淅恶寒也。曰：何谓阴不足？答曰：假令尺脉弱，名曰阴不足，阳气下陷入阴中，则发热也。""阳脉浮阴脉弱者，则血虚，血虚则筋急也。其脉沉者，荣气微也；其脉浮，而汗出如流珠者，卫气衰也。""脉蔼蔼如车盖者，名曰阳结也；脉累累如循长竿者，名曰阴结也。脉瞥瞥如羹上肥者，阳气微也；脉萦萦如蜘蛛丝者，阳气衰也。脉绵绵如泻漆之绝者，亡其血也。""问曰：病有战而汗出，因得解者，何也？答曰：脉浮而紧，按之反芤，此为本虚，故当战而汗出也。其人本虚，是以发战，以脉浮，故当汗出而解也。若脉浮而数，按之不芤，此人本不虚，若欲自解，但汗出耳，不发战也。""问曰：病有不战而汗出解者，何也？答曰：脉大而浮数，故知不战汗出而解也。""病有不战不汗出而解者，何也？答曰：其脉自微，此以曾发汗，若吐，若下，若亡血，以内无津液，此阴阳自和，必自愈，故不战不汗出而解也。"《伤寒论·平脉法第二》说："师曰：呼吸者，脉之头也。初持脉，来疾去迟，此出疾入迟，名曰内虚外实也。初持脉，来迟去疾，此出迟入疾，名曰内实外虚也。""寸口脉，浮为在表，沉为在里，数为在腑，迟为在脏，假令脉迟，此为在脏也。""问曰：何以知乘腑？何以知乘脏？师曰：诸阳浮数为乘腑，诸阴迟涩为乘脏也。"《金匮要略》说："师曰：病人脉浮者在前，其病在表；浮者在后，其病在里，腰痛背强不能行，必短气而极也。"

三、结、促、动、缓、弦、紧、芤、革脉的特点

《伤寒论》指出了结、促、动、缓、弦、紧、芤、革脉的特点，为以后脉象的规范化打下了基础。《伤寒论·辨脉法第一》说："脉来缓，时一止复来者，名曰结；脉来数，时一止复来者，名曰促。脉，阳盛而促，阴盛则结，此皆病脉。""阴阳相搏，名曰动。阳动则汗出，阴动则发热，形冷恶寒者，此三焦伤也。若数脉见于关上，上下无头尾，如豆大，厥厥动摇者，名曰动也。""阳脉浮大而濡，阴脉浮大而濡，阴脉与阳脉同等者，名曰缓也。""脉浮而紧者，名曰弦也。弦者，状如弓弦，按之不移也。脉紧者，如转索无常也。""脉弦而大，弦则为减，大则为芤，减则为寒，芤则为虚，寒虚相搏，此名为革，妇人则半产、漏下，男子则亡血、失精。"

四、脉象是辨别夹杂证的关键

张仲景指出当疾病出现复杂多变的情况时，审查脉象是了解

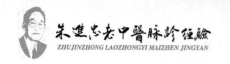
夹杂证的有无或多少比例的关键。在疾病的发展过程中，经常出现一些复杂多变的情况，中医临床工作者一般称这些复杂多变的情况为夹杂证，这种夹杂证在辨证论治过程中的着重点在于辨主次，辨比例的多少，这个辨主次，辨比例的主要依据是脉象。

《伤寒论·辨脉法第一》说："寸口脉浮而紧，浮则为风，紧则为寒，风则伤卫，寒则伤荣，荣卫俱病，骨节烦痛，当发其汗也。""病人脉微而涩者，此为医所病也。大发其汗，又数大下之，其人亡血，病当恶寒，后乃发热，无休止时，夏月盛热，欲著复衣，冬月盛寒，欲裸其身，所以然者，阳微则恶寒，阴弱则发热，此医发其汗，使阳气微，又大下之，令阴气弱。五月之时，阳气在表，胃中虚冷，以阳气内微，不能胜冷，故欲著衣。十一月之时，阳气在里，胃中烦热，以阴气内弱，不能胜热，故欲裸其身。又阴脉迟涩，故知亡血也。""脉浮而大，心下反硬，有热属脏者，攻之，不令发汗。属腑者，不令溲数。溲数则大便硬，汗多则热愈，汗少则便难，脉迟尚未可攻。""寸口脉浮大，而医反下之，此为大逆。浮则无血，大则为寒，寒气相搏，则为肠鸣，医乃不知，而反饮冷水，令汗大出，水得寒气，冷必相搏，其人即噎。"

《伤寒论·平脉法第二》说："伏气之病，以意候之，今月之内，欲有伏气。假令旧有伏气，当须脉之。若脉微弱者，当喉中痛，似伤，非喉痹也。病人云：实咽中痛，虽尔，今复欲下利。""脉浮而大，浮为风虚，大为气强，风气相搏，必成隐疹，身体为痒，痒者名泄风，久久为痂癞。""寸口脉弱而迟，弱者卫气微，迟者荣中寒，荣为血，血寒则发热，卫为气，气微者心内饥，饥而虚满，不能食也。"

五、应用脉象预测预后的方法

其指出了应用脉象预测预后的方法。在外感病方面，《伤寒论·辨脉法第一》指出："问曰：伤寒三日，脉浮数而微，病人身凉和者，何也？答曰：此为欲解也。解以夜半。脉浮而解者，濈然汗出也；脉数而解者，必能食也；脉微而解者，必大汗出也。""问曰：脉病，欲知愈未愈者，何以别之？答曰：寸口、关上、尺中三处，大小、浮沉、迟数同等，虽有寒热不解者，此脉阴阳为和平，虽剧当愈。""师曰：立夏得洪大脉，是其本位。其人病身体苦疼重者，须发其汗。若明日身不疼不重者，不须发汗。若汗濈濈自出者，明日便解矣。何以言之？立夏得洪大脉，是其时脉，故使然也，四时仿此。""脉浮而滑，浮为阳，滑为实，阳实相搏，其脉数疾，卫气失度，浮滑之脉数疾，发热汗出者，此为不治。""伤寒咳逆上气，其脉散者死，谓其形损故也。"在内伤杂病方面，《伤寒论·辨脉法第一》指出："脉阴阳俱紧，至于吐利，其脉独不解，紧去人安，此为欲解。若脉迟至六七日，不欲食，此为晚发，水停故也，为未解，食自可者为欲解。病六七日，手足三部脉皆至，大烦而口噤不能言，其躁扰者，必欲解也。"《伤寒论·平脉法第二》说："师曰：病家人请云，病人若发热，身体疼，病人自卧。师到，诊其脉，沉而迟者，知其差也。何以知之？表有病者，脉当浮大，今脉反沉迟，故知愈也；假令病人云，腹内卒痛，病人自坐。师到，脉之，浮而大者，知其差也。何以知之？若里有病者，脉当沉而细，今脉浮大，故知愈也。""寸脉下不至关为阳绝，尺脉上不至关为阴绝，此皆不治，决死也。""脉病人不病，名曰行尸，以无王气，卒眩仆，不识人者，短命则死。人病脉不病，名曰内虚，以无谷神，虽困无苦。"

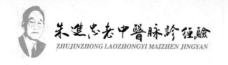

六、应用脉象判断疾病预后要脉证合参

其指出应用脉象判断疾病的预后时应注意脉证相参。《伤寒论·辨脉法第一》指出："脉浮而洪，身汗如油，喘而不休，水浆不下，形体不仁，乍静乍乱，此为命绝也。又未知何脏先受其灾，若汗出发润，喘不休者，此为肺先绝也。阳反独留，形体如烟熏，直视摇头者，此为心绝也。唇吻反青，四肢漐习者，此为肝绝也。环口黧黑，柔汗发黄者，此为脾绝也。溲便遗失，狂言，目反直视者，此为肾绝也。又未知何脏阴阳前绝，若阳气前绝，阴气后竭者，其人死，身色必青；阴气前绝，阳气后竭者，其人死，身色必赤，腋下温，心下热也。"

七、趺阳、少阴脉的诊断价值

其指出了趺阳、少阴脉的诊断疾病价值。仲景指出因为趺阳候脾胃之气，少阴候肾气，所以诊趺阳、少阴二脉可以候先天、后天之气和脾胃、肾脏疾病的情况。《伤寒论·辨脉法第一》说："趺阳脉浮而涩，少阴脉如经者，其病在脾，法当下利，何以知之？若脉浮大者，气实血虚也。今趺阳脉浮而涩，故知脾气不足，胃气虚也；以少阴脉弦而浮才见，此为调脉，故称如经也。若反滑而数者，故知当屎脓也。""趺阳脉浮，浮则为虚，浮虚相搏，故令气噎，言胃气虚竭也。脉滑则为哕，此为医咎，责虚取实，守空迫血。脉浮，鼻中燥者，必衄也。"《伤寒论·平脉法第二》说："少阴脉不至，肾气微，少精血，奔气促迫，上入胸膈，宗气反聚，血结心下，阳气退下，热归阴股，与阴相动，令身不仁，此为尸厥。""少阴脉弱而涩，弱者微烦，涩者厥逆。"

八、同一脉象在不同疾病中的诊断价值

其指出同一脉象在不同疾病中的诊断价值。《伤寒论·辨脉法第一》说："诸脉浮数，当发热而洒淅恶寒，若有痛处，饮食如常者，蓄积有脓也。""脉浮而迟，面热赤而战惕者，六七日当汗出而解；反发热者差迟，迟为无阳，不能作汗，其身必痒也。"

九、利用寸口脉审查脏腑疾病的方法

其指出利用寸口脉以审脏腑疾病的方法。《伤寒论》在《难经》独取寸口以决脏腑死生吉凶的基础上，更明确地指出："脉有三部，尺寸及关，荣卫流行，不失衡铨，肾沉心洪，肺浮肝弦。""脉人以指按之，如三菽之重者，肺气也；如六菽之重者，心气也；如九菽之重者，脾气也；如十二菽之重者，肝气也；按之至骨者，肾气也。假令下利，寸口、关上、尺中悉不见脉，然尺中时一小见，脉再举头者，肾气也；若见损脉来至，为难治。"

十、脉象与五行乘侮

其提出脉象可以鉴别五脏之间的生克乘侮情况。自《难经》力述五行生克的重要价值后，怎么在临床上认识脏腑间的生克制化关系就摆在了每个临床工作者的面前，而《伤寒论·平脉法第二》首先在临床上解决了这个问题。书中说："问曰：脉有相乘，有纵有横，有逆有顺，何谓也？师曰：水行乘火，金行乘木，名曰纵；火行乘水，木行乘金，名曰横；水行乘金，火行乘木，名曰逆；金行乘水，木行乘火，名曰顺也。"

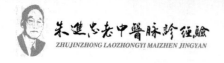

十一、脉象与形体

其重申了形体与脉象的关系及其在诊断上的价值。《内经》虽然提到了形体不同脉象亦不同的见解，但是还很不明确，所以在临床上还难于实用，张仲景明确提出："脉，肥人责浮，瘦人责沉。肥人当沉，今反浮；瘦人当浮，今反沉，故责之。"

十二、脉象与四季的结合

脉象更明确地与四季进行了结合。《伤寒论·平脉法第二》说："问曰：东方肝脉，其形何似？师曰：肝者，木也，名厥阴，其脉微弦濡弱而长，是肝脉也。肝病自得濡弱者，愈也。假令得纯弦脉者死，何以知之？以其脉如弦直，是肝脏伤，故知死也。""南方心脉，其形何似？师曰：心者，火也，名少阴，其脉洪大而长，是心脉也。心病自得洪大者愈也。假令脉来微去大，故名反，病在里也；脉来头小本大，故名覆，病在表也。上微头小者，则汗出；下微本大者，则为关格不通，不得尿。头无汗者可治，有汗者死。""西方肺脉，其形何似？师曰：肺者金也，名太阴，其脉毛浮也，肺病自得此脉。若得缓迟者皆愈，若得数者则剧，何以知之？数者南方火，火克西方金，法当痈肿，为难治也。""问曰：二月得毛浮脉，何以处言至秋当死？师曰：二月之时，肺当濡弱，反得毛浮者。故知至秋死。二月肝用事，肝属木，脉应濡弱，反得毛浮者，肺属金，金来克木，故知至秋死，他皆仿此。"

第四节　《脉经》在脉诊上的贡献

应用脉象去进行辨证论治发展到晋代已逐步形成为一门专门

的学问，但是仍然存在着很多问题尚待明确，于是西晋太医令王叔和在前人的基础上，并结合个人的实践经验撰集了《脉经》十卷，才使这门学问真正形成了专门的学科。正如王叔和在序言中所说："脉理精微，其体难辨，弦紧浮芤，展转相类，在心易了，指下难明，谓沉为伏，则方治永乖，以缓为迟，则危殆立至。况有数候俱见，异病同脉者乎……遗文远旨，代寡能用，旧经秘述，奥而不售，遂令末学，昧于原本，斥滋偏见，各逞己能……今撰集岐伯以来，逮于华佗，经论要诀，合为十卷。百病根源，各以类例相从……诚能留心研穷，究其微赜，则可以比踪古贤，代无夭横矣。"

一、二十四脉的形态特点

《脉经》首先明确了二十四脉的形态特点，使脉象有了大家可以遵循的规范。《脉经》说："浮脉，举之有余，按之不足。芤脉，浮大而软，按之中央空，两边实。洪脉，极大在指下。滑脉，往来前却流利，辗转替替然，与数相似。数脉，去来促急。促脉，来去数，时一止复来。弦脉，举之无有，按之如弓弦状。紧脉，数如切绳状。沉脉，举之不足，按之有余。伏脉，极重指按之，着骨乃得。革脉，有似沉伏，实大而长微弦。实脉，大而长，微弦，按之隐指，愊愊然。微脉，极细而软，或欲绝，若有若无。涩脉，细而迟，往来难且散，或一止复来。细脉，小大于微，常有，但细耳。软脉，极软而浮细。弱脉，极软而沉细，按之欲绝指下。虚脉，迟大而软，按之不足，隐指豁豁然空。散脉，大而散。散者，气实血虚，有表无里。缓脉，去来亦迟，小快于迟。迟脉，呼吸三至，去来极迟。结脉，往来缓，时一至复来。代脉，来数中止，不能自还，因而复动，脉结者生，代者死。动脉，见

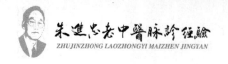
于关上，无头尾，大如豆，厥厥然动摇。"

二、八类容易混淆的脉

《脉经》指出了八类容易混淆的类似脉象。《脉经》说："浮与芤相类，弦与紧相类，滑与数相类，革与实相类，沉与伏相类，微与涩相类，软与弱相类，缓与迟相类。"

三、诊脉时注意的问题

《脉经》其更明确地提出了诊脉时应注意的几个问题。《脉经》在《伤寒论》所谓诊脉应注意形体的基础上，又提出了诊脉时应注意大小、长短、男女的观点。书中说："凡诊脉，当视其人大小、长短及性气缓急，脉之迟速、大小、长短，皆如其人形性者则吉，反之者则为逆也。脉三部大都欲等，只如小人、细人、妇人脉小软，小儿四五岁脉，呼吸八至，细数者，吉。"

四、脉象辨阴阳虚实的方法

其重申了应用脉象辨证论治时应首先分辨阴阳、虚实、纵横逆顺、灾怪恐怖的原则。《脉经》在《伤寒论》辨阴阳、虚实、纵横逆顺、灾怪恐怖的思想的基础上，又加以充实发挥，提出辨阴阳、虚实等具体方法。《脉经·辨脉阴阳大法第九》说："凡脉大为阳，浮为阳，数为阳，动为阳，长为阳，滑为阳；沉为阴，涩为阴，弱为阴，弦为阴，短为阴，微为阴，是为三阴三阳也。阳病见阴脉者反也，主死；阴病见阳脉者，顺也，主生。关前为阳，关后为阴，阳数则吐血，阴微则下利；阳弦则头痛，阴弦则腹痛；阳微则发汗，阴微则自下；阳数口生疮，阴数加微必恶寒而烦扰不得眠也。阴附阳则狂，阳附阴则癫，得阳属腑，得阴属脏；无阳则厥，无阴则呕；阳微则不能呼，阴微则不能吸，呼吸不足，胸中短气，依此阴阳以察病也。"《脉经·平虚实第十》说："人有三虚三实，何谓也？然：有脉之虚实，有病之虚实，有诊之虚实。脉之虚实者，脉来软者为虚，牢者为实。"《脉经·从横逆顺伏匿脉第十一》说："问曰：脉有相乘，有从有横，有逆有顺，何谓也？师曰：水行乘火，金行乘木，名曰从；火行乘水，木行乘金，名曰横；水行乘金，火行乘木，名曰逆；金行乘水，木行乘火，名曰顺。经言：脉有伏匿者，伏匿于何脏而言伏匿也？然：谓阴阳更相乘、更相伏也。脉居阴部反见阳脉者，为阳乘阴也……脉虽时浮滑而长，此为阴中伏阳也。"《脉经·灾怪恐怖杂脉第十二》说："问曰：尝为人所难，紧脉何所从而来？师曰：假令亡汗，若吐，肺中寒，故令紧；假令咳者，坐饮冷水，故令紧；假令下利者，以胃中虚冷，故令紧也。"《脉经·迟疾短长杂脉法第十三》说："黄帝问曰：余闻胃气，手少阳三焦，四时五行脉法。夫人言脉有三阴三阳，知病存亡，脉外以知内，尺寸大小，愿闻之？岐伯曰：寸口之中，外别浮沉、前后、左右、虚实、死生之要，皆见寸口之中。脉从前来者为实邪，从后来者为虚邪，从所不胜来者为贼邪，从所胜来者为微邪，自病者为正邪。"

五、脉象与脏腑证候相结合

王叔和将脉象寸关尺的阴阳虚实与脏腑、经络、证候进行了有机的结合，并提出了治疗方法。《脉经》不但在《平三关阴阳二十四气脉第一》《平人迎神门气口前后脉第二》《平三关病候并治宜第三》《平奇经八脉病第四》中，列举了五脏六腑、十二经、奇经八脉的脉象、主证、治法，而且在《脉经》卷六、卷七、卷

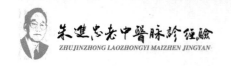

八、卷九中通过前人的大量临床实例说明了脉象与辨证论治的关系，从而为正确地应用脉象去进行辨证论治打下了坚实的基础。

六、同一脉象的太过不及

王叔和继续阐述了同一种脉象的太过不及有别的思想。《脉经》以大量的《内经》《难经》引文阐述了太过、不及的含义不同。他说："春肝木王，其脉弦细而长，名曰平脉也。反得浮涩而短者，是肺之乘肝，金之克木，为贼邪，大逆，十死不治；反得洪大而散者，是心之乘肝，子之扶母，为实邪，虽病自愈；反得沉濡而滑者，是肾之乘肝，母之归子，为虚邪，虽病易治；反得大而缓者，是脾之乘肝，土之凌木，为微邪，虽病即瘥。肝脉濯濯如倚竿，如琴瑟之弦，再至曰平，三至曰离经，病，四至脱精，五至死，六至命尽。""夏心火王，其脉洪大而散，名曰平脉。反得沉濡滑者，是肾之乘心，水之克火，为贼邪，大逆，十死不治；反得大而缓者，是脾之乘心，子之扶母，为实邪，虽病自愈；反得弦细而长者，是肝之乘心，母之归子，为虚邪，虽病易治；反得浮涩而短者，是肺之乘心，金之凌火，为微邪，虽病即瘥。心脉来累累如贯珠滑利，再至曰平，三至曰离经，病，四至脱精，五至死，六至命尽。""六月季夏建未，坤未之间土之位，脾王之时。其脉大阿阿而缓，名曰平脉。反得弦细而长者，是肝之乘脾，木之克土，为贼邪，大逆，十死不治；反得浮涩而短者，是肺之乘脾，子之扶母，为实邪，虽病自愈；反得洪大而散者，是心之乘脾，母之归子，为虚邪，虽病易治；反得沉濡而滑者，肾之乘脾，水之凌土，为微邪，虽病即瘥。脾脉苌苌而弱，来疏去数，再至曰平，三至曰离经，病，四至脱精，五至死，六至命尽。""秋金肺王，其脉浮而短曰平脉。反得洪大而散者，是心之乘肺，火之克金，为贼邪，大逆，十死不治；反得沉濡而滑者，是肾之乘肺，子之扶母，为实邪，虽病自愈；反得大而缓者，是脾之乘肺，母之归子，为虚邪，虽病易治；反得弦细而长者，是肝之乘肺，木之凌金，为微邪，虽病即瘥。肺脉来，泛泛轻如微风吹鸟背上毛，再至曰平，三至曰离经，病，四至脱精，五至死，六至命尽。""冬肾水王，其脉沉濡而滑曰平。脉反得大而缓者，是脾之乘肾，土之克水，为贼邪，大逆，十死不治；反得弦细而长者，是肝之乘肾，子之扶母，为实邪，虽病自愈；反得浮涩而短者，是肺之乘肾，母之归子，为虚邪，虽病易治；反得洪大而散者，是心之乘肾，火之凌水，为微邪，虽病即瘥。肾脉沉细而紧，再至曰平，三至曰离经，病，四至脱精，五至死，六至命尽。"

七、三种脏腑诊脉法

其提出了诊脉过程中的三种诊断脏腑法。《脉经》在《内经》《难经》《伤寒论》《金匮要略》等的基础上更明确地提出诊脉过程中的三种诊断脏腑疾病法，即：一持脉轻重法；二寸关尺六脉所主脏腑法；三脏腑病脉阴阳法。说："脉有轻重，何谓也？然：初持脉如三菽之重，与皮毛相得者，肺部也。如六菽之重，与血脉相得者，心部也。如九菽之重，与肌肉相得者，脾部也。如十二菽之重，与筋平者，肝部也。按之至骨，举之来疾者，肾部也。""心部，在左手关前寸口是也……以小肠合为府……肝部，在左手关上是也……以胆合为府……肺部，在右手关前寸口是也……以大肠合为府……脾部，在右手关上是也……以胃合为府……肾部，在右手关后是也……以膀胱合为府……左属肾右为子户。""脉来浮大者，此为肺脉也；脉来沉滑如石，肾脉也；脉

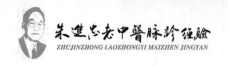

来如弓弦者，肝脉也；脉来疾去迟，心脉也。"

八、寸关尺的四种主病法

其提出了寸关尺的四种不同所主。《脉经》在《难经》《伤寒论》《金匮要略》的基础上提出寸关尺所主疾病的四种不同所主：一左寸主心病，左关主肝病，左尺主肾病；右寸主肺病，右关主脾病，右尺主子户病。二左寸主手少阴经病，左关主足厥阴经病，左尺主足少阴经病；右寸主手太阴经病，右关主足太阴经病，右尺主足少阴经病。三寸主上焦病，关主中焦病，尺主下焦病。四寸主从胸以上至头病，关主膈以下至气街病，尺主气街以下至足病。书中说："经言所谓三部者，寸关尺也。九候者，每部中有天地人也。上部主候从胸以上至头，中部主候从膈以下至气街，下部主候从气街以下至足。""诸浮、诸沉、诸滑、诸涩、诸弦、诸紧，若在寸口，膈以上病；若在关上，胃以下病；若在尺中，肾以下病。""心部，在左手关前寸口是也，即手少阴经也，与手太阳为表里，以小肠合为府，合于上焦。""肝部，在左手关上是也，足厥阴经也，与足少阳为表里，以胆合为府，合于中焦。""肾部，在左手关后尺中是也，足少阴经也，与足太阳为表里，以膀胱合为腑，合于下焦。""肺部，在右手关前寸口是也，手太阴经也，与手阳明为表里，以大肠合为府，合于上焦。""脾部，在右手关上是也，足太阴经也，与足阳明为表里，以胃合为府，合于中焦脾胃之间。""肾部，在右手关后尺中是也，足少阴经也，与足太阳为表里，以膀胱合为府，合于下焦，在关元右，左属肾，右为子户。"

九、寸关尺三部六脉的主病

其提出了寸关尺三部浮、沉、滑、涩、弦、紧六脉的主病。临床上常见的六种不同脉象分别出现于寸关尺三部时是否是同一的主病呢？《脉经·辨三部九候脉证第一》说："寸口脉滑而迟，不沉不浮，不长不短，为无病，左右同法。寸口太过与不及，寸口之脉，中手短者曰头痛，中手长者曰足胫痛，中手促上击者曰肩背痛。寸口脉浮而盛者，病在外。寸口脉沉而坚者，病在中。寸口脉沉而弱者，曰寒热（一作气，又作中）及疝瘕、少腹痛。寸口脉沉而弱，发必堕落。寸口脉沉而紧，苦心下有寒，时痛，有积聚。寸口脉沉，胸中短气。寸口脉沉而喘者，寒热。寸口脉但实者，心劳。寸口脉紧或浮，膈上有寒，肺下有水气。脉紧而长过寸口者，注病。脉紧上寸口者，中风。风头痛亦如之。脉弦上寸口者，宿食，降者头痛。脉来过寸入鱼际者，遗尿。脉出鱼际逆气喘息。寸口脉潵潵如羹上肥，阳气微，连连如蜘蛛丝，阴气衰。"又说："关上脉浮而大，风在胃中，张口肩息，心下澹澹，令欲呕。关上脉微浮，积热在胃中，呕吐蛔虫，心健忘。关上脉滑而大小不匀，是为病方欲进，不出一二复发欲动，其人欲多饮，饮即注利。如利止者生，不止者死。关上脉紧而滑者，蛔动。关上脉涩而坚，大而实，按之不减有力，为中焦实，有伏结在脾，肺气塞，实热在胃中。关上脉澹澹大，而尺寸细者，其人必心腹冷积，癥瘕结聚，欲热饮食。关上脉时来时去，乍大乍小，乍疏乍数者，胃中寒热，羸劣不欲饮食，如疟状。""尺脉浮者，客阳在下焦。尺脉细微，溏泄，下冷利。尺脉弱，寸强，胃络脉伤。尺脉虚小者，足胫寒，痿痹脚疼。尺脉涩，下血不利，多汗。尺脉滑而疾，为血虚。尺脉沉而滑者，寸白虫。尺脉细而急者，

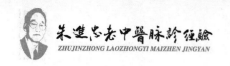

筋挛，痹不能行。尺肤粗，常热者，谓之热中，腰髋疼，小便赤热。尺脉偏滑疾，面赤如醉，外热则病。"

十、十七种脉象主病

《脉经》论述了十七种脉象的主病，在《平杂病脉第二》篇中论述了沉、迟、数、弦、涩、伏、浮、滑、大、紧、短、弱、微、实、疾、缓、细等在杂病中的所主病证。书中说："滑为实、为下，数为虚、为热，浮为风、为虚，动为痛、为惊，沉为水、为实，弱为虚、为悸，迟则为寒，涩则少血，缓则为虚，洪则为气（一作热），紧则为寒，弦数为疟。""疟脉自弦，弦数多热，弦迟多寒，微则为虚，代散则死。弦为痛痹，偏弦为饮，双弦则胁下拘急而痛，其人涩涩恶寒……弦而钩，胁下如刀刺，状如蜚尸，至困不死……弦急，疝瘕小腹痛，又为癖病……弦小者寒癖……弦数有寒饮，冬夏难治……弦而紧，胁痛，脏伤，有瘀血……弦小紧者可下之……弦迟者，宜温药。""脉大，寒热在中……涩而紧痹病。""伏者，霍乱。""安卧，脉盛，谓之脱血……大坚疾者，癫病……洪大者，伤寒热病，浮洪大者，伤寒，秋吉春成病……盛而紧曰胀……辟大而滑，中有短气。""凡亡汗，肺中寒，饮冷水，咳嗽下利，胃中虚冷，此等其脉并紧……紧而急者遁尸……紧而滑者吐逆……紧而数，寒热俱发，必下乃愈……紧数者可发其汗。""浮而大者风，浮大者中风、头重、鼻塞，浮而缓，皮肤不仁，风寒入肌肉……浮洪大长者，风眩癫疾……浮洪大者，伤寒，秋吉春成病，浮而滑者宿食；浮滑而疾者，食不消，脾不磨；浮而细滑，伤饮……浮而绝者气……浮短者其人肺伤。诸气微少，不过一年死，法当嗽也……浮滑疾紧者，以合百病，人易愈……微浮，秋吉冬成病。""滑而浮散者摊缓风，滑者鬼注……滑数心下结、热盛。""短疾而滑酒病……短而数心痛、心烦。""迟而涩中寒有结……迟而滑者胀……迟而缓者有寒。""快而紧积聚、有击痛。""小弱而涩胃反。""微而紧者有寒……微弱者有寒、少气……微数虽甚不成病，不可劳。""沉而迟腹脏有冷病……沉而急，病伤寒，暴发虚热……沉而数中水，冬不治自愈……沉而滑为下垂，亦为背脊痛……脉来沉沉泽泽，四肢不仁而重，土祟。""实紧胃中有寒，苦不能食，时时利者难治。""缓而滑曰热中。""脉来乍大乍小，乍长乍短者，为祟。"

十一、不同疾病的脉象预后不同

《脉经》指出不同的疾病有不同的预后脉象，同一种脉象在此病则预后不佳，在彼病则为可治。书中说："诊伤寒：热盛，脉浮大者生，沉小者死。""已得汗，脉沉小者，生，浮大者，死。""温病：三四日以下，不得汗，脉大疾者生，脉细小难得者死，不治。""穰穰大热，其脉细小者，死。""厥逆汗出，脉坚强急者，生，虚缓者，死。""二三日，身体热，腹满，头痛，食饮如故，脉直而疾者，八日死；头痛，腹痛而吐，脉来细强，十二日死；八九日头不疼，身不痛，目不赤，色不变，而反利，脉来喋喋，按之不弹手，时大，心下坚，十七日死。""热病：七八日，其脉微细，小便不利，加暴口燥，脉代，舌焦干黑者，死。""未得汗，脉盛躁疾，得汗者，生，不得汗者，难瘥。""已得汗，脉静安者，生，脉躁者，难治。""已得汗，常大热不去者，亦死。""癫疾：脉搏大滑者，久久自己，其脉沉小急实，不可治，小坚急，亦不可疗。""诊人心腹积聚，其脉坚强急者，生，虚弱者，死，又实强者，生，沉者，死；其脉大，腹大胀，四肢逆冷，其人脉形长者，死；腹胀满，便血，脉大时绝，极下血，脉小疾

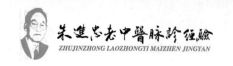
者，死。""心腹痛，痛不得息，脉细小迟者，生，坚大疾者，死。""肠澼，下脓血，脉悬绝则死，滑大则生。""身热，脉不悬绝，滑大者，生，悬涩者死。""下脓血，脉沉小流连者，生，数疾且大，有热者，死。""筋挛，其脉小细安静者，生，浮大紧者，死。""洞泄，食不化，不得留，下脓血，脉微小连者，生，紧急者，死。""泄注，脉缓，时小结者，生，浮大数者，死。""咳嗽，脉沉紧者，死，浮直者，生，浮软者，生，小沉伏匿者，死。""羸瘦，脉形坚大者，死。""脱形，发热，脉小坚急者，死，肌瘦，下脱形，热不去者，死。""咳而呕，腹胀泄，其脉弦急欲绝者，死。""吐血衄血，脉滑小弱者，生，实大者，死。""汗出若衄，其脉小滑者，生，大躁者，死。""唾血，脉紧强者，死，滑者，生。""吐血而咳，上气，其脉数，有热，不得卧者，死。""消渴，脉数大者，生，细小浮短者，死。""脉沉小者，生，实坚大者，死。""水病，脉洪大者，可治，微细者，不可治。""胀闭，其脉浮大软者，生，沉细虚小者，死。""腹大如臌，脉实者，生，虚者，死。""卒中恶，吐血数升，脉沉数细者，死，浮大疾快者，生。""腹大，四肢满，脉大而缓者，生，紧大而浮者，死，紧细而微者，亦生。""病疮，腰脊强急，瘛疭者，皆不可治；寒热，瘛疭，其脉代绝者，死。""金疮，血出太多，其脉虚细者，生，数实大者，死。""金疮出血，脉沉小者，生。""从高顿仆，内有血，腹胀满，其脉坚强者，生，小弱者，死。"

十二、综合认识预后脉象的方法

《脉经》提出了综合认识预后脉象的方法。在《诊三部脉虚实决死生第八》及《扁鹊诊诸反逆死脉要诀第五》诸篇中提出了综合认识死亡脉象的方法。书中说："三部脉调而和者，生，三部脉废者，死。三部脉虚，其人长病得之，死，虚而涩，长病亦死，虚而滑亦死，虚而缓亦死，虚而弦急，癫痫亦死。三部脉实而大，长病得之，死；实而滑，长病得之，生，卒病得之，死，实而缓亦生，实而紧亦生，实而紧急，癫痫可治。三部脉强，非称其人病，便死。三部脉赢，非其人得之，死。三部脉粗，长病得之，死，卒病得之生。三部脉细而软，长病得之，生，细而数亦生，微而紧亦生。三部脉大而数，长病得之，生，卒病得之，死。三部脉微而伏，长病得之，死。三部脉软，长病得之，不治自愈；治之，死，卒病得之，生。三部脉浮而结，长病得之，死；浮而滑，长病亦死；浮而数，长病风得之，生；卒病得之，死。三部脉芤，长病得之，生，卒病得之，死。三部脉弦而数，长病得之，生，卒病得之，死。三部脉革，长病得之，死，卒病得之，生。三部脉坚而数，如银钗股，蛊毒病，必死；数而软，蛊毒病得之，生。三部脉澉澉如羹上肥，长病得之，死，卒病得之，生。三部脉连连如蜘蛛丝，长病得之，死，卒病得之，生。三部脉如霹雳，长病得之，死，三十日死。三部脉如弓弦，长病得之，死。三部脉累累如贯珠，长病得之，死。三部脉如水淹然流，长病不治自愈，治之反死。三部脉如屋漏，长病十日死。三部脉如雀啄，长病七日死。三部脉如釜中汤沸，朝得暮死，夜半得日中死，日中得夜中死。三部脉急，切腹间，病又婉转腹痛，针上下瘥。"

"病若腹痛，脉反浮大而长者，死；病若腹满而喘，脉反滑利而沉者，死；病若四肢厥逆，脉反浮大而短者，死；病若耳聋，脉反浮大而涩者，死；病若目䀮䀮，脉反大而缓者，死。"

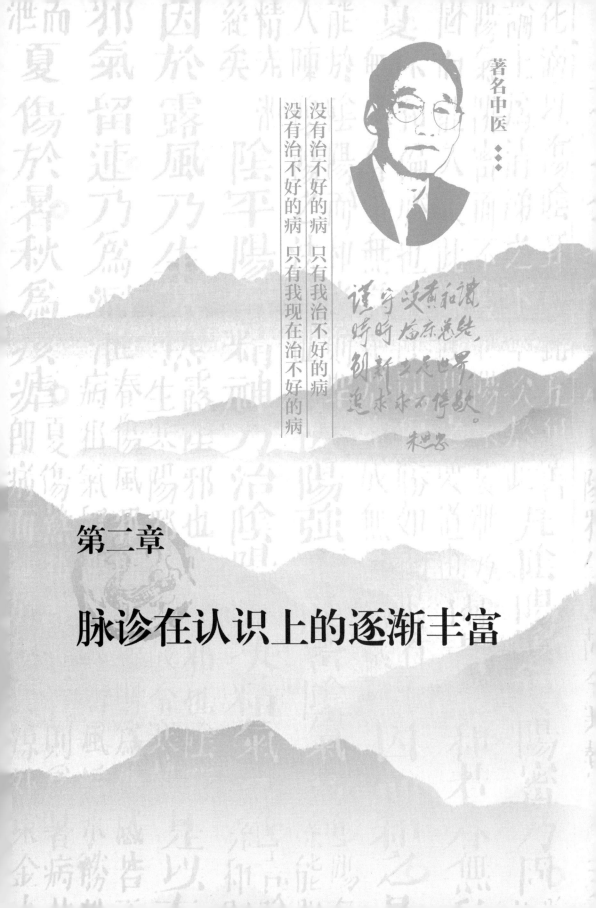

第二章

脉诊在认识上的逐渐丰富

自从《内经》提出按其脉知其病和通过对比的方法诊断疾病，《难经》提出寸口脉以决五脏六腑死生吉凶，《伤寒论》《金匮要略》提出以脉诊作为辨证论治的主要依据，《脉经》确定24种脉象和相同脉象出现于不同疾病的观点后，后世医家纷纷从总体辨证、热病和内科、外科、妇科、儿科、耳鼻喉科、眼科等方面对脉象的特点及其在辨证论治的应用方法上进行了研究。

第一节　脉象在总体认识上的逐渐丰富

《内经》在《素问》《灵枢》中分别指出阴阳是治病的根本，脉象是区别五脏六腑阴阳的关键。《素问·阴阳应象大论》说："阴阳者，天地之道也，万物之纲纪，变化之父母，生杀之本始，神明之府也，治病必求于本……善诊者，察色按脉，先别阴阳。"《灵枢·邪气脏腑病形》说："五脏之所生，变化之病形何如？岐伯答曰：先定其五色五脉之应，其病乃别也。黄帝曰：色脉已定，别之奈何？岐伯曰：调其脉之缓急、大小、滑涩，而病变定矣。"所以在强调能合色脉可以万全的同时，又强调指出诊其脉知其病名曰神，并在《灵枢·玉版》所述逆顺的五逆证中列述脉象是诊疾病顺逆的重要方面。书中说："腹胀、身热、脉大，是一逆也；腹鸣而满，四肢清泄，其脉大，是二逆也；衄而不止，脉大，是三逆也；咳且溲血脱形，其脉小劲，是四逆也；咳脱形，身热，脉小以疾，是谓五逆也。"

《难经》在强调独取寸口的重要性时，又特别指出："经言病

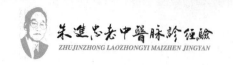

或有死，或有不治自愈，或连年月不已，其死生存亡可切脉而知之耶？然：可尽知也。"

《伤寒论》《金匮要略》在明确指出辨证论治是中医分析、认识、治疗疾病的根本法则的同时，又在具体条文中指出辨证时要以脉为第一依据，证为第二依据，在辨证总体上要以脉为主去辨阴阳、表里、虚实、寒热、脏腑、气血的所在。

《中藏经》在强调脉是辨气血、脏腑虚实寒热的关键的同时，又强调指出诊杂病必死时也应从脉，并提出了五十八条必死之脉。书中说："病瞪目引水，心下牢满，其脉濡而微者死。病吐衄泻血，其脉浮大牢数者死。病妄言身热，手足冷，其脉细微者死。病大泄不止，其脉紧大而滑者死。病头目痛，其脉涩短者死。病腹中痛，其脉浮大而长者死。病腹痛而喘，其脉滑而利，数而紧者死。病四逆者，其脉浮大而短者死。病耳无闻，其脉浮大而涩者死。病脑痛，其脉缓而大者死。左痛右痛，上痛下痛者死。下痛而脉病者死。病厥逆，呼之不应，脉绝者死。病患脉宜大，反小者死。肥人脉细欲绝者死。瘦人脉躁者死。人脉本滑利，而反涩者死。人脉本长，而反短者死。人尺脉上应、寸口太迟者死。温病三四日未汗，脉太疾者死。温病脉细微，而往来不快，胸中闭者死。温病发热甚，脉反小弱者死。病甚，脉往来不调者死。……病心腹胀满，痛不止，脉坚大洪者死。痢血不止，身热，脉数者死。病腹满四逆，脉长者死。热病七八日，汗当出，反不出，脉绝者死。热病七八日，不汗，躁狂，口舌焦黑，脉反细弱者死。热病未汗出，而脉大盛者死。热病汗出，而脉未静，往来转大者死。病咳嗽，脉数身瘦者死。暴咳嗽，脉散者死。病咳形肥，脉急甚者死。病嗽而呕，便滑不禁，脉弦欲绝者死。病诸咳喘，脉沉而浮者死。病上气，脉数者死。病肌热形瘦，脱肛，热不去，脉甚紧急者死。病肠澼转筋，脉极数者死。病中风，痿厥不仁，脉紧急者死。病上喘气急四匝，脉涩者死。病寒热瘛疭，脉大者死。病金疮血不止，脉大者死。病堕损内伤，脉小弱者死。病伤寒身热甚，脉反小者死。病厥逆汗出，脉虚而缓者死。病洞泄不下食，脉急者死。……病肠澼下脓血，脉悬绝者死。病肠澼下脓血，身有寒，脉绝者死。病咳嗽，脉沉坚者死。病肠中有积聚，脉虚弱者死。病水气，脉微而小者死。病水胀如鼓，脉虚小者死。病泄注，脉浮大而滑者死。病内外俱虚，卧不得安，身冷，脉细微，呕而不入食者死。病冷气上攻，脉逆而涩者死。卒死，脉坚而细微者死。热病三五日，头痛身热，食如故，脉直而疾者八日死。久病脉实者死，又虚缓、虚微、虚滑、弦急者死。卒病，脉弦而数者死。"

《脉诀乳海》在《脉赋》《诊脉入式歌》《七表八里九道脉》诸篇中不但说明了诊脉在总体辨证上在于欲测疾病的生死、在于了解整个疾病的病性和病位，而且提出了诊脉的步骤方法及注意事项。例如：在《脉赋》中指出"欲测疾兮生死，须详脉兮有灵"之后，接着指出"左辨心肝之理，右察脾肺之情。此为寸关所主……肾即两尺分并……三部五脏易识，七诊九候难明……昼夜循环，营卫须有定数……男女长幼大小各有殊形……复有节气不同，须知春夏秋冬……子扶母兮瘥速，母抑子兮退迟，得妻不图一治，生死仍需各推……此乃论四时休旺之理，明五行生克之义。""按平弦而若紧，欲识涩而似微。浮芤其状相反，沉伏殊途同归。洪与实而形同仿佛，濡与弱而性带依稀。先辨此情，后论其理，更复通于药性，然后可以为医。"

在如何应用脉象以诊疾病时指出：首察六部脉中五脏六腑之部位，次察六部俱见之脉，当见太过不及，不当见而见，以及七

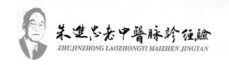

表八里九道之脉。他说："心与小肠居左寸，肝胆同归左关定，肾居尺脉亦如之……肺与大肠居右寸，脾胃脉从关里认，命门还与肾脉同。""关前为阳名寸口，关后为阴直下取，阳弦头痛定无疑，阴弦腹痛何方走？阳数即吐兼头痛，阴微即泻脐中吼。阳实应知面赤风，阴微盗汗劳兼有。阳实大滑应舌强，阴数脾热并口臭。阳微浮弱定心寒，阴滑食注脾家咎。关前关后辨阴阳，察病根源应不朽。一息四至号平和，更加一至太无疴。三迟二败冷危困，六数七极生热多，八脱九死十归墓，十一十二绝魂瘥。三至为迟一二败，两息一至死非怪。"又说："三部俱数心家热，舌上生疮唇破裂，狂言满目见鬼神，饮水百杯终不歇……三部俱弦肝有余，目中疼痛苦痃虚，怒气满胸常欲叫，翳朦瞳子泪如珠……三部俱迟肾脏寒，皮肤燥涩发毛干，梦见鬼神时入水，觉来情思即无欢……三部俱浮肺脏风，鼻中多水唾稠浓，壮热恶寒皮肉痛，颡干双目泪酸痛……三部俱缓脾家热，口臭胃翻长呕逆，齿肿龈宣注气缠，寒热时时少心力。"

在谈到不当见而见时，说："心脉芤阳气作声，或时血痢吐交横，溢关骨痛心烦躁，更兼头面赤骍骍；大实由来面赤风，燥痛面色与心同，微寒虚惕心寒热，急则肠中痛不通；实大相兼并有滑，舌强心惊语话难，单滑心热别无病，涩无心力不多言，沉紧心中逆冷痛，弦时心急又心悬……肝软并弦本无邪，紧因筋急有些些，细看浮大更兼实，赤痛昏昏似物遮；溢关寸口过相应，目眩头重与筋疼，芤时眼暗或吐血，四肢瘫痪不能行，涩则缘虚血散之，肋胀胁满自应知，滑因肝热连头目，紧实弦沉痃癖基；微弱浮散气作难，目暗生花不耐看，甚浮筋弱身无力，遇此还须四肢瘫……（肾）实滑小便涩，淋痛涩骍骍，脉涩精频漏，恍惚梦魂多，小肠疝气逐，梦里涉江河；实大膀胱热，小便难往通，滑弦腰脚重，沉紧痛还同，单匀吉无病，浮紧而应聋……肺脉浮兼实，咽门燥又伤，大便难且涩，鼻内乏馨香；实大相兼滑，毛焦涕唾黏，更和咽有燥，秋盛夏宜砭；沉紧相兼滑，仍闻咳嗽声；微浮兼有散，肺脉本家形；溢出胸中满，气泄大肠鸣，弦冷肠中结，芤暴痛无成，沉细仍兼滑，因知是骨蒸，皮毛皆总涩，寒热两相承……脾脉实兼浮，消中脾胃虚，口干饶饮水，多食亦肌虚；单滑脾家热，口臭气多粗；涩即非多食，食不作肌肤；微浮伤客热，来去作微疏；有紧脾家痛，仍兼筋急拘；欲吐即不吐，冲冲未得疏；若弦肝气盛，妨食被机谋；大实心中痛，如邪勿带符；溢关涎出口，风中见羁孤。"

在谈到七表八里九道脉时说："七表脉：浮一，浮者阳也，指下寻之不足，举之有余，冉冉寻之如太过曰浮，主咳嗽，气促，冷汗自出，背膊劳倦，夜卧不安。芤二，芤者阳也，指下寻之，两头即有，中间全无曰芤，主淋沥，气入小肠。滑三，滑者阳也，指下寻之，三关如珠动，按之即伏，不进不退曰滑，主四肢困弊，脚手酸痛，小便赤涩。实四，实者阳也，指下寻之不绝，举之有余曰实，主伏阳在内，脾虚不食，四肢劳倦。弦五，弦者阳也，指下寻之不足，举之有余，状若筝弦，时时带数曰弦，主劳风乏力，盗汗多生，手足酸痛，皮毛枯槁。紧六，紧者阳也，指下寻之，三关通度，按之有余，举之甚数，状若洪弦曰紧，主风气伏阳，上冲化为狂病。洪七，洪者阳也，指下寻之极大，举之有余曰洪，主头痛，四肢浮热，大肠不通，燥热粪结，口干，遍身疼痛。八里脉：微一，微者阴也，指下寻之往来极微，冉冉寻之，若有若无曰微，主败血不止，面色无光。沉二，沉者阴也，指下寻之似有，举之全无，缓度三关，状如烂绵曰沉，主气胀两胁，手足时冷。缓三，缓者阴也，指下寻之往来迟缓，小于迟脉曰缓，

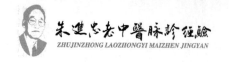

主四肢烦闷，气促不安。涩四，涩者阴也，指下寻之似有，举之全无，前虚后实，无复次序曰涩，主腹痛，女子有孕，胎痛，无孕败血为病。迟五，迟者阴也，指下寻之重手乃得，隐隐曰迟，主肾虚不安。伏六，伏者阴也，指下寻之似有，呼吸定息全无，冉冉寻之，不离三关曰伏，主毒气闭塞三关，四肢沉重，手足时冷。濡七，濡者阴也，指下寻之似有，冉冉还来，按之依前却去曰濡，主少力，五心烦热，脑转耳鸣，下元极冷。弱八，弱者阴也，指下寻之如烂绵相似，轻手乃得，重手稍无，快快不前曰弱，主气居于表，生产后客风面肿。九道脉：长一，长者阳也，指下寻之三关如持竿之状，举之有余曰长，过于本位亦长，主浑身壮热，夜卧不安。短二，短者阴也，指下寻之不及本位曰短，主四肢恶寒，腹中生气，宿食不消。虚三，虚者阴也，指下寻之不足，举之亦然曰虚，主少力多惊，心中恍惚，小儿惊风。促四，促者阳也，指之寻之极数并居寸口曰促，渐加即死，渐退即生。结五，结者阴也，指下寻之，或来或往，聚而却还曰结，主四肢气闷，连痛时来。代六，代者阴也，指下寻之，动而复起，冉冉不能自还曰代，主形容羸瘦，口不能言。牢七，牢者阴也，指下寻之即无，按之即有曰牢，主骨间疼痛，气居于表。动八，动者阴也，指下寻之似有，举之还无，冉冉寻之，不离其处，不往不来曰动，主四体虚劳，崩中血痢。细九，细者阴也，指下寻之，细细似绵，来往极微曰细，主胫酸髓冷，乏力泄精。"

在谈到七表八里九道脉表现于不同部位时，他说："寸浮中风头热痛，关浮腹胀胃虚空，尺部见之风入肺，大肠干涩故难通。寸芤积血在胸中，关内逢芤肠里痛，尺部见之虚在肾，小便遗沥血凝脓。滑脉居寸多呕逆，关滑胃寒不下食，尺部见之脐似冰，饮水下焦声沥沥。实脉关前胸热盛，当关切痛中焦怎，尺部如绳应指来，腹胀小便就不禁。寸部脉紧一条弦，胸中急痛状绳牵，关中有弦寒在胃，下焦停水满丹田。紧脉关前头里痛，当关切痛无能动，隐指寥寥入尺来，缴结绕脐常手捧。洪脉关前热在胸，当关翻胃几千重，更向尺中还若是，小便赤涩脚酸痛。微脉关前气上侵，当关郁结气排心，尺部见之脐下积，身寒饮水即呻吟。寸脉沉兮胸有痰，当关气短痛难堪，若在尺中腰脚重，小便稠数色如泔。缓脉关前搐项筋，当关气结腹难伸，尺上若逢症结冷，夜间常梦鬼随人。涩脉关前胃气并，当关血散不能停，尺部如斯逢逆冷，体寒脐下作雷鸣。寸口脉迟心上寒，当关腹痛饮浆难，流入尺中腰脚重，厚衣重覆也嫌单。积气胸中寸脉伏，当关肠澼常瞑目，尺部见之食不消，坐卧非安还破腹。濡脉关前人足汗，当关气少精神散，尺部绵绵即恶寒，骨与肉疏都不管。关前弱脉阳道虚，关中有此气多疏，若在尺中阴气绝，酸疼引变上皮肤。长脉迢迢度三关，指下将来又却还，阳毒在脏三焦热，徐徐发汗始能安。短脉阴中有伏阳，气壅三焦不得昌，脏中寒食生寒气，大泻通肠必得康。（虚）恍惚心中有悸惊，三关定息脉难成，血虚脏腑生烦热，补益三焦便得宁。促脉前来已出关，常居寸口血成斑，忽然渐退人生也，或若加时命在天。（结）积气生于脾脏旁，大肠疼痛阵难当，渐知稍泻三焦火，莫谩多方立纪纲。代脉时时动若浮，再而复起似还无，三元正气随风去，魂魄冥冥何所拘。（牢）脉入皮肤辨息难，时时气促在胸前，只缘水火相刑克，欲待痊除更问天。动脉根源气主阴，三关指下碍沉沉，血山一倒经年月，智士名医只可寻。（细）乏力无精胫里酸，形容憔悴发毛干，如逢冬季经霜月，不疗其疴必自痊。"

　　《千金方》在强调脏腑、阴阳、表里、虚实是辨证论治总体辨证的主要方面的同时，又列专卷论平脉以阐述诊脉的方法、步

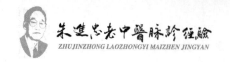

骤，特别是辨脏腑、阴阳、表里、虚实中的价值。称："古之善为医者，上医医国，中医医人，下医医病。又曰：上医听声，中医察色，下医诊脉。又曰：上医医未病之病，中医医欲病之病，下医医已病之病。""夫脉者，医之大业也。"并在《诊五脏脉轻重第二》《指下形状第三》《五脏脉所属第四》《阴阳表里虚实第八》等篇中明确地论述了诊五脏脉的方法，寸关尺三部脉象所主疾病以及阴阳、表里、虚实与脉象的关系。在诊脉时要"先诊寸口，初重指切骨，定毕便渐举指，令指不厚不薄，与皮毛相得，如三菽之重，于轻重之间，随人强弱、肥瘦以意消息进退，举按之宜"。

宋·陈无择《三因极一病证方论》称"脉为医门之先""因脉以识病，因病以辨证，随证以施治则能毕矣。"所以在书中以一卷之巨论述脉象，称"左关前一分为人迎，以候六淫，为外所因；右关前一分为气口，以候七情，为内所因"。并在《脉偶名状》《七表病脉》《八里病脉》《九道病脉》等篇中与出现在人迎、气口的不同部位进行了联系，扩大了以脉辨证的范围。书中说："浮者，按之不足，举之有余，与人迎相应则风寒在经，与气口相应则荣血虚损。沉者，举之不足，按之有余，与人迎相应则寒伏阴经，与气口相应则血凝腹脏。迟者，应动极缓，按之尽牢，与人迎相应则湿寒凝滞，与气口相应则虚冷沉积。数者，去来促急，一息数至，与人迎相应则风燥热烦，与气口相应则阴虚阳盛。虚者，迟大而软，按之豁然，与人迎相应则经络伤暑，与气口相应则荣卫走本。实者，按举有力，不疾不迟，与人迎相应则风寒贯经，与气口相应则气血壅脉。缓者，浮大而软，去来微迟，与人迎相应则风热入脏，与气口相应则怒极伤筋。紧者，动转无常，如纫单线，与人迎相应则经络伤寒，与气口相应则脏腑作痛。洪者，来之至大，去之且长，与人迎相应则寒壅诸阳，与气口相应则气攻百脉。细者，指下寻之来往如线，与人迎相应则诸经中湿，与气口相应则五脏凝涩。滑者，往来流利有如贯珠，与人迎相应则风痰潮溢，与气口相应则涎饮凝滞。涩者，参伍不调如雨沾沙，与人迎相应则风湿寒痹，与气口相应则津汗血枯。弦者，端紧径急如张弓弦，与人迎相应则风走注痛，与气口相应则饮积溢痛。弱者，按之欲绝轻软无力，与人迎相应则风湿缓纵，与气口相应则筋绝痿弛。结者，往来迟缓时止更来，与人迎相应则阴散阳生，与气口相应则积阻气节。促者，往来急数时止复来，与人迎相应则痰壅阳经，与气口相应则积留胃腑。芤者，中空傍实如按慈葱，与人迎相应则邪壅吐衄，与气口相应则荣虚妄行。微者，极细而软似有若无，与人迎相应则风暑自汗，与气口相应则微阳脱泄。动者，在关如豆厥厥不行，与人迎相应则寒疼冷痛，与气口相应则心惊胆寒。伏者，沉隐不出着骨乃得，与人迎相应则寒湿痼闭，与气口相应则凝思滞神。长者，往来流利出入三关，与人迎相应则微邪自愈，与气口相应则脏气平治。短者，按举似数不及本部，与人迎相应则邪闭经脉，与气口相应则积遏脏气。濡者，按之不见轻手乃得，与人迎相应则寒湿散漫，与气口相应则飧泄缓弱。革者，沉伏实大如按鼓皮，与人迎相应则中风着湿，与气口相应则半产脱精。散者，有阳无阴按之满指，与人迎相应则淫邪脱泄，与气口相应则精血败耗。代者，脏绝中止余脏代动，无问内外所因，得此必死。"

此外，七表病脉、八里病脉、九道病脉的主病又根据无择本人经验进行了补充。他说："七表病脉，浮为在表，为风（应人迎），为气（应气口），为热，为痛，为呕，为胀，为痞，为喘，为厥，为内结，为满不食；浮大为鼻塞，浮缓为不仁，浮大长为

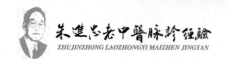

风眩癫疾，浮滑积为宿食，浮大而涩为宿食滞气，浮短为肺伤诸气，浮滑为伤饮为走刺，浮细而滑为伤饮，浮滑疾紧为百合病，浮数大便坚小便数，浮紧为淋为癃闭。寸芤为吐血，微芤为衄血，关芤为大便出血，尺芤为下焦虚、小便出血。滑为吐，为满，为咳，为热，为伏痰，为宿食，为蓄血，为经闭，为鬼疰，为血气俱实；滑散为瘫痪，滑数为结热，滑实为胃热，和滑为妊娠，滑而大小不均必吐，为病进，为泄利，滑而浮大，小腹痛，溺则阴中痛，大便亦然。实为热，为呕，为痛，为气塞，为喘咳，为大便不禁；实紧为阴不胜阳，为胃热，为腰痛。弦为寒，为痛，为饮，为疟，为水气，为中虚，为厥逆，为拘急，为寒癖，弦紧为恶塞，为疝瘕，为癖，为瘀血；双弦胁急痛，弦而钩为胁下刺痛，弦长为积随左右上下。紧为寒，为痛（头骨肉等），为咳，为喘，为满；浮紧为肺有水，紧滑为蛔动，为宿食，为逆吐，紧急为遁尸，紧数为寒热。洪为胀，为满，为痛，为热，为烦；洪实为癫，洪紧为痈疽，为喘急，亦为胀，洪大为祟，洪浮为阳邪来见。八里病脉：微为虚，为弱，为衄，为呕，为泄，为亡汗，为拘急；微弱为少气，为中寒。沉为在里，为实，为水，为寒，为喘，为癥，为瘕；沉弱为寒热，沉细为少气，臂不能举，沉滑为风水，为下重，沉紧为上热下冷，沉重而直前绝者为瘀血，沉重而中散，为寒食成瘕，沉重不至寸，徘徊绝者为遁尸，沉紧为悬饮，沉迟为痼冷，沉重为伤暑发热。缓为在下，为风，为寒，为弱，为痹，为疼，为不仁，为气不足，为眩晕；缓而滑为热中，缓而迟为虚寒相搏，食冷则咽痛。涩为少血，为亡汗，为气不足，为逆冷，为下利，为心痛；涩而紧为痹，为寒湿。迟为寒，为痛，迟而涩为癥瘕咽酸。伏为霍乱，为疝瘕，为水气，为溏泄，为停痰，为宿食，为诸气上冲，为恶脓贯肌。濡为虚，为痹，为自汗，为气弱，为下重；濡而弱为内热外冷自汗，为小便难。弱为虚，为风热，为自汗。九道病脉，细为气血俱虚，为病在内，为积，为伤湿，为后泄，为寒，为神劳，为忧伤过度，为腹满；细而紧为癥瘕积聚，为刺痛，细而滑为僵仆，为发热，为呕吐。数为热，为虚，为吐，为痛，为烦渴，为烦满。动为痛，为惊，为挛，为泄，为恐。虚为寒，为虚，为脚弱，为食不消化，为伤暑。促，经并无文。释曰：其促有五：一曰气，二曰血，三曰饮，四曰食，五曰痰，但脏热则脉数，以气血痰饮留滞不行则止促，止促非恶脉也。结为痰，为饮，为血，为积，为气。释曰：气寒脉缓则为结，数则为促，虽缓数不同，结亦当如促脉分别可也。散，经无文。释曰：六腑气绝于外，则手足寒，上气；五脏气绝于内则下利不禁，甚者不仁，其脉皆散，散则不聚，病亦危矣。革为满，为急，为虚寒相搏，妇人半产漏下。……代者，一脏绝，他脏代至。释曰：代，真死脉，不分三部，随应皆是。"

崔紫虚著《四言举要》，以通俗的语言歌诀的形式阐述了诊脉的部位、方法，特别是相兼脉的诊断价值。他说："数脉相兼，则见诸证。浮脉主表，里必不足，有力风热，无力血弱，浮迟风虚，浮数风热，浮紧风寒，浮缓风湿，浮虚伤暑，浮芤失血，浮洪虚火，浮微劳极，浮濡阴虚，浮散虚剧，浮弦痰饮，浮滑痰热。沉脉主里，主寒主积，有力痰食，无力气郁，沉迟虚寒，沉数热伏，沉紧冷痛，沉缓水蓄，沉牢痼冷，沉实热极，沉弱阴虚，沉细痹湿，沉弦饮痛，沉滑宿食，沉伏吐利，阴毒聚积。迟脉主脏，阳气伏潜，有力为痛，无力虚寒。数脉主腑，主吐主狂，有力为热，无力为疮。滑脉主痰，或伤于食，下为蓄血，上为吐逆。涩脉少血，或中毒湿，反胃结肠，自汗厥逆。弦脉主饮，病属胆肝，弦数多热，弦迟多寒，浮弦支饮，沉弦悬痛，阳弦头痛，阴弦腹

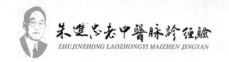

痛。紧脉主寒，又主诸痛，浮紧表寒，沉紧里痛。长脉气平，短脉气病，细则气少，大则病进，浮长风痫，沉短宿食，血虚脉虚，气实脉实。洪脉为热，其阴则虚。细脉为湿，其血则虚。缓大者风，缓细者湿，缓涩血少，缓滑内热。濡小阴虚，弱小阳竭，阳竭恶寒，阴虚发热。阳微恶寒，阴微发热，男微虚损，女微泻血。阳动汗出，阴动发热，为痛为惊，崩中失血。虚寒相搏，其名曰革，男子失精，女子失血。阳盛则促，肺痈阳毒。阴盛则结，疝瘕积郁。代则气衰，或泄脓血，伤寒心悸，女胎三月。"

宋·王贶著《全生指迷方》称："非脉无以探颐索隐。"并认为："脉变于内，病形于外，相参以察其理"是辨证论治的大法，求独是察脉形求病的措施，他说："察其脉形，有独异者，谓独大、独小、独疾、独迟、独不应四时者，乃受病之所也。"

刘完素著《素问病机气宜保命集》中的《原脉论》篇中称："脉者有三名：一曰命之本，二曰气之神，三曰形之道，经所谓天和者是也。"所以"脉不可须臾失，失则绝命害生矣。"指出"审脉之道，而何独无五常之邪？夫仁固卫一身，充盈五脏，四肢百骸皆得荣养，无冲和之气，独真脏脉见则死矣。生则不见，死则独见，好生恶死，此仁之谓也。分布躯体，和调气血贵之在头目耳鼻，贱之在跖臀阴篡。不得上而有，不得下而无，无所不施，无所不至，此义之谓也。长人脉长，短人脉短，肥人脉沉，瘦人脉浮，大人脉壮，小人脉弱；若长人短，短人长，肥人浮，瘦人沉，大人弱，小人壮，夫如此者，皆不中理而为病，此礼之谓也。见在寸则上病，见在关则中病，见在尺则下病；五脏有疾，各有部分，而脉出见，不为潜藏伏匿，一一得察，有余不足，而愈其病，此智之谓也。春弦、夏洪、秋毛、冬石，太阳之至大而长，太阴之至其脉沉，少阳之至大而浮，阳明之至其脉短而涩，少阴之至其脉钩，厥阴之至其脉弦，四序不失其期，六气为常准者，此信之谓也。非探颐索隐，钩深致远，学贯天人，旁通物理者，未能达于此矣。"

李东垣著《东垣十书》提出以左右手脉大小的比较以定内伤外感与五脏生克的关系。他说："外感风寒皆有余之证，是从前客邪来也，其病必见于左手，左手主表，乃行阳二十五度。内伤饮食，及饮食不节，劳役不节，皆不足之病也，必见于右手，右手主里，乃行阴二十五度。故外感寒邪，则独左寸人迎脉浮紧，按之洪大。紧者急甚于弦，是足太阳寒水之脉，按之洪而有力，中见手少阴心火之脉。丁与壬合，内显洪大，乃伤寒脉也。若外感风邪，则人迎脉缓，而大于气口一倍或两倍、三倍；内伤饮食，则右手寸气口脉大于人迎一倍，伤之重者，过在少阴则两倍，太阴则三倍，此内伤饮食之脉。若饮食不节，劳役过甚，则心脉变见于气口，是心火刑肺，其肝木挟心火之热亦来薄肺。经云：侮所不胜，寡于畏者是也。故气口脉急大而涩数，时一代而涩也。涩者，肺之本脉；代者，元气不相接，脾胃不及之脉。洪大而数者，心脉刑肺也。急者肝木挟心火，而反克肺金也。若不甚劳役，惟右关脾脉大而数，谓独大于五脉，数中显缓时一代也。如饮食不节，寒温失所，则先右关胃脉损弱，甚则隐而不见，惟内显脾脉之大数微缓时一代也。宿食不消，则独右关脉沉而滑。经云：脉滑者，有宿食也。以此辨之，岂不明白易见乎。"

元·危亦林著《世医得效方》将历代医家所述的十种死症脉归纳为十怪脉，云："十怪脉者，釜沸、鱼翔、弹石、解索、屋漏、虾游、雀啄、偃刀、转豆、麻促。釜沸，如汤涌沸，息数俱无，乃三阳数极无阴之候，旦见夕死，夕见旦死。鱼翔，脉浮肤泛泛，三阴数极，又曰亡阳，当以死断。弹石，脉来辟辟凑指，

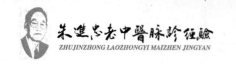

急促而坚，乃肾经真脏脉现，遇戊己日则不治。解索，脉散散无序，肾与命门之气皆亡，戊己日笃，辰巳日不治。屋漏之脉，如水下滴溅地貌，胃气荣卫俱绝，七八日间危矣。虾游，状如虾游水面，杳然不见，须臾又来，隐隐然不动，依前又去，醒者七日死，沉困者三日不治。雀啄之脉，指下来三去一，如雀啄食之状，脾元谷气已绝于内，醒者十二日死，困者六七日亡。偃刀之脉，寻之如手循刀刃，无进无退，其数无准，由心元血枯，卫气独居，无所归宿，见之四日难疗。转豆，形如豆周旋辗转，并无息数，脏腑空虚，正气飘散，象曰行尸，其死可立待也。麻促之脉，应指如麻子之纷乱，细微至甚，盖卫枯荣血独涩，轻者三日，重者一日殂矣。"

明·李中梓著《诊家正眼》增加长、短、疾三种脉象，书中说："叔和《脉经》止论二十四种，若夫长短二脉，缺而不载；牢革二脉，混而不分。更有七至名极即为疾脉，是指下恒见者，又何可废乎？"

明·楼英著《医学纲目》指出诊脉应先定大纲，然后再杂究诸病，书中说："凡前篇脉之浮沉、迟数、虚实、洪细、滑涩，所指阴阳、表里、寒热、血虚、气实之病者，皆诊脉之大纲……故诊病先定大纲，然后杂究诸病。如诊得浮脉大纲主表也，沉脉大纲主里也，然后究其或属寒、属风、属气等病之类是也。"

明·徐春甫著《古今医统》提倡脉是辨证的基础，不诊脉就不能辨证。他说："脉为医之关键，医不察脉，则无以别证，证不别，则无可以措治，医惟明脉，则诚为良医，诊候不明，则为庸妄。"并在书中《统属诊法候病》《统候》《属候》等节中说明了一些具体方法。他说："统属诊法候病：候病所在，逐步诊视，合位应时，软滑者吉。病脉反之，大小独异，上下之至，异同候分，统属为式。六部脉属五脏，应乎五行之气，气同则合上达，惟水下趋；气异俱有阴阳升降之义。故脉前后状同，统候兼主其一，寸关病在前候，两尺病在后取。前后之状异者属候，岐之为二，上至病在前候，下至病在后位，前后互见和乖，乖病和平，前后同中有异，异者病拟。前后强弱相同，尤者之候病，及前阳后阴候病，阴降阳升，前溢后覆出部，升降仿此。洪细长短，濡芤滑涩，统中未详，属相出入，统属兼审。浮沉虚实，浮表经脉，皮毛、腠理，四肢百节，头面背膂；沉里口舌，咽喉骨髓，五脏六腑，大便小水，两旁外内，亦分表里。侵外身热，侵内积滞。虚为不足，痒麻泻痿。实为有余，胀壅痛秘。统常属变，法稽经旨，附以管窥，条陈大意。""浮以候表，诸阳之位；浮实为邪，浮虚少气，浮盛按衰，里虚表实；浮有按无，无根之喻。平人寿夭，患者不起；心肺浮盛，风寒外郁；左关脉浮，腹胀溲涩；右关脉浮，胃虚停食；肝肾并浮，则为风水。沉以候里，诸阴之位；沉实为积，沉虚少气；寸沉气郁，尺沉本位；喘嗽肺浮，转陷不吉；肝肾并沉，则为石水。迟为阴盛，气血凝泣；迟实为疼，迟虚寒滞；消中夏月，沉迟俱忌；寸迟少气，尺血不给。数为阳盛，气血燔灼；数实为热，数虚为躁；浮数有力，寒伤经络；浮数无力，伤风痰嗽；浮数振寒，或脉时数，身有痛处，皆主痈作；沉数有力，实火内烁；沉数无力，虚劳为恶；杂病初逢，多宜补药；病退数存，未足为乐；数退证危，真元以脱；数按不鼓，虚寒相搏；微数禁灸，洪数为火；乍数乍疏，魂归岱岳；细数而虚，虚劳阴弱。兼沉骨蒸，兼浮喘作，加之嗽汗，喉疼俱恶；数候多凶，匀健犹可，惟宜小儿，伤寒孕疟；左寸数兮，恶吐头痛；数紧头痛，数虚口疮，数止肿毒，数健为狂，短数心痛，洪数心烦；右寸数兮，肺金火烁，数紧喉痛，数滑喘嗽，沉滑骨蒸，夏逢难保；

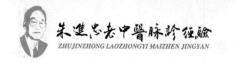

左关数紧胁痛，数止多因怒过，数长浑身壮热，数弦则是肝火；右关数兮口臭，浮数易饥易饱；左尺数而或止，俱主赤尿淋浊，数虚下部生疮，右尺数临粪燥。滑为血聚，为妊为痰，宿食水饮，积热食溢；洪滑热痰，咳喘眩晕；一二部逢，女妊可决，但滑而散，三月之胎；短滑酒伤，或为水逆；脉弱以滑，是有胃气；滑杂大小，霍乱吐泻；秋逢浮滑，儿扶易瘥；沉滑反时，逢冬永决；滑数痰多，肌消死例；左寸短滑尺涩，女人血崩；右尺和滑为妊，间滑阻月。涩为血少，败血恶寒，滞下遗精，泻利汗泄；浮涩而短，肺之本体；浮涩恶寒，沉涩腹痛，紧数为痹，弦涩少血，涩甚痰多，最难扶济；数更细涩，虚劳永决；寸涩尺弦，腹痛可决；寸脉浮数尺涩，下利血清；沉弦细涩，腹痛阴证之例。实为气壅，胀痛呕吐，脉实而满，四逆头热；春夏为顺，秋冬为逆；左寸逢实，心热咽干；右寸逢实，气壅痰厥；左关腹胀胁痛，右关食难化克，左尺小便涩难，右尺热凝粪结。虚为虚候，气血耗散，惊悸恍惚，倦痿汗出；虚大阳虚，病属内伤；夏虚伤暑，身热汗泄；轻按见虚，随位而别；左寸昏运，右寸下血；左关眼花，右关倦泄；左尺阴痿，右尺泻作；尺虚寸搏，血崩可决，肝肾并虚，则死不治；虚候宜补，右气左血，浮阳沉阴，尺寸仿例。洪为热候，随宜而制，浮洪无力，虚火宜益，沉洪有力，实火宜泻，洪紧痛疽，洪长壮热，洪涩而弦，谓之三克；加以浮沉，随位而决；浮洪沉小，表强里怯，浮细沉洪，反推，洪转细兮病退，砒伤洪数暴吐，气弱暮洪朝细，服药有效；脉形今昨，细洪互变，老人六脉浮洪，两寸洪盛俱逆；一部独洪病推，少壮逢洪可济；心微而肺洪盛，左胁一点之疼；心肝浮弦沉洪，肩背痛因提挈；肺脾浮洪沉涩，食少腹膨；浮细沉洪，睡中汗出。细为少气不足之候，前细后大气短，前大后细脱血；六脉匀细，男平而女怀胎；洪细不调病忌泻，兼厥逆；浮沉细为气虚不足，偏宜虚怯。紧为疼候，寒邪搏击；浮紧或涩兼之，俱属伤寒之始，无汗寒热鼻干，头背俱痛强直；左寸浮紧伤寒，沉紧则为心气；右寸浮紧头疼，兼大痰鸣喘急；沉紧滑为咳痰，沉洪紧为喉痹；左关浮紧筋疼，沉紧胁痛寒郁；右关浮紧腹膨，沉紧腹疼吐食；尺逢浮紧胕痛，按涩则为耳闭，沉紧溲涩腹痛，细紧小肠疝气。缓为风热，肤顽痿痹；洪缓湿热，细缓寒湿；小儿风热，缓生急死；浮缓伤风，兼大同议，自汗寒热而衄，头背俱疼而急；寸逢浮缓，左右俱主伤风，左逢沉缓健忘，右为短气；左关浮缓风运，沉缓气虚；右关浮缓腹膨，沉缓少食，从容和缓为平；尺逢浮缓足痿，左尺沉缓溲频，月水多来，右尺沉缓泄泻，肠风入胃。长为气治，兼诸濡滑为平；心长神全，尺长期颐可卜，老逢长濡寿悠；急为胃气不足；浮洪而长，颠狂热深，伤寒热长，阳明热伏，沉细而长为积，高下须分；左寸胸膈虚胀，右寸痰郁；左关肝气胁痛，右关则属脾胃；兼洪伤于肉荤，兼滑伤于酒冰，兼涩鸡腐所伤，兼弦菜果之滞，兼濡酒伤则泻，兼急腹痛；左尺经水愆期，右尺疝气。短为气虚，胀痛虚吐，上短下长，痛在头项；下短上充，清在腰足。促为阳盛，为狂为怒，五积于中，脉因而阻；渐退则生，渐进不救；病后得之，幽期甚速。结为阴盛，阳无所附；浮结四肢浮肿，沉结大便下红，一结一升，再结二升；浮沉结而侵内，多阴少阳为蛊；伤寒结代，心悸虚故。代为气衰，其死可卜，宜于风家，痛极妊妇。牢为里实，胃气不足，胁痛疲劳，胀满气促。革为虚寒，半产崩漏，虚泻失血，精气不固，暴病可生，久病命殂。弦为气敛，痨疟拘急，积饮寒热，阴虚冷痹，浮弦无力，外伤风邪；弦紧为寒，弦缓为湿，弦滑为痰，弦细少气；春病无弦，失主非宜；秋深弦盛，金虚木实；弦状多同，土逢木抑；弦急而散，杂病不吉；

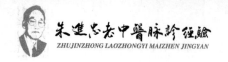
大抵十人，九弦兼之；濡滑为胃，兼急则为疼痛，兼洪则为火炽；弦多胃少曰病，但弦无胃曰死；左浮弦涩，夏与秋逢为疟，按之即滑，热多寒少奚疑？弦兼洪盛，先宜解邪散热；左关虚弱，邪轻补剂方施；左浮弦濡，气虚脊痛，浮沉弦涩，痰盛荣亏；沉小弦涩，虚汗无兮盗自，右洪弦急，阴虚火旺难医；左寸浮弦沉大，心气之痛；浮弦而大，按涩痫发如痴；右寸浮弦沉大，病因痰火所为；浮大虚为鼻窒，兼弦头痛有时；左关逢弦，须审浮沉之异；浮阳沉阴，内寒外热之持，浮阴沉阳，寒热反之；右关浮弦，胸膨噫气，浮弦按涩，易饱易饥；弦细倦眠，浮弦急为砂发；弦细而急，肝之真脏形脾；尺浮弦急，下部为痛；沉弦细涩，阴证寒羁；双弦为饮，并出而细；左寸稀涩上溢，关尺胁痛而推。动为体痛，劳惊崩泻；在阳出汗，在阴发热。散为血亏，表强里怯；浮洪兼散，夏月本体；伤寒逢散，证忌咳逆；寻常散多非宜，产后解索宜益。伏因有积，脉藏不出；伏细少气，伏数热厥；左寸脉伏，神不守舍；右寸逢伏，毒发寅午戌年；关尺伏逢为积，或因痛极。芤为失血之候，审位高低而出；在上吐衄痰红，在下崩漏下血。濡为气虚之候，表虚少气为原；左寸心惊噫气；左关体弱目昏；左尺伤精阴痿；小水频数血崩；右寸虚汗或为痔漏下血；右关食积，右尺虚泻未宁。微为血少之候，不能冲灌其经；六脉俱微产绝，肝肾俱微同评；左寸微盗汗，右寸微恶寒；左关微胁胀，女微后患崩；右关微积食，尺微涩崩漏；浮洪按微渺，病者入幽冥。在左遗精崩带，在右虚泻肠鸣。弱为虚候，内伤血气，老人为宜，少壮为忌；左寸逢弱，盗汗心悸；右寸逢弱，身疼短气；左关弱兮筋痿，右关弱兮停食；左尺逢弱，骨髓浮频，右尺逢弱，临晚夜至。"属候："左寸前候乎心，心司血脉，汗舌。其诊浮滑，头痛，眩晕多痰；浮滑而洪，女子怀孕可决；浮短浮洪，浮弦细急头痛，浮涩头晕恶寒，兼而同例，浮兼三克，头晕有痰，沉濡涩弦，忧气郁结；沉洪口渴，沉滑心热痰涎；沉细溢前，心膈虚膨宜益，沉涩或兼之弦，沉短与芤汗出；沉短大涩，虚烦不眠；三克而沉，口干上热。左寸后候膻中宗气，浮涩或并其弦，臂臑恶寒，浮迟三克臂疼，沉逢心惕；沉涩或并其弦，或短或芤惊悸；沉滑沉洪，掌心热郁。右寸前以候肺，皮腠气喉背鼻；诊之浮滑，头目眩晕多痰；浮涩兼弦，头痛恶寒同拟；浮洪或溢，头疼痰火升腾；浮弦溢前，气少背肩胀急；浮兼三克鼻崩；浮短头痛虚议；浮洪而紧牙痛，按虚下红，年高咳逆肺洪，其死可必；头痛浮细而坚；虚汗浮细无力；沉洪痰热；沉细而滑骨蒸；三克兼沉，咳嗽痰红火炽；沉滑兼短兼洪，沉涩或弦参入；沉短俱主咳痰，惟短兼主少气；右寸后候胸中，上焦输气之位；诊之浮涩或弦，胸膺划痛；沉短或兼诸滑，沉涩短气；沉弦洪涩为痰；沉洪足热粪秘。左关前位胆，血筋目胁之司；脉常见涩，日后患风预决；春逢浮涩，秋来为病先知；浮洪或参弦涩，俱为目疼；浮洪长为壮热，肝火之熙；溢主头疼目眩；女怀淫欲之思；浮涩或兼弦，浮洪无力；浮兼滑小短，六候弦推；浮细涩弦急，膝胻强直，沉滑或眩杂，眩晕奚疑？沉涩或弦并至，俱为胁胀；沉弦细涩，麻木作于四肢；沉洪体疼浮热，细长左积无疑。左关后以候膈，中焦生发之机；浮涩或弦并至，俱为偏坠；沉涩或弦并至，膈胀有时；沉涩洪弦膈热，沉短膈胀虚推。右关前候胃府，纳受饮食之职。其脉浮兼有六：溢短洪细滑涩，加之浮小涩弦，恶哕须分虚实；浮涩弦大面热，浮滑按涩食滞；沉涩或参乎弦，沉短与之溺涩；沉小食少呕吐；沉短口淡无味；沉短滑为酒伤；芤见吐红伤胃，浮弦沉大喜饥，洪虚晚热来去，沉涩弦大，所兼有异，兼虚腹胀，兼实消食；沉短涩微，胃口积疼；沉小涩弦，噫气胸

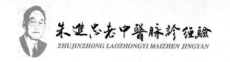

痞。右关后候，乃脾之使；脾司运化四肢血气，其脉浮弦细涩，寒伤于脾；浮涩或兼其弦，恶寒失卫；小涩弱易饥饱，沉洪实易消食；沉小虚弦体热；沉短气之不给；沉涩弦大食泄；芤为痰红，甚则利崩下血，因虚泻注；两尺前以候肾，腰耳瞳精骨髓，其应浮涩，浮弦而涩耳无闻，浮短胫清，浮滑而弦腰膝直；沉弦大或兼涩洪虚，口干饮水；沉急沉涩腰疼，缓细腰重伤湿；弱短弱涩耳鸣；芤见不能久视。两尺后之浮位，以候下部足胕；应指浮涩或弦兼，足清麻木；浮弦小急或浮紧，俱为膝痛；浮弦满涩脚气；浮短足难远行；右逢浮小短涩，肛门痔漏为急。左尺后沉候腹，下焦小膀前阴，应指沉短沉涩，间参弦至，遗精白带，老人小水频频；妊逢沉涩，则为胎漏；芤为茎衄，弱滑阴疼；至于沉滑沉大，或兼弦涩，微为尿赤，甚或小便浊淋；沉细阴囊湿痒，小水频数，兼偏坠，兼之长覆经凝；短弱小便后小腹虚疼，沉弦涩侵内，小腹血瘕。右尺后沉候腹，后阴大府之关，指下沉涩而或兼弦兼大，沉洪而健，俱为大便燥艰；沉小或兼弦，俱为粪溏；沉弦洪无力，溏结相参；沉涩无力，虚泻宜固；沉逢三克，泻因食伤；沉滑洪滑热利，初兴宜下，沉短而涩久痢，宜补脾乡；沉短短滑与微，俱为下血，长覆为疝，弱涩失气亡阳；统属更仆难尽，姑且举其二三。诊家常变之要，幸勿视为迂谈。"

此外，还在脉位上提出了不同的所主司、寸关尺虚实的不同候、脉证相反的八种不同表现，他在《脉法部位表里虚实主病提纲》中说："浮以候表，沉以候里，虚则病虚，实则邪实。各部所司，病宜分治：寸脉候上，心肺之位，关脉候中，肝脾之地，尺脉候下，膀胱、肾水、大肠、小肠皆在于内。""左寸脉候：表虚主病，浮而无力，主表虚自汗，腠理不固，寒气不卫，恶寒，寒战恶风；表实主病，浮而有力，主表邪盛，头痛发热，目眦赤涩，身疼或口干；里虚主病，沉而无力，主里虚，悸怖惊恐，恶人声，精神恍惚，健忘，夜不寐；里实主病，沉而有力，为里实，心烦而躁，内热梦遗，恶热口渴，癫狂谵语。左关脉候：表虚主病，浮而无力，主表证，目视不明，目生花；表实主病，浮而有力，表邪证，主胁痛腹胀，目痛目胀；里虚主病，沉而无力，主里虚，为惊恐，为血痹，为多疑，为犹豫；里实主病，沉而有力，里邪实，主肥气，主多怒，为筋急或疝痛。左尺脉候：表虚主病，浮而无力，主表虚，为盗汗，为耳聋，膀胱瘵、小便短；表实主病，浮而有力，表邪实，为淋沥，小便难，便赤便浊；里虚主病，沉而无力，里虚证，为精冷不固，为足寒，为腰冷腰重；里实主病，沉而有力，里实证，为肾气盛，阴旺，腰痛膝痹，疝痛，左睾丸偏大；右寸脉候：表虚主病，浮而无力，表虚证，自汗，恶寒恶风，皮肤瘙痒，背恶寒，喷嚏，流清涕；表实主病，浮而有力，表实邪盛，为发热头痛，头风眩晕；里虚主病，沉而无力，主里虚，为气短不续，为寒嗽虚喘，吐清痰；里实主病，沉而有力，里邪盛，咳嗽有痰积、老痰，咳吐不出，气壅喘甚。右关脉候：表虚主病，浮而无力，主表虚，四肢不举，倦怠嗜卧，或面目浮肿；表实主病，浮而有力，主表实，主腹胀，胸膈痞满；里虚主病，沉而无力，主里虚胃寒，恶食泄泻，恶心呕吐翻胃；里实主病，沉而有力，里邪盛，寒积，宿食有陈积。右尺脉候：表虚主病，浮而无力，与左同；表实主病，浮而有力，主肠风、风痹、耳鸣；里虚主病，沉而无力，主肾虚，腰重如带五千钱，肾水不足，腰痹不能转摇；里实主病，沉而有力，主寒疝痛，腰痛，或为痢积。"在谈到脉证相反时，他指出："脉证相反：脉证相反，医不可治；春夏浮涩，秋冬浮大；老人太过，少壮不及；心痛脾疼，失血泻痢；中恶金疮，浮洪俱忌；伤寒热病，腹满水气；

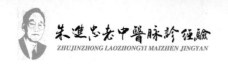
中毒发狂，沉细不吉；产后溃痈，俱嫌洪实；咳嗽沉伏，虚痛搏指，喘急细微，痿痹紧急，中病脉紧，外病脉涩，汗出脉盛，头痛短涩，虚劳心数；风家脾缓，霍乱吐泻，脉微而涩；人瘦脉大，有喘形盛，脉微短气；更有伤寒，阳病而脉逢阴，二周寸陷，厥利而脉不至；脉微厥冷烦躁，脉迟而反消食。脉证似反：脉证似反非反，因之而变无伤，极实而有羸状，寒湿脉沉细，极虚而有盛候，虚脉大而无常；病虚脉细，因服寒凉而搏指；阴虚出汗，误服参芪而脉强；伤寒粪秘，脉迟胃实宜下，痛风兼秘何妨？人脉不应：人脉不应，以证参详，人病而无恶证，脉和终吉；人安而有恶脉，病属膏肓。各部不胜脉：各部不胜，藏属求之，左关浮涩，左尺沉微，右寸洪数，尺中缓迟，右关弦急，本病非宜。胜负扶抑脉：概论不胜，春弦涩欺，涩弦气等，病作秋时；无弦春病，无气死推；更有兼其所胜，春弦而缓，相持气多，为平；气少长夏为病，无弦春病无气，可知死期；春弦钩扶易愈，春弦滑抑退迟，胜负扶抑，偶举可知。平人止脉：平人脉止，年支参究，年支三合，犹立鼎足；申子辰水，土为之附，巳酉丑金，亥卯未木，寅午戌火，五行四局；次审年支，三合所属，属部逢止，是脏不足，死于不胜之年。月支不胜有五，假如申年肾止，子年六月不禄。真脏止脉：真脏止脉，斯为不及，大衍数推，死期有异。盖脉之动，五脏之气应之，合乎先天五行生数之序，法以水一、火二、木三、金四、土五，五至为脏一周，十周大衍数备；五十无止，脏气俱平；五十中止，一脏无气；止数有常，死期可拟；数止之法，从止数起，凡五为周，不及求止；当其数而止者，所应之脏气衰，至于自旺日干，不能自旺而死。无脉候：无脉之候，所因不一。久病无脉，气绝者死；暴病无脉，气郁可治。伤寒痛风，痰积经闭，忧惊折伤，关格吐利，气运不应，斯皆勿忌。"

明·张景岳著《景岳全书》在指出脉是血气之神，是邪正鉴别的关键的同时，又强调指出诊脉时必须一明部位，二明正脉十六部，三明常变，四明四诊，五明独特，六明上下来去至止，七明胃气，八明真假，九明从舍，十明逆顺。他在明部位时指出："左寸心部也，其候在心与心包络……右寸肺部也，其候在胸与膻中……左关肝部也，其候在肝胆……右关脾部也，其候在脾胃……左尺肾部也，其候在肾与膀胱大肠……右尺三焦部也，其候在肾与三焦命门小肠。"

在明正脉十六部中指出："浮脉：举之有余，按之不足。浮脉为阳，凡洪大芤革之属皆其类也。为中气虚，为阴不足，为风，为暑，为胀满，为不食，为表热，为喘急；浮大为伤风，浮紧为伤寒，浮滑为宿食，浮缓为湿滞，浮芤为失血，浮数为风热，浮洪为狂躁。虽曰浮为在表，然真正风寒外盛者，脉反不浮，但其紧数而略兼浮者，便是表邪，其证必发热无汗，或身有酸痛，是其候也。若浮而兼缓，则非表邪矣；大都浮而有力有神者，为阳有余，阳有余则火必随之，或痰见于中，或气壅于上，可类推也；若浮而无力空豁者，为阴不足，阴不足则水亏之候，或血不营心，或精不化气，中虚可知也。若以此等为表证则害莫大矣；其有浮大弦硬之极，甚则四倍以上者，《内经》谓之关格，此非有神之谓，乃真阴虚极而阳亢无根，大凶之兆也。凡脉见何部，当随其部而察其证，诸脉皆然。

沉脉：轻手不见，重取乃得。沉脉为阴，凡细小、隐伏反关之属皆其类也。为阳郁之候，为寒，为水，为气，为郁，为停饮，为癥瘕，为胀实，为厥逆，为洞泄；沉细为少气，为寒饮，为胃中冷，为腰脚痛，为疝癖；沉迟为痼冷，为精寒；沉滑为宿食，为伏痰；沉伏，为霍乱，为胸腹痛；沉数为内热；沉弦、沉紧为

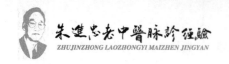

心腹、小肠疼痛。沉虽属里，然必察其有力无力，以辨虚实；沉而实者多滞多气，故曰下手脉沉便知是气，气停积滞者宜消宜攻；沉而虚者因阳不达，因气不舒。阳虚气陷者，宜温宜补；其有寒邪外感，阳为阴蔽，脉见沉紧而数，及有头痛身热者，正属邪表，不得以沉为里也。

迟脉：不及四至者皆是也。迟为阴脉，凡代缓结之属，皆其相类，乃阴盛阳亏之候，为寒，为虚；浮而迟者内气虚，沉而迟者表气虚，迟在上则气不化精，迟在下则精不化气，气寒则不行，血寒则凝滞；若迟兼滑大者，多风痰顽痹之候；迟兼细小者，必真阳亏弱而然，或阴寒留蓄于中，则为泄为痛，或元气不荣于表，则寒栗拘挛。大都脉来迟慢者，总由元气不充，不可妄施攻击。

数脉：五至六至以上。凡急疾紧促之属，皆其类也，为寒热，为虚劳，为外邪，为痈疡。滑数、洪数者多热，涩数、细数者多寒，暴数者多外邪，久数者必虚损。数脉有阴有阳，今后世相传皆以数为热脉，及详考《内经》则但曰：诸急者多寒，缓者多热，滑者阳气盛，微有热。曰粗大者，阴不足，阳有余，为热中也。曰缓而滑者曰热中。舍此之外，则并无以数言热者，而迟冷数热之说，乃始自《难经》云：数则为热，迟则为寒。今举世所宗，皆此说也，不知数热之说，大有谬误，何以见之？盖自余历验以来，凡见内热伏火等证，脉反不数，而惟洪滑有力，如经文所言者是也。至于数脉之辩，大约有七，此义失真，以至相传遗害者，弗胜纪矣。兹列其要者如左，诸所未尽，可以类推：一外邪有数脉，凡寒邪外感，脉必暴见紧数，然初感便数者，原未传经，热自何来？所以只宜温散，即或传经日久，但其数而滑实，方可言热；若数而无力者，到底仍是阴证，只宜温中，此外感之数，不可尽以为热也。若概用寒凉，无不杀人。一虚损有数脉，凡患阳虚而数者，脉必数而无力，或兼细小而证见虚寒，此则温之且不暇，尚堪作热治乎？又有阴虚之数者，脉必数而弦滑，虽有烦热诸症，亦宜慎用寒凉，若但清火，必致脾泄而败。且凡患虚损者，脉无不数，数脉之病，惟损最多，愈虚则愈数，愈数则愈危，岂数皆热病乎？若以虚数作热数，则万无不败者矣。疟疾有数脉。凡疟作之时，脉必紧数，疟止之时，脉必和缓，岂作即有火，而止则无火乎？且火在人身，无则无矣，有则无止时也，能作能止者，惟寒邪之进退耳。真火真热则不然也，此疟疾之数，故不可尽以为热。痢疾有数脉。凡痢疾之作，率由寒湿内伤，脾肾俱损，所以脉数，但兼弦涩细弱者总皆虚数，非热数也，悉宜温补命门，百不一失；其有形证多火，体（年）力强壮者，方可以热数论治，然必见洪滑实数之脉，方是其证。痈疡有数脉。凡脉数身无热而反恶寒，饮食如常者，或身有热而得汗不解者，即痈疽之候也，然疮疡之发，有阴有阳，可攻可补，亦不得尽以脉数者为热证。痘疹有数脉。以邪毒未达也，达则不数矣，此当以虚实大小分阴阳，亦不得以数为热脉。癥癖有数脉。凡胁腹之下有块如盘者，以积滞不行，脉必见数。若积久成疳，阳明壅滞而致口臭、牙疳、发热等症者，乃宜清胃泻火，如无火证而脉见细数者，亦不得认以为热。胎孕有数脉。以冲任气阻所以脉数，本非火也，此当以强弱分寒热，不可因其脉数，而执以黄芩以圣药也。按：以上数脉诸症，凡邪盛者多数，脉虚甚者尤多数脉，则其是热非热，从可知矣。

洪脉：大而实也，举按皆有余。洪脉为阳，凡浮芤实大之属皆其类也。为血气燔灼大热之候。浮洪为表热，沉洪为里热，为胀满，为烦渴，为狂躁，为斑疹，为头痛面热，为咽干喉痛，为口疮痈肿，为大小便不通，为动血，此阳实阴虚，气实血虚之候；

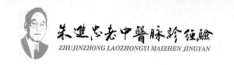

若洪大至极，甚至四倍以上者，是即阴阳离绝关格之脉也，不可治。

微脉：纤细无神，柔弱之极，是为阴脉。凡细小虚濡之属，皆其类也。乃血气俱虚之候，为畏寒，为恐惧，为怯弱，为少气，为中寒，为胀满，为呕哕，为泄泻，为衄崩，为虚汗，为食不化，为腰腹疼痛，为伤精失血，为眩晕厥逆，此虽气血俱虚，尤为元阳亏损，最是阴寒之候。

滑脉：往来流利，如盘走珠。凡洪大芤实之属，皆其类也。乃气实血壅之候，为痰逆，为食滞，为呕吐，为满闷；滑大、滑数为内热，上为心肺、咽喉、头目之热，下为小肠膀胱、二便之热，妇人脉滑数而经断者为有孕。若平人脉滑而和缓，此自营卫充实之佳兆。若过于滑大则为邪热之病；又凡病虚损者，多有弦滑之脉，此阴虚然也；泻痢者亦多弦滑之脉，此脾肾受伤也，不得通以火论。

涩脉：往来艰涩，动不流利，如雨霑沙，如刀刮竹，言其象也。涩为阴脉，凡虚细微迟之属皆其类也。为血气俱虚之候，为少气，为忧烦，为痹痛，为拘挛，为麻木，为无汗，为脾寒少食，为胃寒多呕，为二便违和，为四肢厥冷，男子为伤精，女子为失血，为不孕，为经脉不调。凡脉见涩滞者，多由七情不遂，营卫耗伤，血无以充，气无以畅；其在上则有上焦之不舒，在下则有下焦之不运，在表则有筋骨之疲劳，在里则有精神之短少。凡此总属阳虚，诸家言气多血少，岂以脉之不利犹有气多者乎。

弦脉：按之不移，硬如弓弦。凡滑大坚搏之属皆其类也。为阳中伏阴，为血气不和，为气逆，为邪胜，为肝强，为脾弱，为寒热，为痰饮，为宿食，为积聚，为胀满，为虚劳，为疼痛，为拘急，为疟痢，为疝痹，为胸胁痛。《疮疽论》曰：弦洪相搏，外紧内热，欲发疮疽也；弦从木化，气通乎肝，可以阴亦可以阳，但其弦大兼滑者便是阳邪，弦紧兼细者便是阴邪。凡脏腑间胃气所及，则五脏俱安，肝邪所侵则五脏俱病。何也？盖木之滋生在水，培养在土，若木气过强，则水因食耗，土为克伤，水耗则肾亏，土伤则胃损，肾为精血之本，胃为水谷之本，根本受伤，生气败矣，所以木不宜强也；短人无胃气曰死，故脉见和缓者吉，指下弦强者凶，盖肝邪与胃气不和，缓与弦强相左，弦甚者土必败，诸病见此，总非佳兆。

芤脉：浮大中空，按如葱管。芤为阳脉，凡浮豁弦洪之属皆相类也。为孤阳脱阴之候，为失血脱血，为气无所归，为阳无所附，为阴虚发热，为头晕目眩，为惊悸怔忡，为喘急盗汗。芤虽阳脉而阳实无根，总属大虚之候。

紧脉：急疾有力坚搏抗指，有转索之状。凡弦数之属皆相类也。紧脉阴多阳少，乃阴邪激搏之候，主为痛为寒。紧数在表为伤寒发热，为浑身筋骨疼痛，为头痛项强，为咳嗽鼻塞，为瘴为疟；沉紧在里，为心胁疼痛，为胸腹胀满，为中寒逆冷，为吐逆出食，为风痫反张，为痃癖，为泻痢，为阴疝。在妇人为气逆经滞，在小儿为惊风抽搐。

缓脉：和缓不紧也。缓脉有阴有阳，其义有三，凡从容和缓，浮沉得中者，此平人之正脉，若缓而滑大者多实热，如《内经》所言者是也；缓而迟细者多虚寒，即诸家所言者是也。然实热者必缓大有力，多为烦热，为口臭，为腹满，为痈疡，为二便不利，或伤寒温疟初愈，而余热未清者多有此脉；若虚寒者必缓而迟细为阳虚，为畏寒，为气怯，为疼痛，为眩晕，为痹弱，为痿厥，为怔忡健忘，为食饮不化，为惊溏飧泄，为精寒肾冷，为小便频数，女人为经迟血少，为失血下血。凡诸疮毒外证及中风产后，

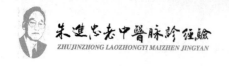

但得脉缓者皆易愈。

结脉：脉来忽止，止而复起，总谓之结。旧以数来一止为促，促者为热，为阳极，缓来一止为结，结者为寒，为阴极，通谓其为气，为血，为食，为痰，为积聚，为癥瘕，为七情郁结。浮结为寒邪在经；沉结为积聚在内，此固结促之旧说矣。然以予之验，则促类数也，未必热，结类缓也，未必寒；但见中止者总是结脉，多由血气渐衰，精力不继，所以断而复续，续而复断，常见久病者多有之，虚劳者多有之，或误用攻击消伐者亦有之；但缓而结者为阳虚，数而结者为阴虚，缓者犹可，数者更剧，此可以结之微甚，察元气之消长，最显最切者也。至如留滞郁结等病，本亦此脉之证应，然必其形强气实而举按有力，此多因郁滞者也。又有无病而一生脉结者，此其素禀之异常，无足怪也。舍此之外，凡病有不退而渐见脉结者，此必气血衰残，首尾不继之候，速宜培本，不得妄认为留滞。

伏脉：如有如无，附骨乃见。此阴阳潜伏阻隔闭塞之候。或火闭而伏，或寒闭而伏，或气闭而伏，为痛极，为霍乱，为疝瘕，为闭结，为气逆，为食滞，为忿怒，为厥逆水气。凡伏脉之见，虽与沉微细脱者相类，而实有不同也。盖脉之伏者，以其本有如无，而一时隐蔽不见耳；此有胸腹痛剧而伏者，有气逆于经，脉道不通而伏者，有偶因气脱不相接续而伏者，然此必暴病暴逆者乃有之，调其气而脉自复矣；若此数种之外，其有积困延绵，脉本细微而渐至隐伏者，此自残烬将绝之兆，安得尚有所伏？常见庸人诊此，无论久暂虚实，动称伏脉，而破气导痰等剂，犹然任意，此恐其就道稽迟而复行催牒耳。闻见略具，谅不至此。

虚脉：正气虚也，无力也，无神也。有阴有阳，浮而无力为血虚，沉而无力为气虚，数而无力为阴虚，迟而无力为阳虚。虽曰微濡迟之属皆为虚类，然而无论诸脉，但见指下无神者总是虚脉。《内经》曰：按之不鼓，诸阳皆然，即此谓也。故凡洪大无神者，即阴虚也；细小无神者即阳虚也；阴虚则金水亏残，龙雷易炽，而五液神魂之病生焉，或盗汗遗精，或上下失血，或惊忡不宁，或咳喘劳热；阳虚则火土受伤，真气日损，而君相化源之病生焉，或头目昏眩，或膈塞胀满，或呕恶亡阳，或泻痢腹痛。救阴者壮水之主，救阳者益火之源，渐长则生，渐消则死，虚而不补，元气将何以复？此实死生之关也，医不识此，尚何望其他焉。

实脉：邪气实也，举按皆强，鼓动有力。实脉有阴有阳，凡弦紧洪滑之属皆相类也。为三焦壅滞之候，表邪实者浮大有力，以风寒暑湿外感于经，为伤寒瘴疟，为发热头痛、鼻塞头肿，为筋骨肢体痛，痈毒等证。里邪实者，沉实有力，因饮食七情内伤于脏，为胀满，为闭结，为癥瘕，为瘀血，为痰饮，为腹痛，为喘呕咳逆等证；火邪实者，洪滑有力，为诸实热等证。寒邪实者，沉弦有力，为诸痛滞等证。凡在气在血，脉有兼见者，当以类求。然实脉有真假，真实者易知，假实者易误，故必问其所因而兼察形证，必得其神，方是高手。"

在明常变中指出："持脉之道，须明常变。凡众人之脉，有素大素小，素阴素阳者，此其赋自先天，各成一局也；邪变之脉，有倏缓，有倏疾，乍进，乍退者，此其病之骤至，脉随气见也。故凡诊脉者，必须先识脏脉而后可以察病脉，先识常脉而后可以察变脉，于常脉中可察人之器局寿夭，于变脉中可察人之疾病吉凶，诊家大要，当先识此。"

在明四诊中指出："凡诊病之法，固莫妙于脉，然有病脉相符者，有病脉相左者，此中大有玄理，故凡值疑似难明处，必须

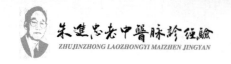

用四诊之法，详问其病由，兼辨其声色，但于本末先后中正之以理，斯得其真。若不察此，而但谓一诊可凭，信手乱治，亦岂知脉证最多真假，见有不确，安能无误？且常诊者知之犹易，初诊者决之甚难，此四诊之所以不可忽也。故《难经》以切居四诊之末，其意深矣。陶节庵亦曰：问病以知其外，察脉以知其内，全在活法二字，乃临证切脉之要诀也。此义惟汪石山言之最详。"

在明独特时指出："脉义之见于诸家者，六经有序也，脏象有位也，三部九候有则也，昭然若此，非不既详且备矣。及临证用之，则犹如望洋莫测，其孰为要津，孰为彼岸，予于初年亦尝为此所迷者，盖屡屡矣。今而熟察其故，乃知临岐亡羊患在不得其独耳……故善为脉者，贵在察神，不在察形，察形者形千形万，不得其要，察神者惟一惟精，独见其真也。独之为义，有部位之独也，有脏气之独也，有脉体之独也；部位之独者，谓诸部无恙，惟此稍乖，乖处藏奸，此其独也。脏气之独者，不得以部位为拘也，如诸见洪者，皆是心脉，诸见弦者，皆是肝脉，肺之浮，脾之缓，肾之石；五脏之中各有五脉，五脉互见，独乖者病，乖而强者即本脏之有余，乖而弱者即本脏之不足，此脏气之独也。脉体之独者，如经所云独小者病，独大者病，独疾者病，独迟者病，独热者病，独寒者病，独陷下者病，此脉体之独也。总此三者，独义见矣。夫既谓之独，何以有三？而不知三者之独，亦总归于独小、独大、独疾、独迟之类，但得其一而即见病之本矣。"

在明上下来去至止中指出："上下来去至止，此六字者深得诊家之要……盖此六字之中，具有三候之法，如初诊之先即当详审上下，上下之义有升降焉，有阴阳焉，有脏象焉，有补泻焉，上下昭然，则证治条分而经济自见，此初候之不可不明也。及延医之后，即当详察来去，来去之义，或指下之和气未来，形证之乖气未去，此进退可别矣。或何者为邪气渐去，何者为生气渐来，此消长有征矣。来去若明，则吉凶可辨，而权衡在我，此中候之不可不察也。再统国中之全局，犹当详见至止，至止之义，即凡一举一动，当料其势所必至，一闻一见，当思其何所底止，知始知终，庶乎近神矣，此未候之不可不察也。"

在明胃气时指出："凡诊脉须知胃气……故凡诊脉者，无论浮沉迟数，虽值诸病叠见，而但于邪脉中得兼软滑徐和之象者，便是五脏中俱有胃气，病必无害也。何也？盖胃气者，正气也；病气者，邪气也。夫邪正不两立，一胜则一负，凡邪气胜则正气败，正气至则邪气退矣。若欲察病之进退吉凶者，但当以胃气为主。察之之法，如今日尚和缓，明日更弦急，知邪气之愈进，邪愈进则病愈甚矣；今日甚弦急，明日稍和缓，知胃气之渐至，胃气至则病渐轻矣。即如顷刻之间，初急后缓者，胃气之来也；初缓后急者，胃气之去也，此察邪正进退之法也。至于死生之兆，亦惟以胃气为主。夫胃气中和，旺于四季，故春脉微弦而和缓，夏脉微钩而和缓，秋脉微毛而和缓，冬脉微石而和缓，此胃气之常即平人之脉也。若脉无胃气，即名真脏。脉见真脏，何以当死？盖人有元气，出自先天，即天气也，为精神之父。人有胃气，出乎后天，即地气也，为血气之母。其在后天，必本先天为主持，在先天必赖后天为滋养，无所本者死，无所养者亦死。"

在明真假中指出："据脉法所言，凡浮为在表，沉为在里，数为多热，迟为多寒，弦强为实，微细为虚，是固然矣；然疑似中尤有真辩，此其关系非小，不可不察也。如浮虽属表，而凡阴虚血少，中气亏损者，必浮而无力，是浮不可以概言表；沉虽属里，而凡表邪初感之深者，寒束皮毛，脉不能达，其必沉紧，是沉不可以概言里；数为热，而真热者未必数，凡虚损之证，阴阳

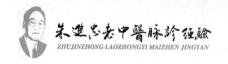

俱困，气血张皇，虚甚者数必甚，是数不可以概言热；迟虽为寒，凡伤寒初退，余热未清，脉多迟滑，是迟不可以概言寒；弦强类实，而真阴胃气大亏，及阴阳关格等证，脉必豁大而弦健，是强不可以概言实；微细类虚，而凡痛极气闭，营卫壅滞不通者，脉必伏匿，是伏不可以概言虚。由此推之，则不止是也。凡诸脉中皆有疑似，皆有真辩。诊能及此，其必得鸢鱼之学人乎？不易言也。"

在明从舍中指出："凡治病之法，有当舍证从脉者，有当舍脉从证者，何也？盖证有真假，脉亦有真假，凡见脉证有不相合者，则必有一真一假隐乎其中矣。故有以阳证见阴脉者，有以阴证见阳脉者，有以虚证见实脉者，有以实证见虚脉者。此阴彼阳，此虚彼实，将何从乎？病而遇此，最难下手，最易差错，不有真见，必致杀人。矧今人只知见在，不识隐微，凡遇证之实而脉之虚者，必直攻其证而忘其脉之真虚也；或遇脉之弦大而证之虚者，亦必直攻其脉而忘其证之无实也；此其故正以似虚似实，疑本难明，当舍当从，孰知其要？医有迷途，莫此为甚。余尝熟察之矣，大都证实脉虚者，必其证为假实也；脉实证虚者，必其脉为假实也。何以见之？如外虽烦热而脉见微弱者必火虚也，腹虽胀满而脉见微弱者必胃虚也；虚火虚胀其堪攻乎？此宜从脉之虚不从证之实也。其有本无烦热而脉见洪数者非火邪也，本无胀滞而脉见弦强者非内实也，无热无胀其堪泻乎？此宜从证之虚，不从脉之实也，凡此之类，但言假实，不言假虚，果何意也？盖实有假实，虚无假虚。假实者病多变幻，此其所以有假也；假虚者，亏损既露，此其所以无假也。大凡脉证不合者，中必有奸，必先察其虚以求根本，庶乎不误，此诚不易之要法也。真实假虚之候，非曰必无，如寒邪内伤，或食停气滞，而心腹急痛，以致脉道沉伏；

或促或结一证，此以邪闭经络而然；脉虽若虚，而必有痛胀等症可据者，是诚假虚之脉，本非虚也。又若四肢厥逆，或恶风怯寒，而脉见滑数一证，此由热极生寒，外虽若虚，而内有烦热便结等证可据者，是诚假虚之病，非本虚也。大抵假虚之证，只此二条。若有是实脉而无是实证，即假实脉也，有是实证而无是实脉，即假实证也，知假知真，即知所从舍矣。近见有治伤寒者，每以阴脉作伏脉，不知伏脉之体虽细虽微，亦必隐隐有力，亦必明明有证，岂容任意胡猜以草菅人命哉？仁者必不然也。又有从脉从证之法，乃以病有轻重为言也。如病本轻浅，别无危候者，但因见在以治其标，自无不可，此从证也；若病关脏气，稍见疑难，则必须详辨虚实，凭脉下药，方为切当，所以轻者从证十惟一二，重者从脉十当八九，此脉之关系匪浅也；虽曰脉有真假，而实由人见之不真耳，脉亦何从假哉。"

在明逆顺中指出："凡内出不足之证忌见阳脉，如浮洪紧数之类是也。外人有余之病忌见阴脉，如沉细微弱之类是也，如此之脉最不易治；凡有余之病，脉宜有力有神，如微涩细弱而不应手者逆之兆也；凡不足之病脉宜和缓柔软，若洪大搏击者亦为逆也。凡暴病，脉来浮洪数实者为顺；久病脉来微缓软弱者为顺；若新病而沉微细弱，久病而浮洪数实者皆为逆也。凡脉证贵乎相合，设若证有余而脉不足，脉有余而证不足，轻者亦必延绵，重者即危亡之兆。经曰：脉小以涩，谓之久病；脉浮而滑，谓之新病。故有余之病，忌见阴脉；不足之病，忌见阳脉；久病忌见数脉，新暴之病而见形脱脉脱者死；凡元气虚败之病，脉有极欲绝者，若用回阳救本等药，脉气徐徐渐出渐复者乃为佳兆；若陡然暴出忽如复元者此假复也。必于周日之后复脱如故，是必不治之证。若全无渐复生意者，自不必治。若各部皆脱而惟胃脉独存者，

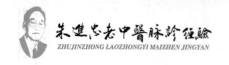
犹可冀其万一。"

至清代诸家仍然非常重视脉象在辨证论治过程中的重大价值，很多医著均列脉象作为全书之首，即如诸家之医案亦多将脉象作为辨证之首要。例如近人秦伯未氏编纂之《清代名医医案精华》所列叶天士医案、薛生白医案、吴鞠通医案、尤在泾医案、曹仁伯医案、王旭高医案、秦笛桥医案、凌晓五医案、陈良夫医案、张仲华医案、何书田医案、赵海仙医案、马培之医案、王九峰医案、陈莲舫医案、张千里医案、张聿清医案、巢崇山医案、金子久医案、丁甘仁医案中，诸家无不将脉象作为辨证论治之关键，无不把脉作为证变、法变、方变、药变的依据。吴鞠通治癫狂左脉实、大、弦、牢，急用紫雪丹定瘛疭肢厥，而泄有余之客热，再以定风珠济不足之真阴，及至脉弦数而劲则改用补心体、泻心用两法，左脉弦劲取痰治。尤在泾治黄疸脉数而微治用肾气丸。王旭高治妇人疝瘕脉轻按虚数，重按细数，左尺细弱诊为元气之虚，营阴之损，肾水亏也，予补脾胃以振元气，培肝肾以养营阴，稍佐辛温宣通下焦阴气，及至脉沉而数诊为热伏营血，拟用柴胡四物汤和营血以舒木郁。马培之治吐血脉虚细而涩，诊为络瘀不清用养阴清肝宁肺等等均如此。

清·林之翰著《四诊抉微》洋洋 14 万余字在大倡四诊必须合参的同时，又强调指出脉象是审阴阳表里虚实寒热、气分血分、脏病腑病，以及上下左右的关键。他说："凡诊先以三指齐按，所以察其大纲，如阴阳表里，上下来去，长短溢脉覆脉之类是也；后以逐指单按，所以察其部分。每部下指，先定经脉时脉，以审胃气，分表里寒热虚实，辨气分血分，阴阳盛衰，脏腑所属，浮候中候沉候，以消息之断病，何部异于众脉，便属此部有病，候其盛衰之极者以决之，在上上病，在下下病，左曰左病，右曰右病。"并以大量篇幅将诸家有关脉取寸口之义、释寸口气口脉口、析寸关尺、三部九候、六部脏腑分属定位、下指法、下指有轻重、诊视大法、七诊、脉审上下来去、推求上下内外察病法、因形气以定诊、脉审阴阳顺逆、脉有五逆、四塞脉、脉贵有神、脉无根有二说、浮中沉候五脏说、诊足脉、脉以胃气为本、五脏平脉、时脉、脉逆四时、五脏平病死脉、脉有溢覆关格、脉有伏匿、禀赋脉、肥人脉沉瘦人脉浮、反关脉、反诊脉、南北政司天在泉不应之诊、不应有尺寸反左右交的论述进行了归纳整理。又在前人研究成果的基础上再次强调外感辨风寒风热应凭证略脉，辨虚实贼微邪的生克应宗脉、病之新久易治难治不治应宗脉、脉证不应时应主要宗脉、有无胃气应宗脉。他说："张路玉曰：肥人肌肉丰厚，胃气沉潜，纵受风寒，未得即见表脉，但须辨证：设鼻塞声重，涕唾稠黏，风寒所伤也；若鼻塞声重，而屡咳痰不即应，极力咯之，乃得一线黏痰，甚则咽肿者，乃风热也。以肥人肌气充盛，风邪急切难入，因其内多湿痰，故伤热最易，否则形盛气虚，色白肉松，肌腠不实之故，不可以此胶执也；瘦人肌肉浅薄，胃气外泄，即发热头痛，脉浮数，多属于火，但以头之时痛时止，热之忽重忽轻，又为阴虚火扰之故也。惟发热头痛无间，昼夜不分轻重，人迎浮盛者方是外感之病。亦有表邪挟内火，虽发热头痛，昼夜不分轻重，而烦躁口渴，卧寐不宁，皆邪火烁阴之候。""春肝木旺其脉弦细而长，名曰肝脉也，反得浮涩而短者，是肺之乘肝，金之克木，为贼邪，大逆，十死不治；反得洪大而散者，是心之乘肝，子之扶母，为实邪，虽病自愈；反得沉濡而滑者，是肾之乘肝，母之归子，为虚邪，虽病易治；反得大而缓者，是脾之乘肝，土之凌木，为微邪，虽病即瘥。""脉小弱以涩者，谓之久病；脉浮滑而病者谓之新病。""张路玉曰：盛启东以新病死

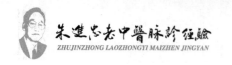

生系右手关脉，宿病死生主左手关尺。盖新病谷气犹存，胃脉自应和缓，即因邪鼓大，因虚减小，然须至数分明，按之有力，不至浊乱，再参语言清爽，饮食知味，胃气无伤，虽剧可治；如脉至浊乱，至数不分明，神昏语错，病气不安，此为神识无主，苟非大邪瞑眩，岂宜见此乎？新病而一时形脱者死，不语者亦死，口开眼合手撒遗尿者俱不可治。新病虽各部脉脱，中部独存者，是为胃气，治之必愈。久病而左关尺软弱，按之有神，可卜精血之未艾，他部虽危，治之可生；若尺中弦紧急数，按之搏指，或细小脱绝者，法在不治，缘病久胃气向衰，又当求其尺脉，为先天之根气也。启东又云：诊得浮脉，要尺有力，为先天肾水可恃，发表无虞；诊得沉脉，要右关有力，为后天脾胃可凭，攻下无虞，与前说互相发明。又曰：诊客邪暴病，应指浮象可证，若虚羸久病，当以根气为本。如下指浮大，按久索然者，正气大虚之象，无问暴病久病，虽证显灼热烦扰，皆正衰不能自主，随虚阳发露于外也；下指濡软，久按搏指，里病表和之象，非脏气受伤，则坚积内伏，不可以脉沉，误认虚寒也；下指微弦，按久和缓者，久病向安之象，气血虽殆，而脏气未败也。然多有证变多端，而脉渐小弱，指下微和，似有可愈之机者，此元气与病气俱脱，反无病象发见，乃脉不应病之候，非小则病退之比。大抵病脉，初下指虽见乏力，或弦细不和，按之十余至渐和者，必能收功；若下指和，按久微涩不能应指，或渐觉弦硬者，必难收效。设病虽牵缠，而饮食渐进，便溺自调，又为胃气渐复之兆。《经》云：安谷者昌，浆粥入胃，则虚者活，此之谓也。”“经曰：脉实以坚，谓之益甚。又云：人绝水谷则死，脉无胃气亦死，所谓无胃气者，但得真脏脉不得胃气也，所谓脉不得胃气者，肝不弦，肾不石也。”“久病无脉，气绝者死，暴病无脉，气郁可治，伤寒痛风，痰积经闭，忧恼折伤，关格吐利，气运不应，斯皆勿虑……凡大吐后有脉伏二三日不出者，有大痛后，气血凝滞，脉道壅阻而不出者，吐止痛安而脉自出，不可因其脉无而遽断为死证也。"

中华人民共和国成立以来，随着辨证论治学说研究的发展，一些医家也开始了对四诊所得依据如何处理的研究。1959 年南京中医学院诊断教研组编著之《中医诊断学》认为四诊之间虽有相得益彰之妙，但望闻问三者总以得病情之端为主，而脉象才是确知病源的基础。书中说："但四诊之间是相得益彰的，所以徐春甫说四者之要，望闻问之三者，先以得其病情之端，而后总切脉于寸口，确乎知病之源。" 1987 年邓铁涛主编的《中医诊断学》则认为四诊依据在辨证论治的应用上是并重的。同时，还有一部分医家或研究工作者还利用了现代科学的某些手段，例如超声多普勒，或传感器，或改良的光电容积脉波计对脉波的波形进行了研究。由于邓铁涛所编之《中医诊断学》是以高等医药院校教材和高等中医院校教学参考丛书的面目出现的，所以影响极大，但是由于该书没有正确地回答如何正确应用脉象去进行辨证论治，什么阶段、什么时间去着重于哪一诊法作为主要依据，从而造成了初学者难从、深研者难用于辨证论治的巨大困难。

第二节　脉象在热病认识上的逐渐丰富

《内经》在论述热病的专篇《素问·热论篇》和《灵枢·热病篇》中指出热病之始尤应重视症状的分析，数日之后或经过治疗之后则应从脉去辨证论治，例如：在《素问·热论篇》的论述外感热病的文字中没有一处谈到脉象，其所称之何经热病完全以症状来分辨，在《灵枢·热病篇》中凡谈到热病伊始或未经治疗

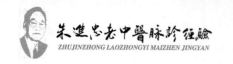

的疾病辨证均以症状来分辨。书中说："热病先肤痛，窒鼻充面，取之皮……苛轸鼻，索皮于肺，不得，索之火，火者，心也。""热病先身涩烦而热，烦悗，干唇口嗌，取之皮……肤胀口干，寒汗出，索脉于心，不得，索之水，水者，肾也。""热病嗌干多饮，善惊，卧不能起，取之肤肉……目眦青，索肉于脾，不得，索之木，木者，肝也。""热病面青脑痛，手足躁，取之筋间……筋躄目浸，索筋于肝，不得，索之金，金者，肺也。""热病数惊，瘛疭而狂，取之脉……癫疾毛发去，索血于心，不得，索之水，水者，肾也。""热病身重骨痛，耳聋而好瞑，取之骨……骨病不食，啮齿耳青，索骨于肾，不得，索之土，土者，脾也。""热病不知所痛，耳聋，不能自收，口干，阳热甚，阴颇有寒者，热在髓，死不治。""热病头痛，颞颥，目赤，脉痛善衄，厥热病也。""热病体重，肠中热……索气于胃络。"及至谈到数日之后或经过治疗而不效者，在辨证上尤其重视脉象。书中说："热病三日，而气口静，人迎躁者，取之诸阳，五十九刺，以泻其热而出其汗，实其阴以补其不足者。身热甚而阴阳皆静者，勿刺也。其可刺者，急取之，不汗出则泄。所谓勿刺者，有死征也。热病七日八日，脉口动，喘而短者，急刺之，汗且自出，浅刺手大指间。热病七日八日，脉微小，病者溲血，口中干，一日半而死，脉代者，一日死。热病已得汗出，而脉尚躁，喘且肤热，勿刺肤，喘甚者死。热病七日八日，脉不躁，躁不散数，后三日中有汗，三日不汗，四日死。未曾汗者，勿腠刺之。"

《难经》认为脉系辨中风、伤寒、湿温、热病的根据，温病之始则因行于诸经的不同而分别以证脉为主要依据。《难经·五十八难》说："伤寒有几？其脉有变不？然，伤寒有五：有中风，有伤寒，有湿温，有热病，有温病，其所苦各不同。中风之脉，阳浮而滑，阴濡而弱；湿温之脉，阳濡而弱，阴小而急；伤寒之脉，阴阳俱盛而紧涩；热病之脉，阴阳俱浮，浮之而滑，沉之散涩；温病之脉，行在诸经，不知何经之动也，各随其经所在而取之。"

至汉代，我国热病学的第一部专著《伤寒论》继承了《难经》中风、伤寒、湿温、热病的辨证首先以脉为第一依据，证为第二依据，温病另论的观点。《伤寒论》提出发病伊始的太阳病、少阳病宗脉，阳明病宗脉证，少阴病宗脉，太阴宗证，厥阴宗证，及至转变入何经，阳明、少阳、少阴、厥阴宗证，太阳宗脉的观点，并在全书之首先列辨脉法、平脉法。书中说："太阳之为病，脉浮，头项强痛而恶寒。""太阳病，发热汗出，恶风，脉缓者，名中风。""太阳病，或已发热，或未发热，必恶寒，体痛，呕逆，脉阴阳俱紧者，名为伤寒。""伤寒一日，太阳受之，脉若静者为不传；颇欲吐，若躁烦，脉数急者，为传也。""太阳病，发热而渴，不恶寒者，为温病。若发汗已，身灼热者，名风温。风温为病，脉阴阳俱浮，自汗出，身重，多眠睡，鼻息必鼾，语言难出。若被下者，小便不利，直视失溲；若被火者，微发黄色，剧则如惊痫，时瘛疭。""阳明之为病，胃家实是也。""太阳病，若发汗，若下，若利小便，此亡津液，胃中干燥，因转属阳明。不更衣，内实，大便难者，此名阳明也。""问曰：阳明病外证云何？答曰：身热，汗自出，不恶寒，反恶热也。""少阳之为病，口苦，咽干，目眩也。""伤寒，脉弦细，头痛发热者，属少阳。""太阴之为病，腹满而吐，食不下，自利益甚，时腹自痛。若下之，必胸下结硬。""少阴之为病，脉微细，但欲寐也。""少阴病，欲吐不吐，心烦，但欲寐，五六日，自利而渴者，属少阴也。""病人脉阴阳俱紧，反汗出者，亡阳也，此属少阴。""厥阴

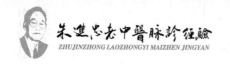

之为病，消渴，气上撞心，心中疼热，饥而不欲食，食则吐蛔，下之利不止。"

晋·王叔和著《脉经》虽对热病诊脉法无有专论，然亦有所述。他说："寸口脉浮，中风，发热，头痛，宜服桂枝汤、葛根汤，针风池、风府，向火灸身，摩治风膏，覆令汗出。寸口脉紧，苦头痛，骨肉疼，是伤寒，宜服麻黄汤发汗，针眉冲、颞颥，摩治伤寒膏。""浮而大者，风。浮而大者，中风，头重鼻塞……洪大者，伤寒热病。""诊伤寒，热盛，脉浮大者生，沉小者死。伤寒，已得汗，脉沉小者生，浮大者死。温病，三四日以下，不得汗，脉大疾者生，脉细小难得者，死，不治。温病，穰穰大热，其脉细小者，死。温病，下利，腹中痛甚者，死，不治。温病，汗不出，出不至足者，死。厥逆汗出，脉坚强急者，生，虚缓者，死。温病，二三日，身体热，腹满，头痛，食饮如故，脉直而疾者，八日死；四五日，头痛，腹痛而吐，脉来细强，十二日死；八九日头不疼，身不痛，目不赤，色不变而反利，脉来喋喋，按之不弹手，时大，心下坚，十七日死。热病，七八日，脉不软不散者，当暗。暗后三日，温汗不出者，死。热病，七八日，其脉微细，小便不利，加暴口燥，脉代，舌焦干黑者，死。热病，未得汗，脉盛躁疾，得汗者，生，不得汗者，难瘥。热病，已得汗，脉静安者，生，脉躁者，难治。热病，已得汗，常大热不去者，亦死。热病，已得汗，热未去，脉微躁者，慎不得刺治。热病，发热，热甚者，其脉阴阳皆竭，慎勿刺。不汗出，必下利。"并开伤寒得汗脉沉小者生，浮大者死；温病厥逆汗出脉坚强急者生，虚缓者死；热病得汗脉静安者生，脉躁者难治之议论和表证根据脉象不同论之见。

宋·朱肱著《类证活人书》明确指出治伤寒先须识脉，若不识脉则表里不分，虚实不辨，治必乖错。他说："治伤寒，先须识脉，若不识脉，则表里不分，虚实不辨。仲景犹诮当时之士，按寸不及尺，握手不及足，必欲诊冲阳。按太溪而后无慊，况于寸关尺耶？大抵问而知之以观其外，切而知之以察其内。证之与脉，不可偏废。且如伤寒脉紧，伤风脉缓，热病脉盛，中暑脉虚，人迎紧盛伤于寒，气口紧盛伤于食，率以脉别之，非特此也；病患心下紧满，按之石硬而痛者，结胸也。结胸证于法当下，虽三尺之童皆知用大黄甘遂陷胸汤下之。然仲景云：结胸脉浮者不可下，下之则死，以此推之，若只凭外证，便用陷胸汤则误矣。况伤寒尤要辨表里，脉浮为在表，脉沉为在里；阳动则有汗，阴动则发热；得汗而脉静者生，汗已而脉躁者死。阴病阳脉则不成，阳病阴脉则不永。生死吉凶，如合龟镜。其微至于祸福休咎，修短贵贱，无不可考。然古人乃以切脉为下者，特以脉理精微，其体难辨，而伤寒得外证为多故也。外证易见，切脉难明。弦紧之混淆，迟缓之参差，沉与伏相类，濡与弱相似，非得之于心，超然领解，孰能校疑似于锱铢者哉？苟知浮、芤、滑、实、弦、紧、洪属于表，迟、缓、微、涩、沉、伏、濡、弱属于里。表里内外，阴阳消息，以经处之，亦过半矣。"

宋·崔紫虚著《四言举要》更把脉象作为鉴别疾病的方法，他说："一脉一形，各有主病，数脉相兼，则见诸症。浮脉主表，里必不足，有力风热，无力血弱。浮迟风虚，浮数风热，浮紧风寒，浮缓风湿，浮虚伤暑，浮芤失血，浮洪虚火，浮微劳极，浮濡阴虚，浮散虚剧，浮弦痰饮，浮滑痰热……风伤于卫，浮缓有汗；寒伤于营，浮紧无汗；暑伤于气，脉虚身热；湿伤于血，脉缓细涩；伤寒热病，脉喜浮洪，沉微涩小，证反必凶。汗后脉静，身凉则安，汗后脉躁，热甚必难。阳病见阴，病必危殆，阴病见

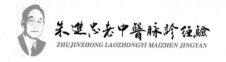
阳，虽困无害。"

明·李中梓著《医宗必读》，通过研究《伤寒论》提出的伤寒热病有从证不从脉者和从脉不从证者，他说："脉浮为表，治宜汗之，此其常也，而亦有宜下者。仲景云：若脉浮大，心下硬有热，属脏者攻之，不令发汗是也。脉沉为里，治宜下之，此其常也，而亦有宜汗者焉，少阴病始得之反发热，而脉沉者，麻黄附子细辛汤微汗之是也。脉促为阳，当用葛根芩连清之，若脉促厥冷为虚脱矣，非灸非温不可，此又非促为阳盛之脉也。脉迟为寒，当用干姜附子温之矣，若阳明脉迟不恶寒，身体濈濈汗出，则用大承气，此又非迟为阴寒之脉也。四者皆从证不从脉也，世有切脉而不问证，其失可胜言哉！""表证汗之，此其常也。仲景曰：病发热头痛，脉反沉，身体疼痛，当救其里，用四逆汤，此从脉之沉也。里证下之，此其常也。日晡发热者，属阳明。脉浮虚者宜发汗，用桂枝汤，此从脉之浮也。结胸证具，当用大小陷胸下之矣。脉浮大者不可下，下之则死，是宜从脉而治其表也。身疼痛者，当以桂枝、麻黄解之矣，然尺中迟者不可汗，以营血不足故也，是宜从脉而调其营矣，此皆从脉不从症也。世有问症而忽脉者，得非仲景之罪人乎？"

此外，并在外因脉中指出："紧则伤寒肾不移，虚因伤暑向胞推，涩缘伤燥须观肺，细缓伤湿要观脾，浮则伤风肝部应，弱为伤火察心知，六部各脉须当审，免使将寒作热医。"

明·陶华著《伤寒六书》指出人之阴阳为先天，人之气血为后天，脉为气血之先、营卫之道路，所以明脉即可辨阴阳、表里、虚实，治伤寒热病尤应明脉理。他说："或人问曰：治伤寒先明脉证，脉证不明，取方无法，脉证既明，工中之甲。夫脉之一字，实先天后天之造化，何为先天？何为后天？何为脉也？答曰：人之阴阳即为先天，人之气血即为后天，脉者非气非血，乃气血之先，即营行之道路。又问曰：既知先后天之脉理，须明持脉之要，曰举、曰按、曰寻三字，若此不明，则阴阳、表里、虚实何以别之？持脉者轻手循之曰举，重手取之曰按，不轻不重，委曲求之曰寻。初持轻手候之，脉见皮肤之间便得，曰浮，是太阳经脉也。有力者主寒邪在表，无汗为寒伤荣血，表实者宜汗之；无力者主风邪在表，有汗为风伤卫气，表虚者宜实之。脉附于肌肉之下筋骨之间而得曰沉，是三阴经脉也，其三阴俱是沉脉，妙在指下，有力无力中分，有力者主热邪在里，为里实，宜下之；无力者主寒邪中里，为里虚，宜温之。不轻不重，中而取之乃得，其脉应于血肉之间，阴阳相半，若见微洪，是阳明经脉也，主邪在表多里少，宜解肌；若见弦数，是少阳经脉也，主邪在半表半里，宜和解。前之所云阴阳表里、虚实寒热，俱在浮中沉三脉有力无力中分，有力者为阳、为实、为热，无力者为阴、为虚、为寒。若浮沉中之不见，则委曲而求之，若隐若现（见）则阴阳伏匿之脉也，三部皆然。或曰：君之了然，非庸俗所能识也。其三脉中有进退焉，有伏脉焉，有可解不可解焉，有歇止焉，有躁乱焉，请备言其所由？答曰：脉大者为病进，大则邪气胜而正气无权。脉缓者为邪退，缓则胃气和而邪气无权。何谓伏脉？一手无脉曰单伏，两手无脉曰双伏。若病初起，头痛，发热恶寒，而脉伏者，缘阴邪陷于阳中，不得发越，此欲汗而当攻之，使邪气退而正气复，脉自至而病自除，如欲雨而天郁热，晴霁天乃反凉之可见也。若七八日以来，别无刑克证候，或昏冒不知人事，或脉全无者，此欲汗而勿攻之。如六合阴晦，雨后庶物皆苏，换阳之吉兆也。何谓可解不可解？脉浮缓在表者，以汗解之；脉沉实在里者，以下解之；脉沉迟在里者，以温解之。且夫浮汗沉下而温，固其宜

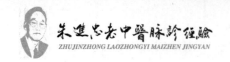

也。然浮宜下，沉宜汗，其故又何耶？答曰：浮而下者，因大便难也，设使大便不难，岂敢下乎？沉而汗者，因表有热也，设使身不发热，岂敢汗乎？何谓歇至？如寒邪直中阴经，温之而断续者为歇至。何谓躁乱？因汗下后脉当静，今反盛者，曰躁乱，大凶之兆也。然则君之言有所据乎？吁，难言也！此出经常大法之格语也……伤寒之病，非比杂科，乃大方脉之首务也。其间脉理精深，艮震无常，死生反掌，甚所难明。苟或有称治伤寒者，未免羊质虎皮，然则名节虚隆而实德则病矣。余早年盲学，昏昏如蝇触牖，后得汉长沙张仲景先师治法，所得石函遗著，名曰《遗芳嘉秘》，玩而诵之，以开茅塞，手足舞蹈，不自知也。数试数验，岂不珍重哉！第恐吾老，子亦犹前之昏学，临病无措，故将遗旨应手得心诀法，纂以成集，名曰《伤寒证脉药截江网》，存与朝夕备览，以看省己之愚。原夫伤寒之脉，浮、大、动、数、滑为阳，沉、涩、弱、弦、微为阴。其弦、紧、浮、滑、沉、涩六者为残贼之脉，故诸脉作病，春弦、夏洪、秋毛、冬石、土缓，为四季之正脉。浮沉迟数为客主。左为人迎，右为气口，呼出心肺为阳，吸入肾肝为阴。一呼一吸为一息。寸口为阳，尺泽为阴，中为关界。阳主气，阴主血，血为荣，气为卫，寒则伤荣，风则伤卫，理自然也。所谓伤寒之病，从浅入深，先以皮肤肌肉，次入筋骨肠胃，专以浮、中、沉、迟、数辨其阴阳寒热及表里虚实而断之矣。诸浮为在表，轻手于皮肤之上便得之，曰浮。略重指于皮肤之下，肌肉之上，阴阳各半得之曰中，证属半表半里。诸沉为在里，重手于肌肉之下筋骨之间，方得之，曰沉，属阴。诸迟为在脏，属寒。诸数为在腑，属热。阴阳、寒热、虚实，用在有力无力中分；有力者为阳，为热，为实；无力者为阴，为寒，为虚。杂病以弦为阳，伤寒以弦为阴。杂病以缓为弱，伤寒以缓为和。伤寒以大为病进，以缓为邪退。缓为胃脉，有胃气曰生，无胃气曰死。伤寒病中有神脉，如脉中有力，即为有神，神者气血之先也。两手无脉曰双伏，一手无脉曰单伏，必有正汗也。寸口阳脉中或见沉细者，但无力为阳中伏阴。尺部阴脉中或见沉数者，为阴中伏阳。寸口数大有力为重阳，尺部微而无力为重阴。寸口细微如丝为脱阳，尺部细微无力为脱阴。寸脉浮而有力，主寒邪表实，宜汗；浮而无力主风邪，表虚，宜实。尺脉沉而有力，主阳邪在里，为实，宜下；无力主阴邪在里，为虚，宜温。寸脉弱而无力，切忌发汗，尺脉弱而无力，切忌汗下。初按来疾去迟，名曰内虚外实；去疾来迟，名曰内实外虚；尺寸俱同名曰缓，缓者和而生也。汗下后脉静者生，躁乱身热者死，乃邪气胜也。温之后脉来歇止者，正气脱而不复生也。纯弦之脉名曰负，负者死。按之解索名曰阴阳离，离者死。阴病见阳脉者生，阳病见阴脉者死。"

又指出伤寒尤重在用浮中沉三脉法，他说："夫伤寒，治之得其纲领不难也。若求之多岐，则支离破碎而难矣。何谓也？脉证与理而已。予尝以浮中沉三脉详而治之，无所遁其情也。既云伤寒，则寒邪自外入内而伤之也。其入则有浅深次第，自表达里，以此推之而不难也。若夫风寒之初入，必先太阳寒水之经，此经本寒标热，便有恶风，恶寒，头痛，脊强之证。寒郁皮毛，是为表证，若在他经，则无此证矣。脉若浮紧，无汗，为伤寒，以麻黄汤发之，得汗为解。浮缓，有汗，为伤风，用桂枝汤散邪，止汗为解。若见头痛恶寒，脉又不浮，此为表里罢而在中。中者何？表里之间也，乃阳明少阳之分，脉不浮不沉，在乎肌肉之间，谓皮肤之下也。然亦有二焉：若微洪而长，即阳明脉也，外证目痛鼻干，不得眠，用葛根汤以解肌；脉弦而数，少阳脉也，其证胸

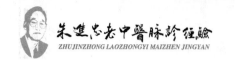
胁痛而耳聋，如见此证此脉，以小柴胡汤和之。盖阳明、少阳不从标本从乎中治也。过此则邪入里为热实，脉不浮而沉，沉则以指按至筋骨之间方是。若脉来沉实有力，外证则不恶风寒而反恶热，谵语大渴，六七日不大便，明其热入里肠胃燥实也，轻则大柴胡汤下之，重则三承气汤选用，大便通而热愈矣。若脉来沉迟无力，此为阴证，便当看外证如何，轻则理中汤，重则姜附四逆汤以温之。今将浮、中、沉三脉列图于后，可熟玩之。伤寒以脉大、浮、数、动、滑为阳，沉、涩、弱、弦、微为阴。然脉理精深，初学未能识察，予谓伤寒之中人，由浅入深，先自皮肤肌肉，次入肠胃筋骨，以浮、中、沉三脉候之，似乎无所遁乎其情矣。列为三图，图下就注证治之法，则阴阳表里易见，使因脉以知证，缘证以明治，以此达彼，由粗入精，亦可以为初学之阶梯也。欲究其至极，必须潜心熟玩仲景之书，庶几可以入道矣。浮：初排指于皮肤之上，轻手按之便得，曰浮。此为寒邪初入足太阳经，病在表之标，可发而去之。虽然治之有二焉：寒伤荣，则无汗恶寒，用麻黄汤；风伤卫，则有汗恶风，用桂枝汤。一通一塞，不可同也。浮紧有力，无汗恶寒，头痛项背强，发热，此为伤寒在表宜发散，冬时用麻黄汤，余三时皆用羌活冲和汤，有渴加石膏、知母，无渴不用加。浮缓无力，有汗恶风，头疼项强，发热，此为伤风在表，冬时用桂枝汤，余三时皆用加减冲和汤，腹痛小建中汤，痛甚桂枝加大黄汤。中按至皮肤之下，肌肉之间，略重按之乃得，谓之半表半里证也。然亦有二焉：盖少阳阳明二经，不从标本，从乎中也。长而有力，此为阳明证，有头疼，眼眶痛，鼻干，不得眠，身发热，无汗，葛根汤、解肌汤。若渴而有汗不解，或经汗过不解而渴，白虎汤或加人参。无汗不渴，并不可服，则为大忌。弦而数，此为少阳经，其证胸胁痛而耳聋，或往来寒热而呕，俱用小柴胡汤加减法。若两经合病，则脉弦而长，此汤加葛根芍药。沉：重手按至肌肉之下，筋骨之间方得，此为沉脉。亦有二焉：阴阳寒热在沉脉中分，若沉而有力则为阳、为热，沉而无力则为阴、为寒也。沉数有力，则为阳明之本，表解热入里，恶寒头痛悉除，反觉恶热，欲揭衣服，扬手掷足，谵语狂躁，口燥咽干，五六日不大便，轻则大柴胡汤，重则三承气汤选用。沉迟无力为寒，外证无热不渴，反怕风寒，或面上寒甚如刀刮，或腹满胀痛，泄利，小便清白，或大小腹痛，皆为阴证，轻则理中汤，重则四逆姜附汤。伤寒至沉脉，方分阴阳，仔细体认，下药不可造次，倘有差失，咎将归己。凡诊脉须分三部九候，每部必先浮诊三候，轻轻手在皮肤之上，候脉来三动是也，中诊三候，沉诊三候，三而三之而成九候。然后知病之浅深表里，以为处治之标的。岂可忽略于脉而欲求病之所在乎？明脉识证，辨名定经，得乎心而应乎手，如此而治有枉死者，吾不信也。若脉证不明，处方无法，狂妄行医，视人命如草芥，他日不受天殃，吾亦不信也。"

并在《三阴三阳脉证》篇中指出了三阴三阳脉证。他说："尺寸俱浮者，太阳受病也。当一二日发，以其脉上连风府，故头项痛，腰脊强。伤寒则发热恶寒，伤风则鼻塞恶风。然伤风有汗，伤寒无汗。尺寸俱长者，阳明受病也。当二三日发，以其脉挟鼻络于目，故身热目疼，鼻干不得卧。又曰不恶寒而作渴，皆为在经，不恶寒反恶热，自汗出，大便难，此为在腑。尺寸俱弦者，少阳受病也。当三四日发，以其脉循胁络于耳，故胸胁痛而耳聋，口苦咽干，目眩，往来寒热而呕。此三经受病未入于腑者，可汗而已。尺寸俱沉细者，太阴受病也。当四五日发，以其脉布胃中络于嗌，故腹满而咽干，或腹痛手足温，自利不渴。尺寸俱

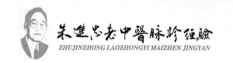

沉者，少阴受病也。当五六日发，以其脉贯肾络于肺，系舌本，故口燥舌干而渴，恶寒，口中和，默默欲寐，时时腹痛，又咽痛三证。尺寸俱微缓者，厥阴受病也。当六七日发，以其脉循阴器络于肝，故烦满而囊缩，唇青舌卷，筋急，或渴不欲饮，食即吐蛔，此三经皆受病也，已入于腑者可下而已。此皆自阳经传来者，故宜下而去之。非若阴经自中之寒，此则为真阴证矣，当用四逆汤辈温之。"

张景岳著《景岳全书》，指出伤寒之脉无定体，问证可以知外，察脉可以知内，脉证合参可以察标本缓急。他说："伤寒之邪，实无定体，或入阳经气分，则太阳为首，或入阴经精分，则少阴为先。其脉以浮紧而有力无力可知表之虚实，沉紧而有力无力可知里之虚实，中而有力无力可知阴阳之凶吉。诊之之法，当问证以知其外，察脉以知其内。先病为本，后病为标，能参合脉证而知缓急先后者，乃为上工。"

明末清初，如吴又可、叶天士、薛雪、柳宝诒辈在前代医家成就的基础上结合本人的临床实践，在热病学上大倡温疫、温病说。

吴又可著《温疫论》认为温疫乃温疫之邪，从口鼻而入，不在经络，舍于伏膂之内，去表不远，附近于胃的膜原，所以发病初起脉不浮不沉而数，因此不可以脉作为辨证论治的主要依据。及至病邪适离膜原，若脉长而洪数，大汗多渴，舌苔纯黄色时，尤当从脉论治。他说："若脉长而洪数，大汗多渴，此邪气适离膜原，欲表不表，此白虎汤证；如舌上纯黄色，兼之里证，为邪已入胃，此又承气汤证也。"

叶天士著《温热论》创通过察舌验齿及辨斑疹白㾦以知病邪入于卫气营血之法，大大丰富了辨证论治在温病学上的依据。他说："温邪上受，首先犯肺，逆传心包。肺主气属卫，心主血属营。辨营卫气血，虽与伤寒同，若论治法则与伤寒大异也。盖伤寒之邪，留恋在表，然后化热入里，温邪则化热最速。未传心包，邪尚在肺，肺合皮毛而生气，故云在表。初用辛凉轻剂。挟风加薄荷、牛蒡之属，挟湿加芦根滑石之流，或透风于热外，或渗湿于热下，不与热相抟，势必孤矣。不尔，风挟温热而燥生，清窍必干，为水主之气不能上荣，两阳相劫也；湿与温合，蒸郁而蒙蔽于上，清窍为之壅塞，浊邪害清也。其病有类伤寒，验之之法，伤寒多有变证，温热虽久，总在一经不移，以此为辨。前言辛凉散风，甘淡祛湿，若病仍不解，是渐欲入营也。营分受热，则血液受劫，心神不安，夜甚无寐，或斑点隐隐，即撤去气药。如从风热陷入者，用犀角、竹叶之属；如从湿热陷入者，犀角花露之品，参入凉血清热方中。若加烦躁、大便不通，金汁亦可加入。老年或平素有寒者，以人中黄代之，急速透斑为要。若斑出热不解者，胃津亡也，主以甘寒，重则如玉女煎，轻则如梨皮蔗浆之类。或其人肾水素亏，病虽未及下焦，每多先自徨，必验之于舌，如甘寒之中加入咸寒，务在先安未受邪之地，恐其陷入耳。若其邪始终在气分流连者，可冀其战汗透邪，法宜益胃，令邪与汗并，热达腠开，邪从汗出。解后胃气空虚，当肤冷一昼夜，待气还自温暖如常矣。盖战汗而解，邪退正虚，阳从汗泄，故渐肤冷，未必即成脱证。此时宜令病者，安舒静卧，以养阳气来复。旁人切勿惊惶，频频呼唤，扰其元神，使其烦躁。但诊其脉，若虚软和缓，虽倦卧不语，汗出肤冷，却非脱证；若脉急疾，躁扰不卧，肤冷汗出，便为气脱之证矣。更有邪盛正虚，不能一战而解，停一二日再战汗而愈者，不可不知。再论气病有不传血分，而邪留三焦，犹之伤寒中少阳病也。彼则和解表里之半，此则分消上下

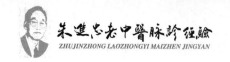

之势。随证变法，如近时杏、朴、苓等类，或如温胆汤之走泄。因其仍在气分，犹有战汗之门户，转疟之机括。……大凡看法，卫之后方言气，营之后方言血。在卫汗之可也，到气才宜清气，乍入营分，犹可透热，仍转气分而解，如犀角、玄参、羚羊角等物。至入于血则恐耗血动血，直须凉血散血，如生地、丹皮、阿胶、赤芍等物。否则前后不循缓急之法，虑其动手便错。"但是由于这种诊法，除在战汗时说明"但诊其脉，若虚软和缓，虽倦卧不语，汗出肤冷，却非脱证；若脉急疾躁扰不卧，肤冷汗出，便为气脱之证"外，均未对脉象与斑疹、白㾦、舌苔舌质、齿色的关系在辨证论治上的主次关系及处理做出解释，所以有的医家竟云：叶氏之辨证方法在某些疾病中很不适用。

清·戴麟郊著《瘟疫明辨》指出温热病有五种辨法，一曰辨气，二曰辨色，三曰辨舌，四曰辨神，五曰辨脉，强调"温热之脉，传变后与风寒颇同，初起时与风寒迥别，风寒从皮毛而入，一二日脉多浮，或兼紧，兼缓，兼洪，无不浮者，传里始不见浮脉，然其至数，亦清楚而不模糊。温热从中道而出，一二日脉多沉，迨自里出表，脉始不沉而数，或兼弦，或兼大，然总不浮，其至数则模糊而不清楚。凡初起脉沉迟，勿误作阴证；沉者邪在里，迟者邪在脏也，脉象同于阴寒，而气色、舌苔、神情依前诸法辨之，自有不同者，或数而无力，亦勿作虚视，因其热蒸气散，脉自不能鼓指，但当解热，不当补气，受病之因各殊，故明脉而异断。"

杨玉衡著《伤寒温疫条辨》指出"伤寒温病不识脉，如无目冥行，动辄颠损。夫脉者，气血之神也，邪正之鉴也，呼吸微茫间，死生关头，若能验证分明，指下了然，岂有差错耶。伤寒脉法与杂证自是不同，而温病脉法与伤寒更是大异。"并在阐述伤寒、温病异治五条及温病危重脉证六条之后，指出："夫脉不可一途而取，须以神气、形色、声音、证候彼此相参以决死生安危，方为尽善。"

吴鞠通氏著《温病条辨》又根据仲景《伤寒论》脉证并治之理以阐明温病辨证论治之理，他说："太阴之为病，脉不缓不紧而动数，或两寸独大，尺肤热，头痛，微恶风寒，身热自汗，口渴，或不渴，而咳，午后热甚者，名曰温病。""太阴温病，脉浮洪，舌黄，渴甚，大汗，面赤，恶热者，辛凉重剂白虎汤主之。""太阴温病，脉浮大而芤，汗大出，微喘，甚至鼻孔扇者，白虎加人参汤主之；脉若散大者，急用之，倍人参。""白虎本为达热出表，若其人脉浮弦而细者，不可与也；脉沉者，不可与也；不渴者，不可与也；汗不出者，不可与也；常须识此，勿令误也。""太阴病，得之二三日，舌微黄，寸脉盛，心烦懊恼，起卧不安，欲呕不得呕，无中焦证，栀子豉汤主之。""太阴温病，寸脉大，舌绛而干，法当渴，今反不渴者，热在营中也，清营汤去黄连主之。""形似伤寒，但右脉洪大而数，左脉反小于右，口渴甚，面赤，汗大出者，名曰暑温，在手太阴，白虎汤主之；脉芤甚者，白虎加人参汤主之。""《金匮》谓太阳中暍，发热恶寒，身重而疼痛，其脉弦细芤迟，小便已，洒然毛耸，手足逆冷，小有劳，身即热，口开，前板齿燥。若发其汗，则恶寒甚，加温针，则发热甚，数下，则淋甚。可与东垣清暑益气汤。""手太阴暑温，或已发汗，或未发汗，而汗不止，烦渴而喘，脉洪大有力者，白虎汤主之；脉洪大而芤者，白虎加人参汤主之；身重者，湿也，白虎加苍术汤主之；汗多脉散大，喘、喝欲脱者，生脉散主之。""脉虚夜寐不安，烦渴舌赤，时有谵语，目常开不闭，或喜闭不开，暑入手厥阴也。手厥阴暑温，清营汤主之；舌白滑者，不可

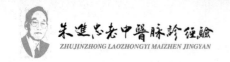
与也。""头痛微恶寒，面赤烦渴，舌白，脉濡而数者，虽在冬月，犹为太阴伏暑也。""头痛恶寒，身重疼痛，舌白不渴，脉弦细而濡，面色淡黄，胸闷不饥，午后身热，状若阴虚，病难速已，名曰湿温。汗之则神昏耳聋，甚则目瞑不欲言，下之则洞泄，润之则病深不解，长夏深秋冬日同法。"此是上焦温病脉弦细而濡、脉虚、脉散大、脉洪大而芤、脉洪大有力、脉弦细芤迟、右脉洪大而数、寸脉盛等的治法。至若病邪入于中焦，脉浮洪躁甚、沉数有力、脉体反小而实、浮而促、沉伏、脉实、滑疾、洪芤、右寸实大、左尺牢坚、洪滑、滑数者，除注重证外，尤应根据脉象的不同进行施治。

吴鞠通说："面目俱赤，语声重浊，呼吸俱粗，大便闭，小便涩，舌苔老黄，甚则黑有芒刺，但恶热，不恶寒，日晡益甚者，传至中焦，阳明温病也。脉浮洪躁甚者，白虎汤主之；脉沉数有力，甚则脉体反小而实者，大承气汤主之。""阳明温病，脉浮而促者，减味竹叶石膏汤主之。""阳明温病，诸症悉有而微，脉不浮者，小承气汤微和之。""阳明温病，面目俱赤，肢厥，甚则通体皆厥，不瘛疭，但神昏，不大便，七八日以外，小便赤，脉沉伏，或并脉亦厥，胸腹满坚，甚则拒按，喜凉饮者，大承气汤主之。""阳明温病，下利谵语，阳明脉实，或滑疾者，小承气汤主之；脉不实者，牛黄丸主之，紫雪丹亦主之。""温病三焦俱急，大热大渴，舌燥，脉不浮而躁甚，舌色金黄，痰涎壅甚，不可单行承气者，承气合小陷胸汤主之。""下后无汗脉浮者，银翘汤主之；脉浮洪者，白虎汤主之；脉洪而芤者，白虎加人参汤主之。""下后数日，热不退，或退不尽，口燥咽干，舌苔干黑，或金黄色，脉沉而有力者，护胃承气汤微和之；脉沉而弱者，增液汤主之。""阳明温病，下之不通，其证有五：应下失下，正虚不能运药，不运药者死，新加黄龙汤主之。喘促不宁，痰涎壅滞，右寸实大，肺气不降者，宣白承气汤主之。左尺牢坚，小便赤痛，时烦渴甚，导赤承气汤主之。邪闭心包，神昏舌短，内窍不通，饮不解渴者，牛黄承气汤主之。津液不足，无水舟停者，间服增液，再不下者，增液承气汤主之。""阳明温病，下后脉静，身不热，舌上津回，十数日不大便，可与益胃、增液辈，断不可再与承气也。下后舌苔未尽退，口微渴，面微赤，脉微数，身微热，日浅者亦与增液辈，日深舌微干者，属下焦复脉法也。勿轻与承气，轻与者肺燥而咳，脾滑而泄，热反不除，渴反甚者，百日死。""脉洪滑，面赤身热头晕，不恶寒，但恶热，舌上黄滑苔，渴欲凉饮，饮不解渴，得水则呕，按之胸下痛，小便短，大便闭者，阳明暑温，水结在胸也，小陷胸汤加枳实主之。""阳明暑温，脉滑数，不食不饥不便，浊痰凝聚，心下痞者，半夏泻心汤去人参、干姜、大枣、甘草加枳实、杏仁主之。""阳明暑温，湿气已化，热结独存，口燥咽干，渴欲饮水，面目俱赤，舌燥黄，脉沉实者，小承气汤各等分下之。""湿热上焦未清，里虚内陷，神识如蒙，舌滑脉缓，人参泻心汤加白芍主之。""湿郁三焦，脘闷便溏，身痛舌白，脉象模糊，二加减正气散主之。""秽湿着里，邪阻气分，舌白滑，脉右缓，四加减正气散主之。""脉缓身痛，舌淡黄而滑，渴不多饮，或竟不渴，汗出热解，继而复热，内不能运水谷之湿，外复感时令之湿，发表攻里，两不可施，误认伤寒，必转坏证，徒清热则湿不退，徒祛湿则热愈炽，黄芩滑石汤主之。""黄疸脉沉，中痞恶心，便结溺赤，病属三焦里证，杏仁石膏汤主之。""脉左弦，暮热早凉，汗解渴饮，少阳疟偏于热重者，青蒿鳖甲汤主之。"下焦之病或为正虚邪实，或为正虚为主，其阴阳、寒热、虚实若不察脉则很难判定。吴鞠通说："风温、温热、

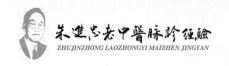

温疫、温毒、冬温，邪在阳明久羁，或已下，或未下，身热面赤，口干舌燥，甚则齿黑唇裂，脉沉实者，仍可下之；脉虚大，手心热甚于手足背者，加减复脉汤主之。”"温病已汗而不得汗，已下而热不退，六七日以外，脉尚躁盛者，重与复脉汤。”"温病误用升散，脉结代，甚则脉两至者，重与复脉，虽有他证，后治之。""热邪深入下焦，脉沉数，舌干齿黑，手指但觉蠕动，急防痉厥，二甲复脉汤主之。""下焦温病，热深厥甚，脉细促，心中大动，甚则心中痛者，三甲复脉汤主之。""既厥且哕，脉细而劲，小定风珠主之。""热邪久羁，吸烁真阴，或因误表，或因误攻，神倦瘛疭，脉气虚弱，舌绛苔少，时时欲脱者，大定风珠主之。""少腹坚满，小便自利，夜热昼凉，大便闭，脉沉实者，蓄血也，桃仁承气汤主之，甚则抵当汤。""温病脉，法当数，今反不数而濡小者，热撤里虚也。里虚下利稀水，或便脓血者，桃花汤主之。""温病七八日以后，脉虚数，舌绛苔少，下利日数十行，完谷不化，身虽热者，桃花粥主之。""温病愈后，面色萎黄，舌淡，不欲饮水，脉迟而弦，不食者，小建中汤主之。""温病愈后，或一月，至一年，面微赤，脉数，暮热，常思饮不欲食者，五汁饮主之，牛乳饮亦主之。"

清·柳宝诒著《温热逢源》指出，温病有伏邪新感之不同，脉象舌苔本不一定，故其治疗更应随其脉证不同而施之。俞根初、何廉臣、曹炳章著《通俗伤寒论》认为："凡诊伤寒时病，须先观病人两目，次看口舌，以后用两手按其胸脘至小腹有无痛处，再问其口渴与不渴，大小便通与不通，服过何药，或久或新，察其病之端的，然后切脉辨证，以症证脉，必要问得其由，切得其象，以问证切，以切证问，查明其病源，审定其现象，预料其变证，心中了了，毫无疑似，始可断其吉凶生死，庶得用药无差"。

又说："证有疑似凭诸脉，脉有疑似凭诸舌"，所以脉象必不可缺。近人论温病多以巨篇论证，论舌，论斑疹白㾦，而仅以很小篇幅论脉，使脉象在温热病中的辨证论治地位大大降低，颇有失前人意义。

第三节　脉象在内科认识上的逐渐丰富

作为我国现存最早的杂病专著《金匮要略》一书，在提出了脏腑、经络、先后是内科杂病辨证论治的基础时，又提出了脉象才是辨脏腑、经络、先后的关键依据的观点。例如：除各篇以标题中脉、证次序阐明脉象在辨证论治中的地位外，并以具体条文阐明了脉象在辨证论治中的地位。譬如在《脏腑经络先后病脉证第一》的十三条中即以四条之数说明脉诊的意义。张仲景说："病人脉浮者在前，其病在表；浮者在后，其病在里，腰痛背强不能行，必短气而极也。""问曰：寸脉沉大而滑，沉则为实，滑则为气，实气相搏，血气入脏即死，入腑即愈，此为卒厥，何谓也？师曰：唇口青，身冷，为入脏，即死；如身和，汗自出，为入腑即愈。""问曰：脉脱，入脏即死，入腑即愈，何谓也？师曰：非为一病，百病皆然。譬如浸淫疮，从口起流向四肢者可治，从四肢流来入口者不可治；病在外者可治，入里者即死。"

在谈到痉湿病的辨证论治时，张仲景在《痉湿暍病脉证第二》中指出："太阳病，发热，脉沉而细者，名曰痉，为难治。""病者，身热足寒，颈项强急，恶寒，时头热，面赤目赤，独头动摇，卒口噤，背反张者，痉病也。……发其汗已，其脉如蛇。""暴腹胀大者，为欲解，脉如故，反伏弦者，痉。""夫痉脉，按之紧如弦，直上下行。""太阳病，其证备，身体强，几几然，脉反

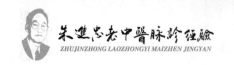
沉迟，此为痉，栝楼桂枝汤主之。""太阳病，关节疼痛而烦，脉沉而细者，此名湿痹；湿痹之候，小便不利，大便反快，但当利其小便。""湿家，病身疼发热，面黄而喘，头痛鼻塞而烦，其脉大，自能饮食，腹中和无病，病在头中寒湿，故鼻塞，内药鼻中则愈。""风湿脉浮，身重汗出恶风者，防己黄芪汤主之。""伤寒八九日，风湿相搏，身体疼烦，不能自转侧，不呕不渴，脉浮虚而涩者，桂枝附子汤主之。""太阳中暍，发热恶寒，身重而疼痛，其脉弦细芤迟，小便已，洒洒然毛耸，手足逆冷，小有劳，身即热，口开，前板齿燥；若发其汗，则其恶寒甚；加温针，则发热甚；数下之，则淋甚。""太阳中暍，身热疼重，而脉微弱，此以夏月伤冷水，水行皮中所致也。一物瓜蒂汤主之。"

又因中风历节，血痹虚劳等病既严重而又复杂，肺痈、肺痿两病相兼者多，腹满、寒疝、宿食、寒热、虚实难辨，痰饮、咳嗽、表里、虚实难分，水气病、表里、脏腑先后难明，所以在这些疾病的辨证论治上论述脉象的条文尤多。例如：在《中风历节病脉证并治第五》的11条中论述脉象者有7条，在《血痹虚劳病脉证并治第六》的18条中论述脉象者有12条，在《肺痿肺痈咳嗽上气病脉证治第七》的14条中论述脉象者有8条，在《腹满寒疝宿食病脉证治第十》的26条中论述脉象者有10条，在《痰饮咳嗽病脉证并治第十二》40条中论述脉象者有11条，在《水气病脉证并治第十四》的30条中论述脉象者有15条。

《中风历节病脉证并治第五》云："夫风之为病，当半身不遂，或但臂不遂者，此为痹，脉微而数，中风使然。""寸口脉浮而紧，紧则为寒，浮则为虚，寒虚相搏，邪在皮肤；浮者血虚，络脉空虚，贼邪不泻，或左或右；邪气反缓，正气即急，正气引邪，喎僻不遂；邪在于络，肌肤不仁；邪在于经，即重不胜；邪入于腑，即不识人；邪入于脏，舌即难言，口吐涎。"寸口脉迟而缓，迟则为寒，缓则为虚；营缓则为亡血，卫缓则为中风；邪气中经，则身痒而隐疹；心气不足，邪气入中，则胸满而短气。""寸口脉沉而弱，沉即主骨，弱即主筋，沉即为肾，弱即为肝；汗出入水中，如水伤心，历节黄汗出，故曰历节。""趺阳脉浮而滑，滑则谷气实，浮则汗自出。""盛人脉涩小，短气，自汗出，历节疼，不可屈伸，此皆饮酒汗出当风所致。"

《血痹虚劳病脉证并治第六》云："问曰：血痹从何得之？师曰：夫尊荣人，骨弱肌肤盛，重因疲劳汗出，卧不时动摇，加被微风遂得之。但以脉自微涩，在寸口、关上小紧，宜针引阳气，令脉和紧去则愈。""血痹，阴阳俱微，寸口关上微，尺中小紧，外证身体不仁，如风痹状，黄芪桂枝五物汤主之。""夫男子平人，脉大为劳，极虚亦为劳。""男子面色薄者，主渴及亡血，卒喘悸，脉浮者，里虚也。""男子脉虚沉弦，无寒热，短气里急，小便不利，面色白，时目瞑兼衄，少腹满，此为劳使之然。""劳之为病，其脉浮大，手足烦，春夏剧，秋冬瘥，阴寒精自出，酸削不能行。""男子脉浮弱而涩，为无子，精气清冷。""夫失精家，少腹弦急，阴头寒，目眩发落，脉极虚芤迟，为清谷、亡血、失精；脉得诸芤动微紧，男子失精，女子梦交，桂枝加龙骨牡汤主之。""男子平人，脉虚弱细微者，喜盗汗也。""人年五六十，其病脉大者，痹侠背行，若肠鸣，马刀侠瘿者，皆为劳得之。""脉沉小迟，名脱气，其人疾行则喘，手足逆寒，腹满，甚则溏泄，食不消化也。""脉弦而大，弦则为减，大则为芤，减则为寒，芤则为虚，虚寒相搏，此名为革。妇人则半产漏下，男子则亡血失精。"

《肺痿肺痈咳嗽上气病脉证治第七》云："寸口脉数，其人

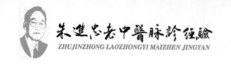

咳，口中反有浊唾涎沫者何？师曰：为肺痿之病。若口中辟辟燥，咳即胸中隐隐痛，脉反滑数，此为肺痈。咳唾脓血，脉数虚者为肺痿，数实者为肺痈。""寸口脉微而数，微则为风，数则为热，微则汗出，数则恶寒。风中于卫，呼气不入；热过于荣，吸而不出。风伤皮毛，热伤血脉，风舍于肺，其人则咳，口干喘满，咽燥不渴，多唾浊沫，时时振寒。热之所过，血为之凝滞，蓄结痈脓，吐如米粥，始萌可救，脓成则死。""上气，面浮肿，肩息，其脉浮大，不治，又加下利尤甚。""咳而脉浮者，厚朴麻黄汤主之。脉沉者，泽漆汤主之。""咳而胸满，振寒脉数，咽干不渴，时出浊唾腥臭，久久吐脓如米粥者，为肺痈，桔梗汤主之。""咳而上气，此为肺胀，其人喘，目如脱状，脉浮大者，越婢加半夏汤主之。""肺胀咳而上气，烦躁而喘，脉浮者，心下有水，小青龙加石膏汤主之。"

《腹满寒疝宿食病脉证治第十》云："趺阳脉微弦，法当腹满，不满者必便难，两胠疼痛，此虚寒从下上也，当以温药服之。""寸口脉弦者，即胁下拘急而痛，其人啬啬恶寒也。""病腹满，发热十日，脉浮而数，饮食如故，厚朴七物汤主之。""胁下偏痛，发热，其脉紧弦，此寒也，以温药下之，宜大黄附子汤。""腹痛，脉弦而紧，弦则卫气不行，即恶寒，紧则不欲食，邪正相搏，即为寒疝。绕脐痛，若发则白汗出，手足厥冷，其脉沉紧者，大乌头煎主之。""其脉数而紧乃弦，状如弓弦，按之不移。脉数弦者当下其寒；脉紧大而迟者，必心下坚；脉大而紧者，阳中有阴，可下之。""寸口脉浮而大，按之反涩，尺中亦微而涩，故知有宿食，大承气汤主之。""脉数而滑者，实也，此有宿食，下之愈，宜大承气汤。""脉紧如转索无常者，有宿食也。脉紧头痛，风寒，腹中有宿食不化也。"

《痰饮咳嗽病脉证并治第十二》云："胸中有留饮，其人短气而渴，四肢历节痛，脉沉者，有留饮。""夫病人饮水多，必暴喘满。凡食少饮多，水停心下，甚者则悸，微者短气。脉双弦者寒也，皆大下后喜虚；脉偏弦者饮也。""肺饮不弦，但苦喘短气。""支饮亦喘而不能卧，加短气，其脉平也。""病者脉伏，其人欲自利，利反快，虽利，心下续坚满，此为留饮欲去故也，甘遂半夏汤主之。""脉浮而细滑，伤饮。""脉弦数，有寒饮，冬夏难治。""脉沉而弦者，悬饮内痛。""膈间支饮，其人喘满，心下痞坚，面色黧黑，其脉沉紧，得之数十日，医吐下之不愈，木防己汤主之；虚者即愈，实者三日复发，复与不愈者，宜木防己去石膏加茯苓芒硝汤主之。""咳家其脉弦，为有水，十枣汤主之。""久咳数岁，其脉弱者可治；实大数者死；其脉虚者必苦冒，其人本有支饮在胸中故也，治属饮家。""咳逆倚息不得卧，小青龙汤主之；青龙汤下已，多唾口燥，寸脉沉尺脉微，手足厥逆，气从少腹上冲胸咽，手足痹，其面翕热如醉状，因复下流阴股，小便难，时复冒者，与茯苓桂枝五味甘草汤，治其气冲。"

《水气病脉证并治第十四》云："风水其脉自浮，外证骨节疼痛，恶风；皮水其脉亦浮，外证胕肿，按之没指，不恶风，其腹如鼓，不渴，当发其汗。正水其脉沉迟，外证自喘；石水其脉自沉，外证腹满不喘。黄汗其脉沉迟，身发热，胸满，四肢头面肿，久不愈，必致痈脓。""脉浮而洪，浮则为风，洪则为气，风气相搏，风强则为隐疹，身体为痒，痒为泄风，久为痂癞，气强则为水，难以俯仰，风气相击，身体浮肿，汗出乃愈。恶风则虚，此为风水；不恶风者，小便通利，上焦有寒，其口多涎，此为黄汗。""寸口脉沉滑者，中有水气，面目肿大，有热，名曰风水。视人之目窠上微拥，如蚕新卧起状，其颈脉动，时时咳，按其手

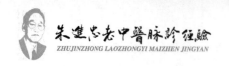

足上，陷而不起者，风水。""太阳病，脉浮而紧，法当骨节疼痛，反不疼，身体反重而酸，其人不渴，汗出则愈，此为风水。恶寒者，此为极虚发汗得之。""里水者，一身面目黄肿，其脉沉，小便不利，故令病水。假如小便自利，此亡津液，故令渴也，越婢加术汤主之。""趺阳脉当伏，今反紧，本自有寒，疝瘕，腹中痛，医反下之，下之即胸满短气。趺阳脉当伏，今反数，本自有热，消谷，小便数，今反利，此欲作水。""寸口脉浮而迟，浮脉则热，迟脉则潜，热潜相搏，名曰沉。趺阳脉浮而数，浮脉即热，数脉即止，热止相搏，名曰伏。沉伏相搏，名曰水。沉则络脉虚，伏则小便难，虚难相搏，水走皮肤，即为水矣。""寸口脉弦而紧，弦则卫气不行，即恶寒，水不沾流，走于肠间。少阴脉紧而沉，紧则为痛，沉则为水，小便即难。""脉得诸沉，当责有水，身体肿重，水病脉出者死。""夫水病人，目下有卧蚕，面目鲜泽，脉伏，其人消渴，病水腹大，小便不利，其脉沉绝者，有水，可下之。""寸口脉沉而迟，沉则为水，迟则为寒。寒水相搏，趺阳脉伏，水谷不化，脾气衰则鹜溏，胃气衰则身肿。少阳脉卑，少阴脉细，男子则小便不利，女子则经水不通。经为血，血不利则为水，名曰血分。""问曰：病者苦水，面目、四肢、身体皆肿，小便不利，脉之，不言水，反言胸中痛，气上冲咽，状如炙肉，当微咳喘，审如师言，其脉何类？师曰：寸口脉沉而紧，沉为水，紧为寒，沉紧相搏，结在关元，始时尚微，年盛不觉。阳衰之后，营卫相干，阳损阴盛，结寒微动，肾气上冲，喉咽塞噎，胁下急痛。医以为留饮而大下之，气击不去，其病不除，复重吐之，胃家虚烦，咽燥欲饮水，小便不利，水谷不化，面目手足浮肿。又与葶苈丸下水，当时如小瘥，食饮过度，肿复如前，胸胁苦痛，象若奔豚，其水扬溢，则浮咳喘逆。当先攻击冲气，令止，乃治咳；咳止，其喘自瘥。先治新病，病当在后。""风水，脉浮身重，汗出恶风者，防己黄芪汤主之。""风水恶风，一身悉肿，脉浮而渴，续自汗出，无大热，越婢汤主之。""水之为病，其脉沉小，属少阴；浮者为风，无水虚胀者为气。水发其汗即已，脉沉者宜麻黄附子汤，浮者宜杏子汤。""问曰：黄汗之为病，身体肿，发热汗出而渴，状如风水，汗沾衣，色正黄如柏汁，脉自沉，何从得之？师曰：以汗出入水中浴，水从汗孔入得之，宜芪芍桂酒汤主之。""师曰：寸口脉迟而涩，迟则为寒，涩为血不足。趺阳脉微而迟，微则为气，迟则为寒。寒气不足，则手足逆冷；手足逆冷，则营卫不利；营卫不利，则腹满肠鸣相逐；气转膀胱，营卫俱劳；阳气不通即身冷，阴气不通即骨疼；阳前通则恶寒，阴前通则痹不仁；阴阳相得，其气乃行，大气一转，其气乃散；实则失气，虚则遗尿，名曰气分。"

自从《金匮要略》提出脏腑、经络、先后是内科杂病辨证论治的关键，脉象是辨在脏在腑、在经在络、在先在后的关键依据之后，后世医家逐渐从脉象的变化和脉与证的关系去探索疾病所在部位及其演变与预后的关系。例如：晋太医令王叔和著《脉经》首先提出辨脉阴阳变化以知脏腑之间阴阳变化，脉的相乘以知脏腑生克乘侮，脉的虚实以知脏腑经络虚实，脉的改变以知将差难已气绝生死之法。如在谈到如何辨别其病的脏腑及脏脏之间的阴阳转变时，指出："脉何以知脏腑之病也？然，数者腑也，迟者脏也。数即有热，迟即生寒，诸阳为热，诸阴为寒，故别知脏腑之病也。脉来浮大者，此为肺脉也；脉来沉滑如石，肾脉也；脉来如弓弦者，肝脉也；脉来疾去迟，心脉也；脉来当见而不见为病，病有深浅，但当知如何受邪。"又说："心肺俱浮，何以别之？然，浮而大散者心也，浮而短涩者肺也。肾肝俱沉，何以别

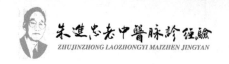

之？然，牢而长者肝也，按之软，举指来实者肾也。脾者中州，故其脉在中，是阴阳之脉也。"

在谈到阴阳转变的辨别时，他说："脉有阳盛阴虚，阴盛阳虚，何谓也？然，浮之损小，沉之实大，故曰阴盛阳虚；沉之损小，浮之实大，故曰阳盛阴虚，是阴阳虚实之意也。……经言脉有一阴一阳，一阴二阳，一阴三阳，有一阳一阴，一阳二阴，一阳三阴。如此言之，寸口有六脉俱动耶？然，经言如此者，非有六脉俱动也，谓浮、沉、长、短、滑、涩也。浮者阳也，滑者阳也，长者阳也，沉者阴也，涩者阴也，短者阴也。所以言一阴一阳者，谓脉来沉而滑也；一阴二阳者，谓脉来沉、涩、滑而长也；一阴三阳者，谓脉来浮滑而长时一沉也。所以言一阳一阴者，谓脉来浮而涩也；一阳二阴者，谓脉来长而沉涩也；一阳三阴者，谓脉来沉涩而短时一浮也。各以其经所在名病之逆顺也。凡脉大为阳，浮为阳，数为阳，动为阳，长为阳，滑为阳；沉为阴，涩为阴，弱为阴，弦为阴，短为阴，微为阴，是为三阴三阳也。阳病见阴脉者反也，主死；阴病见阳脉者顺也，主生。关前为阳，关后为阴，阳数则吐血，阴微则下利；阳弦则头痛，阴弦则腹痛；阳微则发汗，阴微则自下；阳数口生疮，阴数加微必恶寒而烦扰不得眠也；阴附阳则狂，阳附阴则癫；得阳属腑，得阴属脏；无阳则厥，无阴则呕；阳微则不能呼，阴微则不能吸。呼吸不足，胸中短气，依此阴阳察病也。寸口脉浮大而疾者，名曰阳中之阳，病苦烦满，身热头痛，腹中热。寸口脉沉细者，名曰阳中之阴，病苦悲伤不乐，恶闻人声，少气，时汗出，阴气不通，臂不能举。尺脉沉细者，名曰阴中之阴，病苦两胫酸疼，不能久立，阴气衰，小便余沥，阴下湿痒。尺脉滑而浮大者，名曰阴中之阳，病苦小腹痛满，不能溺，溺即阴中痛，大便亦然。尺脉牢而长，关上无有，此为阴干阳，其人苦两胫重，少腹引腰痛。寸口脉壮大，尺中无有，此为阳干阴，其人苦腰背痛，阴中伤，足胫寒。"

在谈到五行乘侮关系时，王叔和说："问曰：脉有相乘，有从有横，有逆有顺，何谓也？师曰：水行乘火，金行乘木，名曰从；火行乘水，木行乘金，名曰横；水行乘金，火行乘木，名曰逆；金行乘水，木行乘火，名曰顺。"

当谈到伏匿的辨别时，王叔和说："经言脉有伏匿者，伏匿于何脏而言伏匿也？然，谓阴阳更相乘、更相伏也。脉居阴部，反见阳脉者，为阳乘阳也；脉虽时沉涩而短，此阳中伏阴也；脉居阳部，反见阴脉者，为阴乘阴也；脉虽时浮滑而长，此为阴中伏阳也。"

在谈到疾病的将愈和难治时，王叔和说："问曰：假令病人欲瘥，脉而知愈，何以别之？师曰：寸关尺大、小、迟、疾、浮、沉同等，虽有寒热不解者，此脉阴阳为平复，当自愈。人病，其寸口之脉与人迎之脉小大及浮沉等者，病难已。"

当谈到如何根据寸关尺的不同部位、脉与证、脉与形体的关系去评价疾病的病位、病性、预后时，王叔和说："上部主候，从胸以上至头；中部主候，从膈以下至气街；下部主候，从气街以下至足。""上部之候，牢结沉滑，有积气在膀胱；微细而弱，卧引里急，头痛咳嗽，逆气上下；心膈上有热者，口干渴燥，病从寸口邪入上者名曰解，脉来至状如琴弦，苦少腹痛，女子经月不利，孔窍生疮，男子病痔，左右胁下有疮，上部不通者，苦少腹痛，肠鸣；寸口中虚弱者，伤气，气不足，大如桃李实，苦痹也；寸口直上者，逆虚也，如浮虚者泄利也。中部脉结者，腹中积聚，若在膀胱两胁下；有热，脉浮而大，风从胃脘入，水胀干呕，心下澹澹，如有桃李核；胃中有寒，时苦烦痛，不食，食即

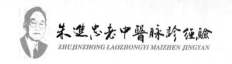

心痛，胃胀支满，膈上积；胁下有热，时寒热淋露；脉横出上者，胁气在膀胱，病即著；右横关入寸口中者，膈中不通，喉中咽难……其脉来至浮大者脾也，与风集合，时上头痛，引腰背；小滑者厥也，足下热，烦满，逆上抢心，上至喉中，状如恶肉，脾伤也；病少腹下，在膝诸骨节间，寒清不可屈伸，脉急如弦者，筋急，足挛结者，四肢重；从尺邪入阳明者，寒热也。天风邪入少阴，女子漏白下赤，男子尿血，阴痿不起，引少腹痛。""二十八脉相逐上下，一脉不来知疾所苦，尺胜治下，寸胜治上，尺寸俱平治中央。脐以上阳也，法于天，脐以下阴也，法于地，脐为中头，头为天，足为地，有表无里，邪之所止，得鬼病。何谓有表无里？寸尺为表，关为里，两头有脉，关中绝不至也。尺脉上不至关为阴绝，寸脉下不至关为阳微。阴绝而阳微，死不治。三部脉或至或不至，冷气在胃中，故令脉不通也。上部有脉，下部无脉，其人当吐，不吐者死；上部无脉，下部有脉，虽困无所苦。""形盛脉细，少气不足以息者死；形瘦脉大，胸中多气者死；形气相得者生，参伍不调者病。""诸浮，诸沉，诸滑，诸涩，诸弦，诸紧，若在寸口，膈以上病；若在关上，胃以下病；若在尺中，肾以下病。""寸口之脉，中手短者曰头痛，中手长者曰足胫痛，中手促上击者，曰肩背痛。寸口脉浮而盛者病在外，寸口脉沉而坚者病在中，寸口脉沉而弱者曰寒热及疝瘕、少腹痛；寸口脉沉而弱，发必堕落；寸口脉沉而紧，苦心下有寒，时痛，有积聚；寸口脉沉，胸中短气；寸口脉沉而喘者，寒热；寸口脉但实者，心劳；寸口脉紧或浮，膈上有寒，肺下有水气；脉紧而长过寸口者，注病；脉紧上寸口者，中风，风头痛亦如之；脉弦上寸口者，宿食，降者头痛；脉来过寸入鱼际者，遗尿；脉出鱼际，逆气喘息；寸口脉潎潎如羹上肥，阳气微，连连如蜘蛛丝，阴气衰；寸口脉偏绝，则臂偏不遂，其人两手俱绝者，不可治；两手前部阳绝者，苦心下寒毒，喙中热；关上脉浮而大，风在胃中，张口肩息，心下澹澹，食欲呕；关上脉微浮，积热在胃中，呕吐蛔虫，心健忘；关上脉滑而大小不匀，是为病方欲进，不出一二日复欲发动，其人欲多饮，饮即注利，如利止者生，不止者死；关上脉紧而滑者，蛔动；关上脉涩而坚大而实，按之不减，有力为中焦实，有伏结在脾，肺气塞，实热在胃中；关上脉澹澹大，而尺寸细者，其人必心腹冷积，癥瘕结聚，欲热饮食；关上脉时来时去，乍大乍小，乍疏乍数者，胃中寒热赢劣，不欲饮食，如疟状；尺脉浮者，客阳在下焦；尺脉细微，溏泄，下冷利；尺脉弱寸强，胃络脉伤；尺脉虚小者，足胫寒，痿痹脚疼；尺脉涩，下血不利，多汗；尺脉滑而疾，为血虚；尺脉沉而滑者，寸白虫；尺脉细而急者，筋挛痹不能行；尺脉粗，常热者，谓之热中，腰胯疼，小便赤热；尺脉偏滑疾，面赤如醉，外热则病。"

并列专篇以脉辨杂病，他说："滑为实为下，又为阳气衰，数为虚为热，浮为风为虚，动为痛为惊，沉为水为实，弱为虚为悸，迟则为寒，涩则少血，缓则为虚，洪则为气，紧则为寒，弦数为疟，疟脉自弦，弦数多热，弦迟多寒。微则为虚，代散则死。紧为痛痹，偏弦为饮，双弦则胁下拘急而痛，其人涩涩恶寒。脉大，寒热在中。伏者，霍乱。安卧脉盛，谓之脱血。凡亡汗，肺中寒，饮冷水咳嗽下痢，胃中虚冷，此等其脉并紧。浮而大者，风。浮大者，中风，头痛，鼻塞。浮而缓，皮肤不仁，风寒入肌肉。滑而浮散者，瘫痪风。滑者，鬼疰。涩而紧，痹散。浮洪大长者，风眩癫疾。大坚疾者，癫病。弦而钩，胁下如刀刺，状如蜚尸，至困不死。紧而急者，遁尸。洪大者，伤寒热病。浮洪大者，伤寒，秋吉，春成病。浮而滑者，宿食。浮滑而疾者，食不

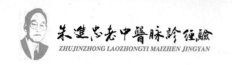

消，脾不磨。短疾而滑，酒病。浮而细滑，伤饮。迟而涩，中寒，有癥结。快而紧，积聚有击痛。弦急疝瘕小腹痛，又为癖病。迟而滑者，胀。盛而紧曰，胀。弦小者，寒癖。沉而弦者，悬饮内痛。弦数有寒饮，冬夏难治。紧而滑者，吐逆。小弱而涩，胃反。迟而缓者，有寒。微而紧者，有寒。沉而迟，腹脏有冷病。微弱者，有寒少气。实紧胃中有寒，苦不能食，时时利者，难治。滑数，心下结，热盛。滑疾，胃中有热。缓而滑，曰热中。沉而急，病伤寒，暴发虚热。浮而绝者，气。辟大而滑，中有短气。浮短者其人肺伤，诸气微少，不过一年死，法当嗽也。沉而数中水，冬，不治自愈。短而数，心痛心烦。弦而紧，胁痛脏伤，有瘀血。沉而滑为下重，亦为背膂痛。脉来细而滑，按之能虚，因急持直者，僵仆，从高堕下，病在内。微浮，秋吉，冬成病。微数虽甚，不成病，不可劳。浮滑疾紧者，以合百病，久易愈。阳邪来见浮洪，阴邪来见沉细，水谷来见坚实；脉来乍大乍小，乍长乍短者，为祟；脉来洪大袅袅者，祸祟；脉来沉沉泽泽，四肢不仁而重，土祟。脉与肌肉相得，久持之至者，可下之；弦小紧者可下之，紧而数，寒热俱发，必下乃愈。弦迟者，宜温药；紧数者可发其汗。"

以专篇论杂病生死，他说："诊人被风，不仁痿蹶，其脉虚者生，坚急疾者死。诊癫病，虚则可治，实则死；癫疾脉实坚者生，脉沉细小者死；癫疾脉搏大滑者，久久自已，其脉沉小急实，不可治，小坚急亦不可疗。诊头痛目痛，久视无所见者死。诊人心腹积聚，其脉坚强急者生，虚弱者死；又实强者生，沉者死；其脉大，腹大胀，四肢逆冷，其人脉形长者死；腹胀满，便血，脉大时绝，极下血，脉小疾者死。心腹痛，痛不得息，脉细小迟者生，坚大疾者死。肠澼便血，身热则死，寒则生；肠澼下白沫，脉沉则生，浮则死；肠澼下脓血，脉悬绝则死，滑大则生；肠澼之属身热，脉不悬绝，滑大者生，悬涩者死；以脏期之，肠澼下脓血，脉沉小流连者生，数疾且大有热者死；肠澼筋挛，其脉小细，安静者生，浮大紧者死。洞泄食不化，不得留，下脓血，脉微小迟者生，紧急者死；泄注，脉缓时小结者生，浮大数者死。瘤阴疟，其脉虚小者生，紧急者死。咳嗽，脉沉紧者死，浮直者生，浮软者生，小沉伏匿者死；咳嗽羸瘦，脉形坚大者死；咳脱形发热，脉小坚急者死，肌瘦下脱形，热不去者死；咳而呕，腹胀泄，其脉弦急欲绝者死。吐血衄血，脉滑小弱者生，实大者死。汗出若衄，其脉小滑者生，大躁者死。唾血，脉紧强者死，滑者生。吐血而咳，上气，其脉数有热，不得卧者死。上气，脉数者死，谓其形损故也；上气，喘息低昂，其脉滑，手足温者生，脉涩，四肢寒者死；上气，面浮肿肩息，其脉大不可治，加利必死；上气注液，其脉虚，宁宁伏匿者生，坚强者死。寒气上攻，脉实而顺滑者生，实而逆涩则死。消瘅，脉实大，病久可治，脉弦小坚急，病久不可治。消渴，脉数大者生，细小浮短者死；消渴，脉沉小者生，实坚大者死。水病，脉洪大者可治，微细者不可治；水病胀闭，其脉浮大软者生，沉细虚小者死；水病腹大如鼓，脉实者生，虚者死。卒中恶吐血数升，脉沉数细者死，浮大疾快者生。卒中恶，腹大，四肢满，脉大而缓者生，紧大而浮者死，紧细而微者亦生……人病甚，而脉不调者难瘥；人病甚而脉洪者易瘥。人内外俱虚，身体冷，而汗出，微呕而烦扰，手足厥逆，体不得安静者死；脉实满，手足寒，头热，春秋生，冬夏死；老人脉微，阳羸阴强者生，脉焱大加息者死；阴弱阳强，脉至而代，奇月而死；尺脉涩而坚，为血实气虚也，其发病，腹痛逆满，气上行，此为妇人胞中绝伤，有恶血，久成结瘕。得病，以冬时黍

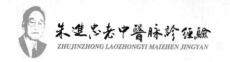

稞赤而死；尺脉细而微者，血气俱不足，细而来有力者是谷气不充，病得节辄动，枣叶生而死；此病秋时得之。左手寸口脉偏动，乍小乍大不齐，从寸口至关，关至尺三部之位，处处动摇，各异不同，其人病，仲夏得之，此脉桃花落而死；右手寸口脉偏沉伏，乍小乍大，朝来浮大，暮夜沉伏，浮大即太过，上出鱼际，沉伏即下不至关中，往来无常，时时复来者，榆叶枯落而死；右手尺部脉三十动一止，有顷，更还二十动一止，乍动乍疏，连连相因，不与息数相应，其人虽食谷，犹不愈，蘩草生而死；左手尺部脉四十动而一止，止而复来，来逆如循直木，如循张弓弦，绳绳然如两人共引一条索，至立冬死。"

隋·巢元方著《诸病源候论》不仅重视病源证候，亦常把脉象作为探察病性、病源及预后的根据。唐·孙思邈著《备急千金要方》除在《内经》《金匮要略》的基础上继续深入地论述内科杂病中的脏腑辨证方法外，又以平脉专篇对脉象进行了论述，称"夫脉者，医之大业也，既不深究其道，何以为医者哉。"宋代，随着分科的深入，从事内科疾病者更加重视脉象在内科疾病中的辨证论治价值，宋·史载之诊蔡京疾便秘，诸医不能通，载之诊脉后知其肺之传送失职予紫菀清肺气而愈。

王贶著《全生指迷方》首论脉象，除明确提出："人以天地之气生，四时之法成，是以有五脏六腑，四肢十二经，三百六十五穴，以象五运六气，四时十二月，周天之度，阴阳变化，与天地同流，乖其气，逆其理，则阴阳交错，腑脏偏眦，脉行迟速，荣卫失度，百病丛生，非脉无以探赜索隐。"并提出了辨五脏六腑部位脉法、辨人迎三部跌阳九候五脏六腑脉法，诊诸病证脉法，辨脉形及变化所主病证法，指出浮属腑，沉属脏，人迎跌阳寸口三部相参，脉与尺肤相参，脉形相兼对应主病是诊脉断病之大法。

他说："左手寸中脉，浮取之属小肠为腑，沉取之属心为脏，其经则手太阳、少阴。左手关上脉，浮取之属胆为腑，沉取之属肝为脏，其经则足少阳、厥阴。左手尺中脉，浮取之属膀胱为腑，沉取之属肾为脏，其经则足太阳、少阴。右手寸口脉，浮取之属大肠为腑，沉取之属肺为脏，其经则手太阴、阳明。右手关上脉，浮取之属胃为腑，沉取之属脾为脏，其经则足太阴、阳明。右手尺中脉，浮取之属三焦为腑，沉取之属心包络又属右肾，其经则手少阳、厥阴。""诊脉之法，其要有三：一曰人迎，在结喉两傍，取之应指而动，此部法天也；二曰三部，谓寸关尺也，于腕上侧有骨稍高曰高骨，先以中指按骨，谓之关，前指为寸部，后指为尺部，尺寸以分阴阳，阳降阴升，通度由关以出入，故谓之关，此部法人；三曰趺阳，在足面系鞋之所，按之应指而动者是也，此部法地。三者皆气之出入要会，所以能决吉凶死生。凡三处大小迟速相应齐等，则为无病之人，故曰人迎、趺阳三部不参，动数发息，不满五十，未知生死，以三者为决死生之要也。""脉变于内，病形于外，相参以察其理……脉口热而尺反缓，皮肤外证也，滑则从，涩则逆。寸口肤热而尺肤寒，是经气有余，络气不足也。尺肤热，脉满，寸口肤寒，脉涩，是经气不足，络气有余也。脉寸虚尺虚，是谓重虚，重虚者死。寸虚者病情无常，神不守也，尺虚者行走恇然。脉滑则生，涩则死，脉急大坚，尺涩而不应，谓之形满，手足温则生，寒则死。"

"浮脉之状，在皮肤轻手得之，重按则似有若无。王于秋，主肺，主风，主虚乏短气。秋得之为顺，春得之为贼邪，冬得之为虚邪，夏得之为实邪，又为微邪，其病不治自愈。纯浮为感风，浮弦为虚劳，浮紧为风寒，浮芤为衄血，浮滑为风痰，浮洪为风气壅滞，浮微为气不足，浮缓为风虚，四肢不随，浮涩为伤肺咯

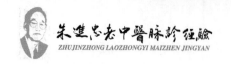

血、嗽血，浮迟为伤惫，浮弱为虚损，浮濡为气血俱不足。又看见于何部位，以脏腑经络推之，余皆仿此消息。

沉脉之状，取之于肌肉之下得之。主脏病，沉滞伏匿。在寸为心肺郁伏，悲忧不乐。在关为肝脾不利，中满善噫、膜胀。湿胜则肿满溏泄，食不化，支膈，胁满，善恐。在尺则为石水，腹肿硬，以指弹之壳壳然有声，小便涩。沉紧为肠间积寒痛，沉涩结为五气积聚成形，沉数或疾为骨蒸，沉滑为肾消、骨枯、善渴、小便数。纯沉为肿重，足膝不利，不得履地，得之于阴湿之气。沉而微，五脏气衰，骨痿不能起。

迟脉之状，往来极迟，一息三至。为阴盛阳虚之候，若手足厥不回者死。五脏气短，不能朝于气口，肺肾俱衰也。《太素脉诀》作肺肾俱绝。陈无择《三因方》云：迟者应动极缓，与人迎相应，则湿寒凝滞，与气口相应，则虚冷沉积，为寒为痛。迟而涩为癥瘕咽酸。

数脉之状，往来急数，一息六至，为阳盛阴微之候。寸脉见之为热，为躁，为烦。左关为目赤，头痛，烦满，右关为口臭，胃烦，呕逆。尺中见为小便黄赤，大便闭涩。与人迎相应为热，与气口相应或为疮。

洪脉之状，大而隐指。若大而散漫，是谓气衰。大而浮，风客于卫，咳出青黄脓如弹丸大，若不出则伤肺。下利得脉大，利益甚。霍乱得之则吉。又其脉主夏，属心。

虚脉之状，浮大无力，迟而且柔，又如蜘蛛丝。此阳气衰少，阴气独居，为多汗亡阳，形气萧索，其人不寿。

散脉之状，浮而无力，至数不齐，涣漫不收，更甚于虚，或来多去少，按之如无。此气血俱虚，根本脱离之候。左寸软散，为阳虚不敛。右寸见之，为气耗汗出。肝脉软散，色泽者，当病溢饮。脾脉得之，色不泽，当病足胕肿。尺脉见散，为精气衰耗。又产妇得之生，孕妇得之死。

芤脉之状，如浮而大，于指面之下，其形中断，又如流水不相续，或如泻漆之形，断而倒收，又似弦而软。主吐血，呕血，衄血，男子失精，妇人胞漏，半产，血崩。又曰，其状弦大，弦则为减，大则为芤，弦芤相搏，此名为革，金刑木而伤肝也。芤而滑，呕吐，甚则亡血。芤而数，阳陷阴中，血妄行。芤而急，风冷入血，下血如豚肝，脐腹痛，死不治。芤而弦，因失血致劳伤。芤而微或散，久成血枯。

濡脉之状，极软弱，如以指按水中绵，如有如无。为阴阳俱不足，湿冷雾露之气所伤。为病，头重如以湿热之物裹首；大筋软短，小筋弛长，为痿弱，骨不能立；又为亡津液，精神不收；又为胫痿枯细，手足常厥冷，肉理不密。

微脉之状，极微，或似有似无。为气血不足，为虚惫，亡血，亡汗，小便数或白浊。若微数为阴虚，客阳内热，谷气少也。若在尺部，肾脂枯，髓不满骨。若在左关，则肝虚血不足，目视䀮䀮，筋缓弱。若在右关则虚滑泄注，谷不化，肠鸣及浆粥不入胃。若在右寸，则为肺损背寒，口中如含霜雪，咳嗽肌疏，不可以风，短气。若在左寸，为心虚恍惚，忧思不乐，多恐，如人将捕之。若六部俱微，则阳不及四肢，足胫冷，手足厥，常欲汤火暖之。陈无择《三因方》云：微者，极细而软，似有若无。与人迎相应，则风暑自汗。与气口相应，则微阳脱泄。入里，病脉微，为虚，为弱，为衄，为呕，为泄，为亡汗，为拘急。微弱为少气，为中寒。

革脉之状，浑浑革至如涌泉，谓出而不返也。为阴气隔阳，又为溢脉。盖自尺而出，上于鱼际，亦谓之离经，无根本也。又

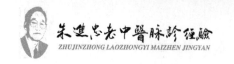
覆脉之状，自寸口下退，过而入尺，皆必死之脉也。

伏脉之状，重于沉，指下寻之方得，盖时见时隐也。此阴阳之气相伏也，或阴中伏阳，阳中伏阴。脉疾为伏阳内热，身虽寒而不欲盖衣。脉迟小，有来无去，此伏阴在内，阳气不得入也，其人身虽热。而但欲覆被向火。脉实者为伏气在内，涩者有动气，在左则左病，在右则右病，在尺则居脐上下，居脐上为逆，居脐下为从。

牢脉之状，如弦而实，寻之则散，为五劳六极七伤之病。若加数疾则发热，加短迟则发寒，疾迟不常则寒热，肢体迫急，情思不乐。

实脉之状，举按有力，重按隐指幅幅然。气不利，亦主伏阳在内，蒸热劳倦，胃气壅塞，为内痈。实数为三焦闭热，大便秘实。滑为癖饮癥瘕留聚之病。实大为气盛闭塞。实沉为脏腑气不通，带短为宿谷不化。

弱脉之状，小而无力，为精不足，短气，表里俱衰，为暴下。阴并于阳，汗出不止者死。又为脚弱筋缓，足不能履地。恶寒，不可出风。

细脉之状，细细似线，阴气胜阳也。又为手足寒，气少，惨惨不舒畅。又血不荣于四肢，谓寒则涩不流行也。

缓脉之状，不迟不疾，一息四至，往来得中，实得土气。缓甚，为病四肢不收，受湿而痹。缓而沉，脾气滞，志意不舒展，气痞多噫。缓而涩，肌肉不仁，津液不流行，荣卫失度，因以致风。缓而微，为消气。缓而滑，为热中多食。缓而短，谷不化，为溏泄。缓而浮，为风䐴曳。陈无择《三因方》云：缓者，浮大而软，去来微迟。与人迎相应，则风热入脏。与气口相应，则怒极伤筋。缓而在下，为风，为寒，为弱，为痹，为疼，为不仁，为气不足，为眩晕。缓而滑为热中。缓而迟，虚寒相搏，食冷则咽痛。

涩脉之状，往来极涩，如水不能流，或聚于指下，或绵绵如泻漆，断而倒收，又似止非止。主男子亡血失精，妇人胎妊不成，月候凝涩，或崩伤不止，五带，败血在腹，或血瘕成形，筋急寒痹。浮涩为肺病，咯血咳嗽，虚劳。涩中时弦，为金木相克，胁下痛，不得卧者死。在左寸，为心痹寒栗，病积溲血。在左尺，为病小腹积气。在右关，则病心腹时满。在左关，则病筋急积寒。

结脉之状，大小不定，往来不拘，数至时一止。主气不流行，腹中癥癖，气块成形。或因大病后亡津液，亡血，或惊恐神散而精不收，或梦漏亡精，又多虑而心气耗也。若无是因，则其人寿不过一二年。

代脉之状，其来如断绝，而相待其息以至时，搏而动。主血气亏损，或惊忧积甚，形气不相得也。

滑脉之状，指下如水之流，或如转珠而滞碍。主呕吐，主饮。滑而弦细者为支饮，咳逆倚息，面浮肿。滑而紧，停寒积饮吞酸，肠间辘辘有声。滑而弦，留饮在胃，头痛而眩。滑而数，为中暍，甚则为痉，手足瘈疭搐搦也。滑而缓，热中，消谷引食。滑而细沉为消渴，带微为消中，不渴，小便数。滑实为气盛上热。滑大而数，为心气热越，多汗。滑而微小为无力盗汗。在尺滑为狐风疝，在右手寸口为肺风疝，在右关为脾风疝，在左关则为肝风疝。

紧脉之状，如按绳缴指，三部通度，与弦相似而有力，举按皆有余。主中寒腹痛切急。在寸口则中寒口噤，头痛恶寒，欲得覆被火炙。在关上则胃冷吞酸，中脘脐腹痛，下利筋寒，或转筋霍乱，咳呕胆汁。紧数为冷热，痢下脓血，或身热饮食如故，有痛处则结痈疽，在尺为寒疝痛。

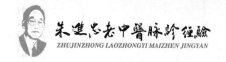
促脉之状，自尺上寸口促急，有来无去，此荣卫无度数，阴气促阳也。又肾气离经，升而不降，又为无阴而阳，无以系也。若时气促数，上出寸口，此阳并于血，病赤斑十死一生。若脉见断绝，为黑斑，独阳攻脏，气绝死不治。

动脉之状，鼓动而暴于指下不常，气血相乘，搏击而动也。或鼓于阳，则一阳为钩，如夏脉之盛。或鼓于阴，一阴为毛，如秋气之急切劲烈。鼓阳盛而急曰弦，阴缓而阳急也。鼓阳至而绝曰石，阳辟而阴孤也。阴阳相过曰溜，气相鼓作而动也。

弦脉之状，如张弓弩弦，应指有力，重按则软弱。主春气，主肝脏，主虚，主痰，主疟，主劳。弦而微，气不足，筋缓不荣。弦急似数非数，绵绵之状，劳伤气促急，四肢煎厥。无首尾而促疾，虚劳不足。弦弱而疾，夜多盗汗。弦短而大，荣卫劳伤，内急外缓。兼数则热，目视䀅䀅，血不足也。兼迟则寒，筋脉急挛。弦涩因失血，女子则月闭血瘕。弦紧为虚寒里急，寒疝少腹痛，面青下利。弦迟而涩，出入无首尾，为寒闭血少，筋干急，或偏枯血脉痹，得之风冷湿也。

短脉之状，往来极短，不待息尽而回，或无首尾，但见于指面，亦不待气来而至。其人短气息或不能长息，又为大下脱气，又主久病。

长脉之状，往来指下，息随而尽，其有余，如操带物之长。禀赋气强，胜血而气拥，其人寿。若加大而数，为病阳盛内热，当利三焦。"

宋·崔紫虚著《四言举要》称："一脉一形，各有主病，数脉相兼，则见诸症。"指出了数种脉象共同存在时的辨证论治价值。

刘完素称"脉者有三名：一曰命之本，二曰气之神，三曰形之道……血之无脉，不得循其经络部分，周流于身，滂湃奔迫，或散或聚；气之无脉，不能行其筋骨脏腑上下，或暴或蹶……万物负阴而抱阳，冲气以为和，百姓日用而不知，斯脉之道也。故脉不得独浮沉，独大小，独盛衰，独阴阳，须可沉中有浮，浮中有沉，大中有小，小中有大，盛中有衰，衰中有盛，阴中有阳，阳中有阴，充塞一身之中，盈溢百骸之内，无经络不有，无气血不至，养筋骨毛发，坚壮腻泽，非心，非肾，非肝，非脾，五脏之盛，真气固密，不为邪伤。若忧愁思虑，饥饱劳逸，风雨寒暑，大惊卒恐，真气耗乱，气血分离，为病之本。噫！夫万物之中，五常皆备，审脉之道，而何独无五常耶？夫仁固卫一身，充盈五脏，四肢百骸，皆得荣养，无冲和之气，独真脏脉见则死矣。生则不见，死则独见，好生恶死，此仁之谓也。分布躯体，和调气血，贵之在头目耳鼻，贱之在跖臀阴篡。不得上而有，不得下而无，无所不施，无所不至，此义之谓也。长人脉长，短人脉短，肥人脉沉，瘦人脉浮，大人脉壮，小人脉弱。若长人脉短，短人脉长，肥人浮，瘦人沉，大人弱，小人壮，夫如此者，皆不中理而为病，此礼之谓也。见在寸则上病，见在关则中病，见在尺则下病。五脏有疾，各有部分而脉出见，不为潜藏伏匿，一一得察有余不足，而愈其病，此智之谓也。春弦夏洪，秋毛冬石，太阳之至大而长，太阴之至其脉沉，少阴之至其脉钩，阳明之至短而涩，少阳之至大而浮，厥阴之至其脉弦，四序不失其期，六气为常准者，此信之谓也。非探颐索隐，钩深致远，学贯天人，旁通物理者，未能达于此矣。"更明确地指出了诊内科杂病之脉时必须与形体、天地、部位和相兼脉象进行对照才能确定疾病的性质、部位。

　　元·滑寿著《诊家枢要》在前人研究成果的基础上，更明确

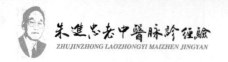

地提出诊五脏脉的六种方法和如何凭脉以辨证的七种方法。他在诊五脏法中指出：一者察左右手配脏腑部位，二者察五脏平脉，三者察四时平脉，四者呼吸浮沉定五脏脉，五者指下轻重以定五脏，六者三部九候所主。他说："左手寸口心小肠脉所出，左关肝胆脉所出，左尺肾膀胱脉所出。右手寸口肺大肠脉所出，右关脾胃脉所出，右尺三焦心包络脉所出。""心脉浮大而散，肺脉浮涩而短，肝脉弦而长，脾脉缓而大，肾脉沉而软滑。""春弦夏洪秋毛冬石，长夏四季脉迟缓。""呼出心与肺，吸入肾与肝。呼吸之间，脾受谷味，其脉在中。心肺俱浮，浮而大散者心，浮而短涩者肺。肾肝俱沉，牢而长者肝，濡而来实者肾。脾为中州，其脉在中。""心合血脉，心脉循血脉而行。持脉指法，如六菽之重，按至血脉而得者，为浮；稍稍加力，脉道粗者为大；又稍加力，脉道阔软者为散。肺合皮毛，肺脉循皮毛而行，持脉指法，如三菽之重，按至皮毛而得者为浮；稍稍加力，脉道不利为涩；又稍加力，不及本位曰短。……肝合筋，肝脉循筋而行，持脉指法，如十二菽之重，按至筋，而脉道如筝弦相似为弦，次稍加力，脉道迢迢者为长。脾合肌肉，脾脉循肌肉而行，持脉指法，如九菽之重，按至肌肉，如微风轻扬柳梢之状为缓；次稍加力，脉道敦实者为大。肾合骨，肾脉循骨而行，持脉指法，按至骨上而得者为沉；次重以按之，脉道无力者为濡，举指来疾流利者为滑。""寸为阳，为上部，主头项以下，至心胸之分也；关为阴阳之中，为中部，主脐腹肚胁之分也；尺为阴，为下部，主腰足胫股之分也。凡此三部之中，每部各有浮中沉三候，三而三之，为九候也。浮主皮肤，候表及府；中主肌肉，以候胃气；沉主筋骨，候里及藏也。"

在凭脉以辨证时指出：一者结合时脉、胃脉、脏腑平脉以辨证，二者按照脉象的某些特点以辨证，三者按照主脉兼脉的所主病性特点去辨证，四者脉证相反时以脉所主为要去辨证，五者按照上下、去来、至止的相对关系去辨证，六者按照脉象的表里虚实去辨证，七者按照兼脉之间的相互关系去辨证。他说："凡诊脉，须要先识时脉、胃脉与脏腑平脉，然后及于病脉。时脉，谓春三月，六部中俱带弦，夏三月俱带洪，秋三月俱带浮，冬三月俱带沉。胃脉，谓中按得之，脉和缓。脏腑平脉，已见前章。凡人腑脏脉既平，胃脉和，又应时脉，乃无病者也，反此为病。诊脉之际，人臂长则疏下指，臂短则密下指。三部之内，大小、浮沉、迟数同等，尺寸阴阳高下相符，男女左右，强弱相应，四时之脉不相戾，命曰平人。其或一部之内，独大独小，偏迟偏疾，左右强弱之相反，四时男女之相背，皆病脉也。凡病脉之见在上曰上病，在下曰下病，左曰左病，右曰右病。左脉不和，为病在表，为阳，主四肢；右脉不和，为病在里，为阴，主腹藏，以次推之。凡取脉之道，理各不同，脉之形状，又各非一。凡脉之来，必不单至，必曰浮而弦，浮而数，沉而紧，沉而细之类，将何以别之？大抵提纲之要，不出浮、沉、迟、数、滑、涩之六脉也。浮沉之脉，轻手重手得之也；迟数之脉，以己之呼吸而取之也；滑涩之脉，则察夫往来之形也。浮为阳，轻手而得之也。而芤、洪、散、大、长、濡、弦，皆轻手而得之之类也。沉为阴，重手而得之也。而伏、石、短、细、牢、实，皆重手而得之之类也。迟者一息脉三至，而缓微弱皆迟之类也。……或曰滑类乎数，涩类乎迟，何也？然脉虽是而理则殊也！彼迟数之脉，以呼吸察其至数之疏数，此滑涩之脉，则以往来察其形状也。数为热，迟为寒，滑为血多气少，涩为气多血少。所谓脉之提纲，不出乎六字者，盖以其足以统夫表里、阴阳、冷热、虚实、风寒、湿燥、脏

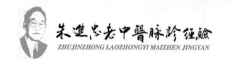
腑、血气也。浮为阳为表，诊为风为虚；沉为阴为里，诊为湿为实；迟为在藏，为寒为冷；数为在府，为热为燥；滑为血有余，涩为气独滞也。人一身之变，不越乎此，能于是六脉之中以求之，则疾病之在人者，莫能逃焉。持脉之要有三：曰举，曰按，曰寻。轻手循之曰举，重手取之曰按，不轻不重，委曲求之曰寻。初持脉，轻手候之，脉见皮肤之间者，阳也，府也，亦心肺之应也；重手得之，脉附于肉下者，阴也，藏也，亦肝肾之应也；不轻不重，中而取之，其脉应于血肉之间者，阴阳相适，中和之应，脾胃之候也；若浮中沉之不见，则委曲而求之，若隐若现，则阴阳伏匿之脉也，三部皆然。察脉，须识上下、去来、至止六字，不明此六字，则阴阳虚实不别也。上者为阳，来者为阳，至者为阳；下者为阴，去者为阴，止得为阴也。上者，自尺部上于寸口，阳生于阴也；下者自寸口下于尺部，阴生于阳也；来者，自骨肉之分，而出于皮肤之际，气之升也；去者，自皮肤之际，而还于骨肉之分，气之降也。应曰至，息曰止也。明脉须辨表、里、虚、实四字。表，阳也，府也。凡六淫之邪，袭于经络，而未入于胃府及藏者，皆属于表也。里，阴也，藏也。凡七情之气，郁于心腹之内，不能越散，饮食五味之伤，留于脏腑之间，不能通泄，皆属于里也。虚者，元气之自虚，精神耗散，气力衰竭也。实者，邪气之实，由正气之本虚，邪得乘之，非元气之自实也。故虚者补其正气，实者泻其邪气。经所谓邪气盛则实，精气夺则虚，此大法也。凡脉之至，在筋肉之上，出于皮肤之间者，阳也，腑也；行于肌肉之下者，阴也，藏也。若短小而见于皮肤之间者，阴乘阳也；洪大则见于肌肉之下者，阳乘阴也。寸尺皆然。"

滑寿在《脉阴阳类成篇》中指出每种脉象不但有其主病，而相兼为病者尤有诊断价值。他说："浮……为风虚动之候，为胀，为风，为痞，为满不食，为表热，为喘。"其在辨证时结合相兼脉，为"浮大伤风鼻塞，浮滑疾为宿食，浮滑为饮；左寸浮，主伤风发热，头痛目眩，及风痰，浮而虚迟，心气不足，心神不安，浮散心气耗，虚烦，浮而洪数，心经热；关浮腹胀，浮而数，风热入肝经，浮而促，怒气伤肝，心胸逆满，浮大胸胁胀满；尺浮，膀胱风热，小便赤涩，浮大而芤，男子小便血，妇人崩带，浮而迟，冷疝脐下痛；右寸浮，肺感风寒，咳喘清涕，自汗体倦，浮而洪，肺热而咳，浮而迟，肺寒喘嗽；关浮，脾虚中满不食，浮大而涩为宿食，浮而迟，脾胃虚；尺浮，风邪客于下焦，大便秘，浮而虚，元气不足，浮而数，下焦风热，大便秘。"

"沉……为实，为寒，为气，为水，为停饮，为癥瘕，为胁胀，为厥逆，为洞泄。"其在辨证时结合相兼脉为"沉细为少气，沉迟为痼冷，沉滑为宿食，沉伏为霍乱，沉而数内热，沉而迟内寒，沉而弦心腹冷痛；左寸沉，心内寒邪为痛，胸中寒饮胁疼；关沉，伏寒在经，两胁刺痛，沉弦，癖内痛；尺沉，肾藏感寒，腰臂冷痛，小便浊而频，男为精冷，女为血结，沉而细，胫阴痒，溺有余沥。右寸沉，肺冷，寒痰停蓄，虚喘少气，沉而紧滑，咳嗽，沉细而滑，骨蒸寒热，皮毛焦干；关沉，胃中寒积，中满吞酸，沉紧悬饮；尺沉，病水腰脚痛，沉细下利，又为小便滑，脐下冷痛。"

"迟……为阴胜阳亏之候，为寒，为不足。"其在辨证时结合相兼脉是"浮而迟表有寒，沉而迟里有寒，气寒则缩，血寒则凝也；左寸迟，心上寒，精神多惨，关迟，筋寒急，手足冷，胁下痛，尺迟，肾虚，便浊，女人不月。右寸迟，肺感寒，冷痰气短，关迟，中焦寒及脾胃伤冷物不食，沉迟为积。尺迟，为藏寒泄泻，少腹冷痛，腰脚重。"

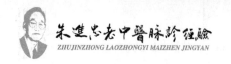

"数……为烦满，上为头疼上热，中为脾热口臭，胃烦呕逆，左为肝热目赤，右下为小便黄赤，大便秘涩，浮数表有热，沉数里有热也。"

"虚……气血俱虚之。诊也，为暑，为虚烦多汗，为恍惚多惊，为小儿惊风。"

"实……为三焦气满之候，为呕，为痛，为气寒，为气聚，为食积，为利，为伏阳在内。"其在辨证时结合相兼脉是，"左寸实，心中积热，口舌疮，咽疼痛，实大，头面热风烦躁，体痛面赤；关实，腹胁痛满，实而浮大，肝盛，目暗赤痛；尺实，少腹痛，小便涩，实而滑，淋沥，茎痛，溺赤；实大，膀胱热，溺难，实而紧腰痛。右寸实，胸中热，痰嗽烦满，实而浮，肺热，咽燥痛，喘咳气壅；关实，伏阳蒸内，脾虚食少，胃气滞，实而浮，脾热，消中善饥，口干劳倦；尺实，脐下痛，便难，或时下痢。"

"洪……为荣络大热，血气燔灼之候，为表里皆热，为烦，为咽干，为大小便不通。"其在辨证时结合相兼脉是"左寸洪，心经积热，眼赤，口疮头痛内烦；关洪，肝热及身痛，四肢浮热；尺洪，膀胱热，小便赤涩；右寸洪，肺热毛焦，唾黏咽干，洪而紧，喘急；关洪，胃热反胃，呕吐口干，洪而紧为胀；尺洪，腹满，大便难或下血。"

"微……为气血俱虚之候，为虚弱，为泄，为虚汗，为崩漏败血不止，为少气。"其在辨证时结合相兼脉是"浮而微者，阳不足，必身恶寒，沉而微者，阴不足，主藏寒下利；左寸微，心虚忧惕，荣血不足，头痛胸痞，虚劳盗汗；关微，胸满气乏，四肢恶寒拘急，尺微，败血不止，男为伤精、尿血，女为血崩带下；右寸微，上焦寒痞，冷痰不化，中寒少气；关微，胃寒气胀，食不化，脾虚噫气，心腹冷痛；尺微，藏寒泄泻，脐下冷痛。"

"弦……为血气收敛，为阳中伏阴，或经络间为寒所滞为痛，为疟，为拘急，为寒热，为血虚，为盗汗，为寒凝气结，为冷痹，为疝，为饮，为劳倦。"其在辨证时结合兼脉是"弦数为劳疟，双弦胁急痛，弦长为积；左寸弦，头痛心惕，劳伤盗汗乏力；关弦，胁肋痛癖，弦紧，为疝瘕，为瘀血，弦小寒癖；尺弦，少腹痛，弦滑脚痛；右寸弦，肺受寒，咳嗽，胸中有寒痰；关弦，脾胃伤冷，宿食不化，心腹冷痛，又为饮；尺弦，脐下急痛不安，下焦停水。"

"缓……为风，为虚，为痹，为弱，为疼。"其在辨证时结合相兼脉是"在上为项强，在下为脚弱。浮缓沉缓，血气俱弱。左寸缓，心气不足，怔忡多忘，亦主项背急痛；关缓，风虚眩晕，腹胁气结；尺缓，肾虚冷，小便数，女人月事多。右寸缓，肺气浮，言语气短；关缓，胃气虚弱；浮缓脾气虚弱，不沉不浮，从容和缓，乃脾家本脉也；尺缓下寒脚弱，风气秘滞；浮缓，肠风泄泻；沉缓小腹感冷。"

"滑……为血实气壅之候，盖气不胜于血也，为呕吐，为痰逆，为宿食，为经闭。"其辨证结合兼脉是"滑而不断绝，经不闭，有断者绝，经闭。上为吐逆，下为气结。滑数为结热。左寸滑，心热。滑而实大，心惊舌强。关滑，肝热，头目为患。尺滑，小便淋涩，尿赤，茎中痛。右寸滑，痰饮呕逆。滑而实，肺热，毛发焦，隔壅，咽干，痰晕目昏，涕唾黏。关滑，脾热，口臭，宿食不化，吐逆。滑实，胃热。尺滑，因相火炎而引饮多，脐冷腹鸣或时下利，妇人主血实气壅，月事不通，若和滑为孕。"

"涩……为气多血少之候，为少血，为无汗，为血痹痛，为伤精，女人有孕为胎痛，无孕为败血病。"其在辨证时若结合相兼脉是"左寸涩，心神虚耗不安及冷气心痛。关涩，肝虚血散，

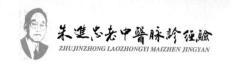
肋胀胁满，身痛。尺涩，男子伤精及疝，女人月事虚败，若有孕，主胎漏不安。右寸涩，脾弱不食，胃冷而呕。尺涩，大便津液不足，小腹寒，足胫逆冷。"

"长……气血皆有余也，为阳毒内蕴，三焦烦郁，为壮热。"

"大……为血虚，气不能相入也。经曰：大为病进。"

"小……在阳为阳不足，在阴为阴不足。"其在辨证时若结合兼脉是"前大后小则头痛目眩，前小后大则胸满气短。"

"紧……为邪风激搏伏于荣卫之间，为痛，为寒。"其在辨证时结合兼脉是"浮紧为伤寒身痛，沉紧为腹中有寒，为风痫。左寸紧，头热，目痛，舌强，紧而沉，心中气逆，冷痛。关紧，心腹满痛，胁痛肋急。紧而盛，伤寒，浑身痛，紧而实癖。尺紧，腰脚脐下痛，小便难。右寸紧，鼻塞膈壅。紧而沉滑，肺实咳嗽。关紧，脾寒腹痛吐逆，紧盛，腹胀伤食。尺紧，下焦筑痛。"

"弱……由精气不足，故脉痿弱而不振也，为元气虚耗，为痿弱不前，为痼冷，为关热，为泄精，为虚汗，老得之顺，壮得之逆。"其在辨证时结合相兼脉"左寸弱，阳虚，心悸自汗。关弱，筋痿无力，妇人生产后客风面肿。尺弱，小便数，肾虚耳聋，骨内痛。右寸弱，身冷多寒，胸中短气。关弱，脾胃虚，食不化。尺弱，下焦冷痛，大便滑。"

"动……动为痛，为惊，为虚劳体痛，为崩脱，为泄痢，阳动则汗出，阴动则发热。"

"伏……为阴阳潜伏，关膈闭塞之候，为积聚，为瘕疝，为食不消，为霍乱，为水气，为荣卫气闭而厥逆。"其辨证时结合相兼脉是"关前得之为阳伏，关后得之为阴伏；左寸伏，心气不足，神不守常，沉忧抑郁。关伏，血冷，腰脚痛，及胁下有寒气。尺伏，肾寒精虚，疝瘕寒痛。右寸伏，胸中气滞，寒痰冷积。关伏，中脘积块作痛，及脾胃停滞。尺伏，脐下冷痛，下焦虚寒，腹中痼冷。"

"促……阳独盛而阴不能相和也，或怒气逆上，亦令脉促，为气粗，为狂闷，为瘀血发狂，又为气，为血，为饮，为食，为痰。盖先以气热脉数而五者或一，有留滞乎，其间则因之而为促，非恶脉也，虽然，加即死，退则生，亦可畏哉。"

"结……阴独盛而阳不能相入也，为癥结，为七情所郁。"其在辨证时结合兼脉是"浮结为寒邪滞经，沉结为积气在内，又为气，为血，为饮，为食，为痰。盖先以气寒脉缓，而五者或一留滞于其间，则因而为结，故张长沙谓结促皆病脉。"

"芤……为失血之候，大抵气有余、血不足，血不能统气，故虚而大，若芤之状也。"其在辨证时结合相兼脉是"左寸芤，主心血妄行，为吐，为衄。关芤，主胁间血气痛，或腹中瘀血，亦为吐血目暗。尺芤，小便血，妇人月事为病。右寸芤，胸中积血，为衄，为呕。关芤，肠痈瘀血及呕血不食。尺芤，大便血，又云前大后细脱血也，非芤而何？"

"革……气血虚寒，革易常度也，妇人则半产漏下，男子则亡血失精，又为中风寒湿之诊也。"

"濡……为血气俱不足之候，为少血，为无血，为疲损，为自汗，为下冷，为痹。"其在辨证时若结合兼脉是"左寸濡，心虚易惊，盗汗短气。关濡，荣卫不和，精神离散，体虚少力。尺濡，男为伤精，女为脱血，小便数，自汗多。右寸濡，发热憎寒，气乏，体虚。关濡，脾软不化物，胃虚不进食。尺濡，下元冷惫，肠虚泄泻。"

"牢……为里实表虚。"在辨证时结合相兼脉是"胸中气促为劳伤，大抵其脉近乎无胃气者，故诸家皆为危殆之脉云，亦主骨

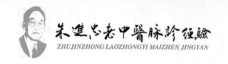

间疼痛，气居于表。"

"疾……热极之脉也，在阳犹可，在阴为逆。"

"细……盖血冷气虚不足以充故也，为元气不足，乏力无精，内外俱冷，痿弱洞泄，为忧劳过度，为伤湿，为积，为痛在内及在下。"

"代……主形容羸瘦，口不能言，若不因病而人羸瘦，其脉代止，是一藏无气，他藏代之，真危亡之兆也。若因病而气血骤损，以至元气不续，或风家痛家，脉见止代，只为病脉，故伤寒家亦有心悸而脉代者，心痛亦有结涩止代不匀者。盖凡痛之脉不可准也。又妊娠亦有脉代者，此必二月余之胎也。"

"散……为气血耗散，腑脏气绝，在病脉主阴阳不敛，又主心气不足，大抵非佳脉也。"

李东垣著《东垣十书》提出了辨内伤外感病的原则。他说："古人以脉上辨内外，伤于人迎气口，人迎脉大于气口为外伤，气口脉大于人迎为内伤，此辨固是，但其说有所未尽耳。外感风寒，皆有余之证，是从前客邪来也，其病必见于左手，左手主表，乃行阳二十五度。内伤饮食及饮食不节，劳役过甚，皆不足之病也，必见于右手，右手主里，乃行阴二十五度。故外感寒邪，则独左寸人迎脉浮紧，按之洪大。紧者，急甚于弦，是足太阳寒水之脉，按之洪大而有力。中见手少阴心火之脉，丁与壬合，内显洪大，乃伤寒脉也。若外感风邪，则人迎脉缓，而大于气口一倍或两倍三倍，内伤饮食，则右寸气口脉大于人迎一倍，伤之重者，过在少阴则两倍，太阴则三倍。此内伤饮食之脉。若饮食不节，劳役过甚，则心脉变见于气口，是心火刑肺，其肝木挟心火之势亦来搏肺。经云：侮所不胜，寡于畏者是也。故气口脉急大而涩数，时一代而涩也。涩者，肺之本脉；代者，元气不相接，脾胃不及之脉；洪大而数者，心脉刑肺也；急者，肝木挟心火而反克肺金也；若不甚劳役，惟右关脾脉大而数，谓独大于五脉，数中显缓时一代也。如饮食不节，寒温失所，则先右关胃脉损弱，甚则隐而不见，惟内显脾脉之大数微缓，时一代也。宿食不消，则独右关脉沉而滑，经云：脉滑者，有宿食也。以此辨之，岂不明白易见乎？"

并在《三部所主脏腑病论》和《相合脉经》《虚实》节中明确提出了诊脉重在比较和相兼脉的辨证方法。指出脉象比较辨证六法有：一为寸关尺三部所主部位比较法。他说："寸主上焦，头手皮毛；关主中焦，腹及腰；尺主下焦，小腹及足。"二为左手心肝肾，右手肺脾命比较法，他说："盖左手关前曰人迎，右手关前曰气口，两关之后一分即曰神门……所谓左手关前心之部也，其经手少阴与手太阳为表里，小肠合为腑；左手关上肝之部也，其经足厥阴与足少阳为表里，胆合为腑；左手关后，肾之部也，其经足少阴与足太阳为表里，膀胱合为腑；右手关前肺之部也，其经手太阴与手阳明为表里，大肠合为腑，右手关上脾之部也，其经足太阴与足阳明为表里，胃合为腑；右手关后命门之部也，其经手厥阴与手少阳为表里，三焦合为腑。"三为上下内外对比法，他说："上竟上者，胸喉中事也，下竟下者，小腹、腰股、膝胫足中事也……来疾去徐，上实下虚，为厥癫疾；来徐去疾，上虚下实，为恶风也……推而外之，内而不外者，有心腹积也；推而内之，外而不内者，身有热也；推而上之，上而不下者，腰足痛也；推而下之，下而不上者，头项痛也。"四为四季脉象比较法，他说："脉应四时曰平，四时之脉皆以胃气为本，谓春弦、夏洪、秋毛、冬石，春之胃脉微弦曰平。余皆仿此，逆四时则病矣。"五为男女性别比较法，他说："大抵男子先诊左手，女

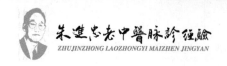

子先诊右手，男子左脉大则顺，女子右脉大则顺。"又说："其妇人之脉，诊得少阴脉动甚则有子也，又曰阴搏阳别则有子，又曰身汗而无脉者即有妊也。"六为色脉比较法，他说："察色按脉，先别阴阳……形壮脉细，少气不足以息者危；形瘦脉大，胸中多气者毙。"相兼脉辨证法在辨证应用时，一为先审主次，例如洪弦相合者洪为主，弦为次，弦与洪相合时，弦为主，洪为次。他说："脉之相合，各有虚实，不可作一体观之。假令洪弦相合，洪客也，弦主也，子能令母实也；弦洪相合，弦客也，洪主也，母能令子虚也。余藏可以类推之。"二为审其前后，他说："假令水在木之分，是从后来，从后来者，为虚邪，虽在水为虚邪，则木本虚矣，经曰：母能令子虚。假令火在木之分，是从前来，从前来者为实邪，虽在火为实邪，则木本实矣，经云：子能令母实。假令两手脉中弦无表证，乃东方实也，是西方，肺气大不足也，缘母虚所致也。"此外，又对一种脉象所主病证不同的分析方法进行了认真的论述，他说："辨脉浮所主病不同。浮者……所主病一则为风，一则为虚，古人云：浮而有热者虚也，浮而无热者风也。予谓此未尽善。盖风有八风，寒热温凉，各各不同，其中有风热，止言脉浮，虽不能分别八面之风，兼见脉候，止说浮而已。须兼见的证，单在一脏或两脏相合，亦足以分何脏之病，言风无热则非也。况八风之脉，皆见于左手寸口外侧，若右手行阴道脉中，受虚邪贼邪之风，亦于气口外侧显见，推而内之，外而不内者是也。其虚劳脉虽有传变，必显于内侧，六脉互传，皆为不足之病，则是五脏传变，必从四时传变于外，六腑乃受之，如是则胜复之作，不能相过，此之谓也。若浮而弦者风也，见于左关；浮而涩者虚也，见于右寸。"

元·朱震亨著《丹溪心法》对色脉相参辨证和一脉所主病证

不同更进一步进行了深入的探讨，他认为能合色脉可以万全之意有二：一者色与脉相参，二者色位与脉相参。他说："能合色脉，可以万全……假令肝色如翠羽之青，其脉微弦而急，所以为生；若浮涩而短，色见如草滋者，岂能生乎？心色如鸡冠之赤，其脉当浮大而散，所以为顺；若沉濡而滑，色见如血者，岂能顺乎？脾色如蟹腹之黄，其脉当中缓而大，所以为从；若微弦而急，色见如枳实者，岂能从乎？肺色如豕膏之白，其脉当浮涩而短，所以为吉；若浮大而散，色见如枯骨者，岂能吉乎？以至肾色见如乌羽之黑，其脉沉濡而滑，所以为生；或脉来缓而大，色见如者死。"

"容色所见，左右上下，各有其部，脉息所动，寸关尺中皆有其位。左颊者，肝之部，以合左手关位，肝胆之分……颜为心之部，以合于左手寸口，心与小肠之分……鼻为脾之部，合于右手关脉，脾胃之分……右颊肺之部，合于右手寸口，肺与大肠之分……颐为肾之部，以合于左手尺中，肾与膀胱之分。"

在涩弦脉所主不同病证中指出："其间最难体认者涩脉也，最难调治者弦脉也。涩脉细而迟，往来难且散，又曰短而止，皆是不足之象，得此脉者固为寒，为湿，为血虚，为污血，为气多，然亦有病热与实者，或者得脉之带涩，徒见其有细、有迟、有散，是皆不足之象，便以为虚而寒，孟浪用药宁不误人？若夫或因多怒，或因忧郁，或因厚味，或因补剂、燥剂，或因表里无汗，气腾血沸，清化为浊，老痰凝血，胶固杂糅，脉道涩滞，亦见涩状。参之形证，病情斯见。先贤曰：涩而坚，按之不减有力，为中焦实。有伏结，脾肺气寒，实热在胃中，可不慎欤。弦为春令之脉，非春时而见，木为病也。五脏更相制伏，以防其太过，木为病，则肝邪盛矣；肝之盛金之衰也，金之衰火之炎也，火之炎水之弱

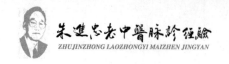

也，金不足以制木则土病矣。考之诸家，则曰弦者，虚也，为反胃，为痛痹；沉弦为疝瘕，弦长为积病，双弦为寒饮，双弦而迟为心下坚，偏弦饮也，弦急为腹痛，弦而钩主蜚尸，弦紧而微细主寒积，微弦而伏主症不治，弦而大主半产漏下、亡血失精，弦而小主寒痹，弦在左寸头痛，弦在右寸水走肠胃，弦在左关怒而血聚，弦在右关寒痛、四肢拘急，弦在跌阳肠痔下血，弦在尺中小腹痛、白肠挺核；木邪风气上极，土败为病，先哲盖常言之矣。惟金因火，木寡于畏之论，犹未发明，倘非滋水以降火，厚土以养金，而又以行湿散风导郁，为之辅佐，邪何由去？病何由安？"

明·楼英著《医学纲目》提出复杂疾病的诊脉法应是先确定阴阳的大体属性，然后再根据脉象的数种主病与症状性质相吻合者进行比较分析。例如先确定浮、沉、迟、数、虚、实、洪、细、滑、涩的阴阳、表里、寒热、血虚、气实的大致属性，然后再把所诊脉象的所主病证一一列出，并将其中与症状性质统一和相异性质者进行对比分析，才能真正认识到证候的性质。他说："凡前篇脉之浮沉、迟数、虚实、洪细、滑涩，所指阴阳、表里、寒热、血虚、气实之病者，皆诊病之大纲，学者当须识此，勿令误也。故《内经》论脉主病必以阴阳相对言之，或以五脏分发言之……故诊病先定大纲，然后杂究诸病，如诊得浮脉大纲主表也，沉脉大纲主里也，然后究竟其或属寒、属风、属气等病之类是也。""《本事方》记有人患伤寒六七日，心烦昏睡，咽燥，小便白色，自汗，予诊之，寸口尺中俱紧。予曰：寒中少阴之经是以脉紧。仲景云：脉紧而汗出者亡阳也，属少阴，法当咽痛而复下痢，盖谓此也。有难之曰：《脉诀》紧脉属七表，仲景以紧脉属少阴，然则紧脉属阳耶？属阴耶？予言仲景云：寸口脉俱紧者，清邪中于上焦，浊邪中于下焦；又云：阴阳俱紧者，口中气出，唇口干燥，蜷卧足冷，鼻中涕出，舌上苔滑，勿妄治也！又云：紧则为寒，又：诸紧为寒，又云：曾为人所难，紧脉从何而来？师曰：假令亡汗若吐，以肺里寒，故令脉紧；假令咳者，坐饮冷水，故令脉紧；假令下痢，以胃虚故令脉紧。又云：寸口脉微，尺脉紧，其人虚损多汗。由是观之，则是寒邪之气，久客经脉所致，皆虚寒之脉也。其在阳经则浮而紧，在阴经则沉而紧，故仲景云：浮紧名为伤寒。又曰：阳明脉浮而紧者必潮热，此在阳则浮而紧也；在阴则沉而紧。故仲景云：寸口脉微尺脉紧，其人虚损多汗，则阴当先绝，而不见阳。又云：少阴病脉紧，至七八日，自下痢，脉暴微，手足反温，脉紧反去者，此欲解也，此在阴则沉而紧也。仲景云：浮为在表，沉为在里，数为在腑，迟为在脏，欲知表里脏腑，先以浮沉迟数为定，然后兼于证，而别阴阳也。"

明·李梴著《医学入门》指出诊脉时要一注意总看，二注意从伤寒、杂病、妇科、儿科、外科分看。他在《杂病脉法》中指出："中风脉浮，滑兼痰气，其或沉滑，勿以风治，或浮或沉，而微而虚，扶危治痰，风未可疏，浮迟者吉，急疾者殂。中寒紧涩，阴阳俱盛，法当无汗，有汗伤命。伤风之脉，阳浮阴弱，邪在六经，或弦而数。暑伤于气，所以脉虚，弦洪芤迟，体状无余，暑热病剧，阴阳盛极，浮之而滑，沉之散涩，汗后躁大，死期可刻。温脉无名，随见诸经，未汗宜强，虚缓伤生。温脉濡缓，或兼涩小，入里缓沉，浮缓在表，若缓而弦，风湿相搅。虚火数浮，实火沉大，随其所见，细数为害。内伤劳役，豁大不禁，若损胃气，隐而难寻。内伤饮食，滑疾浮沉。内伤劳食，数大涩浸。右关缓紧，寒湿相寻。右关数缓，湿热兼临。数又微代，伤食感淫。下手脉沉，便知是气，沉极则伏，涩弱难治，其或沉滑，气兼痰饮。诸证失血，皆见芤脉，随其上下，以验所出。大凡失血，脉

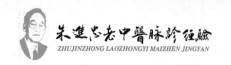

贵沉细，设见浮大，后必难治。偏弦为饮，或沉弦滑，或结涩伏，痰饮中节。郁脉皆沉，血芤气涩，湿郁缓沉，热乃数急，痰郁滑弦，滑紧因食，郁甚则滞，或结代促。平脉弦大，劳损而虚，大而无力，阳衰易扶；数而无力，阴火难除；寸弱上损，浮大里枯；尺寸俱微，五劳之躯；血羸左濡，气怯右推，左右微小，气血无余；瘰瘵脉数或涩细，如潮汗、咳血、肉脱者殂。风寒暑湿，气郁生涎，下虚上实，皆头晕眩。风浮寒紧，湿细暑虚，痰弦而滑，瘀芤而涩，数大火邪，虚大久极，先理气痰，次随证脉。头痛阳弦，浮风紧寒，热必洪数，湿细而坚，气虚头痛，虽弦带涩，痰厥则滑，肾厥坚实……痛风沉弦，肝肾被湿，少阴弱浮，风血掣急，或涩而小，酒后风袭。风寒湿气，合而为痹，浮涩而紧，三脉乃备。斑疹沉伏，或散或无，阳浮而数，火见于躯；阴实而大，热蒸在肤。咳嗽所因，浮风紧寒，数热细湿，房劳涩难；右关微濡，饮食伤脾；左关弦短，肝极劳疲；肺脉浮短，咳嗽与期，五脏之嗽，各视本部，浮紧虚寒，沉数实热，洪滑多痰，弦涩少血；形盛脉细，不足以息，沉小伏匿，皆是厄脉，惟有浮大，而嗽者生，外证内脉，参考称停。霍乱吐泻，滑而不匀，或微而涩，代伏惊人，热多洪滑，弦滑食论。心痛微急，痛甚伏入，阳微阴弦，或短又数，紧实便难，滑实痰积，心痹引背，脉微而大，寸沉而迟，关紧数锐。腹痛关脉，紧小急速，或动而弦，甚则沉伏，弦食滑痰，尺紧脐腹。心痛脉沉，沉细是福，浮大弦长，命不可复。疟脉自弦，弦数多热，弦迟多寒，弦微虚乏，弦迟宜温，紧小下夺，弦浮吐之，弦紧汗发，亦有死者，脉散且歇。痢脉多滑，按之虚绝，尺微无阴，涩则少血，沉细者生，洪弦死诀。痞满滑大，痰火作孽，弦伏中虚，微涩衰劣。湿脉自沉，沉迟寒侵，沉数火热，沉虚滑脱，暑湿缓弱，多在夏月。吞酸脉形，多弦而滑；或沉而迟，胸有寒饮；或数而洪，膈有痰热。五疸实热，脉必洪数，其或微涩，证属虚弱。水肿之证，有阴有阳，阴脉沉迟，其色青白，不渴而泻，小便清涩，脉或沉数，色赤而黄，燥粪赤溺，兼渴为阳，沉细必死，浮大无妨。胀满脉弦，脾制于肝，洪数热胀，迟弱阴寒，浮为虚胀，紧则中实，浮大可生，虚小危急。遗精白浊，当验于尺，结芤动紧，二证之的，微涩精伤，洪数火逼，亦有心虚，左寸短小，脉迟可生，急疾便夭。腰痛之脉，必沉而弦，沉为气滞，弦（大）损肾元，或浮而紧，风寒所缠，湿伤濡细，实闪挫然，涩为瘀血，滑痰火煎，或引背痛，沉滑易痊。疝脉弦急，积聚所酿，察其何部，肝为本脏，心滑肺沉，风疝浮荡，关浮而迟，风虚之恙，阳急为瘕，阴急疝状，沉迟浮涩，疝瘕寒痛，痛甚则伏，或细或动，牢急者生，弱急者丧。脚气之脉，浮弦为风，濡湿迟寒，热数且洪，紧则因怒，散则忧冲，细乃悲过，结为气攻，两尺不应，医必无功。消渴肝病，心滑而微，或紧洪数，阳盛阴惫，血虚濡散，劳则浮迟，短浮莫治，数大难医。燥结之脉，沉伏勿疑，热结沉数，虚结沉迟，若是风燥，右尺浮肥。两胁疼痛，脉必双弦，紧细弦者，多怒气偏，沉涩而急，痰瘀之愆。淋病之脉，细数何妨？少阴微者，气闭膀胱，女人见之，阴中生疮，大实易愈，虚涩其亡。小便不通，浮弦而涩，芤则便红，数则黄赤，便难为癃，实见左尺。五积属阴，沉伏附骨，肝弦心芤，肾沉急滑，脾实且长，肺浮喘卒；六聚结沉，痼则浮结，又有癥瘕，其脉多弦，弦急瘕疾，弦细癥坚，沉重中散，食成癖疝，左转沉重，气症胸前，若是肉症，右转横旋，积聚癥瘕，紧则痛缠，虚弱者死，实强可痊。中毒洪大，细微必倾，尺寸数紧，钗直吐仍，此患蛊毒，急救难停。喘急脉沉，肺胀停水，气逆填胸，脉必伏取，沉而实滑，身温易愈，身冷脉浮，尺涩难补。嘈杂嗳气，

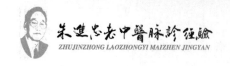
审右寸关，紧滑可治，弦急则难，两寸弦滑，留饮胸间，脉横在寸，有积上拦。呕吐无他，寸紧滑数，微数血虚，单浮胃薄，芤则有瘀，最忌涩弱。呃逆甚危，浮缓乃宜，弦急必死，结代促微。反胃噎膈，寸紧尺涩，紧芤或弦，虚寒之厄，关沉有痰，浮涩脾积，弱大气虚，涩小血弱，若涩而沉，七情所搏。痉脉弦直，或沉细些，汗后欲解，脉泼如蛇，伏坚尚可，伏弦伤嗟。癫痫之脉，阳浮阴沉，数热滑痰，狂发于心，惊风肝痫，弦急可寻，浮病腑浅，沉病脏深。祟脉无常，乍短乍长，大小促结，皆痰为殃。遁尸脉紧，与证相仿。惊悸怔忡，寸动而弱，寸紧胃浮，悸病仍作，饮食痰火，伏动滑搏，浮微弦濡，忧惊过却，健忘神亏，心虚浮薄。喉痹之脉，两寸洪溢，上盛下虚，脉忌微伏。汗脉浮虚，或濡或涩，自汗在寸，盗汗在尺。痿因肺燥，脉多浮弱，寸口若沉，发汗则错，足痛或软，专审于尺，滑疾洪缓，或沉而弱。厥证数端，沉细为寒，沉伏而数，为热所干，脉喘为气，浮实痰顽，气弱微甚，大则血悭，寸大沉滑，身冷必难。尺沉而滑，恐是虫伤，紧急莫治，虚小何妨？”

明·张三锡著《医学准绳六要》更明确指出内伤外感之区别，他说：“左寸为人迎，人迎紧盛者为外感，右寸为气口，气口紧盛者内伤。内伤有二：一则饮食停滞，脉必盛而有力且滑，乃见心下饱胀，恶心恶食等症；一则中气不足，火乘元气，故脉大按则空，乃见倦怠、自汗、手心热等虚证。浮沉定表里，迟数定寒热，有力无力定虚实，浮而有力为风，无力为虚。沉而有力为积，无力为气。迟而有力为痛，无力为冷。数而有力为热，无力为虚热。寸部属上焦，头面心胸之病，关部属中焦，腹中脏腑之病，尺部属下焦，腰足之病。”

明·章潢著《图书编》认为诊脉是察气血盛衰的主要方法，

左手三部所主病生于外，右手三部所主病生于内，其主病左手客随主变，右手主随客变。他说："分而言之，曰气，曰血，曰脉，总而言之惟脉运行血气而已。是气血盛则脉盛，气血衰则脉衰，气血和则脉平，气血乱则脉病，气血壮则脉大，气血微则脉小，气血热则脉数，气血寒则脉迟。"又说："夫疗病以脉为先，识脉必明金木水火土之理。次察虚实贼微正之邪，更复辨其部位，则病若指其掌焉。犯、实、洪、弦、紧、伏、沉、濡、滑、浮、涩、弱、微、迟、缓皆左右手之主脉也。左手三部所主温、风、寒也，温、风、寒病得于外，是外邪所感致不行不平也，皆客随主变，客既随主而变，所见者主脉而已。右手三部所主燥、湿、暑也，燥、湿、暑病生于内，是内自伤，五行自不能平也，皆主随客变，主既随客而变，所见者客脉而已。此脉法之大概，及其互相变见，或左脉见于右，或右脉见于左，或阴阳更相乘，或阴阳更相伏，或一脉为十变，脉理精微，非一言可尽，然其要不越乎阴阳五行而已。"

明·徐春甫《古今医统》在诊察疾病时，脉象为主，采用统、属诊法，即首先找出大部分相同的脉象，并确定其所主疾病的性质，然后再找出兼脉中的特殊相异的脉象及其所主疾病的性质，只有这样才能找出疾病的主次关系。他说统属诊法候病的基本原则是"候病所在，逐步诊视，合位应时，软滑者吉。病脉反之，大小独异，上下之至异同，候分统属为式。六部脉属五脏，应乎五行之气，气同则合上达，惟水不趋，气异俱有阴阳升降之义。故脉前后状同统候，兼主其一，寸关病在前候，两尺病在后取。前后之状异者，属候岐之为二：上至病在前候，下至病在后位，前后互现和乖，乖病和平，前后同中有异，异者病拟。前后强弱相同尤者之候，病及前阳后阴，候病阴降阴升，前溢后复，

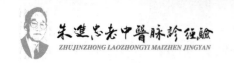
出部升降仿此。洪、细、长、短、濡、芤、滑、涩统中未详，属相出入。统属兼审，浮沉虚实。浮：表、经脉、皮毛、腠理、四肢百节、头面、背脊；沉：里、口、舌、咽喉、骨髓、五脏、六腑、大便、小水；两旁外内亦分表里，外侵身热，侵内积滞；虚为不足，痒、麻、泻、痿；实为有余，胀壅、痛、秘，统常属变，法稽经旨，附以管窥，条陈大意。"其统候主病是"浮以候表，诸阳之位。浮实为邪，浮虚少气。浮盛按衰，里虚表实。浮有按无，无根之喻，平人寿夭，患者不起。心肺浮盛，风寒外郁，左关脉浮，腹胀溲涩。右关脉滑，胃虚停食。肝肾并浮，则为风水。沉以候里，诸阴之位。沉实为积，沉虚少气，寸沉气郁，尺沉本位，喘嗽肺浮，转陷不吉。肝肾并沉，则为石水。迟为阴盛，气血凝泣，迟实为疼，迟虚寒滞，消中夏月，沉迟俱忌，寸迟少气，尺血不给。数为阳盛，气血燔灼，数实为热，数虚为躁，浮数有力，寒伤经络，浮数无力，伤风痰嗽；浮数振寒，或脉时数，身有痛处，皆主痈作；沉数有力，实火内烁，沉数无力，虚劳为恶；杂病初逢，多宜补药，病退数存，未足为乐，数退证危，真元以脱，数按不鼓，虚寒相搏，微数禁灸，洪数为火，乍数乍疏，魂归岱岳；细数而虚，虚劳阴弱，兼沉骨蒸，兼浮喘作，加之嗽汗，喉疼俱恶；数候多凶，匀健犹可，惟宜小儿，伤寒孕疟。左寸数兮，恶吐头痛，数紧头痛，数虚口疮，数止肿毒，数健为狂，短数心痛，洪数心烦；右寸数兮，肺金火烁，数紧喉痛，数滑喘嗽，沉滑骨蒸，夏逢难保；左关数紧胁痛，数止多因怒过，数长浑身壮热，数弦则是肝火；右关数兮口臭，浮数易饥易饱；左尺数而或止，俱主赤尿淋浊，数虚下部生疮，右尺数临粪燥。滑为血聚，为妊为痰，宿食水饮，积热食溢。洪滑热痰，咳喘眩晕，一二部逢，女妊可决；但滑而数，三月之胎；短滑酒伤，或为水逆；脉弱以滑，是有胃气，滑杂大小，霍乱吐泻；秋逢浮滑，儿扶易瘥；沉滑反实，逢冬永决；滑数痰多，肌消死例；左寸短滑尺涩，女人血崩；右尺和滑为妊，间滑阻月。涩为血少，败血恶寒，滞下遗精，泻利汗泄；浮涩而短，肺之本体；浮涩恶寒，沉涩腹痛；紧数为痹，弦涩少血；涩甚痰多，最难扶济；数更细涩，虚劳永决；寸涩尺弦，腹痛可决；寸脉浮数尺涩，下利血清；沉弦细涩，腹痛阴证之例。实为气壅，胀痛呕吐；脉实而满，四逆头热，春夏为顺，秋冬为逆；左寸逢实，心热咽干，右寸逢实，气壅痰厥；左关腹胀胁痛，右关食难化克；左尺小便涩难，右尺热凝粪结。虚为虚候，气血耗散，惊悸恍惚，倦瘫汗出。虚大阳虚，病属内伤，夏虚伤暑，身热汗泄；轻按见虚，随位可别；左寸昏晕，右寸下血，左关眼花，右关倦泄，左尺阴痿，右尺泻作；尺虚寸搏，血崩可决，肝肾并虚，则死不治；虚候宜补，右气左血，浮阳沉阴，尺寸仿例。洪为热候，随宜而制。浮洪无力，虚火宜益；沉洪有力，实火宜泻；洪紧痛疽，洪长壮热；洪涩而弦，谓之三克，加以浮沉，随位而决；浮洪沉小，表强里怯；浮细沉洪反推，洪转细兮病退；砒伤洪数暴吐，气弱暮洪朝细，服药有效；脉形今昨，细洪互变；老人六脉浮洪，两寸洪盛俱逆；一部独洪病推，少壮逢洪可济；心微而肺洪盛，左胁一点之疼；心肝浮弦沉洪，肩背痛因提挈；肺脾浮洪沉涩，食少腹膨；浮细沉洪，睡中汗出。细为少气不足之候，前细后大气短，前大后细脱血；六脉匀细，男平而女怀胎，洪细不调病忌泻兼厥逆，浮沉细为气虚不足，偏宜虚怯。紧为疼候，寒邪搏击；浮紧或涩兼之，俱属伤寒之始，无汗寒热，鼻干，头背俱痛强直；左寸浮紧伤寒，沉紧则为心气；右寸浮紧头痛，兼大痰鸣喘急；沉紧滑为咳痰，沉洪紧为喉痹；左关浮紧筋痛，沉紧胁痛寒郁，右关浮紧腹膨，沉紧腹痛吐食；

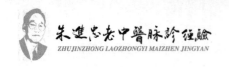

尺逢浮紧胕痛，按涩则为耳闭；沉紧溲涩腹疼，细紧小肠疝气。缓为风热，肤顽痿痹；洪缓湿热，细缓寒湿；小儿风热，缓生急死；浮缓伤风，兼大同议；自汗寒热而觥，头背俱疼而急；寸逢浮缓，左右俱主伤风，左逢沉缓健忘，右为短气；左关浮缓风运，沉缓气虚，右关浮缓腹膨，沉缓少食，从容和缓为平；尺逢浮缓足痿，左尺沉缓溲频、月水多来，右尺沉缓泄泻、肠风入胃。长为气治兼诸濡滑为平、心长神全，尺长期颐可卜，老逢长濡寿悠，急为胃气不足，浮洪而长颠狂热深，伤寒热长，阳明热伏；沉细而长为积，高下须分；左寸胸膈虚胀，右寸痰郁；左关肝气胁痛，右关则属脾胃，兼洪伤于肉荤，兼滑伤于酒冰，兼涩鸡腐所伤，兼弦菜果之滞，兼濡酒伤则泻，兼急腹痛；左尺经水愆期，右尺疝气。短为气虚，胀痛虚吐；上短下长，痛在头项；下短上充，清在腰足。促为阳盛，为狂为怒，五积于中，脉因而阻，渐退则生，渐进不救，病后得之，幽期甚速。结为阴盛，阳无所附；浮结四肢浮肿，沉结大便下红，一结一升，再结二升；浮沉结而侵内，多阴少阳为蛊；伤寒结代，心悸虚故。代为气衰，其死可卜，宜于风家，痛极妊妇。牢为里实，胃气不足，胁痛疲劳，胀满气促。革为虚寒，半产崩漏，虚泻失血，精气不固，暴病可生，久病命殂。弦为气敛，瘰疟拘急，积饮寒热，阴虚冷痹；浮弦无力，外伤风邪；弦紧为寒，弦缓为湿，弦滑为痰，弦细少气；春病无弦，失主非宜；秋深弦盛，金虚木实；弦状多同，土逢木抑；弦急而散，杂病不吉；大抵十人九弦，兼之濡滑为胃，兼急则为疼痛，兼洪则为火炽；弦多胃少曰病，但弦无胃曰死；左浮弦涩，夏与秋逢为疟，按之即滑，热多寒少奚疑？弦兼洪盛，先宜解邪散热；左关虚弱，邪轻补剂方施；左浮弦濡，气虚脊痛；浮沉弦涩，痰盛荣亏；沉小弦涩，虚汗无分盗自；右洪弦急，阴虚火旺难医；左寸浮弦沉大，心气之痛；浮弦而大按涩，痫发如痴；右寸浮弦沉大，病因痰火所为；浮大虚为鼻室，兼弦头痛有时；左关逢弦，须审浮沉之异，浮阳沉阴，内寒外热之持，浮阴沉阳，寒热及之；右关浮弦，胸膨噫气；浮弦按涩，易饱易饥；弦细倦眠，浮弦急为砂发；弦细而急，肝之真脏形脾；尺浮弦急，下部为痛；沉弦细涩，阴证寒羁；双弦为饮，并出而细，左寸稀涎上溢，关尺胁痛而推。动为体疼，劳惊崩泻，在阳出汗，在阴发热。散为血耗，表强里怯；浮洪兼散，夏月本体，伤寒逢散，证忌咳逆，寻常散多非宜，产后解索宜益。伏因有积，脉藏不出，伏细少气，伏数热厥；左寸脉伏，神不守舍；右寸逢伏，毒发寅午戌年；关尺伏逢为积，或因痛极。芤为失血之候，审位高低而出，在上吐衄痰红，在下崩漏下血。濡为气虚之候，表虚少气为原；左寸心惊噫气，左关体弱目昏；左尺伤精阴痿，小水频数血崩；右寸虚汗或为痔漏下血，右关食积，右尺虚泻未宁。微为血少之候，不能冲灌其经，六脉俱微产绝，肝肾俱微同评；左寸微盗汗，右寸微恶寒；左关微胁胀，女微后患崩；右关微积食，尺微涩崩漏，浮洪按微眇，病者入幽冥，在左遗精崩带，在右虚泻肠鸣。弱为虚候，内伤血气，老人为宜，少壮为忌；左寸逢弱，盗汗心悸；右寸逢弱，身疼短气；左关弱兮筋痿，右关弱兮停食，左尺逢弱，骨髓浮频；右尺逢弱，临晚热至。"其属候主病是"左寸前候乎心，心司血脉，汗舌。其诊浮滑头痛，眩运多痰；浮滑而洪，女子怀孕可决，浮短浮洪，浮弦细急头痛，浮涩头运恶寒，兼而同例；浮兼三克，头运有痰；沉濡涩弦，忧气郁结；沉洪口渴，沉滑心热痰涎，沉细溢前，心膈虚膨宜益，沉涩或兼之弦，沉短与芤汗出；沉短大涩，虚烦不眠，三克而沉，口干上热。左寸后候，膻中宗气；浮涩或并其弦，臂臑恶寒；浮迟三克臂疼，

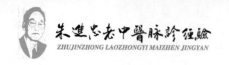

况逢心惕；沉涩或并其弦，或短或芤惊悸；沉滑沉洪，掌心热郁。右寸前以候肺，皮膝气喉背鼻。诊之浮滑头目眩运多痰；浮涩兼弦，头痛恶寒同拟；浮洪或溢，头疼痰火升腾；浮弦溢前，气少背肩胀急；浮兼三克鼻崩，浮短头痛虚议，浮洪而紧牙痛，按虚下红；年高咳逆肺洪，其死可必；头痛浮细而坚，虚汗浮细无力；沉洪痰热，沉细而滑骨蒸；三克兼沉，咳嗽痰红火炽，沉滑兼短兼洪沉涩或弦参入；沉短俱主咳痰，惟短兼主少气；右寸后候胸中，上焦输气之位。诊之浮涩或弦，胸膺划痛；沉短或兼诸，滑沉短气；沉弦洪涩为痰，沉洪足热粪秘。左关前位，肝胆血筋目胁之司；脉常见涩，日后患风予决；春逢浮涩，秋来为病先知；浮洪或参弦涩，俱为目痛；浮洪长为壮热，肝火之熙；溢主头痛目眩，女怀淫欲之思；浮涩或兼弦，浮洪无力，浮兼滑小短，六候弦推；浮细涩弦急，膝胻强直；沉滑或弦杂，眩运奚疑？沉涩或弦并至，俱为胁胀；沉弦细涩，麻木作于四肢；沉洪体疼浮热，细长左积无疑。左关后以候膈，中焦生发之机；浮涩或弦并至，俱为偏坠；沉涩或弦并至，膈胀有时；沉涩洪弦膈热，沉短膈胀虚推。右关前候胃府，纳受饮食之职，其脉浮兼有六，溢短洪细滑涩，加之浮小涩弦，恶哕须分虚实；浮涩弦大面热，浮滑按涩食滞；沉涩或参乎弦，沉短与之弱涩沉小，食少呕吐；沉短口淡无味，沉短滑为酒伤。芤见吐红伤胃，浮弦沉大喜饥，洪虚晚热来去；沉涩弦大，所兼有异，兼虚腹胀，兼实消食；沉短涩微，胃口积疼；沉小涩弦，噫气胸痞。右关后候，乃脾之使，脾司运化四肢血气，其脉浮弦细涩，寒伤于脾；浮涩或并其弦，恶寒失卫；小涩弱易饥饱，沉洪实易消食，沉小虚弦体热，沉短气乏不给，沉涩弦大食泄；芤为痰红，甚则痢崩下缺，因虚泻注。两尺前以候肾，腰耳瞳精骨髓，其应浮涩。浮弦而涩耳无闻；浮短胻清，浮滑而弦腰膝直；沉弦大或兼涩，洪虚口干饮水，沉急沉涩腰痛，缓细腰重伤湿，弱短弱涩耳鸣，芤见不能久视。两尺后之浮位，以候下部足胕；应指浮涩或弦，兼足清麻木；浮弦小急或浮紧，俱为膝痛；浮弦满涩脚气；浮短足难远行；右逢浮小短涩，肛门痔漏为急。左尺后沉候腹，下焦小膀前阴，应指沉短沉涩，间参弦至，遗精白带，老人小水频频，妊逢沉涩则为胎漏，芤为茎衄，弱滑阴痛，至于沉滑沉大，或兼弦涩，微为尿赤，甚为小便浊淋；沉细阴囊湿痒小水频数，兼软偏坠，兼之长复经凝，短弱小便后小腹虚疼；沉弦涩侵内，小腹血瘕。右尺后沉候腹，后阴大府之关，指下沉涩而或兼弦兼大沉洪而健，俱为大便燥艰；沉小或兼弦，俱为粪溏；沉弦洪无力，溏结相参；沉涩无力，虚泻宜固，沉逢三克，泻因食伤；沉滑洪滑，热痢初兴宜下，沉短而涩，久痢宜补脾乡；沉短短滑与微，俱为下血，长覆为疝；弱涩失气亡阳。”

喻嘉言著《医门法律》认为切脉莫重于定部位，定部位还当与面部所主五脏六腑相参。他说：“部位一定，胸中茅塞顿开……参之《灵枢》面部所主五脏六腑，兼统无疑，更何疑哉？”

张景岳著《景岳全书》指出脉证相反虚实难辨者应本证实脉虚者属虚证，脉实证虚者多虚的观点去处理。他说：“大都证实脉虚者，必其证为假实也，脉实证虚者，必其脉为假实也。何以见之？如外虽烦热而脉见微弱者，必火虚也；腹虽胀满而脉见微弱者，必胃虚也；虚火虚胀其堪攻乎？此宜从脉之虚不从证之实也。其有本无烦热而脉见洪数者，非火邪也；本无胀滞而脉见弦强者，非内实也；无热无胀其堪泻乎？此宜从证之虚，不从脉之实也。凡此之类，但言假实，不言假虚，果何意也？盖实有假实，虚无假虚。假实者病多变幻，此其所以有假也；假虚者，亏损既

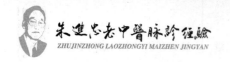
露，此其所以无假也。大凡脉证不合者，中必有奸，必先察其虚以求其根本，庶乎不误，此诚不易之要法也。"并提出假虚之证仅有邪闭经络与热极生寒两证，轻浅之证宜从证，病关脏气者当凭脉下药的观点。他说："真实假虚之候，非曰必无，如寒邪内伤，或食停气滞而心腹急痛，以至脉道沉伏或促或结一证，此以邪闭经络而然，脉虽若虚而必有痛胀等症可据者，是诚假虚之脉，本非虚也。又若四肢厥逆或恶风怯寒而脉见滑数一证，此由热极生寒，外虽若虚而内有烦热、便结等症可据者，是诚假虚之病，本非虚也。大抵假虚之证只此二条，若有是实脉而无是实证即假实脉也，有是实证而无是实脉即假实证也。"又说："如病本轻浅别无危候者，但因见在以治其标自无不可，此从证也。若病关脏气，稍见疑难，则必须详辨虚实，凭脉下药，方为切当。"

清代医家大多因杂病病关脏气，故内科杂病尤重脉象在辨证论治中的作用。他们或将脉象总的诊断价值及实用方法列在全书之首，先予概述继之以各章之末再予详论；或在各病之后单列一节以述脉象，并另以病案的形式以阐明脉象在辨证论治中的正确使用方法。前者如沈金鳌氏所著《杂病源流犀烛》，后者如张路玉所著《张氏医通》、林珮琴所著《类证治裁》。沈氏基于同一脉象出现在不同的病证常常表现为病性、病位、预后的差异，提出凭脉辨证时应"直看横推"。他说："浮以候表。浮为风虚眩掉之候，阳脉浮表热，阴脉浮表虚，秋为正，肺脉宜，久病则忌。""洪为经络，大热血气燔灼之候，夏为正，心脉宜。血久嗽忌，形瘦多气者死，凡脉洪则病进。""芤为失血之候，大抵气有余血不足，血不足以载气，故虚而大为芤之状。火犯阳经血上溢，火侵阴络血下流。三部脉芤久病生，卒病死。""弦为血气收敛，为阳中伏阴，或经络间为寒所滞之候。弦紧数劲为太过，弦紧而细为不及，弦而软病轻，弦而硬病重。轻虚以滑者平，实滑如循长竿者病，劲急如新张弓弦者死。春为正，肝脉宜，若肝木克土而至不食难治，疟病自弦。""虚为气血俱虚之候，气血虚则脉虚，主多在内不足之证，久病脉虚多不治。""濡为气血两虚之候，亦主脾湿，病后产后可治，平人脉濡难治。""长为气血皆有余之候，有三部之长，有一部之长，按之如牵绳则病矣。长属肝，宜于春，诊无病肝脉自见。""散为气血耗散脏腑气绝之候，在病脉主虚阳不敛，又主心气不足，大抵非佳兆也。心浮大而散，肺短涩而散，犹为平脉。若病脉见代散必死，产妇脉散临盆之兆，如未到产期必至堕胎。""沉为阴逆阳虚之候，主阴经、主气、主水、主寒、主骨，太过病在外，不及病在内，冬为正，女寸男尺俱宜。""短为气不足，以前导其血之候，俱主不及之病。短脉只见寸尺，若关部短，则上不通寸，下不通尺，是阴阳绝脉必死，故关不诊短，短属肺，宜于秋，诊无病肺脉其形自可见。""细为血冷气虚不足以充之候，故主诸虚劳损，或湿侵腰肾，应病则顺，否则逆，吐衄得之生，春夏与少年不利，秋冬与老弱可治，忧劳过度者脉亦细，凡细脉病俱在内在下。""实为三焦气满之候，俱立有余之病。""伏为阴阳潜伏、关格闭塞之候，关前得之为阳伏，关后得之为阴伏，脉伏者不可发汗，痛甚者脉必伏。""牢为里实表虚、胸中气促，劳伤痿极之候，大抵牢脉近乎无胃气者，故为危殆之脉；如失血人宜沉细，若浮大而牢必死，以虚病反见实脉也。""革为虚寒失血之候，其实即芤弦二脉相合之象，芤为虚，弦为寒，虚寒相搏，故主男子亡血失精，女子半产漏下，又为中风感湿之症，久病死，卒病生，脉来浑浊变革，急如涌泉，出而不反病进而危，去如弦绝者死。""代为脏气多衰，形容羸瘦，口不能言之候。若不病而羸瘦，脉代止，是一脏无气，他脏

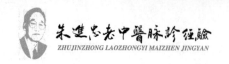

代之，必危。若因病而气血骤损，致元气卒不相续，或风家痛家，只为病脉，故伤寒亦有心悸而脉结代者，腹心疼亦有结涩止代不匀者；久痛之脉不可准也，代脉有生有死，非定为死脉，宜辨之。""迟以候脏，迟为阴盛阳虚之候，阳不胜阴，故脉来不及也，居寸为气不足，气寒则缩也；居尺为血不足，血寒则凝也。""微为久虚血弱之候，又主阴寒，或伤寒蓄热在里，脉道不利，亦微细濡弱，不可为寒者，当以标本别之，总之气血微脉即微。""弱为阳陷入阴，精气不足之候，亦主筋。脉弱以滑是有胃气，脉弱以涩是为久病，阳浮阴弱应为血虚筋急，恶寒发热之病，老得之顺，壮得之逆。""缓为气血向衰之候，若不沉不浮，从容和缓，乃脾家之正脉，四季亦为平脉，非时即病。和缓而匀，无浮沉、徐疾、微弱之偏即为胃气脉。""结为阴独盛而阳不能相入之候，此为阴脉之极，按之累累如循长竿曰阴结，蔼蔼如张车盖曰阳结，又有如麻子动抽，旋引旋收，聚散不常之结，此三脉名虽同而实则异。""数以候腑，数为君相二火炎热之候，阴不胜阳，故脉来太过，小儿吉，肺病秋深皆忌。""紧为寒风搏急，伏于营卫之间之候，凡紧脉皆主寒与痛，内而腹，外而身，有痛必见紧象，亦有热痛者，必兼实数，热为寒束，故急数如此，但须有神气为妙。""促为阳独盛而阴不能相和之候，怒气逆上亦令脉促，此阳脉之极。""动为阴阳相搏之候，关位前半属阳，后半属阴，阴与阳搏，阳虚则阳动，阴虚则阴动。动脉即滑数二脉相兼极甚者，故女人心脉动甚妊子。""滑以候气，滑为血实气壅之候，血不胜于气也，主痰饮诸病，脉为血府，血盛则脉滑，惟肾宜之。女人脉滑断绝不匀，经闭之验，诸脉调，尺独滑，必有胎，上为吐逆，下为气结，滑数为热结。""涩以候血，涩为气多血少之候，故主血少，精伤之病。盖气盛则血少，脉因涩，惟肺宜之。

女人有孕而脉涩为胎病，无孕而脉涩为败血。"

此外，明清两代大多非常重视医案的撰写，而著名医学家之医案多从脉象入手论述，从而为从脉治病打下了坚实的基础。

第四节 脉象在外科认识上的逐渐丰富

作为我国现存的最早的杂病专著——《金匮要略》一书，除以大量的篇幅论述了内科杂病外，又以专篇《疮痈肠痈浸淫病脉证并治》《趺蹶手指臂肿转筋阴狐疝蛔虫病脉证治》论述了外科疾病。他除阐明脏腑、经络、先后不但是内科杂病辨证论治的基础，脉象不但是内科辨脏腑、经络、先后的关键依据外，又特别指出这些原则也是外科疾病辨证论治的基础和关键依据。不过由于外科疾病大多仅在皮毛肌肤而未及于脏腑气血，所以尤重局部的望诊和按诊。他说："诸浮数脉，应当发热，而反洒淅恶寒，若有痛处，当发其痈。""诸痈肿，欲知有脓无脓，以手掩肿上，热者为有脓，不热者为无脓。""肠痈者，少腹肿痞，按之即痛如淋，小便自调，时时发热，自汗出，复恶寒，其脉迟紧者，脓未成，可下之，当有血。脉洪数者脓已成，不可下也，大黄牡丹汤主之。""肠痈之为病，其身甲错，腹皮急，按之濡，如肿状，腹无积聚，身无热，脉数，此为肠内有痈脓，薏苡附子败酱散主之。""问曰：寸口脉浮微而涩，法当亡血，若汗出，设不汗出者云何？答曰：若身有疮，被刀斧所伤，亡血故也。""浸淫疮，从口流向四肢者可治，从四肢流来入口者，不可治。"

晋·王叔和著《脉经》亦将外科疾病与内科杂病一样看待，凡是及于脏腑者尤甚重视脉象。他说："病疮，腰脊强急、瘛疭者皆不可治，寒热瘛疭其脉代绝者死。金疮血出太多，其脉虚细

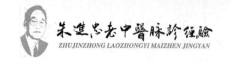

者生，数实大者死。金疮出血，脉沉小者生，浮大者死。斫疮出血一二石，脉来大，二十日死；斫刺俱有，病多，少血，出不自止断者，其血止，脉来大者，七日死，滑细者生。从高倾仆，内有血，腹胀满，其脉坚强者生，小弱者死。"

唐·孙思邈著《千金要方》除列专篇《平脉》以说明脉诊的价值亦适合于外科疾病外，并列专篇《丁肿痈疽》《痔漏》以阐释外科疾病，指出外科尤重局部望诊，并且注重外科疾病与内科杂病的鉴别。他说："脉数，身无热，即内有痈。诸浮数脉当发热，而反渐渐恶寒，若有痛处，当结为痈。脉微而迟，必发热，脉弱而数，此为振寒，当发痈肿。脉浮而数，身体无热，其形默默，胃中微燥，不知痛处，其人当发痈肿。脉滑而数，滑则为实，数则为热，滑即为营，数即为卫，营卫相逢，即结为痈，热之所过即为痈脓，身有痛处，时时苦有疮。"

金·刘完素著《河间六书》提出治痈有托里、疏通、行荣卫三法，三法之用在于明脉。他说："治疮之大要，须明托里、疏通、行荣卫三法。托里者，治其外之内；疏通者，治其内之外；行荣卫者，治其中也。内之外者，其脉沉实，发热烦躁，外无焮赤痛甚，邪气深于内也，故先疏通脏腑，以绝其原。外之内者，其脉浮数，焮肿在外，形证外显，恐邪气极而内行，故先托里，以防其内也；内外之中者，外无焮恶之气，内亦脏腑宣通，知其在经，当和荣卫也。"

元·朱震亨著《丹溪心法》称"阳滞于阴，脉浮、洪、弦、数；阴滞于阳，脉沉、细、弱、涩；阳滞以寒治，阴滞以热治之。"

元·齐德之著《外科精义》称外科诸病若不明脉则如冥行索途，动致颠复。他说："夫医者，人之司命也。脉者，医之大业也。盖医家苟不明脉，则如冥行索途，动致颠复矣。夫大方脉、妇人、小儿、风科，必先诊脉后对证处药。独疮科之流多有不诊其脉候，专攻治外，或有证候疑难，别召方脉诊察，于疮科之辈甘当浅陋之名噫！其小哉如是。原夫疮肿之生，皆由阴阳不和、气血凝滞，若不诊候，何以知阴阳勇怯、血气聚散耶？由是观之，则须信疗疮肿于诊候之道，不可阙也。历观古今治疗疮肿方书甚多，其间诊候之法略而未详，比夫诸科甚有灭裂，愚虽不才，辄取《黄帝素问》《难经》《灵枢》《甲乙》及叔和、仲景、扁鹊、华佗、《千金》《外台》《圣惠》《总录》，古今名医诸家方论之中，诊候疮肿之说，简编类次，贯成篇帙。首载诊候入式之法，次论血气色脉参应之源，后明脉之名状，所主证候及疮肿逆从之方，庶使为疮肿科者，览此则判然可晓，了无疑滞于胸次。一朝临疾，诊候至此，则察逆从，决成败，若黑白之易分耳。"并在《三部所主脏腑病论》《脉证名状二十六种所主病证》《三部脉所主证候》三节中评论了脉象与外科疾病辨证论治的关系。他说："若疮疽之人，脓血大泄，脉滑数者难治也。凡脓多或如清泔，脉滑大散，寒热发渴者，治之无功也；若患肺疮者，咳嗽脓血，脉见洪滑，治之难瘥矣。大凡诊脉见浮数，应当发热而反恶寒，虽头项拘急，四肢烦痛，或复战栗，渴甚者，但有痛处，欲发疮肿也。"又说："夫脉之大体二十六种，此诊脉之纪纲也，细而论之，毫厘少差，举治必远，总而言之，虚实阴阳而已，两者议之，以要其中。谨于诸家脉法中，撮其机要，翦去繁芜，载其精义。浮脉之诊，浮于指下，按之不足，举之有余，再再寻之，状如太过，瞥瞥然见于皮毛间，为表证，或为风，或为虚。浮而大散者心也，浮而短涩者肺也，浮而数者热也；浮数之脉应发热，其不发热而反恶寒者，疮疽之谓也。洪脉之诊，似浮而大，举按之则

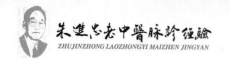

泛泛然满三部，其状如水之洪流，波之涌起，其主血实热疮肿。论曰：脉洪大者，疮疽之病进也；如疮痈结脓未成者，宜下之。脓溃之后脉见洪大则难治，若自利者不可救治也。滑脉之诊，实大相兼，往来流利如珠，按之则累累然滑也，其主或为热，或为虚，此阳脉也；疮疽之病脓未溃者宜内消也，脓溃之后宜托里也，所谓始为热而终为虚也。数脉之诊，按之则呼吸之间动及六至，其状似滑而数也，若浮而数则表热也，沉而数则里热也。又曰：诸数为热，仲景曰：脉数不时见则生恶疮也，又曰：肺脉洪数则生疮也，诊诸脉洪数者里欲有脓结也。散脉之诊，似浮而散，按之则散而欲去，举之则大而无力，其主气实而血虚，有表无里；疮肿脓溃之后而烦痛尚未痊退者，诊其脉洪滑粗散难治也，以其正气虚而邪气实也。又曰：肢体沉重肺脉大则毙，谓浮散者也。芤脉之诊，似浮而软，按之中央空，两边实，其主血虚或为失血；疮肿之病诊得芤脉，脓溃后易治，以其脉病相应也。长脉之诊，按之则洪大而长，出于本位，其主阳气有余也；伤寒得之欲汗出自解也；长而缓者胃脉也，百病皆愈，谓之长则气治也。牢脉之诊，按之则实大而弦且沉且浮，而有牢坚之意，若瘰病结肿诊得牢脉者，不可内消也。实脉之诊，按举有力而类结曰实。经曰：邪气盛则实，久病则虚，人得此最忌，疮疽之人得此宜急下之，以其邪气与脏腑俱实故也。弦脉之诊，按之则紧而弦，其似紧者为弦，如按弦而不移，紧如内绳而转动以此为异；脉浮弦而平，不时见则为饮为痛，主寒主虚。疮疽论曰：弦洪相搏，外紧内热，欲发疮疽也。也紧脉之诊，似弦而紧，按之如绳而转动，其主切痛积癖也；疮肿得之，气血沉涩也，亦主痛也。涩脉之诊，按之则散而复来，举之则细而不足，脉涩则气涩也，亦主血虚，疮肿溃后得之无妨也。短脉之诊，按举则不及本位，《内经》曰：短则气病，以其无胃气也；诸病脉短皆难治也，疮肿脉短真气短也。细脉之诊，按之则萦萦如蜘蛛之丝而欲绝，举之如无而似有；细而微其主亡阳衰也；疮肿之病，脉来细而沉时直者，里虚而欲变证也。微脉之诊，按之则软小而极微，其主虚也，真气复者生，邪气盛者危；疮肿之病溃后脉微而匀举自瘥也。迟脉之诊，按举来迟，呼吸定息方得三至，其状似缓而稍迟，痼疾得之则善，新疾得之则正气虚惫，疮肿得之溃后自瘥。缓脉之诊，按举似迟而稍于迟，仲景曰：阳脉浮大而濡，阴脉浮大而涩，阴阳同等谓之长缓，脉见长缓百疾自瘥；凡诸疮肿溃后，其脉涩迟缓者皆易愈，以其脉候相应，是有胃气也。沉脉之诊，举之不足，按之方见，如烂绵，其主邪气在脏也，水气得之则逆，此阴脉也；疮肿得之邪气深也。伏脉之诊，比沉而伏，举之则无，按之至骨方得，与沉相类而邪气益深矣。虚脉之诊，按之不足，迟大而软，轻举指下豁然而空，经曰：脉虚则血虚，血虚生寒，阳气不足也；疮肿脉虚，宜托里和气养血也。软脉之诊，按之则如帛在水中极软而沉细，亦谓之濡，其主胃气弱；疮肿得之，补虚排脓托里。弱脉之诊，似软而极微，来迟而似有。仲景曰：微弱之脉，绵绵如泻漆之绝，其主血气俱虚，形精不足；大抵疮家沉迟濡弱，皆宜托里。促脉之诊，按之则去数来时一止而复来，仲景曰：阳盛则促，主热蓄于里也，下之则和；疮肿脉促，亦急下之。结脉之诊，按之则往来迟缓，时一止而复来，仲景曰：阴盛则结，经曰：促结则生，代则死。代脉之诊，按之则往来，动则中止不能自还，因而复动者曰代脉也，代者气衰也，诸病见之不祥；大凡疮肿之病，脉促结者难治，而况见代脉乎！动脉之诊，见于关上，无头尾如豆大，厥厥然而动摇者是也。《脉经》曰：阴阳相搏，故谓之动，动于阳则阳气虚而发厥，动于阴则阴气虚而发热，是阳生于尺而

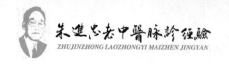
动于寸，阴生于寸而动于尺，不可不辨也。"

明·薛己著《薛氏医案》称痈疽攻补法的鉴别"亦当以浮沉收别之。"称溃疡"脉大无力或涩微者气血俱虚，峻补之。"称作痛之"脓出反痛者虚也，宜补之；脉数虚而痛者，属虚火，宜滋阴；脉数实而痛者，邪气实也，宜泄之；脉实便秘而痛者，邪在内也，宜下之；脉涩而痛者，气血虚寒也，温补之。"称发热之"脉浮或弱而热或恶寒者，阳气虚也，宜补气；脉涩而热者，血虚也，宜补血；午前热者补气为主，午后热者补血为主；脉浮数发热而痛者，邪在表也，宜散之；脉沉数发热而痛者，邪在内也，宜下之。"作渴之"尺脉大或无力而渴者，宜滋阴降火；上部脉沉实而渴者，宜泻火；上部脉洪数而渴者，宜降火；胃脉数而渴者，宜清胃火；气虚不能生津液而渴者，宜补中气；脉大无力或微弱而渴者，宜补气血。"便秘之"脉沉实而秘者，火在内者，宜泄之；脉涩而秘者，属血少，宜养血；脉浮而秘者，属气虚，宜补气；脉浮涩而秘者，气血俱虚也，宜补气血。"疔疮之"脉浮数者散之，脉沉实者下之，表里俱实者解表攻里。"

明·李梃著《医学入门》称痈疽之阴证、阳证、半阴半阳证的鉴别在于脉证相合。他说："阳发，初起皮薄作热，色赤焮肿疼痛，溃后肉色红活，此为外发，更加身健能食，发热便秘，脉数有力，为纯阳易治。阴发，初起皮浓不热，色黯微肿，硬如牛皮，不痛陷软，不作脓，不溃，微开阔，破后肉色紫黑，此为内发，未溃脏腑已经坏烂，更加身倦少食，不热便利，脉软无力，为纯阴不治。又有半阴半阳，似肿非肿，似痛非痛，似赤非赤，似溃非溃，脉数无力，如阳多阴少，用药托里变阳者生；阴多阳少，用药托亦不起，投阴必死。"

明·王肯堂著《证治准绳》在强调证的重要性时又特别指出

脉象在外科疾病辨证论治的价值。指出："沉实发热烦躁，外无焮赤痛，其邪深在里，宜先疏通以绝其源。浮大数，焮红在外，当先托里，恐邪入内。脉不沉不浮，内外证无，知其在经，当和荣卫。脉数身无热，内有痈脓。脉数应当发热而反恶寒，若有痛处当发痈，若数脉不时见，当先恶疮。浮，肿疡为虚，为风，溃疡为虚宜补。洪，肿疡为虚，为热盛，宜宣热拔毒，年壮形实宜下；溃疡为邪气盛，服药久不退者难治。滑，肿疡为热，溃疡为热，为虚为邪气未退。数，肿疡为病进为热，数而洪者欲脓；溃疡为难愈，数甚者难治。散，肿疡为气不收敛，溃疡为痛未退，洪滑大散难治。芤，肿疡为血虚，溃疡为虚，为脉病相应。长，肿疡宜消退之法，溃疡为易愈，谓长则气治也。牢，肿疡为邪盛，为欲脓，溃疡为邪气不退。实，肿疡为邪气太盛，溃疡为邪不退，为实，缓豁大者为虚。弦，肿疡为痛，为欲脓，弦洪相搏，外紧内热，为疽发也；溃疡为血虚，为痛。紧，肿疡浮而紧，发热恶寒，或有痛处，是为痛疽；溃疡主气血沉涩，为痛，为有外寒。涩，肿疡为气实，为气滞；溃疡为血虚，为病脉相应。短，肿疡为元气不足，为气滞，溃疡为大虚宜补。微，肿疡为虚，服药渐充者佳；溃疡若微而匀者为虚，为病脉相应。迟，肿疡为寒，为虚，尺迟为血少；溃疡为虚，为气血不能滋荣于疮，为有外寒。缓，肿疡为可治，大而缓为虚；溃疡缓而涩者愈，以其病脉相应及胃气充也。沉，肿疡为邪气深，溃疡为遗毒在内，寸沉为胸有痰。伏，肿疡为阴中伏阳邪，溃疡为阳伏阴中，为内蚀，为流注浸淫，难治。虚，肿疡便，宜补而内托，溃疡脓既泄，宜大补气血。弱，肿疡为元气不足，宜内补托里，溃疡为病脉相，应宜补。结，肿疡为邪气结；溃疡渐匀则愈，不调则危。促，肿疡为热，为病进；溃疡为热不减，渐进则死，渐退即生。代，肿疡为气血

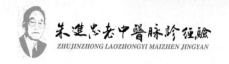
败坏，元气损伤，溃疡为元气竭绝。"

明·陈实功著《外科正宗》对局部辨证尤为重视，然对于涉及脏腑、气血者则往往以脉为主要鉴别点。清代医家大多宗明代医家之观点，认为轻浅者不必凭脉只凭证而治即可，但较严重者不可不重视脉象。陈士铎《洞天奥旨》云："诊脉所以治内病也，若疮疡则辨证而不必辨脉，以疮疡之病在外也。虽然有诸中必现于外，安在诊其里不可以知其表哉，况疮疡之毒，皆出诸脏腑乎！既是脏腑内病，乌可徒辨证而不辨脉乎？惟是疮疡之变症多端，而疮疡之变脉亦不一状，吾又何能尽示之乎？然不可尽示之中而实有简要之法在。大约疮疡未溃之先，脉欲其有余；而疮疡已溃之后，脉欲其不足。有余者，火毒旺也；不足者，正气虚也。未溃而现有余之脉，乃宜盛而盛，顺之象也；已溃而现不足之脉；乃脉宜虚而虚，亦顺之象也。倘已溃而现有余，不宜盛而盛也；未溃而现不足，不宜衰而衰也。不宜盛而盛乃火毒之大炽，不宜衰而衰乃火毒之甚深，皆逆之象也。"清代医家虽在外诊方面有诸多创见，然在如何应用脉象去进行辨证论治方面仍然大多遵照元、明诸家之见解。

第五节　脉象在妇科认识上的逐渐丰富

作为我国现存最早的杂病专著——《金匮要略》一书，除以大量的篇幅论述了内科杂病的辨证论治方法外，又以《妇人妊娠病脉证并治》《妇人产后病脉证治》《妇人杂病脉证并治》三篇论述了妇科疾病。他除指出不但脏腑、经络、先后是内科辨证论治的基础外，并指出尽管妇人之病千变万端，但由于其病因与内科疾病基本一致，辨证也主要在于审其阴阳虚实，所以审脉以辨证也自然而然地与内科的原则相同。他说："妇人之病，因虚、积冷、结气，为诸经水断绝，至有历年，血寒积结胞门。寒伤经络，凝坚在上，呕吐涎唾，久成肺痈，形体损分。在中盘结，绕脐寒疝；或两胁疼痛，与脏相连；或结热中，痛在关元，脉数无疮，肌若鱼鳞。时着男子，非止女身。在下未多，经候不匀，令阴掣痛，少腹恶寒；或引腰脊，下根气街，气冲急痛，膝胫疼烦，奄忽眩冒，状如厥癫，或有忧惨，悲伤多嗔。此皆带下，非有鬼神。久则羸瘦，脉虚多寒，三十六病，千变万端，审脉阴阳，虚实紧弦，行其针药，治危得安。其虽同病，脉各异源，子当辨记，勿谓不然。"

晋·王叔和著《脉经》以《平妊娠分别男女将产诸证》《平妊娠胎动血分水分吐下腹痛证》《平带下绝产无子亡血居经证》《平郁冒五崩漏下经闭不利腹中诸病证》《平阴中寒转胞阴吹阴疮脱下证》《平妇人病生死脉证》等专论妇人脉与辨证论治的关系，并把脉象作为鉴别、了解、认识妇科疾病的手段。例如：在认识有无妊娠时他指出："脉平而虚者，乳子法也，经云：阴搏阳别，谓之有子，此是血气和调，阳施阴化也。诊其手少阴脉动甚者，妊子也。少阴心脉也，心主血脉；又肾名胞门子户，尺中肾脉也，尺中脉按之不绝，法妊娠也。左右三部脉沉浮正等，按之无绝者，妊娠也。妊娠初期，寸微小，呼吸五至，三月而尺数也。脉滑疾重，以手按之散者，胎已三月也。脉重手按之不散，但疾不滑者，五月也。妇人妊娠四月，欲知男女法，左疾为男，右疾为女，俱疾为生二子。"当谈到复杂病证的主次鉴别法时，他指出："妇人带下，六极之病，脉浮则为肠鸣腹满；紧则为腹中痛，数则为阴中痒，洪则生疮，弦则阴疼掣痛。""问曰：有一妇人年五十所，病但苦背痛，时时腹中痛，少食多厌，喜膜胀，其脉阳微，关迟

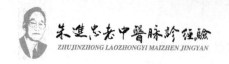
小紧，形脉不相应，愿知所说？师曰：当问病者饮食何如？假令病者言：我不欲饮食，闻谷气臭者，病为在上焦；假令病者言：我少多为欲食，不食亦可，病为在中焦；假令病者言：我自饮食如故，病为在下焦，为病属带下，当以带下治之。""问曰：妇人病如癫疾郁冒，一日二十余发，师脉之，反言带下，皆如师言，其脉何类？何以别之？师曰：寸口脉濡而紧，濡则阳气微，紧则荣中寒，阳微卫气虚，血竭凝寒，阴阳不和，邪气舍于营卫，疾起年少时，经水来以合房室，移时过度，精感命门开，经下血虚，百脉皆张，中极感阳动，微风激成寒，因虚舍荣卫，冷积于丹田，发动上冲，奔在胸膈，津液掩口入，涎唾涌溢出，眩冒状如厥，气冲髀里热，粗医名为癫，灸之因大剧。""问曰：妇人病苦，气上冲胸，眩冒，吐涎沫，髀里气冲热，师脉之，不名带下，其脉何类？何以别之？师曰：寸口脉沉而微，沉则卫气伏，微则荣气绝，阳伏则为疹，阴绝则亡血，病当小便不利，津液闭塞，今反小便通，微汗出，沉变为寒，咳逆呕沫，其肺成痿，津液竭少；亡血损经络，因寒为血厥；手足苦痹，气从丹田起，上至胸胁；沉寒怫郁于上，胸中窒塞；气历阳部，面翕如醉；形体似肥，此乃浮虚，医反下之，长针复重虚荣卫，久发眩冒，故知为血厥也。"当谈到审脉以察生死的预后时，他指出："诊妇人漏血下赤白，日下血数升，脉急疾者死，迟者生。诊妇漏下赤白不止，脉小虚滑者生，大紧实数者死。诊妇人新生乳子，脉沉小滑者生，实大坚弦急者死。诊妇人疝瘕积聚，脉弦急者生，虚弱小者死。诊妇人新生乳子，因得热病，其脉弦小，四肢温者生，寒清者死。"

宋·陈自明著《妇人大全良方》，其辨证论治之法应注意冲任二脉之外，其他辨证论治之法大多宗内科辨证论治之法，而在月水不利证中尤重脉诊。他说："妇人月水不利者，由劳伤气血，致令体虚而风冷客于胞内，损伤冲任之脉故也。若寸脉弦、关脉沉是肝病也，兼主腹痛，孔窍生疮；尺脉滑，血气实，经络不利，或尺脉绝不至兼主小腹引腰痛，气攻胸膈也。"

金·刘完素著《素问病机气宜保命集》强调妇产之疾病在厥阴，治法应注意三禁，治疗之时主在厥阴，而兼病尤应注意，其辨证论治之法可宗内科杂病之法。

李东垣著《东垣十书》，认为妇人月经不调，若"右尺脉按之空虚，是气血俱脱大寒证。轻手其脉数疾，举指弦紧或涩，皆阳脱之证，阴火亦亡。见热证于口鼻眼或渴，此皆阴躁而阳欲去也，当温之、降之、引之、燥之，用升阳举经汤。此法大升浮血气，补命门之下脱也。"

明·李梴著《医学入门》，提出诊妇科病脉法是"经病前后，脉软如常，寸关虽调，尺绝痛肠；沉缓下弱，来多要防；微虚不利，间月何妨！浮沉一止，或微迟涩，居经三月，气血不刚，三月以上，经闭难当；心脾病发，关伏寸浮；心事不足，左寸沉结；少阳卑沉，少阴脉细，经前病水，水分易瘰；寸脉沉数，趺阳微弦，少阴沉滑，血分可愁。寸浮而弱，潮热汗出，寸洪虚数，火动劳疾。趺阳浮涩，吞酸气窒。腹痛腹满，脉浮且紧，少阴见之，疝瘕内隐。带下崩中，脉多浮动，虚迟者生，实数者重。少阴滑数，气淋阴疮，弦则阴痛，或挺出肠。""妊孕初时，寸微五至，三部平匀，久按不替。妊孕三月，阴搏于阳，气衰血旺，脉正相当。肝横肺弱，心滑而洪，尺滑带散，久按益强。或关滑大，代止尤忙，渴且脉迟，其胎必伤。四月辨质，右女左男，或浮或沉，疾大实兼。左右俱盛，胎有二三，更审经脉，阴阳可参，但疾不散，五月怀耽。太急太缓，肿漏为殃。六七月来，脉喜实长，沉

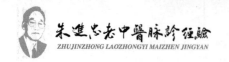

迟而涩，堕胎当防。脉弦寒热，当暖子房。八月弦实，沉细非良。少阴微紧，两胎一伤。劳力惊仆，胎血难藏。冲心闷痛，色青必亡。足月脉乱，反是吉祥。""临产六至，脉号离经，或沉细滑，若无即生。浮大难产，寒热又频，此是凶候，急于色征，面颊唇舌，忌黑与青，面赤母活，子命必倾，若胎在腹，子母归冥。"

明·李中梓著《医宗必读》在强调诊脉的重要性时，又指出："妇人有子，阴搏阳别；少阴动甚，其胎已结；滑疾不散，胎必三月；但疾不散，五月可别。左疾为男，右疾为女，女腹如箕，男腹如斧。欲产之脉，散而离经；新产之脉，小缓为应；实大弦牢，其凶可明。"

明·徐春甫著《古今医统》，指出妊娠之脉是"妊脉紧滑，见于右关，或吐伤损，他部相参。诊之左脉，或一部或二部之洪滑，六脉相等。或尺旺或中冲而悠扬。男女之别，须审阴阳，右肺盛，阴状多，俱主弄瓦；左尺盛，阳伏多，俱主弄璋。右关微弱与数，胎防有损；胎漏若逢右革，必堕堪伤。欲产脉歇至，或洪或细，临生右关弱，宜施补汤。"

明·龚廷贤著《寿世保元》尤对崩漏、带下、妊娠、产后等病的辨证论治注视脉象的鉴别，并把脉象列在诸篇之首进行论述。他说："妇人漏血下赤白，日下血数升，脉急疾者死，迟者生；又曰脉小虚滑者生，大紧实数者死；又云尺寸脉虚者漏血，漏血脉浮不可治也。""妇人带下，六极之病，脉浮则为肠鸣腹满，紧则为腹中痛；数则为阴中痒，痛则生疮；弦则阴产掣痛；带下脉浮，恶寒漏下者，不治。""经云：阴搏阳别，谓之有子，是气血调和，阳施阴化也。诊其手少阴脉动甚者，妊子也，少阴心脉也，心主血脉。又云：肾名胞门子户，尺中肾脉也，尺中之脉按之不绝者，妊娠之脉也。三部浮沉正等，按之无断绝者，有娠也。又左手沉实为男，右手浮大为女，左右俱沉实生二男，左右俱浮大生二女；又尺脉左偏大为男，右偏大为女，左右俱大产二子；又左右两尺脉皆浮为产二男，不尔女作男生，俱沉为产二女，不尔男作女生；又左手尺脉浮大者男，右手尺脉沉细者女，又得太阴脉为男，得太阳脉为女；太阴脉沉，太阳脉浮，欲知男女，背面行，夫自后呼之，左回首者是男，右回首是女。""产后扶虚消瘀血，脉却宜虚。叔和云：新产之脉缓滑吉，实大弦急死，寸口来去涩疾不调死，沉细附骨不绝生。"

明·张洁著《仁术便览》认为经带诸疾多从证辨，产前产后则从脉论。说："产前，脉细小涩弱，产后脉洪数多死，已产当细小者吉。""产后，脉平吉，洪数凶；左手脉不足用血药多，右手脉不足用气药多。"

清·陈修园著《妇科要旨》称妇人得孕之难易尤应诊脉，称"人身血气各有虚实寒热之异，惟察脉可知，舍脉而独言药妄也。"

清·沈金鳌著《妇科玉尺》于各病之后均列脉法，采前人之论以述明之，云："求嗣……《脉经》曰：男子脉微而涩为无子，精气清冷也；妇人少腹冷，恶寒，少年得之为无子，年大者得之为绝产，肥人脉细，胞有寒，故令少子。"

"月经……《脉经》曰：左手关上脉阴虚者，足厥阴经也，妇人病苦月经不利，腰腹痛。肝脉沉之而急，浮之亦然，女人月事不来，时亡时有，得之少时有所坠堕。尺脉滑，血气实，妇人经脉不利，宜服大黄朴硝汤下去经血，针关元泻之。少阴脉弱而微，微则少血。寸口脉浮而弱，浮则为虚，弱则无血。脉来如琴弦，少腹痛，主月不利、孔窍生疮。尺脉来而断续者，月水不利，当患小腹引腰痛，气滞上攻胸臆也。经不通，绕脐寒疝痛，其脉

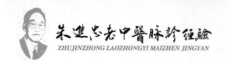

沉紧，此由寒气客于血室，血凝积血为气所冲，新血与故血相搏故痛。肾脉微涩为不月。"

"胎前……仲景曰：寸口脉弦而大，弦则为减，大则为芤，减则为寒，芤则为虚，寒虚相搏，此名为革，妇人则半产漏下，旋覆花汤主之。……孙思邈曰：左尺浮大者男，右尺沉细者女，若来而断绝者月水不利。陈自明曰：寸微关滑尺带数，流利往来并雀啄，小儿之脉已见形，数月怀胎犹未觉，左疾为男右为女，流利相通速来去，两手关脉大相应，胎已形成非漫语，左脉带纵两个男，右手带横一双女，左手脉逆生三男，右手脉顺还三女，寸关尺部皆相应，一男一女分形症，有时子死母身存，或即母亡存子命，往来三部通流利，滑数相参皆替替，阴实阳虚脉得明，遍满胸膛皆逆气，左手太阳浮大男，右手太阴沉细女，诸阳为男诸阴女，指下分明常记取。"

"小产……脉诀曰：半产漏下革脉主之，弱则血耗立见倾危。《脉经》曰：阴脉浮而紧，紧则疝瘕，腹中痛，半产而胎堕。"

"临产……经曰：怀妊离经其脉浮，设腹痛引腰脊为今欲生也。又曰：怀妊六七月，脉实大坚牢弦紧者生，沉细者死。又曰：脉匀细易产，大浮缓气散难产。《脉诀》云：欲产之妇脉离经，沉细而滑也同名，夜半觉痛应分诞，来朝日午定知生。又曰：身重体热寒又频，舌下之脉黑复青，反舌上冷子当死，腹中须遣母归冥，面赤舌青细寻看，母活子死定应难，唇口俱青沫又出，母子俱死总教弃，面青舌赤沫出频，母死子活定知真，不信若能看应验，寻之贤哲不虚陈。"

"产后……《脉经》曰：诊妇人新生乳子脉，沉小滑者生，实大坚弦急者死。诊妇人新生乳子，因得热病，其脉悬小，四肢温者生。寒清者死。诊妇人生产，因中风伤寒热病，喘鸣而肩息实者，浮缓者生，小急者死。诊妇人生产之后，寸口脉焱疾不调者死，沉微附骨不绝者生。《脉诀》曰：产后因得热病临，脉细四肢暖者生；脉大忽然肢逆冷，须知其死不留停。陈自明曰：新产之脉缓滑吉，实大弦急死来侵，若得沉重小者吉，忽若坚牢命不停，寸口涩疾不调死，沉细附骨不绝生，审看此后分明记，长须念此向心经。"

"带下……《脉经》曰：诊妇人漏血下赤白，日下血数升，脉急疾者死，迟者生。又曰：诊妇人漏下赤白不止，脉小虚滑者生，大紧实数者死。又曰：妇人带下脉浮，恶寒者不治，又曰：妇人带下六极之病，脉浮则为肠鸣腹满，紧则为腹中痛，数则为阴中痒痛生疮，弦则阴中掣痛。"

"崩漏……仲景曰：寸口脉弦而大，弦则为减，大则为芤，减则为寒，芤则为虚，寒虚相搏，此名为革，妇人则半产漏下，旋覆花汤主之。《脉经》曰：问曰：五崩何等类？师曰：白崩者形如涕，赤崩者形如绛津，黄崩者形如烂瓜，青崩者形如蓝色，黑崩者形如衃血也。又曰：诊妇人下赤白，日下血数升，脉急疾者死，迟者生。妇人带下，脉浮，恶寒漏下者不治。又曰：尺脉急而弦大，风邪入少阴之经，女子漏白下赤。又曰：漏血下赤白不止，脉小虚滑者生，大紧实数者死。陈自明曰：寸脉微迟为寒在上焦，则吐血衄血，尺脉微迟为寒生下焦，则崩血便血，大抵数小为顺，洪大为逆，大法当调补脾胃为主。又曰：尺寸脉虚者，漏血脉浮者俱不治。"

"妇人杂病……《脉经》曰：妇人疝瘕积聚，脉弦急者生，虚弱者死；又曰：少阴脉浮而紧，紧则疝瘕，半产而堕伤，浮则亡血恶寒绝产。"

清·林佩琴著《类证治裁》除内科诸疾参合脉象以辨证之

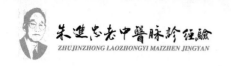

外，妇科疾病亦列脉法以作为辨证论治之依据，称"经闭……尺脉滑，血气实，妇人经脉不利，少阴脉弱而微，微则少血；寸口脉浮而弱，浮则为虚，弱则无血；脉来状如琴弦，苦少腹痛，主月水不利，孔窍生疮；肝脉沉，主月水不利，腰腹痛。尺脉来而断续者，月水不利，当患小腹引腰痛，气滞上攻胸臆；肾脉微涩为不月。""崩漏……漏下赤白不止，脉小虚滑者生，数盛者死。漏下赤白，日下血数升许，脉急疾者死，迟者生。尺脉急而弦大，风邪入少阴经。女子漏下赤白，脉浮者死。""带下……凡带下崩中脉多浮动，脉虚而迟者轻，数而实者重。"

已故山西省中医研究所名老中医韩玉辉先生著《妇科挈要》一书，亦多将诸病证治列出脉象以作辨证论治之依据。

第六节　脉象在儿科认识上的逐渐丰富

晋·王叔和著《脉经》首先将小儿杂病脉进行了专篇论述。云："小儿脉，呼吸八至者平，九至者伤，十至者困。诊小儿脉，法多雀斗，要以三部脉为主，若紧为风痫，沉者乳不消，弦急者客忤气。小儿是其日数应蒸之时，身热而脉乱，汗不出，不欲食，食辄吐呃者，脉乱无苦也。小儿脉沉而数者，骨间有热，欲以腹按冷清也。小儿大便赤，青瓣，飧泄，脉小，手足寒，难已，脉小，手足温，易已。"

儿科专著《颅囟经》指出："凡孩子三岁以下，呼为纯阳，元气未散，若有脉候，即须于一寸取之，不得同大人分寸。其脉候未来，呼之脉来三至，吸之脉来三至，呼吸定息一至，此为无患也……若以大人脉五至取之，即差矣。"

唐·孙思邈著《千金要方》强调诊法与大人相同，惟用药量有所差异。

宋·儿科医家钱乙著《小儿药证直诀》，不但提出了小儿"脏腑柔弱，易虚易实，易寒易热"的论点和五脏虚实寒热证治法则，而且在脉诊方法上也提出了重要的见解。他说："脉乱不治，气不和弦急，伤食沉缓，虚惊促急，风浮，冷沉细。"

朱肱著《类证活人书》强调："小儿大人，治法一般，但小分剂，药性差凉耳。"

许叔微著《本事方》指出，"凡候儿脉，当以大指按三部，一息六七至为平和，八九至为发热，五至为内寒，脉紧为风痫，沉缓为伤食，促急为虚惊，弦急为气不和，沉细为冷，浮为风；大小不匀为恶候，为鬼祟；浮大数为风，为热，伏结为物聚，单细为疳劳。凡腹痛多喘呕而脉洪者为有虫，浮而迟潮热者谓寒也，温之则愈。诀曰：小儿脉紧风痫候，沉缓食伤多呕吐，弦急因知气不和，急促急惊神不守，冷则沉细风则浮，牢实大便应秘久，腹痛之候紧而弦，脉乱不治安可救。变蒸之时脉必乱，不治自然无过缪；单细疳劳洪有虫，大小不匀为恶候；脉沉而迟有潮热，此必胃寒来内寇；泻利脉大不可医，仔细酌量宜审究。"

元·朱震亨著《幼科全书》在强调观色的同时，又指出："小儿一岁以上，可以看脉，以六至为平和，七八至为数为实热，一二三四至者为迟为虚弱。小儿寻常脉候，一息六至平和，七至八至热生多，三四虚寒病作，九十连来雀啄，一二动指成疴，微寒紧数不差讹，补泻分别用药。身热脉浮可汗，身寒脉细休攻，喘咳紧数药无功，肿胀细微堪痛，泄泻沉迟易愈，痘疹洪数宜从。若还吐衄怕浮洪，腹痛沉微拈弄。"

元·危亦林著《世医得效方》强调必须观形察色，听声切脉与探究病源相结合。

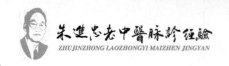

明·方贤著《奇效良方》认为小儿七八岁以前阴阳未成不能凭脉，七八岁以后始可诊脉，并应与额诊、虎口兼一指脉、面色相结合才具有诊断价值。他说："小儿虽受阴阳二气成其形，气尚未周，何言有脉，直至变蒸候尽，阴阳气足，方可看脉。其髫龀之年，方生阴阳。古云：男子七岁曰髫，生其原阳之气；女子八岁曰龀，其阴阳方成。故未满髫龀之年，呼为纯阳。若髫龀满后，呼为童儿，始可看脉。小儿初生至半岁之间，有病速看额前眉上发际下，以无名指、中指、食指轻手满按之，若三指俱热，感寒鼻塞气粗，三指俱冷，上吐下泻。若食指热，胸膛不宽，无名指热，乳食不和，以致病也。半岁以上，方可看虎口，周岁以上，看虎口兼一指脉，若五百六十四日，变蒸满足，只看一指脉，以食指按之，上下滚转，分取三部。凡言三部，非寸关尺也。小儿三部，面看其色为一部，虎口脉纹为二部，一指脉为三部。五脉者，上按额前，下按太冲，并前三部，共为五脉。小儿有疾病，无恶候，不必掌诊太冲之脉，此脉定生死之要会，如七八岁脉，一息六至为常人之脉，一息八至为热，九至风，五至虚，四至损，三至脱，二至死，十至必是病劳虚损，形容瘦劣。若或体肥而面色青白，一息十一二至，谓之虚，是风病，死是为脉乱。若一息一二至，为脉不来，其人当厥冷而死。迟若一息十一二至者必死，速则不满三月……其脉若指下来硬隐指急大者，是有积；若来微细，即是冷；若轻虚紧，即是热；时复一大，即是人惊；若大小不匀，即是恶候也。"

明·万全著《育婴家秘》称小儿必须以色合脉，以脉合色，并指出脉息辨法。云："小儿未损天真气，指下脉来宜有力，大滑数实最为良，细涩迟虚终不吉。"

明·龚信著《古今医鉴》明确指出小儿有病须凭脉。称"小儿有病须凭脉。一指三关定数息。迟冷数热古今传，浮风沉积当先识。左手人迎主外证，右手气口主内疾。外候风寒暑湿侵，内候乳食痰与积；洪紧无汗是伤寒，浮缓伤风有汗液。浮洪多是风热盛，沉细原因乳食积，沉紧腹中痛不休，弦紧喉间作气急，紧促之时疹痘生，紧数之际惊风至，虚软慢惊作瘛疭，紧实风痫发搐搦，软而细者为疳虫，牢而实者因便闭，脉苁大小便中血，虚濡有气兼惊悸，滑主露湿冷所伤，弦急客忤君须记，大小不匀为恶候，二至为脱三至卒，五至为虚四至损，六至平和曰无疾，七至八至病犹轻，九至十至病势极，十一二至死无疑，此诀万中无一失。"

明·王肯堂著《证治准绳》不但提出脉应杂病之法，而且提出了审脉逆顺之则。他说："脉应杂病：诸数脉，为热，属腑。诸迟脉，为冷，属脏。阳数脉，主吐逆，不吐必发热。阴微脉，主泄泻，不泻必盗汗。沉数脉，寒热，寒多热少，亦主骨蒸热。紧数脉，寒热，热多寒少，又主骨热，急则惊痫。沉紧脉，心腹痛，短数同，亦主咳嗽。沉细脉，乳食不化，亦主腹痛下痢。沉伏脉，为积聚，亦主霍乱。微缓脉，乳不化，泄泻，沉缓亦同。微涩脉，瘛疭筋挛。微急脉，寒热唾血。浮滑脉，宿食不消，亦主咳嗽。浮紧脉，疝气耳聋。浮弦脉，头痛身热。紧滑脉，吐血恶。心脉急数，惊痫，不惊者疳淋。肝脉急甚，癫痫风痫，痰涎流液。肺脉浮实，鼻塞并大小便不通。关脉紧滑，主蛔虫；尺脉沉，亦主蛔。尺脉微细，溏泄冷痢，乳食不化。尺脉微涩，便血，无血者必盗汗。脉过寸口入鱼际，主遗尿。""审脉逆顺：惊搐脉，浮数顺，沉细逆，身温顺，肢冷逆。夜啼脉，微小顺，洪大逆，身冷逆。心腹痛，沉细顺，浮大逆，身温顺，肢冷逆。伤寒脉，洪弦顺，沉细逆，浮大顺，微伏逆。汗后脉，沉细顺，洪紧

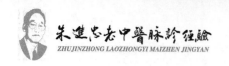
逆，困睡顺，狂躁逆。温病脉，洪大顺，沉细逆，身热顺，腹痛逆。咳嗽脉，滑浮顺，沉细逆，身温顺，肢冷逆。霍乱脉，浮洪顺，迟微逆，身温顺，肢冷逆。吐呃脉，浮大顺，虚小逆，身温顺，肢冷逆。泄泻脉，缓小顺，浮大逆，身温顺，肢冷逆。诸痢脉，沉细顺，浮大逆，身温顺，肢冷逆。诸渴脉，洪数顺，微细逆，身温顺，肢冷逆。诸肿脉，浮大顺，沉细逆，脏实顺，肠泄逆。腹胀脉，浮大顺，虚小逆，脏实顺，泄泻逆。痰喘脉，滑大顺，沉细逆，身温顺，肢冷逆。寒热脉，紧数顺，沉细逆，倦怠顺，强直逆。疳劳脉，紧数顺，沉细逆，脏实顺，脾泄逆。虫痛脉，紧滑顺，浮大逆，身温顺，唇青逆。诸失血，沉细顺，浮数逆，身温顺，发热逆。中恶腹胀，紧细顺，浮大逆，身热顺，身冷逆。黄疸脉，浮大顺，沉细逆，腹宽顺，泄泻逆。火瘅脉，浮洪顺，沉细逆，身热顺，身冷逆。"

明·张景岳著《景岳全书》认为小儿问诊难明尤当以脉诊作为辨证论治之依据。他说"故凡诊小儿，既其言语不通，尤当以脉为主，而参以形色声音，则万无一失矣。"

清·陈士铎著《石室秘录》认为诊脉仍应注意寸关尺，但至数可不注意。他说："大人看脉于寸关尺，小儿何独不然，但小儿不必看至数，止看其数与不数耳。"清代医家如沈金鳌、张石顽等大都宗明代医家之论。

第七节　脉象在耳鼻喉科认识上的逐渐丰富

尽管耳鼻咽喉口齿诸病从夏商时代起即有所认识，《内经》诸文论述口齿、咽喉、耳鼻疾病及症状的有三十余种之多，从《内经》时代起，大多医家根据《内经》"肾主耳""在窍为耳"

"肾气通于耳""肺主鼻……在窍为鼻""咽喉者，水谷之道也；喉咙者，气之所以上下者也；会厌者，音声之户也"等的论点将耳、鼻、咽、喉、口、齿作内脏的一个开窍，而将这类疾病放在内科疾病中进行论述。例如：汉·张仲景即将喉痹、梅核气分别列在了伤寒、妇科杂病中进行了论述，其辨证论治方法和应用脉象去认证的措施也按照热病、内科杂病以及妇科杂病的方法去进行。仲景说："少阴病，下利咽痛，胸满，心烦，猪肤汤主之。""少阴病二三日，咽痛者，可与甘草汤；不瘥者，与桔梗汤。""少阴病，咽中伤生疮，不能语言，声不出者，苦酒汤主之。""少阴病，咽中痛，半夏散及汤主之。""妇人咽中如有炙脔，半夏厚朴汤主之。"

隋·巢元方著《诸病源候论》列鼻病诸候 11 个，耳病诸候 9 个，牙齿病诸候 21 个，唇口病诸候 17 个，咽喉心胸病诸候 11 个，指出了耳鼻、咽喉、口齿诸病按照脏腑、经络、病因辨证的原则和如何应用脉象去认证的方法。他说："脾移热于肝，则为惊衄，脾，土也，肝，木也，木本克土，今脾热为土气翻盛，逆往乘木，是木之虚不能制土，故受脾之移热也。肝之神为魂，而藏血，虚热则魂神不定，故惊也。凡血与气，内荣脏腑，外循经络，相随而行于身，周而复始。血性得寒则凝涩，热则流散，而气，肺之所生也。肺开窍于鼻，热乘于肺，则气亦热也，血气俱热，血随气发出于鼻，为鼻衄。诊其寸口微芤者，衄血，寸脉血，苦寒，为是衄血。寸脉微弱，尺脉涩，弱则发热，涩为无血，其人必厥，微呕。夫厥当眩不眩，而反头痛，痛为实，下虚上实，必衄也。肝脉大，喜为衄；脉阴阳错而浮，必衄血。脉细而数，数反在上，法当吐而不吐，其面颧上小赤，眼中白，肤上自有细赤脉如发，其趣至黑瞳子上者，当衄。病患面无血色，无寒热，

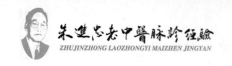

脉沉弦者，衄也。衄发从春至夏为太阳衄；从秋至冬为阳明衄；连日不止者，其脉轻轻在肌，尺中自浮，目精晕黄，衄必未止。若晕黄去，目精了慧，知衄今止。脉滑小弱者生，实大者死。诊衄人，其脉小滑者生，大躁者死，不治也。鼻衄脉沉细者生，浮大而牢者死。"

"肾为足少阴之经，而藏精气通于耳。耳，宗脉之所聚也。若精气调和，则肾脏强盛，耳闻五音；若劳伤血气，兼受风邪，损于肾脏而精脱，精脱者则耳聋。然五脏六腑、十二经脉有络于耳者，其阴阳经气有相并时，并则有脏气逆，名之为厥，厥气相搏，入于耳之脉，则令聋。""牙齿痛者，是牙齿相引痛，牙齿是骨之所终，髓之所养；手阳明之支脉入于齿；若髓气不足，阳明脉虚，不能荣于牙齿，为风冷所伤，故疼痛也。""手少阴心之经也，心气通于舌。足太阴脾之经也，脾气通于口。腑脏热盛，热乘心脾，气冲于口与舌，故令口舌生疮也。诊其脉浮则为阳，阳数者口生疮。""喉痹者，喉里肿塞痹痛，水浆不得入也。人阴阳之气出于肺，循喉咙而上下也，风毒客于喉间，气结蕴积而生热，故喉肿塞而痹痛。脉沉者为阴，浮者为阳。若右手关上脉阴阳俱实者，是喉痹之候也。"

唐代的医家辈出，其对耳鼻咽喉口齿病的治疗方法也日益增多，其中急性发病者大多从病因去辨证，其论诊法亦重视望诊和问诊，而且常常重视局部用药。

至宋金元时代，对脏腑经络气血发病及于苗窍——耳、鼻、咽、喉、口、齿和诸种病因引起脏腑、气血、经络发病而再及苗窍——耳、鼻、咽、喉、口、齿发病者则更加重视起来，所以常常把脉诊作为辨证论治的主要依据。如元·罗天益治咽嗌疼痛，耳前后赤肿，舌本强，涎唾稠黏，欲吐不能出，以手曳之方出，言语艰难，反侧闷乱，夜不能卧者，诊其脉浮数，按之沉细而弦，知其胃中生发之气不能滋养于心胃，而采用急则治标，缓则治本之法而愈。朱丹溪治右鼻管流浊且臭，脉弦小，右寸滑，左寸涩，诊为痰郁火热之证，治之愈等均是以宗脉去辨证的实例。

明代医家对耳、鼻、咽、喉、口、齿疾病中脉象的诊断更加重视，如：朱橚著《普济方》在耳门一节中即指出："风则浮而盛，热则洪而实，虚则涩而濡。"王肯堂著《证治准绳》、薛立斋著《口齿类要》、张景岳著《景岳全书》、陈实功著《外科正宗》等均从内科辨证论治方法去治疗耳、鼻、咽、喉、口、齿等。如张景岳治喉癣疼痛久久不愈者，景岳诊其脉数而无力，大便稀溏，知其为格阳证予理阴煎；治头面浮大，喉颈粗极，气急声哑，咽肿口疮，痛楚之甚者，诊其脉细数微弱之甚，知其阴盛格阳，予镇阴煎愈。易思兰治齿病，恼怒及入房即甚，诊其脉二尺洪数有力，知其为肾中火邪盛，治以滋阴降火而愈。陈实功治咽喉病说："初起肿痛寒热交作，头眩拘急者，邪在表也，宜发散。初起肿痛发热，脉有力而便秘者，邪在内也，宜下之。肿痛寒热，口干作渴，脉洪大而有力者，宜发表攻里。咽喉肿痛，痰涎壅甚，面红口干，邪在上也，宜探吐之。喉闭痰涎壅塞、气急，口噤难开，先刺少商，后行吐法。已成胀痛，咽喉窒塞，汤水不入，脓已成也，宜急针之。肿痛微红，脉虚无力，午后痛者，属阴虚，宜滋阴降火。肿痛色白，咯吐多涎，上午痛者，属阳虚，宜补中健脾。"此外，并在验案中指出："一男子，咽喉肿痛，发寒体倦，脉弦有力，此邪在表。""一男子劳甚，咽喉肿痛，自服清咽利膈药不应，诊之脉细而虚，此劳伤虚火之症。""一妇人，咽痛微肿色白，吐咽不利，诊之脉亦细微，此中气不足、虚火假症也。"

清代疫喉流行，喉科医家辈出，喉科专著大量出现，耳、鼻、

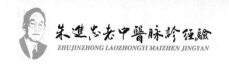

咽、喉、口、齿疾病论之更详。例如：曹心怡著《喉痧正的》论"喉痧之脉初起浮之濡涩，按之沉滑，此伏气在内，腠理拂郁之象也，或左兼弦紧者风胜故也，右反沉者邪遏气道也，右寸伏者误进寒凉，喉已腐而肿，肺气不布也，左寸亦伏者，邪陷已深，上焦气道欲闭也，左关独弦者，阴气先伤，邪气乘虚犯肝胆也。男子夺精，妇人经水适来者，往往见之弦而兼劲者，火炎生风也。若治之得法，一散之后便转洪数或未甚畅者，当再散之，必六脉俱透内伏之邪尽，然后情而和之则证静脉知矣；至如误治之脉则似浮非浮，似洪非洪，似数非数，脉既模糊不清，证亦错杂不齐，难为力矣。"

沈金鳌著《杂病源流犀烛》、林珮琴著《类证治裁》所述耳、鼻、咽、喉、口、齿诸疾均列脉象于后作为辨证论治的主要依据。例如沈金鳌称："耳病……脉法：《脉经》曰：左寸洪数，心火上炎，两尺洪数，相火上炎……病耳聋，脉大者生，沉细者难治。《医鉴》曰：肾脉浮而盛为风，洪而实为热，细而涩为虚。《回春》曰：耳病肾虚，迟濡其脉，浮大为风，洪动火贼，沉涩气凝，数实热塞，久病聋者，专于肾责，暴病浮洪，两尺相同或两尺数，阴火上冲。""鼻病……脉法：《正传》曰：左寸脉浮缓为伤风、鼻塞、流涕，右寸脉浮洪而数为鼻热、鼻衄也。鳌按鼻皶之脉右亦洪数。""口病……《脉诀》曰：右寸洪数，心热口苦，右寸浮数，肺热口辛，左关弦数，胆虚口苦，倘若洪实，肝热口酸，右关沉实，脾热口甘，洪数则口疮或重舌木舌。《回春》曰：口舌生疮，脉洪疾速，若见脉虚，中气不足。""齿……脉法：《医鉴》曰：右关脉洪数，或弦而洪，肠胃中有风热而痛，尺脉洪大而虚者，肾虚，主齿动疏豁，相火上炎而痛。《回春》曰：齿痛肾虚尺濡而大，火炎尺洪，疏落豁坏，右寸关数，或洪而弦，此属肠胃风热多涩。""舌……《脉诀》曰：右关洪数为重舌木舌。《回春》曰：口舌生疮，脉洪疾速，若见脉虚，中气不足。""咽喉……脉法：《正传》曰：两寸脉浮洪而溢者喉痹也，脉微而伏者死。《回春》曰：咽喉之脉两寸洪溢，上盛下虚，脉忌微伏。"

林珮琴称："耳症……脉候：尺脉浮而盛为风，洪而实为热，细而涩为虚，两尺数为阴火上冲。""鼻口症……脉候：《正传》曰：左寸浮缓为伤风，鼻塞流涕，右寸浮洪为鼻衄。《回春》曰：口舌生疮，脉洪疾速，若见脉虚，中气不足。《脉诀》曰：左寸洪数，心热口苦，右寸浮数，肺热口辛，左关弦数，胆虚口苦，倘若洪实，肝热口酸，右关沉实，脾热口甘，洪数则口疮。""齿舌症……脉候：尺脉洪大而虚，主齿动疏豁，右关洪数，主木舌、重舌。"并列医案以验证之。《类证治裁》中说："七旬耳猝刺痛，伏枕不减，右尺沉按有力。凡来势骤者莫如火，老人真阴涸，故相火易炎。""舌根肿，自用黄连泻心，两旬后寸脉犹浮大，舌边紫泡，咽肿妨食，耳痛，乃上焦火风阻络。""舌下地丁左畔略肿，诵读劳倦则发渴颊红，脘闷痰稠，呼吸不利，脉沉少力，或进寒凉药，腹痛食减，此素禀阴气不足，神劳则五志火动，脾气困倦，故痰气壅而成痹也。"

此外，薛生白治失音"脉弦数尺独大，而喉痛失音……其阴虚火炎……唯有至静之品，引阳潜入阴中。"王九峰治"右耳或闭，或作蝉鸣，或如风雨"，诊其脉"左脉虚弦，右脉滑疾"，诊为气虚有痰，肝虚生风，脾虚生湿等，在验案中均阐明从脉入手以治痼疾多有效的方向。

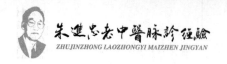

第八节　脉象在眼科认识上的逐渐丰富

商代以前对眼科疾病即有所认识，《内经》时代更确立了眼与脏腑经络关系的理论。称："诸脉者，皆属于目"。"目者心之使也，心者神之舍也"。"夫心者，五脏之专精也，目者其窍也"。"东方青色，入通于肝，开窍于目，藏精于肝"。"五脏六腑之精气皆上注于目而为之精，精之窠为眼，骨之精为瞳子，筋之精为黑眼，血之精为络，其窠气之精为白眼，肌肉之精为约束，裹撷筋骨血气之精，而与脉并为系，上属于脑，后出于项中"。

至晋代，王叔和著《脉诀》更指出了眼病的不同脉象。他说："三部俱弦肝有余，目中疼痛苦疰虚。怒气满胸常欲叫，翳蒙瞳子泪如珠。……肝软并弦本没邪，紧因筋急有些些。细看浮大更兼实，赤痛昏昏似物遮。溢关寸口过相应，目眩头重与筋痛。艽时眼暗或吐血，四肢瘫痪不能行。涩则缘虚血散之，肋胀胁满自应知。滑因肝热连头目，紧实弦沉疝癖基。微弱浮散气作难，目暗生花不耐看。……三部俱浮肺脏风，鼻中多水唾稠浓。壮热恶寒皮肉痛，颡干双目泪酸疼。"

隋唐·巢元方著《诸病源候论》有目病候一卷三十八论，除在辨证方法上重点采用了脏腑辨证外，并谈到了脉象在眼科疾病中的应用。他说："目茫茫……诊其左手尺中脉，沉为阴，阴实者目视茫茫。其脉浮大而缓者，此为逆必死。"托名孙思邈辑之《银海精微》列眼病八十种，重点强调了望诊，并以五轮八廓学说作为眼病辨证论治的基础。

宋金元时代，不但很多医家在其著作中有着眼病的专门论述，而且有了眼科专著的出现，从这些著作中的大部论述来看，不管是急性，还是慢性，大都非常重视局部的望诊和问诊，但对慢性与重症眼病，特别是涉及脏腑气血的眼病，则尤其重视脉诊的分析。例如：罗天益治一人，眼目昏暗，唇微黑色，服诸药罔效。罗查其六脉弦细无力，诊为脾胃气虚，不能营运营卫之气，嘱其慎语言，节饮食忿怒，理半年痊愈。朱丹溪治一视物不见者，诊其脉缓大重按散而无力者，知其气虚寒湿所致，予白术、黄芪、茯苓、陈皮、附子而愈等。

明清时代，不但在诸家的著作中有了更详尽深入的记载，而且有了大量的眼科专著进行了刊行。前者如明初朱橚著的《普济方》有眼目门十六卷，病名300余种，王肯堂著《证治准绳》有目病1卷，目病110种，张景岳著《景岳全书》有眼病专篇31条，龚廷贤著《寿世保元》《万病回春》明确指出："眼本火病，心肝数洪；右寸关见，相火上冲。""左寸脉洪数，心火炎上也；关弦而洪，肝火盛也。""右寸关俱弦洪，肝木夹相火之势而来侮所不胜之金，而制己所胜之土也。"并以验案详述，云："一人年二十，素嗜酒色，两目赤痛，或作或止，两尺洪大，按之微弱。"知其为阴虚，予六味加麦冬五味愈。"一人目赤不明，服祛风散热药反畏明重听。"查其脉大而虚，予补中益气汤加味而愈。

清·张石顽著《张氏医通》列述病证六十种，沈金鳌著《杂病源流犀烛》其目病源流列眼病50余种，并列脉法，云："《医鉴》曰：左寸脉洪数，心火炎也，关弦而洪，肝火盛也，右寸关俱弦而洪，肝木挟相火之势而来，侮所不胜之金……《类聚》曰：眼见黑花者，从肾虚而起，左手尺脉沉而数者是也。"

林珮琴著《类证治裁》所列目症篇列医案云："精散则视歧，精虚则目暗，今病后未复，再伤肾阴，脉虚大。"药用补坎镇离而痊。

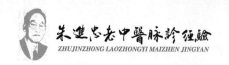

后者如明·邓苑著《一草亭目科全书》《异授眼科》，明·傅仁宇著《审视瑶函》，程玠著《眼科应验良方》，马化龙著《眼科阐微》，顾锡著《银海指南》等，其虽都非常重视局部望诊，而在具体验案中却非常重视脉诊在辨证论治中的地位。例如《审视瑶函》中所列汪石山、王海藏验案等均从脉象以论证即说明这一道理。

微信扫码

◆ 脉象速记
◆ 脉诊原理
◆ 基础入门
学习笔记

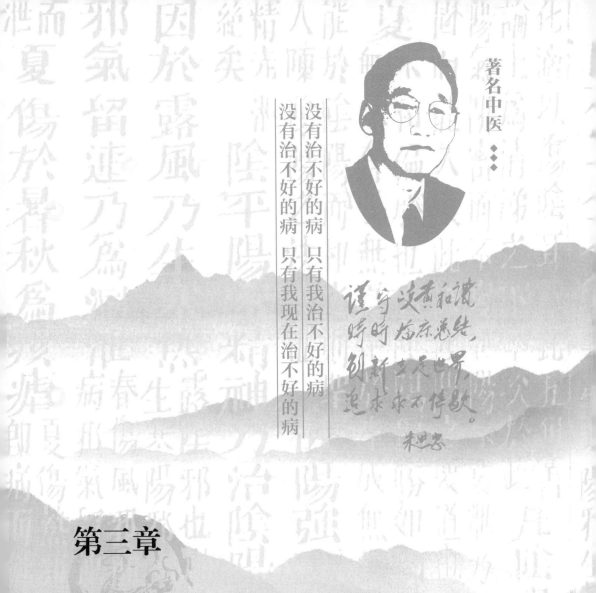

没有治不好的病 只有我治不好的病
没有治不好的病 只有我现在治不好的病

著名中医

谨守没病和谐
时时临床苦练，
创新立足世界，
追求永不停歇。

赵恩俭

第三章

脉象在辨证论治法则应用时的
思维方式、实施方法与步骤

辩证唯物论认为，不管什么科学的实践都离不开科学的理论的指导，否则就会犯经验主义的错误。作为研究生命科学的中医学，以及其中的脉象在辨证论治法则应用时的实施方法和步骤，当然也离不开这一点。

第一节　脉象在辨证论治法则应用时的思维方式

历代医家通过反复的临床实践，总结出了一套行之有效的理论思维方式，综其大要有以下几个方面。

一、脉象是反应脏腑气血盛衰的标志

首先认为脉象是最能反映脏腑、气血、经络盛衰，尤其是心、脾、肺，以及全身气血、水谷精气盛衰的部位。正如《内经》所称：“谷入于胃，以传于肺，五脏六腑皆以受气，其清者为营，浊者为卫，营在脉中，卫在脉外。”“食气入胃，浊气归心，淫精于脉，脉气流经，经气归于肺，肺朝百脉，输精于皮毛，毛脉合精，行气于腑，腑精神明，留于四脏，气归于权衡，权衡以平，气口成寸。”《难经》称：“寸口者，脉之大会，手太阴之动脉也……五脏六腑之所终始，故法取于寸口也。”所以诊脉，特别是诊寸口之脉可以充分了解五脏六腑、气血营卫的死生吉凶。

二、具有特异性的正常脉象

其次，认为什么样的脏腑，什么样的气血，即具有什么样的

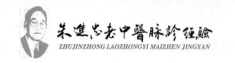

特异性脉象。例如：心脉、肺脉均见浮象，而心脉却浮大而散，肺脉却浮涩而短，脾脉缓，肝脉弦，肾脉沉。王叔和《脉经》说："肝象木，与胆合为腑，其经足厥阴，与足少阳为表里，其脉弦。""心象火，与小肠合为腑，其经手少阴，与手太阳为表里，其脉洪。""脾象土，与胃合为腑，其经足太阴，与足阳明为表里，其脉缓。""肺象金，与大肠合为腑，其经手太阴，与手阳明为表里，其脉浮。""肾象水，与膀胱合为腑，其经足少阴，与足太阳为表里，其脉沉。"崔紫虚《四言举要》说："浮为心肺，沉为肾肝，脾胃中州，浮沉之间。心脉之浮，浮大而散；肺脉之浮，浮涩而短。肝脉之沉，沉而弦长；肾脉之沉，沉实而濡；脾胃属土，脉宜和缓。"

三、不同脏腑的脉象出现的部位不同

认为什么样的脏腑、经络的特性脉象主要表现于什么特异的部位上。例如：心与小肠的特性主要表现于左手寸口脉中的寸脉上，肺与大肠的特性主要表现于右手寸口脉中的寸脉上，肝与胆的特性主要表现于左手寸口脉中的关脉上，脾与胃的特性主要表现于右手寸口脉中的关脉上，肾与命门主要表现于左、右尺脉上。王叔和《脉诀》云："心与小肠居左寸，肝胆同归左关定，肾居尺脉亦如然，用意调和审安静。肺与大肠居右寸，脾胃脉从关里认，命门还与肾脉同，用心仔细须寻趁。"

四、特异性脉象表现在特异性部位上

认为什么样的部位特性的脉象表现于什么特异性的脉位上。例如：上焦病表现于两手寸口脉中的寸脉上，中焦病表现于两手寸口脉中的关脉上，下焦病表现于两手寸口脉中的尺脉上，左半

身病表现于左侧寸口脉，右半身病表现于右侧寸口脉。《四言举要》说："寸候胸上，关候膈下，尺候于脐，下至跟踝。左脉候左，右脉候右，病随所在，不病者否。"

五、不同原因有不同脉象

认为影响机体的各种因素都可以引起脉象的变化。例如：由于春夏秋冬的气候影响常常发生春弦、夏洪、秋毛、冬石的改变。明·李中梓《医宗必读》说："春者，东方肝木也，木始发荣，有干无枝，则近于劲，故曰弦，即弓弦也。夏者，南方心火也，万物畅茂，垂枝布叶，皆下曲如钩，钩即洪之别名，亦即上文之大也。秋者，西方肺金也，草木黄落，有枝无叶，则类于毛，即上文之浮涩也。冬者，北方肾水也，极寒之时，水凝如石，故名为石。土旺于四季之末，各十八日，脾土在中而兼五行也，和缓之意。"七情的变化亦可引起脉象的改变，故明·李梴《医学入门》说："喜则伤心脉必虚""思伤脾脉结中居""因忧伤肺脉必涩""怒气伤肝脉定濡""恐伤于肾脉沉是"。

六、不同疾病有不同脉象

认为什么样的病邪即引起什么样的特异性脉象变化。例如：失血即引起芤脉，痰积、食积即引起滑脉，疟邪即引发弦脉，热邪即引发数脉，寒邪即引发紧脉。宋·陈无择《三因极一病证方论》说："滑脉……为伏痰，为宿食。""弦脉……为疟。""数脉，数为热。""紧脉，紧为寒。"

七、没有影响到气血的病因不发生脉象变化

认为病邪没有影响到气血、脏腑时可以不出现与病邪相应的

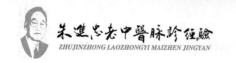

脉象变化。例如：风邪外客引起的伤风，在发生头重鼻塞喷嚏等症之后，并不同时出现浮脉，风热郁肺引起的汗出而喘证，并不同时出现浮数之脉；风邪外客引起的身痛身痒，并不同时出现浮脉等。

八、数种病因产生数种脉象

认为数种病邪客于人体后可以引起数种不同的脉象。例如：寒湿客于人体后可以引起迟缓脉，痰火内蕴者可以引起滑数脉。明·李中梓《诊家正眼》说："迟缓湿寒""滑数痰火。"

九、主要病因的脉象可以掩盖其他脉象

认为多种病邪客于人体时优势的病邪可能掩盖其他病邪脉象的出现。例如：温病邪入下焦而又兼有实证时，有的脉象仅为沉实，有的脉象仅仅出现虚大。清·吴鞠通《温病条辨》说："风温、温热、温疫、温毒、冬温，邪在阳明久羁，或已下，或未下，身热面赤，口干舌燥，甚则齿黑唇裂，脉沉实者，仍可下之；脉虚大，手足心热甚于手足背者，加减复脉汤主之。"

十、脉证相反时要以脉象为主

认为脉证的性质相反时辨证论治要以脉象为主。例如：身热面赤，脉微欲绝的通脉四逆汤证，宗脉象之微欲绝而诊为少阴阳虚证。《伤寒论》说："少阴病，下利清谷，里寒外热，手足厥逆，脉微欲绝，身反不恶寒，其人面色赤，或腹痛，或干呕，或咽痛，或利止，脉不出者，通脉四逆汤主之。"

十一、不同证可以出现相同脉

认为不同的证候可以出现相同的脉象。例如：痰积、食积、吐逆、蓄血、怀孕、经期均可出现滑脉；伤暑、自汗、怔忡惊悸等均可出现虚脉；伤风、湿、脾虚等均可出现缓脉等。明·李时珍《濒湖脉学》说："滑脉为阳元气衰，痰生百病食生灾，上为吐逆下蓄血，女脉调时定有胎。""脉虚身热为伤暑，身汗怔忡惊悸多，发热阴虚须早治，养营益气莫蹉跎。""缓脉营衰卫有余，或风或湿或脾虚，上为项强下痿痹，分别浮沉大小区。"

十二、中焦大实可以反见沉细脉

认为中焦大实阻滞气血升降时脉象可以出现反见沉细之象。例如：少阴病的大满大实证即出现脉沉细无力。《伤寒论》说："少阴病，得之二三日，口燥咽干者，急下之，宜大承气汤。""少阴病六七日，腹胀不大便者，急下之，宜大承气汤。"

十三、多种脉象出现时以多见脉为主

认为寸口脉出现多种脉象时，辨证论治的过程中要以多见者为主，兼见者为辅。例如：痞证一病，若脉见弦紧为主，兼见滑象时应诊其为寒多而实热少的证候，反之，若脉弦滑为主兼见紧象时，应诊断其痰饮为主兼有寒积证。又如：眼外伤后引起的视一为二证，若脉虚大而兼弦涩者，应诊断为气血俱虚为主兼有瘀血阻滞；若脉见沉涩而兼弱者，应诊断为气滞血瘀为主兼有气血俱虚证。前者治宜补阳还五汤，后者治宜血府逐瘀汤。

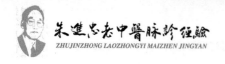

十四、久病难病以脉为主

认为久病、难病的辨证论治，虽然应该四诊结合，但要以脉象为主。例如：不寐之久久不愈者，除应结合病程、病因、症状认真考虑外，尤应根据脉象去考虑问题。例如：若脉细数者当考虑为阴虚火旺，虚大者当考虑为气阴两虚，弦数者当考虑为肝胆火旺，濡缓者当考虑为脾虚、痰湿，滑数者当考虑为痰火湿热。所以《温病条辨》称热深厥甚证，见脉细促者用三甲复脉汤，沉数者用二甲复脉汤。他说："热邪深入下焦，脉沉数，舌干齿黑，手指但觉蠕动，急防痉厥，二甲复脉汤主之。""下焦温病，热深厥甚，脉细促，心中憺憺大动，甚则心中痛者，三甲复脉汤主之。"

第二节　脉象在辨证论治法则应用时的方法

在确立了脉象在辨证论治法则应用时的思维方式以后，还应注意在辨证论治时的脉象应用方法。

一、结合病因应用脉象

首先是结合发病原因正确地应用脉象。例如：同一症状，同一脉象表现，症见疲乏无力，脉见沉的疾病，若是发生于生气之后者，就应根据沉主气郁的观点，诊断为肝气郁结证；若是发生于久泻之后者，就应根据沉脉主里的观点，诊断为脾虚证；若是发生于跌打损伤之后者，就应根据沉脉主气滞血瘀的观点，诊断为气滞血瘀证；若是发生于饮食之后者，就应根据沉脉主积的观点，诊断为饮食停积；若是发生于发热的过程中者，就应根据沉脉主里实的观点诊断为里实热证；若是发生于感受秽浊之气以后者，就应根据沉脉主气郁的观点，诊断为秽浊闭塞证。又如：症见头晕乏力，脉见洪大的疾病，若是发生于发热之后者，就应根据洪大脉主阳明经证的观点诊断为阳明经证；若是发生于感受暑邪之后者，就应根据洪大之脉主伤暑的观点诊断为伤暑；若是发生于伤津失血之后者，就应根据洪大之脉主气阴俱虚或气血俱虚的观点，诊断为气血两虚或气阴两虚证；若是发生于温病后期者，就应根据洪大之脉主阴虚阳亢的观点，诊断为阴虚阳亢等。

二、结合病程应用脉象

其次，是结合病程的长短正确地应用脉象。例如：全身症状相同，脉象相同，症见身痛，脉见紧象的疾病，若是病发于猝然者，就应根据紧脉主寒的观点诊断为外感风寒证；若是病程较久者，就应根据紧脉主寒、主痛的观点诊断为寒痹证；若是发病较久，且见胸胁满痛者，就应根据紧脉主痰癖奔豚的观点诊为痰郁气结。又如：症见头晕，脉象见弦的疾病，若是病发于猝然者，就应根据脉弦主少阳病、肝火、肝气郁结的观点诊断为少阳病、肝火上冲、肝气郁结证；若是发病较久者，就应根据弦脉主肝胆病、血虚肝郁、肝火、痰饮内停的观点诊断为胆肝病、肝郁血虚、肝火上冲、痰饮内停证等。

三、结合气候应用脉象

结合气候变化正确地应用脉象。例如：有的脉象出现于此季节则为无病，而出现于彼季节则为病脉。正如《四言举要》所说："春弦夏洪，秋毛冬石，四季和缓，是谓平脉，太过实强，病生于外，不及虚微，病生于内，春得秋脉，死在金日。"在发

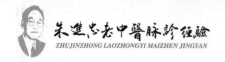

病后的辨证论治上，若属证、脉相同的疾病。例如：同一证见发热汗出，口渴脉大的疾病，若其病发于冬季，则应根据脉洪大主阳明经证诊断其为伤寒热传阳明经证或冬温的阳明气分证；若其病发于暑热夏季，则应根据脉洪大主暑温气分或中暑气分热证，分别诊断为暑温气分或中暑气分热证。又如：同一脉见沉细，证见疲乏无力的疾病，若其夏季手足心烦热，就应根据沉细之脉主血虚诊断为血虚证；若其到冬季反见手足厥冷证，则应根据沉细脉主气虚诊断为气虚证等。

四、结合症状应用脉象

结合症状表现正确地应用脉象。在这一方面既有症、脉相同的疾病，又有症、脉相异的疾病。在症、脉相同的疾病中，既有如《伤寒论》所述恶寒发热，头痛身疼，无汗而喘，脉浮紧的麻黄汤证，《温病条辨》所述发热，微恶风寒，无汗或有汗不畅，头痛口渴，咳嗽咽痛，脉浮数的银翘散证；又有如《金匮要略》所述肺胀，咳而上气，目如脱状，脉浮大的越婢加半夏汤证；虚羸少气，心悸心慌，虚烦失眠，脉结代的炙甘草汤证。在症、脉相反的疾病中，一般应根据脉象为主的原则去处理。例如：在既有宿疾，又有新感的疾病中，应以脉象的特点确定或如《伤寒论》所说："伤寒，心下有水气，咳而微喘，发热不渴……小青龙汤主之。"重在化饮，佐用解表；或如"太阳病发汗，汗出不解，其人仍发热，心下悸，头眩，身瞤动，振振欲擗地者，真武汤主之。"但予温阳化水；其为阴盛格阳的"少阴病，下利清谷，里寒外热，手足厥逆，脉微欲绝，身反不恶寒，其人面色赤，或腹痛，或干呕，或咽痛，或利止脉不出者，通脉四逆汤主之。"则从脉辨证论治即可。

五、结合舌苔舌质应用脉象

结合舌苔舌质正确地应用脉象。例如：全身症状与脉象均相同，症见鼻衄、齿衄、紫癜，脉见数象的疾病，若舌质红绛者，就可根据数脉主营血热炽诊断其为热入营血，迫血妄行的犀角地黄汤证；若舌苔黄燥者，就可根据数脉主实热诊断其为心胃实火，迫血妄行的泻心汤证。又如：症见咳喘气短，脉见细数的疾病，若见舌质嫩红无苔者，就可根据脉象诊断为心肺气阴俱虚证；若见舌质淡白而润者，就可诊断为心肾阳虚，水饮上冲证。

六、结合腹诊应用脉象

结合腹诊正确地应用脉象。例如：全身症状与脉象均相同，症见四肢厥逆，甚或体厥，脉沉而似无的疾病，若按其腹实硬而痛者，就可根据沉脉主里主积的观点诊断其为里实证；若按其腹濡软空虚者，就可根据沉脉主里虚的观点诊断其为虚寒证。又如：症见胸胁苦满，胃脘胀痛，脉见弦紧的疾病，若按其腹疼痛稍减者，则可根据弦为肝脉，紧主寒的观点诊断为肝胃不和，寒湿在胃证；若按其腹则疼痛反剧者，则可根据弦为肝脉，紧主寒主积的观点诊断为肝胃不和，寒积不化证。

七、结合神色应用脉象

结合神色正确地应用脉象。例如：症状与脉象均相同，症见头晕失眠，脉见弦大的疾病，若见神疲，面色虽白而微干者，则可根据弦大之脉主气阴两虚，诊断其为气阴两虚证；若见面色虽白而颧或额微有红晕者，则可根据脉弦大主阴虚阳亢的观点诊断为阴虚阳亢证。又如：症见心烦懊侬，愠愠欲吐，脉见弦紧而数

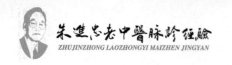
的疾病，若面色见熏黄者，即可根据弦紧数主食积化热的观点诊断其为食积化热的越鞠保和丸证；若面色无明显改变或见愁苦状，则可根据脉弦紧数主肝胃不和、湿郁化热的观点诊断其为肝胃不和，湿郁化热的柴平汤证。

八、结合二便应用脉象

结合二便的变化正确地应用脉象。例如：症状与脉象相同，症见发热，头晕头痛，咽喉疼痛，脉见浮数的疾病，若大便秘结，数日不行者，即可诊断为表里俱热的升降散证；若大便正常者，即可诊断为风热表证的银翘散证。又如：症见发热，咳喘，脉见浮数的疾病，若大便稀溏，一日数次者，即可诊断为表里俱热的太阳阳明合病证的葛根芩连汤证；若大便正常者，即可诊断为热邪迫肺的麻黄杏仁甘草石膏汤证。

九、结合呼吸变化正确地应用脉象

结合呼吸节律的变化正确地应用脉象。例如：症状与脉象相同，症见咳喘气短，脉见虚大弦滑数的疾病，若呼吸节律中出现时时叹气者，则应根据脉象诊断为气阴俱虚，痰热蕴郁，肝郁气结证；若呼吸节律中出现气短较甚者，则应根据脉象诊断其为气阴两虚，痰饮蕴郁，肾不纳气证。

十、主脉兼脉相结合

在主脉与兼脉的相互结合中正确地应用脉象。例如：症状与主脉完全相同，症见头晕头痛，胸胁苦满，口苦咽干，胃脘满痛，甚或恶心欲吐，脉象弦紧的疾病，若相兼脉中出现涩象，则应根据涩脉主寒主滞，诊断为肝胃不和，寒饮内郁，寒多热少证；若相兼脉中出现滑象，则应根据滑主热主积，诊断其为肝胃不和，寒饮内郁，实积不化证。又如：症见反复鼻衄，脉见尺脉大的疾病，若相兼脉中出现涩象则应诊断为龙雷之火，予增液汤加肉桂；若相兼脉中出现滑象则应诊断为相火妄动，予增液汤即可。

十一、结合部位应用脉象

在结合脉象出现于不同的部位中正确地应用脉象。例如：同样一种脉象由于出现于不同的部位其主病也不相同，其中寸浮主伤风头痛、鼻塞，左关浮主风在中焦，右关浮者主风痰在膈，尺脉浮者主下焦风客小便不利、大便秘涩。结脉于见左寸，主心寒疼痛，右寸主肺虚，气寒凝结；左关见结，主疝瘕病，右关见结，主痰滞食停；左尺见结，主痿躄，右尺见结，主阴寒在下焦。

第三节 脉象在辨证论治法则应用时的实施步骤

在确立了脉诊在辨证论治法则应用时的思维方式、方法以后，还应掌握具体的实施步骤，才能将脉象正确地应用于辨证论治法则之中。

一、明确诊脉的部位

目前临床上均采用诊寸口脉法。其方法是以桡骨茎突为标志，其稍内方的部位称关，关前（腕端）为寸，关后为尺（肘端）。两手各分寸关尺三部，称为六部脉。

二、明确每个部位所主脏腑

目前临床上采用的方法有三种：

（1）寸关尺分立脏腑法：左寸主心与膻中，右寸主肺与胸中；左关主肝胆膈，右关主脾胃；左尺主肾与小腹，右尺主肾与小腹。

（2）寸关尺分主三焦法：寸主膈上部，关主腹部，尺主脐下至下肢。

（3）浮中沉分主脏腑法：浮主心肺，沉主肝肾，中主脾胃。

三、明确诊脉的方法和影响的因素

其诊脉的方法是医者首先用中指按在掌后高骨内侧的关脉位置，接着用食指按在关前的寸脉位置，无名指按在关后的尺脉位置，位置取准后，三指呈弓形，使指头平齐，节节相对，以指腹接触脉体。布指的疏密和病人的身长要相适应，即身高臂长者，布指宜疏，身矮臂短者，布指宜密，总以适宜为度。

按脉时一般采用三个步骤，即：

（1）总按：即三指平布寸关尺三部上同时用力按脉，称为总按，总按时为了探索各种不同的脉象必须注意三点：一举，二按，三寻。所谓举，即是用轻指力按在皮肤上，以诊心肺肌表之疾；按即是用重指力按在筋骨之间，以诊肝肾在里之病；寻即是指力不轻不重亦轻亦重的取脉，以诊脾胃血肉间病。

（2）分部按：即以单指重点按诊不同部位的脉象。例如为了重点体会左寸脉时即重点按取左寸之脉，为了重点体会右寸脉时即重点按取右寸之脉，以了解该部脉象的变化情况。

（3）左右、各部对比按：即将各部脉象进行比较，如是左大于右，还是右大于左；是寸大于尺，还是尺大于寸；是左脉比右脉弦，还是右脉比左脉弦等。

影响脉象变化的因素大致有：

（1）时间：《素问》认为早晨为诊脉最好的时间，因为此时阴气未动，阳气末散，饮食未进，经脉未盛，络脉调匀，气血未乱。

（2）季节：一般春季之脉微弦，夏季微钩，秋季微浮，冬季微沉。

（3）性别：一般妇女脉象较男子濡弱而略快，妊娠脉常见滑数冲和。

（4）年龄：年龄越小，脉搏越快，年龄渐长，脉逐渐和缓。

（5）体格：身躯高大的人，脉的部位较长，矮小的人脉的显现部位较短，瘦人的肌肉薄脉常浮，肥胖的人皮下脂肪较厚脉常沉。此外，有的六脉常沉细称六阴脉，有的六脉常洪大称六阳脉。

（6）情志：一时性的精神刺激也常影响脉象的变化，如喜时脉缓，怒时脉急，惊时脉动等。

（7）劳逸：剧烈运动或远行时脉多急疾，入睡之后脉多迟缓，脑力劳动者较体力劳动者的脉较弱。

（8）饮食：饭后、酒后脉多数而有力，饥饿时稍缓而无力。

（9）斜飞与反关：有的人脉从尺部斜向手背称斜飞脉，有的脉出现于寸口背侧称反关脉。

四、明确各种脉象的特点

例如：浮脉，轻取即得，重按稍减而不空，举之泛泛而有余，即按照举按寻三种不同指力体察脉象时，浮脉宜轻取，用轻指力按触在皮肤之上即有明显搏动，重指力时搏动力反而减小，但没有空虚感觉的脉象。沉脉，轻手不应，重按乃得，即脉气沉潜深在，轻指力按触皮肤时不能察觉，中指力按触时也不明显，只有用重指力按至筋骨之间时，才感到脉搏的明显搏动。迟脉，脉来

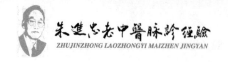

迟缓，一息三至，即脉搏的速率不及正常脉率的一息四至，仅为三至。数脉，一息脉来五至以上，即脉的搏动次数超过正常的四至，每分钟约90次以上。洪脉，状若波涛汹涌，来盛去衰，即脉体阔大，脉来如波峰高大陡峻的波涛，汹涌盛满，充实有力，脉去如落下的波涛，其力渐渐衰减，并在较长时间内才消失的脉象。微脉，极细极软，按之欲绝，似有似无，即形细，势软至极，体象模糊，浮沉没有区别的脉象。细脉，脉细如线，但应指明显，即脉体细小，脉气来去无间断的脉象。散脉，浮散无根，至数不齐，即浮取脉大涣散不收，脉气不敛，中取脉势挫去十之七八，沉取摸不着的脉象。虚脉，三部脉举之有力，按之空虚，即形大而浮中沉取皆无力的脉象。实脉，三部脉举按皆有力，即三部脉浮中沉取均有力，指下有充实感，具有体长、形大、强劲有力的脉象。滑脉，往来流利，如盘走珠，应指圆滑，即应指圆滑如珠，搏动极其流利，令人有反复旋转，圆滑自如感觉的脉象。涩脉，迟细而短，往来艰涩，极不流利，即形细体短，搏动往来迟滞艰涩，极不流利，甚至三五不匀，往来出入无常度的脉象。长脉，首尾端长，超过本位，即脉搏搏动的范围超过本部，上至鱼际，下至尺后的脉象。短脉，首尾俱短，不能满布，即脉体不及正常脉象之长，寸尺均沉下，唯关部明显的脉象。弦脉，端直以长，如按琴弦，即形体直长，稳重搏动，不易变换，弛张度变大的脉象。芤脉，浮大中空，如按葱管，即轻取浮大而软，按之中央独空，两旁脉形可见的脉象。紧脉，脉来绷急，状若牵绳转索，即脉势绷急，紧张有力，绞转无常位的脉象。缓脉，一息四至，来去怠缓，即脉一息四至，稍快于迟脉的脉象。革脉，浮而搏指，中空外坚，如按鼓皮，即脉势浮取劲急搏指，按之空虚无力，恰似以指按鼓皮的脉象。牢脉，沉按实大弦长，坚牢不移，即脉位在深部，轻取中取均不应，体长形大，势微弦，力强，坚牢不移的脉象。弱脉，极软而沉细，即位沉，体细，其势柔软无力的脉象。濡脉，浮而细软，即位浮、形细、势软、搏动力弱，不任重按，按之则无的脉象。伏脉，重手推筋按骨始得，甚则伏而不见，即较沉脉更深，隐伏筋下，附于骨上，浮取、中取、重取均不见，需用指力推筋着骨的脉象。动脉，脉形如豆，厥厥动摇，滑数有力，即形圆体短如豆，兼滑数，应指明显有力，关部尤为明显，且动摇不定的脉象。促脉，脉来数，时而一止，止无定数，即速度较快，搏动中时而一止，但歇止没有一定规律的脉象。结脉，脉来缓慢，时而一止，止无定数，即脉率迟缓，在迟缓的搏动中时有歇止，止后又再搏动，但无一定规律的脉象。代脉，脉来时见一止，止有定数，良久方来，即脉来止有规律，每次歇止的时间较长的脉象。疾脉，脉来急疾，一息七八至，每分钟在 140 次以上的脉象。

五、明确类似脉象的主要鉴别点

（1）浮脉与芤、散、濡、虚相似，它们所在的部位均较表浅。但浮脉举之泛泛有余，重按稍减而不空，脉形不大不小；芤脉浮大中空，如按葱管；散脉浮散无根，至数不齐；濡脉浮而细柔；虚脉浮大无力，按之空虚。

（2）沉脉与伏、牢、弱脉相似，它们所在的部位均较深沉。但沉脉位于筋骨间，故重按乃得；伏脉较沉脉部位更深，着于筋骨，故重按亦无，必须推筋着骨始得，甚则暂时伏而不见；牢脉类沉，但兼实大弦长，坚牢不移；弱脉虽沉，但其形细势软如绵。

（3）迟脉与缓、涩、虚脉相似，但缓脉稍快于迟；涩脉亦迟，但形细而体短，往来艰涩；虚脉虽兼迟象，但浮大力薄，按

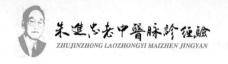

之空虚。

（4）数脉与滑、动、疾脉相似，但数以至数来定，滑脉流利，圆滑似数；动脉虽数，但脉形如豆，厥厥动摇，关部明显；疾脉一息七八至以上。

（5）洪脉与实脉、大脉类似，但洪脉状若波涛汹涌，浮取盛大满指，重按稍减，来盛去衰；实脉长大坚实有力，举按皆然，来去俱盛；大脉脉体阔大倍于常，但无汹涌之势。

（6）微脉与细、弱、濡脉类似，四脉均脉形细小。但细脉虽小而应指明显，不似微脉的极细极软，若有若无，欲绝非绝；弱脉沉细而软，尚较明显；濡脉浮细而软，不似微脉的似有似无。

（7）散脉与濡、虚、芤脉都呈浮象，但散脉浮散无根，且脉律不齐；濡脉虽浮，但体细势软，且无脉律不齐；虚脉虽浮大，但浮中沉取均无力，并非无根；芤脉虽浮大，但按之中空，两边脉形可见。

（8）实脉与紧、牢、洪脉类似，都是脉势较强，但实脉应指坚实有力，浮沉皆然；紧脉绷急有力，如转绳索；牢脉见于沉部，浮取、中取均不可见。

（9）涩脉与结脉类似，均见至数迟缓，但涩脉往来艰涩，三五不调类似结脉之歇止，但并不歇止；结脉则迟缓中有歇止。

（10）长脉与弦脉类似，但长脉指超过本位，长而不急；弦脉端直以长但不超过本位，且指下如按琴弦。

（11）短脉与动脉相似，且脉形上都呈短缩现象。但短脉是指形体上短缩，不能满部；动脉其形如豆，厥厥动摇，兼滑数有力。

（12）弦脉与紧脉相似，二者脉气均紧张。但弦脉端直以长，如按在弦上，无绷急之势；紧脉如按在拉紧的绳索上，绷急有力，且脉形上紧较弦为大。

（13）芤脉与革、虚脉相似，芤与革脉均有中空之象。但芤脉浮大势软无力，按之中空，如按葱管；革脉浮大搏指有力，弦急中空，如按鼓皮，显示了脉管较硬。

（14）弱脉与濡脉相似，均是细软无力。但脉位不同，弱脉在沉位，沉而细软；濡脉在浮位，浮而细软。虚脉形大而搏动力弱，有按之豁然空虚的感觉。

（15）代脉与促、结相似，且均有歇止的现象。但结脉、促脉均为不规则的歇止，歇止的时间短；代脉为有规则的歇止，歇止的时间长。结、促虽都是不规则的歇止，但促脉是数中一止，结脉是缓中一止。

六、明确各种脉象的主病

例如：浮脉主表证、虚证、肺病。沉脉主里证，有力为里实，多见于痰食、气郁、寒邪积滞或下痢、积热、呕吐、水肿等；无力为里虚，多见于阳气衰微之证。迟脉主寒证，迟而有力为寒痛冷积，迟而无力为虚寒。数脉主热，数而有力主实热，数而无力主虚热，此外，数脉亦主虚证，即阴虚、阳虚、气虚、血虚均可见数脉。洪脉主阳热亢盛中的营络大热、血气两燔，阳明热炽、脏腑内热、肠痈成脓；亦主久病气虚，或虚劳、失血、久泄等症的正虚邪实危重症或阴液枯竭，孤阳独亢，或虚阳亡脱证。微脉主阴阳气血诸虚，阳气衰微。细脉主气血两虚、湿邪伤人。散脉主元气离散。虚脉主虚证。实脉主实证。滑脉主痰饮、宿食、实热、蓄血、妇女妊娠、经至。涩脉主病，有虚有实，其中虚证多见气血俱虚、血痹、亡津失血、闭经、死胎、精冷不育；实证多见食积、痰积、气滞血瘀证。长脉主阳证，为肝阳有余，或阳盛

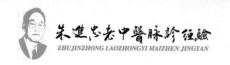
内热证。短脉主气病，其中短而无力主气虚，短而有力主气实，如气郁、三焦气壅，痰、食阻隔等。弦脉主肝胆病，痰饮内停、诸痛、疟疾、少阳病。芤脉主亡阴、失血、失精等。紧脉主寒，主痛、宿食。缓脉主湿，脾虚、风、痿躄等。革脉主亡血、失精、半产、漏下，以及虚劳的气虚不足、营血不足证。牢脉主阴寒凝结，内实坚积。弱脉主气血不足、阳衰气弱。濡脉主诸虚、湿病。伏脉主邪闭、厥证、痛极、阳气衰微。动脉主痛、惊证。促脉主阳盛实热、气血痰饮、宿食停滞、真元衰惫。结脉主阴盛，如气结、瘀血、寒痰、饮凝、宿食、寒邪滞经、积聚、情志郁结，以及真气衰弱、气血虚寒等。代脉主脏气衰微。疾脉阳极阴竭、元气将脱。

七、明确主脉兼脉与主病的关系

1. 浮脉

"浮脉主表，有力表实，无力表虚，浮迟中风，浮数风热，浮紧风寒，浮缓风湿，浮滑风痰，又主宿食，浮虚伤暑，浮芤失血，浮洪虚热，浮散劳极，浮涩伤血，浮濡阴虚，浮短气病，浮弦痰饮，浮滑痰热，浮数不热，疮疽之征。"（《四诊抉微》）

2. 沉脉

"沉脉主里，沉则为气，又主水蓄，沉迟痼冷，沉数内热，沉滑痰食，沉涩气郁，沉弱寒热，沉缓寒湿，沉紧冷痛，沉牢冷积，沉伏霍乱，沉细少气，沉弦癖痛。"（《四诊抉微》）

3. 迟脉

"浮迟为表寒，沉迟为里寒，迟滑为痰气，迟涩为血虚或血瘀，迟细为阳衰，迟弦为痰积。"（《中医诊断学》）

4. 数脉

"浮数表热，沉数里热，数洪热盛，或为疮疡。细数为阴虚内热，或热入营血；数弦为肝火，数滑为痰热，数大无力，按之空软，为虚阳外越之象。"（《中医诊断学》）

5. 洪脉

"浮洪为表热或伤暑，洪数为气分热盛，沉洪为里热，洪芤为热伤气阴，洪大而长为暑温兼湿，洪滑为痰热。"（《中医诊断学》）

6. 微脉

"浮微主阳气衰，沉微主阴不足，微涩主亡血，微弦主拘急，微迟主气虚中寒，微数主营虚不足。"（《中医诊断学》）

7. 细脉

"细弦主肝肾阴虚，或血虚肝郁，细数主阴虚或血虚有热，细涩为血虚或血瘀，细微主阳虚阴盛，沉细主里虚或湿痹。"（《中医诊断学》）

8. 虚脉

"浮而虚者为气衰，沉而虚者为火微，虚而迟者为虚寒，虚而数者为水涸，虚而涩者为血亏，虚而弦者为土衰木盛。"（《脉理求真》）

9. 实脉

"浮实为表邪实，沉实为里邪实，为胀满，为闭结，为痛滞，为积；洪实为实热，滑实为痰凝。"（《中医诊断学》）

10. 滑脉

"浮滑为风痰，沉滑为痰食，滑数为痰火，或为湿热，或为热盛，滑弦为痰聚。"（《中医诊断学》）

11. 涩脉

"浮涩为表虚，沉涩为里虚，涩细为血少伤津，弦涩为郁滞，

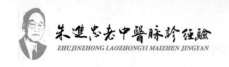
涩结为血，涩弱为精气清冷。"（《中医诊断学》）

12. 长脉

"长而弦为肝病，长洪有力为阳明热盛，或阳毒内蕴；长而实为邪气内结，或为癫狂，长而滑为痰热壅，长而沉细为积聚。"（《中医诊断学》）

13. 短脉

"短而浮者为肺气虚，或血涩，短而涩为心气虚或心脉瘀阻，短而沉为痞证，短而迟为虚寒。"（《中医诊断学》）

14. 弦脉

"浮弦支饮，沉弦悬饮，弦数多热，弦迟多寒，弦大主虚，弦细拘急，阳弦头痛，阴弦腹痛，单弦饮癖，双弦阴痼。"（《诊家正眼》）

15. 芤脉

"芤浮为气阴两伤，芤脉为阴虚，芤虚为亡血失精，芤迟为失血正虚，尚有认为芤脉有一部独弦，或兼结代涩者，是瘀血停滞。"（《中医诊断学》）

16. 紧脉

"浮紧主表寒实证，沉紧主里寒，或痰饮，宿食；紧弦主痛或痉病。"（《中医诊断学》）

17. 缓脉

"浮缓为风，沉缓为湿，缓大风虚，缓细湿痹，缓涩脾虚，缓弱气虚。"（《濒湖脉学》）

18. 弱脉

"涩而弱主血虚，弱而滑为胃气，弱而微为阳气衰，弱而数主遗精、崩漏等。"（《中医诊断学》）

19. 濡脉

"濡而迟主虚冷，濡而数为阴精亏耗，或主湿热，濡而涩主亡血，濡缓主寒湿。"（《中医诊断学》）

20. 动脉

"动弱为惊悸，动脉为热，动实为痛，动滑为痰湿或早妊。"（《中医诊断学》）

21. 促脉

"浮而促为阳明温病，促而有力为实邪郁滞，促而无力为真元虚衰。"（《中医诊断学》）

22. 结脉

"结而浮为寒邪滞经或外有瘀，结而沉为里有积气。"（《中医诊断学》）

23. 代脉

"代而缓弱主脏气衰微，代而兼数见于风证、痛证或惊恐。"（《中医诊断学》）

八、明确脉象出现于特定脉位的主病

1. 浮脉

"寸浮头痛眩生风，或有风痰聚在胸；关上土衰兼木旺，尺中溲便不流通。"（《濒湖脉学》）"寸浮伤风，头痛鼻塞；左关浮者，风在中焦；右关浮者，风痰在膈；尺部得之，下焦风热，小便不利，大便秘涩。"（《诊家正眼》）

2. 沉脉

"寸沉痰郁水停胸，关主中寒痛不通，尺部浊遗并泻痢，肾虚腰及下元痛。"（《濒湖脉学》）"寸沉短气，胸痛引胁，或为痰饮，或水与血；关主中寒，因而痛结，或为满闷，吞酸筋急；尺

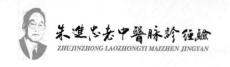

主背痛，亦主腰膝，阴下湿痒，淋浊痢泄。"（《诊家正眼》）

3. 迟脉

"寸迟必是上焦寒，关主中寒痛不堪，尺是肾虚腰脚重，溲便不禁疝牵丸。"（《濒湖脉学》）"寸迟上寒，心痛停凝；关迟中寒，癥结挛筋；尺迟火衰，溲便不禁，或病腰足，疝痛牵阴。"（《诊家正眼》）

4. 数脉

"寸数咽喉口舌疮，吐红咳嗽肺生疡，当关胃火并肝火，尺属滋阴降火汤。"（《濒湖脉学》）"寸数喘咳，口疮肺痈；关数胃热，邪火上攻；尺数相火，遗浊淋癃。"（《诊家正眼》）

5. 滑脉

"寸滑膈痰生呕吐，吞酸舌强或咳嗽；当关宿食肝脾热，渴利癫淋看尺部。"（《濒湖脉学》）"寸滑咳嗽，胸满吐逆；关滑胃热，壅气伤食；尺滑病淋，或为痢积，男子溺血，妇人经郁。"（《诊家正眼》）

6. 涩脉

"寸涩心虚痛对胸，胃虚胁胀察关中，尺为精血俱伤候，肠结溲淋或下红。"（《濒湖脉学》）"寸涩心痛，或为怔忡；关涩阴虚，因而中热；右关土虚，左关胁胀；尺涩遗淋，血痢可决，孕为胎病，无孕血竭。"（《诊家正眼》）

7. 虚脉

"血不荣心寸口虚，关中腹胀食难舒，骨蒸痿痹伤精血，却在神门两部居。"（《濒湖脉学》）"左寸心亏，惊悸怔忡；右寸肺亏，自汗气怯；左关肝伤，血不营筋；右关脾寒，食不消化；左尺水衰，腰膝痿痹；右尺火衰，寒症蜂起。"（《诊家正眼》）

8. 实脉

"寸实应知面热风，咽疼舌强气填胸；当关脾热中宫满，尺实腰肠痛不通。"（《濒湖脉学》）"左寸心劳，舌强气涌；右寸肺病，呕逆咽疼；左关见实，肝火胁痛；右关见实，中满气疼；左尺见实，便闭腹痛；右尺见实，相火亢逆。"（《诊家正眼》）

9. 长脉

"左寸见长，君火为病；右寸见长，满逆为定；左关见长，木实之殃；右关见长，土郁胀闷；左尺见长，奔豚冲兢；右尺见长，相火专令。"（《诊家正眼》）

10. 短脉

"短而滑数酒伤神，浮为血涩沉为痞，寸主头痛尺腹痛。"（《濒湖脉学》）"短居左寸，心神不定，短见右寸，肺虚头痛，短在左关，肝气有伤，短在右关，膈间为殃，左尺见短，少腹必疼，右尺见短，真火不隆。"（《诊家正眼》）

11. 洪脉

"寸洪心火上焦炎，肺脉洪时金不堪，肝火胃虚关内察，肾虚阴火尺中看。"（《濒湖脉学》）"左寸洪大，心烦舌破；右寸洪大，胸满气逆；左关见洪，肝木太过，右关见洪，脾土胀热；左尺洪大，水枯便难，右尺洪大，龙火燔灼。"（《诊家正眼》）

12. 微脉

"寸微气促或心惊，关脉微时胀满形，尺部见之精血弱，恶寒消瘅痛呻吟。"（《濒湖脉学》）"左寸惊怯，右寸气促；左关寒挛，右关胃冷；左尺得微，髓绝精枯，右尺得微，阳衰命绝。"（《诊家正眼》）

13. 紧脉

"寸紧人迎气口分，当关心腹痛沉沉，尺中有紧为阴冷，定

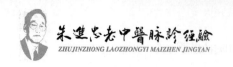

是奔豚与疝痛。"（《濒湖脉学》）"左寸逢紧，心满急痛，右寸逢紧，伤寒喘嗽；左关人迎，浮紧伤寒，右关气口，沉紧伤食；左尺见之，脐下痛极，右尺见之，奔豚疝疾。"（《诊家正眼》）

14. 缓脉

"寸缓风邪项背拘，关为风眩胃家虚，神门濡泄或风秘，或者蹒跚足力迁。"（《濒湖脉学》）"左寸涩缓，少阴血虚，右寸浮缓，风邪所居；左关浮缓，肝风内鼓，右关沉缓，土弱湿侵；左尺缓涩，精宫不及，右尺缓细，真阳衰极。"（《诊家正眼》）

15. 芤脉

"寸芤积血在于胸中，关内逢芤肠胃痈，尺部见之多下血，赤淋红痢漏崩中。"（《濒湖脉学》）"左寸呈芤，心主丧血，右寸呈芤，相傅阴伤，芤入左关，肝血不藏，芤现右关，脾血不摄；左尺如芤，便红为咎，右尺如芤，火炎精漏。"（《诊家正眼》）

16. 弦脉

"寸弦头痛膈多痰，寒热癥瘕察左关，关右胃寒心腹痛，尺中阴疝脚拘挛。"（《濒湖脉学》）"弦在左寸，心中必痛，弦在右寸，胸及头痛；左关弦见，痰疟癥瘕，右关弦见，胃寒膈痛；左尺逢弦，饮在下焦，右尺逢弦，足挛疝痛。"（《诊家正眼》）

17. 革脉

"左寸之革，心血虚痛；右寸之革，金衰气壅；左关遇之，疝瘕为祟；右关遇之，土虚为疼；左尺之革，精空可必；右尺之革，殒命为忧，女人得之，半产漏下。"（《诊家正眼》）

18. 牢脉

"左寸之牢，伏梁为病；右寸之牢，息贲可定；左关见牢，肝家血积；右关见牢，阴寒痞癖；左尺牢形，奔豚为患；右尺牢形，疝瘕痛甚。"（《诊家正眼》）

19. 濡脉

"寸濡阳微自汗多，关中其奈气虚何？尺伤精血虚寒甚，温补真阴可起疴。"（《濒湖脉学》）"左寸见濡，健忘惊悸；右寸见濡，腠虚自汗；左关逢之，血不营筋；右关逢之，脾虚湿侵；左尺得濡，精血枯损；右尺得之，火败命乖。"（《诊家正眼》）

20. 弱脉

"寸弱阳虚病可知，关为胃弱与脾衰，欲求阳陷阴虚病，须把神门两部推。"（《濒湖脉学》）"左寸心虚，惊悸健忘；右寸肺虚，自汗短气；左关木枯，必苦挛急；右关土寒，水谷之疴；左尺弱形，涸流可征；右尺若见，阳陷可验。"（《诊家正眼》）

21. 散脉

"左寸怔忡右寸汗，溢饮左关应软散，右关软散胕肿，散居两尺魂应断。"（《濒湖脉学》）"左寸见散，怔忡不寐；右寸见散，自汗淋漓；左关之散，当有溢饮；右关之散，胀满蛊疾；左尺见散，北方水竭；右尺得之，阳消命绝。"（《诊家正眼》）

22. 细脉

"寸细应知呕吐频，入关腹胀胃虚形，尺逢定是丹田冷，泄痢遗精号脱阴。"（《濒湖脉学》）"细居左寸，怔忡不寐；细居右寸，呕吐气怯；细入左关，肝阴枯竭；细入右关，胃虚胀满；左尺若细，泄痢遗精；右尺若细，下元冷惫。"（《诊家正眼》）

23. 伏脉

"食郁胸中双寸伏，欲吐不吐常兀兀；当关腹痛困沉沉，关后疝痛还破腹。"（《濒湖脉学》）"伏犯左寸，血郁之症；伏居右寸，气郁之疴；左关值伏，肝血在腹；右关值伏，寒凝水谷；左尺伏见，疝瘕可验；右尺伏藏，少火消亡。"（《诊家正眼》）

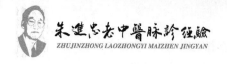

24. 动脉

"左寸得动，惊悸可断；右寸得动，自汗无疑；左关若动，惊及拘挛；右关若动，心脾疼痛；左尺见之，亡精为病；右尺见之，龙火奋迅。"（《诊家正眼》）

25. 促脉

"左寸见促，心火炎炎；右寸见促，肺鸣咯咯；促见左关，血滞为殃；促居右关，脾宫食滞；左尺逢之，遗滑堪忧；右尺逢之，灼热为定。"（《诊家正眼》）

26. 结脉

"左寸心寒，疼痛可决；右寸肺虚，气寒凝结；左关结见，疝瘕必现；右关结形，痰滞食停；左尺结见，痿躄之疴；右尺见结，阴寒为楚。"（《诊家正眼》）

九、必须明确脉象与疾病之间的宜见不宜见

什么疾病宜出现什么脉象，不宜出现什么脉象，对认识整个疾病的预后极端重要。例如：

1. 伤寒热病

宜出现浮洪脉，不宜见沉微涩小脉；汗后宜见脉静身凉，不宜见脉躁甚；阳病不宜见阴脉，阴病宜见阳脉；脉上不至关，为阴气已绝，下不至关，为阳气已竭；若见代脉，为脏气衰微，若见散脉为病危。正如《四言举要》所说："伤寒热病，脉喜浮洪，沉微涩小，证反必凶；汗后脉静，身凉则安，汗后脉躁，热甚必难；阳病见阴，病必危殆，阴病见阳，虽困无害；上不至关，阴气已绝，下不至关，阳气已竭；代脉止歇，脏绝倾危；散脉无根，形损难医。"

饮食内伤病，气口脉见急滑，《四言举要》云："饮食内伤，气口急滑。"

2. 郁证

若气郁较甚脉见沉甚至见伏脉，若见涩弱脉为病久深，兼涩为气滞，兼数为热，兼细为湿，兼滑为痰，兼弦为留饮，兼寒脉见弦紧，濡细为湿，兼短疾为食伤，兼浮滑为风邪为客，涩弱之脉为难治，兼结代促脉为郁甚。《四言举要》云："欲知是气，下手脉沉，沉极则伏，涩弱久深，火郁多沉，滑痰紧食，气涩血芤，数火细湿，滑主多痰，弦主留饮，热则滑数，寒则弦紧，浮滑兼风，沉滑兼气，食伤短疾，湿留濡细。"《医学入门》云："郁脉皆沉，血芤气涩，湿郁缓沉，热乃数极，痰郁滑弦，滑紧因食，郁甚则滞，或结代促。"

3. 疟疾

疟疾脉均显弦象，弦数者多热，弦迟者多寒，弦微者正虚，弦紧者多表，弦浮者偏于上焦，弦散者为死证。《医学入门》云："疟脉自弦，弦数多热，弦迟多寒，弦微虚乏，弦迟宜温，紧小下夺，弦浮吐之，弦紧汗发，亦有死者，脉散且歇。"

4. 痢疾

脉多兼滑，宜见沉小滑弱，不宜见实大浮洪。《医学入门》云："痢脉多滑，按之虚绝，尺微无阴，涩则少血，沉细者生，洪弦死决。"《四言举要》云："实大浮洪，发热则恶。"

5. 呕吐反胃

多见寸紧滑数，微数为血虚，单浮为胃虚，芤为兼瘀血，不宜见弦数紧涩。《四言举要》云："呕吐反胃，沉滑者昌，弦数紧涩，结肠者亡。"《医学入门》云："寸紧滑数，微数血虚，单浮胃薄，芤则有瘀，最忌涩弱。"

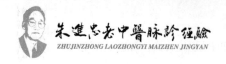
6. 噎膈反胃

多见寸紧尺涩，若见紧芤或弦为虚寒，关脉见沉为有痰，浮涩为脾有积，弱大为气虚，涩小为血弱，涩而沉为七情郁结，弦数紧涩并见者多难治。《医学入门》云："反胃噎膈，寸紧尺涩，紧芤或弦，虚寒之厄；关沉有痰，浮涩脾积，弱大气虚，涩小血弱，若涩而沉，七情所搏。"《四言举要》云："弦数紧涩，结肠者亡。"

7. 霍乱

右关脉滑，若一时出现滑而不匀，或微而涩、代伏不可断为死脉，热多者见洪滑，食伤者见弦滑。《医学入门》云："霍乱吐泻，滑而不匀，或微而涩，代伏惊人，热多洪滑，弦滑食论。"《医部全录》云："右关滑为霍乱吐泻，脉涩结代伏，虽因痰食阻滞，不可遽断以死。然亦但可乍时一见，渐滑大为吉。故诀云：霍乱之候，脉微迟，气少不语，大难医，脉弦甚者亦死。洪滑者热，弦滑者膈，有宿食留饮宜吐。"

8. 咳嗽

《医学入门》云："浮风紧寒，数热细湿，房劳涩难，右关微濡，饮食伤脾，左关弦短，肝极劳疲，肺脉浮短，咳嗽与期。五脏之嗽，各视本部，浮紧虚寒，沉数实热，洪滑多痰，弦涩少血。形盛脉细，不足以息，沉小伏匿，皆是厄脉。惟有浮大，而嗽者生。外证内脉，参考称停。"《医宗必读》云："嗽脉多浮，浮濡易治，沉伏而紧，死期将至。"

9. 喘证

宜见浮滑，忌见沉涩散脉；喘急脉沉，为肺胀停水；脉伏者，为气逆填胸；沉而实滑者，易愈；脉浮涩者死。《医学入门》云："喘急脉沉，肺胀停水，气逆填胸，脉必伏取。沉而实滑，身温易愈；身冷脉浮，尺涩难补。"《四言举要》云："喘急息肩，浮滑者顺，沉涩肢寒，散脉逆证，病热有火，洪数可医，沉微无火，无根者危。"

10. 虚劳

若骨蒸劳热而脉数者为虚，若脉极数甚至七至者不治，发热，脉涩小者危，浮软微弱为虚，脉双弦者为土败木乘，右关见弦为肝邪乘脾。《四言举要》云："骨蒸发热，脉数而虚，热而涩小，必殒其躯，劳极诸虚，浮软微弱，土败双弦，火炎急数。"《医学入门》云："平脉弦大，劳损而虚，大而无力，阳衰易扶；数而无力，阴火难除。寸弱上损，浮大里枯；尺寸俱微，五劳之躯；血羸左濡，气怯右推，左右微小，气血无余。痨瘵脉数或涩细，如潮汗咳血肉脱者殂。"《医宗必读》云："弦乃肝脉，右关见之，是肝脉乘脾，故曰土败。火热太过，脉必极数，甚至七至。劳证之脉，六至以上，便不可治。"

11. 血证

失血之后脉多见芤，宜见缓小，不宜数大。若为血证，宜见牢大，不宜见沉小微。《四言举要》云："诸病失血，脉必见芤，缓小可喜，数大可忧；瘀血内蓄，却宜牢大，沉小涩微，反成其害。"

12. 遗精

若芤濡洪数为阴虚火旺，微涩为精伤；左寸短小，脉迟者可已，忽疾者死。《四言举要》："遗精白浊，微涩而弱，火盛阴虚，芤濡洪数。"《医学入门》云："遗精白浊，当验于尺，结芤动紧，二证之的。微涩精伤，洪数火逼，亦有心虚；左寸短小，脉迟可生，急疾便夭。"

13. 消渴

数大者生，细微短涩者死。《医宗必读》说："三消之脉，数

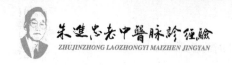
大者生；细微短涩，应手堪惊。"

14. 淋证

宜见实大而数，不宜见虚涩；少阴脉微者，为膀胱气滞。《医学入门》云："淋病之脉，细数何妨？少阴微者，气闭膀胱，女人见之，阴中生疮。大实易愈，虚涩其亡。"

15. 癃闭

若见芤脉则尿赤，若见数脉则尿黄，且多左尺见实脉。《医学入门》云："小便不通，浮弦而涩，芤则便红，数则黄赤，便难为癃，实见左尺。"《医宗必读》云："实大可疗，涩小知亡。"

16. 便秘

阳数之脉为实热，沉迟而涩为虚寒，沉数为热结，右尺脉浮为见燥，雀啄脉不治。《四言举要》云："大便燥结，须分气血，阳数而实，阴迟而涩。"《医学入门》云："燥结之脉，沉伏勿疑，热结沉数，虚结沉迟，若是风燥，右迟浮肥。""老人虚人便结，脉雀啄者不治。"

17. 癫狂

浮洪脉易治，沉急入骨者难治。《医宗必读》云："癫乃重阴，狂乃重阳，浮洪吉兆，沉急凶殃。"

18. 痫证

脉宜虚不宜实，滑脉为痰热，数脉为热。《医宗必读》云："痫宜虚缓，沉小急实，若但弦急，必死不失。"

19. 眩晕

浮脉者为风，紧脉者为寒，细脉者多为湿邪，虚脉者多为暑邪，弦滑者多为痰，芤而涩者多为瘀血，数大者多为实火，虚大者为虚极，左脉涩者为瘀血，右脉大者为气血虚。《四言举要》云："诸风眩晕，有火有痰，左涩死血，右大虚看。"《医学入门》

云："风寒暑湿，气郁生涎，下虚上实，皆头晕眩。风浮寒紧，湿细暑虚，痰弦而滑，瘀芤而涩，数大火邪，虚大久极。"

20. 头痛

脉浮者为风邪，脉紧者为风寒，洪者为热，细者为湿，缓滑者为厥痰，弦软者为气虚，微涩者为瘀血，弦坚者为肾厥，短涩者为真头痛。《四言举要》云："头痛多弦，浮风紧寒，热洪湿细，缓滑厥痰，气虚弦软，血虚微涩，肾厥弦坚，真痛短涩。"

21. 腹痛、胃痛

宜见细迟，不宜见浮大，伏脉多见于痛久，紧实脉主寒实，滑实主痰积，关脉紧小急速或动而弦或沉伏痛在于腹，心痛宜见脉沉细，不宜见浮大弦长。《医学入门》云："心痛微急，痛甚伏久，阳微阴弦，或短又数，紧实便难，滑实痰积。心痹引背，脉微而大，寸沉而迟，关紧数锐。腹痛关脉，紧小急速，或动而弦，甚则沉伏，弦食滑痰，尺紧脐腹；心痛脉沉，沉细是福，浮大弦长，命不可复。"《医宗必读》云："心腹之痛，其类有九，细迟速愈，浮大延久。"

22. 疝气

脉见弦急，脉宜牢急，弱急为死脉。《医宗必读》云："疝属肝病，脉必弦急，牢急者生，弱急者死。"

23. 积聚

沉伏附骨为积，结沉脉为聚，弦脉为肝积，芤脉为心积，沉而急滑为肾积，实而长为脾积，浮为肺积，弦急为瘕，弦细为症，沉而兼散为食癖，左沉为气症，右沉为肉症，虚弱者死，实强者愈。《医学入门》云："五积属阴，沉伏附骨，肝弦心芤，肾沉急滑，脾实且长，肺浮喘卒。六聚结沉，痼则浮结。又有癥瘕，其脉多弦，弦急瘕疾，弦细癥坚，沉重中散，食成癖疾。左转沉重，

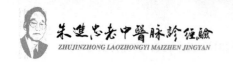
气藏胸前，若是肉藏，右转横旋。积聚癥瘕，紧则痛缠，虚弱者死，实强可痊。"

24. 腰痛

多见沉弦，浮为伤风，紧为伤寒，弦滑为痰，濡细为湿，弦大为肾虚，沉实为挫闪，涩为瘀血。《四言举要》云："腰痛之脉，多沉而弦，兼浮者风，兼紧者寒，弦滑痰饮，濡细肾着，大乃肾虚，沉实闪肭。"《医学入门》云："涩为瘀血，滑痰火煎，或引背痛，沉滑易痊。"

25. 痿证

《医学入门》："痿因肺燥，脉多浮弱，寸口若沉，发汗则错。足痛或软，专审于尺，滑疾洪缓，或沉而弱。"

26. 痹证

凡浮涩而紧者为风寒湿俱备，浮缓为湿盛，紧浮为寒盛，涩芤为瘀血阻滞，浮濡为气虚，关前得之病在上体，关后得之病在下体，沉弦为湿伤肝肾。《医学入门》云："脉浮而缓，属湿为麻痹；脉紧而浮，属寒为痛痹；脉涩而芤，属死血，为木不知痛痒；脉浮而濡，属气虚，关前得之麻在上体，关后得之麻在下体。""痛风沉弦，肝肾被湿，少阴弱浮，风血掣急，或涩而小，酒后风袭。"

27. 黄疸

宜见洪数、浮大，不宜见微涩。《医宗必读》云："黄疸湿热，洪数偏宜，不妨浮大，微涩难医。"

28. 水肿

水肿脉多见沉，若见浮脉为风或气虚，若沉为石水或病在里，沉数为里热，沉迟为阴水，浮大为火生土病宜治，沉细为死脉。《四言举要》云："脉得诸沉，责其有水，浮气与风，沉石或里，沉数为阳，沉迟为阴，浮大出厄，虚小可惊。"《医学入门》云："沉细必死，浮大无妨。"

29. 胀满

弦脉为脾虚木乘，数洪为湿热，迟弱为阴寒，紧为中实，浮为虚胀，浮大可生，虚小者危。《医学入门》云："胀满脉弦，脾制于肝，洪数热胀，迟弱阴寒，浮为虚胀，紧则中实，浮大可生，虚小危急。"

30. 肺痿

脉见数而无力。《四言举要》云："肺痿之形，数而无力。"

31. 肺痈

肺痈已成，脉见寸数而实，肺痈色白，脉宜短涩，不宜见浮大脉。《四言举要》云："肺痈已成，寸数而实……肺痈色白，脉宜短涩，不宜浮大。"

32. 暑温

伤暑者脉可见虚、弦、洪、芤、迟诸脉，若浮之而滑，沉之散涩，汗后躁大为危证。《医学入门》云："暑伤于气，所以脉虚、弦、洪、芤、迟，体状无余。暑热病剧，阴阳盛极，浮之而滑，沉之散涩，汗后躁大，死期可刻。"

33. 温病

未发汗者脉宜强，已汗脉宜缓。《医学入门》云："温脉无名，随见诸经，未汗宜强，虚缓伤生。"

34. 湿温

脉见濡缓或涩小，缓沉为入里，浮缓为在表，弦缓为风湿。《医学入门》云："温脉濡缓，或兼涩小，入里缓沉，浮缓在表，若缓而弦，风湿相搅。"

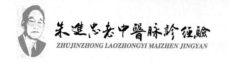

35. 痰饮

痰饮脉皆弦兼微沉滑，双弦者为寒饮，浮弦大实者为膈间有痰，结、涩、伏为痰饮胶固于中。《医学入门》云："偏弦为饮，或沉弦滑，或结涩伏，痰饮中节。"

36. 呃逆

脉宜浮缓，不宜弦急、结、代、促、微。《医学入门》云："呃逆甚危，浮缓乃宜，弦急必死，结、代、促、微。"

37. 汗证

《医学入门》云："汗脉浮虚，或濡或涩，自汗在寸，盗汗在尺。"

38. 厥证

沉细者为寒厥，沉伏而数者为热厥，脉喘者为气厥，浮实者为顽痰，微者为气弱，大者血虚，寸大沉滑者难治。《医学入门》云："厥证数端，沉细为寒；沉伏而数，为热所干；脉喘为气，浮实痰顽，气弱微甚，大则血悭，寸大坚滑，身冷必难。"

39. 痈疽

发热脉数而痛者属阳，不热不痛脉不数者为阴，未溃痈疽脉宜洪大，已溃痈疽脉忌洪大，脉滑实数促者可下之，脉虚濡弱迟涩芤微者宜补益。《医学入门》云："脉浮数带弦，当发热而反恶寒，或胸烦不知痛处，或知痛处，皆发痈疮……浮数发热而痛者，属阳易治，不数沉微不痛者，属阴难治。又浮为在表，沉为在里，不浮不沉，则为在经。诸疮洪数促者，里亦有脓结也。未溃脉滑实数促者，可以下之。将溃已溃，脉虚濡弱迟涩芤微者，宜补益托里。长缓易治者，胃气胜也，短散结代者，元气虚也。大抵未溃宜见诸阳脉，已溃宜见诸阴脉，庶病症相宜。抑论紧则气血滞涩，故紧则多痛，芤主亡血，溃后得之则吉。促脉未溃为热蓄里，已溃则气衰也。"

十、必须明确五脏绝脉

例如：心绝之脉，如操带钩，转豆躁疾。肝绝之脉，如循刀啧啧，新张弓弦。脾绝之脉，如屋漏、水流、杯覆。肺绝之脉，如风吹毛，毛羽中肤。肾绝之脉，如夺索、弹石。《医宗金鉴》云："心绝之脉，如操带钩，转豆躁疾，一日可忧。肝绝之脉，循刀责责，新张弓弦，死在八日。脾绝雀啄，又同屋漏，覆杯，四日无救。肺绝维何？如风吹毛，毛羽中肤，三日而号。肾绝伊何？发如夺索，辟辟弹石，四日而作。命脉将绝，鱼翔虾游，至如涌泉，莫可挽留。"

十一、必须明确脉与其他方面的关系

必须明确脉与色、症、舌、二便、腹诊以及气候、病程、病因的关系。（参见上节）

第四章

病案举例

第一节　温热疾病案例

一、历代医家案例

（1）伤风之疾，六脉浮洪，重按豁然。知其饮酒当风。予白术、泽泻始愈。

江少微治黄三辅，年逾四旬。醉饮青楼，夜卧当风，患头痛发热，自汗盗汗，饮食不进。医治十余日罔效。诊得六脉浮洪，重按豁然。此饮酒当风，名曰漏风。投以白术、泽泻，酒煎服而热退。汗仍不止，心口如水，此思虑所致，与归脾汤加麻黄根、桂枝，十服而愈。（选自《古今医案按》）

（2）伤风头面赤红之疾，脉豁大而空。知其为戴阳之证。予人参附子汤始瘥。

石开晓病伤风咳嗽，未尝发热，自觉急迫欲死，呼吸不能相续。西昌诊之，见其头面赤红，躁扰不歇，脉亦豁大而空。谓曰：此证颇奇，全似伤寒戴阳证。何以伤风小恙亦有之？急宜用人参附子等药，温补下元，收回阳气，不然，子丑时一身大汗，脱阳而死矣。渠不信，及日落，阳不用事，愈慌乱不能少支，忙服前药，服后，稍宁片刻。又为床侧添同寝一人，逼出其汗如雨。再用一剂，汗止身安，咳嗽俱不作。询其所由，云连服麻黄药四剂，遂尔躁急欲死。然后知伤风亦有戴阳证，与伤寒无别。总因其人平素下虚，是以真阳易于上越耳。（选自《古今医案按》）

（3）伤寒发热，头痛烦渴，脉浮数无力，尺以下迟而弱，予

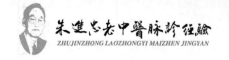

建中始瘥。

许学士治乡人邱生者，病伤寒发热，头痛烦渴，脉虽浮数而无力，尺以下迟而弱。许曰："虽麻黄证，而尺迟弱，仲景曰：尺中迟者，营气不足，未可发汗。"用建中汤加当归、黄芪。翌日脉尚尔，其家索发汗药，言几不逊，许忍之，只用建中调营而已。至五日，尺部方应，遂投麻黄汤二服，发狂须臾，稍定略睡，已得汗矣。信乎，医者当察其表里虚实，待其时日，若不循次第，取效临时，亏损五脏，以促寿限，何足贵也！（选自《古今医案按》）

（4）伤寒少阳证，脉洪大而实。知其为少阳阳明。予大柴胡汤和解攻里始痊。

一人病伤寒，心烦喜呕，往来寒热，医以小柴胡与之，不除。许曰：脉洪大而实，热结在里，小柴胡安能去之。仲景云：伤寒十余日，热结在里，复往来寒热者，与大柴胡汤，三服而病除。（选自《古今医案按》）

（5）伤寒发热恶风，脉沉细微数。知其为中气不足。予补中益气汤而安。

项彦章治一人，病发热，恶风自汗，气奄奄勿属，医作伤寒治，发表退热而益剧。项诊其脉，阴阳俱沉细，且微数，以补中益气进之。医曰：表有邪而以参芪补之，邪得补而愈甚，必死此药矣。项曰：脉沉，里病也；微数者，五性之火内煽也；气不属者，中气虚也，是名内伤，《经》云：劳者温之，损者益之。饮以前药而验。（选自《古今医案按》）

（6）伤寒发热烦渴，脉七八至而按之不鼓击。知其阴盛格阳。予姜附而愈。

冯内翰之侄栎，年十六，病伤寒，目赤而烦渴，脉七八至，医以承气下之。东垣诊之，脉虽七八至，按之不鼓击，《内经》

所谓脉至而从，按之不鼓，诸阳皆然。此阴盛格阳于外，非热也。与姜附之剂，汗出而愈。（选自《古今医案按》）

（7）伤寒发热，谵语发斑，脉极沉细。知其为内寒外热，阳为阴逼。与姜附而愈。

王海藏治侯辅之病，脉极沉细，内寒外热，肩背胸胁斑出十数点，语言狂乱。或曰：发斑谵语，非热乎？王曰：非也，阳为阴逼，上入于肺，传之皮毛，故斑出；神不守舍，故错语如狂，非谵语也，肌表虽热，以手按执须臾，冷透如冰。与姜附等药二十余两，乃大汗而愈。后因再发，脉又沉迟，三四日不大便，与理中丸，三日内约半斤，其疾痊愈。侯公之狂，非阳狂之狂，乃失神之狂，即阴也。（选自《古今医案按》）

（8）伤寒发热，神昏斑出，脉伏，察其腹痛拒按。知其热伏蓄血所致。予逐瘀泻热始安。

全本然伤寒旬日，邪入于阳明，俚医以津液外出，脉虚自汗，进真武汤实之，遂至神昏如熟睡。其家邀元膺问死期。切其脉，皆伏不见，而肌热灼指。告其家曰：此必荣热致斑而脉伏，非阳病见阴脉比也，见斑则应候，否则蓄血耳。乃视其隐处及小腹，果见赤斑，脐下石坚，且痛拒按。为进化斑汤，半剂即斑消脉出，复用韩氏生地黄汤逐其血，是夕下黑血，后三日，腹又痛，遂用桃仁承气以攻之，所下如前。乃愈。（选自《古今医案按》）

（9）伤寒危证，尤应察脉，若与舌象相比较，则辨证更能确切无误。

杨乘六治吴长人，于三月初，身大热，口大渴，唇焦裂，目赤色，两颧娇红，语妄神昏，手冷过肘，足冷过膝，其舌黑滑而胖，其脉洪大而空。一医欲用白虎。杨曰：身虽壮热如烙，而不离覆盖；口虽大渴引饮，而不耐寒凉；面色虽红却娇嫩，而游移

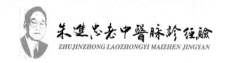

不定；舌苔虽黑，却浮胖而滋润不枯。如果属白虎，则更未有四肢厥冷而上过乎肘、下过乎膝；六脉洪大，而浮取无伦，沉取无根者也，此为格阳戴阳，若用白虎，必立毙矣。遂以大剂八味加人参，浓煎数碗，冷饮，诸证乃退，继以理中加附子，六君加归、芍，各数剂调理而愈。

又治归安医者张学海，疲于临证，微寒壮热，头痛昏沉，服发散药数剂，目直耳聋，口渴便闭，改用泻火解毒等剂，热势尤炽，油汗如珠，谵语撮空，恶候悉具。云峰观之，其脉洪大躁疾而空，其舌干燥焦黄而胖。杨曰：证有真假凭诸脉，脉有真假凭诸舌。果系实证，则脉必洪大躁疾而重按愈有力者也；果系实火，则舌必干燥焦黄而敛束且坚卓者也，岂有重按全无脉者，而尚得谓之实证，满舌俱胖壮者，而尚得谓之实火哉？用养营汤，参、附各三钱，服后得睡，热退，舌变红润而愈。（选自《古今医案按》）

（10）伤寒谵语，狂笑便秘，脉浮而大。知其病邪在表。予桂枝汤解表而愈。

儒者吴君明，伤寒六日，谵语狂笑，头痛有汗，大便不通，小便自利。众议承气汤下之。士材诊其脉浮而大，因思仲景曰：伤寒不大便六七日，头痛有热，小便清者，知不在里，仍在表也。方今仲冬，宜与桂枝汤。众皆咋舌，以谵狂为阳盛，桂枝入口必毙矣。李曰：汗多神昏，故发谵妄，虽不大便，腹无所苦，和其荣卫，必自愈耳。遂违众用之。及夜而笑语皆止，明日大便自通。故病变多端，不可胶执，向使狐疑而用下药，其可活乎。（选自《古今医案按》）

二、笔者临床案例

（1）发热不退，淋巴结肿大，脉弦大而紧数。知其暑热外客,气阴俱虚。予清暑益气汤而愈。

李×,女,8岁。

1个多月来,身热乏力,体温一直持续在38.5℃～39.5℃之间,颌下、颈部、腋下、腹股沟、肘窝淋巴结均肿大,咽喉疼痛,肝脾肿大。医诊为传染性单核细胞增多症。住院治疗1个多月,体温虽有所下降(38℃～38.5℃),但其他症状一直不见好转。出院后,始求治于中医以清热解毒之剂治疗,17剂后,效果仍然不够显著。察其除颌下、耳下、颈部、腋下、肘窝、腹股沟淋巴结肿大外,并见其面色㿠白,多汗身热,舌苔黄白,脉弦大而紧数。因思:暑热之令,两脉弦大紧数者,乃暑热损伤气阴之故,用以补气养阴,除湿祛暑。处方:

党参10克　甘草6克　黄芪15克　当归6克　麦冬10克
五味子10克　青皮10克　陈皮10克　神曲10克　葛根10克
苍术10克　白术10克　升麻10克　泽泻10克

服药4剂后,发热汗出消失,精神、食欲明显好转。继服10剂后,诸症全消,愈。

(2)反复感冒,头晕头痛,脉弦而滑。知其乃三焦郁热,肺金受伐,表气不固所致。予清泄三焦之法治之愈。

张××,男,30岁。

4～5年来,感冒反复发作,开始每月发病1次,以后逐渐变为1周1次,而且每次感冒之后越服治疗感冒的药物病情越重。细审其证,除一般的感冒症状之外,并常常口鼻干燥,口苦心烦,头晕头痛,便干尿赤,脉弦而滑。因思:脉弦滑者热也。综合脉证,乃三焦郁热,肺金受伐,表气不固所致。治拟清泄三焦之法。处方:

黄连上清丸1日2次,1次1丸。

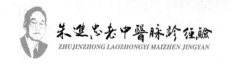

服药 1 个多月，诸症消失。感冒亦从此而愈。

（3）感冒久治不效，脉弦大而数，且发于暑热之季。知其为暑热外客，气阴俱衰。予清暑益气汤而愈。

苏××，男，50 岁。

感冒 1 个多月来，一直不得痊愈。患者先用西药治疗不效，后又服用中药十几剂也未收效。细审其证，除发热头晕、疲乏无力之外，并见口干、纳呆、汗多、喷嚏，舌苔薄白，脉弦大紧数。因思：病发于夏季，脉又见弦大紧数，必为暑邪外客，气阴俱虚所致。为拟清暑益气汤。处方：

党参 10 克　甘草 6 克　黄芪 15 克　当归 10 克　麦冬 10 克 五味子 10 克　青皮 10 克　陈皮 10 克　神曲 10 克　黄柏 10 克 葛根 15 克　苍术 15 克　白术 10 克　升麻 10 克　泽泻 10 克

服药 4 剂，愈。

（4）伏暑发热，汗出不减，脘痞便溏，脉沉滑数。知其为暑邪弥漫三焦，痰湿不化。予清暑泻热，除湿化痰始安。

葛××，男，45 岁。

高热不退 7 天多。医初以青、链霉素等治之不效，后查肥达氏反应阳性，诊为伤寒，而转院求中医治疗。审其证见发热恶寒，体温 40.1℃，并时时汗出，轻微咳嗽，吐少许白痰，脘痞便溏，口干而不欲饮，神疲乏力，面色微透萎黄，舌苔黄白水滑，脉沉滑数。因思：病发于 10 月，脉见沉滑而数，滑脉者热也，痰也，数者热也。综合脉证论之，乃暑热弥漫三焦，痰湿不化之伏暑证。拟用清暑泻热，化痰除湿，调理三焦之方。处方：

生石膏 18 克　寒水石 15 克　滑石 15 克　竹茹 10 克　杏仁 10 克　通草 6 克　银花 15 克　黄芩 6 克

昼夜兼进 2 剂。次日来诊云：发热、泄泻均愈。为彻底痊愈计，又服3剂。

（5）高热腿痛，脉浮紧数。知其表寒闭郁。予解表散寒，佐以清热而安。

姜×，女，38岁。

钩端螺旋体病，高热腿痛已2个多月。医先予大剂青霉素等西药治之不效，后又配合中药清热解毒佐以除湿之品治之仍无功。审其除身痛发热、体温39.5℃之外，并见烦躁，舌苔白，脉浮紧而数。因思：脉浮紧者，风寒之邪闭郁于表也；数者，热也。综合脉证论之，乃风寒闭郁至甚而热反见于外也。治宜散寒解表，佐以清热之品。处方：

麻黄18克　桂枝9克　杏仁9克　甘草9克　生姜10克大枣7个　生石膏10克

服药1剂，次日热退症消。再进半剂，调理而愈。

（6）乙脑高热体厥，神昏脉伏，按其腹满硬痛。知其阳明腑实。予通下始愈。

姚××，男，21岁。

7天前，突然高热头痛，继而昏迷。医诊流行性乙型脑炎。先予西药、冰袋等法治疗不效，继又配合中药银翘白虎汤、清瘟败毒饮等治之仍然不效。细审其证，除昏迷、体温达40.1℃之外，并见四肢厥冷如冰，舌苔黄燥，六脉沉伏，再察其腹满而胀大，按之硬。思之：沉伏之脉或为虚极，或为腑实之极，气血阴阳不得达于四肢，此即仲景所谓少阴三急证者是也。复察其舌、腹之证，当从腑实少阴证论治。急予大承气汤通腑泻实。处方：

厚朴15克　枳实15克　大黄15克　芒硝10克

昼夜兼进2剂，次晨大便得通，神清，体温36.5℃，热退。又以升降散调理而愈。

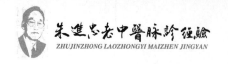

（7）乙脑昏迷身热，二便失禁，肢厥脉微。知其为阴盛格阳之证。予人参四逆汤，回阳救逆、破阴通阳而安。

孙××，女，45岁。

流行性乙型脑炎，高热昏迷已7个昼夜。医予西药与中药银翘白虎汤、清瘟败毒饮等治之不效。审其舌质红绛，脉滑数。诊为气营两燔。处方：

犀角10克　生地30克　白芍15克　丹皮12克　玄参30克
生石膏30克

2剂之后，热退（由40.1℃降至38℃），神清，并稍能进食。又因劳神而突然神志昏迷，发热甚达39.5℃，且二便自遗。医又以重剂清瘟败毒饮、安宫牛黄丸，并配合西药治之，24小时后，神昏更加深重。再邀余前往诊视。审其两脉沉微欲绝，手足厥冷，身热面稍赤，舌质淡，舌苔薄白而润。因思：杨乘六曾云："证有真假凭诸脉，脉有真假凭诸舌"，此证身热面赤似为热证，然其脉微欲绝，舌淡苔白，显系仲景所说之阴盛格阳证。为拟回阳救逆，破阴通阳。处方：

附子6克　干姜6克　甘草6克　人参4克

服药1剂，热退神清而愈。

（8）阿米巴肝脓肿，高热腹满，肝大，舌苔黄白，脉弦滑而数。知其病在少阳阳明。予和解攻里而愈。

耿××，男，40岁。

半年多来，高热不退，肝脏肿大，腹满腹胀。医予多种抗生素治之不效，复又配合中药清热解毒之剂亦无功。2个月前经肝穿以及细菌培养确诊为阿米巴肝脓肿合并有金黄色葡萄球菌感染。又经抗阿米巴与抗生素联合治疗2个多月仍无明显效果。细察其证，其发热之状为寒热往来，时而恶心欲吐，肝大平脐，按之痛，腹胀纳呆，大便微溏，小便黄赤，脉弦滑而数，按之鼓击有力，体温39.8℃。因思：脉弦者，少阳证也；滑数者，阳明实热也。复验于腹亦实证无疑。乃和解攻里为法。处方：

柴胡30克　半夏10克　黄芩10克　枳实10克　赤芍10克　大黄10克　白芥子10克　银花20克

服药1剂，大便泻下2次，腹满胀痛及发热恶寒均减，体温38℃。继进4剂，体温正常，其他诸症大部消失。

（9）肺炎咳嗽，发热，脉沉而缓，病发于秋。知其为凉燥犯肺。予辛润化痰，止咳解表而愈。

李××，男，成人。

1个多月来，咳嗽胸满。医诊为肺炎。先予抗生素治疗半个月无效，后又配合中药清热解毒、宣肺止咳定喘治疗半个多月亦无功。细审其证，除咳嗽、胸满、胸痛之外，并见疲乏无力、口鼻发干而不渴，舌苔薄白，脉沉缓稍弦。因思：病发于秋季，且见咳嗽，脉沉缓微弦，显系秋燥之病。治拟辛润化痰，止咳解表。处方：

紫苏10克　陈皮10克　枳壳10克　前胡10克　半夏10克　葛根15克　木香10克　甘草6克　桔梗10克　茯苓10克　紫菀10克

服药2剂，咳嗽即减。继服10剂，诸症消失而愈。

（10）发热久久不减，纳呆乏力，脉濡缓。知其为湿温之疾。予芳香化湿，清热而安。

贾××，女，35岁。

前臂外伤后3个月来已大部分愈合，唯有一指头大的疮口时有少许脓汁排出。近2个月来，不但疮口不再好转，并见低热持续不退，疲乏无力，虽经大量抗生素与中药清热解毒之品进行治

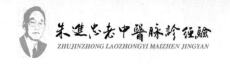

疗但仍然不见改善。后经血培养数次均发现有细菌生长，确诊为菌血症，不得不再增加抗生素的用量，并同时每日服用清热解毒之中药1剂。然而发热不但不减，反而更加感到疲乏无力，饮食难进。乃邀余诊视。查其发热疲乏无力之状上午轻，下午重，体温38.5℃，饮食不思，舌苔薄白，脉濡缓。因思：濡缓之脉者，湿热也，若兼数者则热多于湿，不数者为湿多于热。症脉相参，乃湿热之病，湿重热轻之疾也。为拟除湿化浊清热。处方：

白蔻仁10克　藿香10克　茵陈15克　滑石10克　木通10克　菖蒲10克　黄芩10克　连翘10克　川贝母10克　薄荷3克

服药4剂后，精神增加，食欲改善。继服8剂后，体温下降至37.3℃，其他诸症大部消失。又服6剂而愈。

第二节　内科疾病案例

一、虫证

1. 历代医家案例

（1）反复吐虫，驱虫不效，六脉皆细。知其脏寒。予硫黄附子温之而愈。

孙兆治向大王宫中有一宫人，七太尉所宠也。忽患一疾，凡恶心则吐虫数条，后仍频作。七太尉甚愍之。累治不瘥，每用杀虫药，则吐虫愈多。诸医殆遍召。孙诊之。孙曰：六脉皆细，非虫脉也，今虽吐出，乃脏寒而虫不安，移居上膈，因而吐出，复用杀虫之药，为药所苦，不能自安，所以吐出愈多也。孙遂用药，不三五钱，皆一色丸子，虫遂不吐。明日再召孙至，六脉渐大。

进前药其病不作。后求方，乃硫黄、附子各一两，并末，糯米糊为丸，每三十九，米饮下。（选自《续名医类案》）

（2）蛔虫痼疾，五更发热，胸中冲跳，脉两寸滑数。知有痰热相结。予清化热痰，治之瘥。

孙文垣治马迪庵内人。原以饮食过伤，又为风寒外袭，或以内伤外感治之。致五更发热，唇燥，胸中冲跳不已，手足皆冷，脉两寸俱滑数。曰：此奇痰症也。以小陷胸汤加白芍、萝卜子、前胡、酒芩，二帖。次早大便行，下蛔虫八条，胸中既不冲跳，但觉力怯。再诊之，两寸减半，尺脉稍起，以二陈汤加白芍、酒芩调理，后四帖加当归瘥愈。（选自《续名医类案》）

2. 笔者临床案例

（1）脘痛吐蛔，久与驱虫之剂不效，脉弦而涩。知其为寒。拟温下之法，愈。

魏××，女，78岁。

4～5个月来，脘腹阵发性绞痛，时而吐蛔。医始以西药驱蛔不效，继又予中药驱蛔亦不效。审其疼痛阵作，始从脐腹，继而向上攻冲，从右胁而上，并吐蛔，少则一条，多则数条，舌苔白，脉弦紧。因思：脉弦紧者，寒也。证属寒实结滞。治宜温下为法。处方：

附子10克　细辛4克　大黄3克　枳实10克　厚朴10克

服药2剂，诸症好转。继服4剂，疼痛消失，并便下蛔虫5条而愈。

（2）腹痛消瘦，时而便下绦虫节片，脉弦紧而涩。知其里寒。予温里散寒驱虫，始安。

张××，男，26岁。

2年多来，腹痛消瘦，头晕头痛，心烦不安，疲乏无力，大

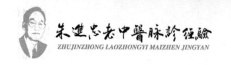

便微溏，时有绦虫节片排出。医诊绦虫病。住院 1 个月，始以西药治疗不效，后以槟榔南瓜子方治之仍不效。审其舌苔薄白，脉弦紧而涩。因思：脉弦紧而涩者，寒也。用温中散寒驱虫之法。处方：

槟榔 180 克　　雷丸 10 克（研粉，送服）　　吴茱萸 10 克

药进 1 剂，即便出绦虫 1 条近丈余。后又以柴平汤加肉桂调理而愈。

二、呼吸系统疾病

1. 历代医家案例

（1）咳嗽痰多，时咯脓血，脉弦大散弱，左大为甚。知其为气血俱虚复感寒邪。予补气养血，佐以散寒解表而愈。

丹溪治一男子，三十五岁。因连夜劳倦不得睡，感嗽疾，痰如黄白脓，嗽声不出。时初春大寒，医与小青龙汤四帖，觉咽喉有血腥气上逆，遂吐血线自口中左边出一条，顷遂止。如此每一昼夜十余次。诊其脉弦大散弱，左大为甚，人倦而苦于嗽。丹溪云：此劳倦感寒，因服燥热之剂以动其血，不急治，恐成肺痿。遂与参、芪、术、归、芍、陈皮、炙甘草、生甘草、不去节麻黄。煎成，入藕汁，服两日而病减嗽止；却于前药去麻黄，又与四帖，而血证除。脉之散大未收敛，人亦倦甚，食少。遂于前药去藕汁，加黄芩、砂仁、半夏，至半月而安。（选自《古今医案按》）

（2）咳嗽，恶风寒，胸痞满，脉浮紧而数，左大于右。知其表盛里虚有积。先予补气解表，后以理气消痞而愈。

丹溪治一人，年五十余。患咳嗽，恶风寒，胸痞满，口稍干，心微痛，脉浮紧而数，左大于右。盖表盛里虚，问其素嗜酒肉，有积，后因接内，涉寒冒雨忍饥，继以饱食酒肉而病。先用人参

四钱、麻黄连根节一钱五分。与二三帖，嗽止寒除。改用厚朴、枳实、青陈皮、瓜蒌、半夏为丸。参汤送下，痞除。（选自《古今医案按》）

（3）咳嗽痰臭，浮肿便溏，面赤气促，脉虚小而数。知其为脾土虚衰，气阴不足，痰湿内蕴。予健脾除湿，益气养阴而安。

汪石山治一妇，年三十。质弱。产后咳嗽痰臭，或作肺痈治，愈剧。两脚渐肿至膝，大便溏泄，小腹胀痛，午后发热，面红气促，不能向右卧。汪诊脉虚小而数。曰：凡咳嗽左右向不得眠者，上气促下泄泻者，发热不为泻减者，皆逆候也。按此病原于脾，《经》曰：脾主诸臭，入肺为腥臭，入心为焦臭，入肝为腐臭，自入为秽臭。盖脾不能运行其湿，湿郁为热，酿成痰之臭也。《经》曰：左右者，阴阳之道路。脾虚则肺失所养，气劣行迟，壅遏道路，故咳嗽气促，不能右卧也；脾虚必夺母气以自养，故心虚发热而见于午也；脾主湿，湿胜则内渗于肠胃为溏泄，外渗于肌肉为浮肿。今用参、术、甘草补脾为君，茯苓渗湿为臣，麦冬保肺气，枣仁安心神为佐，陈皮、前胡消痰下气为使，东壁土受阳气最多，用之为引，盖土能解诸臭，亦能补土，取钱氏黄土汤之义也。服一帖，前病略减。病者喜。汪曰：未也，过时失治，午后发热，真阳脱矣。泄而脚肿，脾气绝矣。必数服后无反复，方是佳兆。（选自《古今医案按》）

（4）经年咳嗽，脉不数不虚，惟右寸浮大而滑。知其为风痰所致。予宣肺化痰而安。

李士材治太学史明磷。经年咳嗽，历医无效，自谓必成虚痨。李曰：不然。脉不数不虚，惟右寸浮大而滑，是风痰未解，必多服酸收，故久而弥盛。用麻黄、杏仁、半夏、前胡、桔梗、甘草、橘红、苏子。五剂知，十剂已。（选自《古今医案按》）

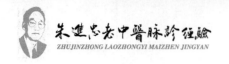

（5）咳吐清痰，咽痛便血，脉沉弦而细。知其水冷金寒所致。予温阳解表而愈。

张路玉治包山金孟珍。正月间，忽咳吐清痰，咽痛，五六日后，大便下瘀晦血甚多，延至十余日。张诊其脉，六部皆沉弦而细。此水冷金寒之候也。遂与麻黄附子细辛汤，其血顿止；又与麻黄附子甘草汤，咽痛亦可，而觉心下动悸不宁。询其受病之源，乃醉卧渴引冷饮所致。改用小青龙去麻黄加附子，悸即止，咳亦大减，但时吐清痰一二口；乃以桂、酒制白芍，入真武汤中与之，咳吐俱止，尚觉背微恶寒倦怠，更与附子汤二剂而安。（选自《古今医案按》）

（6）喘不得卧，肺脉沉而涩。知其风凉湿气遏其内热不得舒。予理气宣肺清热而安。

朱丹溪治一人，病喘不得卧，肺脉沉而涩，此外有风凉湿气，遏其内热不得舒，以黄芩、陈皮、木通各一钱五分，苏叶、麻黄、桂枝各一钱，生姜、黄连各五分，甘草二分，煎服数帖而愈。（选自《古今医案按》）

（7）痰喘不得卧，脉浮而洪。知其气阴大衰，痰阻经隧。予生脉散加祛痰之味而痊。

汪石山治一人，体肥色白，年近六十。痰喘声如曳锯，夜不能卧。汪诊之，脉浮洪，六七至中或有一结。曰：喘病脉洪，可治也，脉结者，痰碍经隧耳，宜用生脉汤加竹沥。服之至十余帖，稍定。患者嫌迟，更医用三拗汤、五拗汤，势渐危。于是复以前方，服至三四十帖，病果如失。

又治一妇人，年五十余，素有嗽病。忽一日大喘，痰出如泉，身汗如油，脉浮而洪，似命绝之状。令速用生脉散一帖，喘定汗止；三帖后，痰亦渐少。再于前方加瓜蒌实、白术、黄芩、当归、芍药，服二十帖而安。

又一人年逾六十，病气喘。汪诊之，脉皆萦萦如蛛丝。曰：病不出是夜矣。果如期而逝。（选自《古今医案按》）

（8）秋凉病痰嗽气喘，春暖即安，脉洪滑。知其内热不得发泄。治以清泻里热，佐以化痰始安。

又一人形长，色苍瘦，年四十。每秋凉病痰嗽气喘不能卧，春暖即安，病此多年。医用紫苏、薄荷、荆芥等以发表，用桑皮、石膏、半夏等以疏内，虽暂轻可，不久复作。汪诊之，脉颇洪滑。此内有郁热也。秋凉则皮肤致密，内热不能发泄，故病作矣。内热者，病本也。今不治其本，徒用发散以虚其外，则愈不能当风寒，疏内以耗其津，则愈增郁热之势。遂进三补丸，加大黄、贝母、瓜蒌，丸服。仍令每年立秋，先服滚痰丸四十粒。病渐安。（选自《古今医案按》）

（9）痰嗽气喘，自汗恶心，脉浮缓而濡。知其为表虚内热。予补气养阴，清热化痰而安。

又一妇年五十，形色脆弱，每遇秋冬，痰嗽气喘，自汗体倦，或恶心作呕。汪诊之，脉皆浮缓而濡。曰：表虚不御风寒，激内之郁热而然。遂用参、芪各三钱，麦冬、白术各一钱，黄芩、归身、陈皮各七分，甘草、五味各五分。煎服十余帖而安。次年秋间，滞下，腹痛后重，脉皆濡细稍滑。汪曰：此内之郁热欲下也，体虽素弱，《经》云有故无殒。遂以小承气利两三次，腹痛稍除，后重未退；再以补中益气，加枳壳、黄芩、芍药，煎服。仍以醋浇热砖，布裹，坐之而愈。（选自《古今医案按》）

（10）咳喘咯血，舌謇语涩，两手脉浮而洪，两关滑大有力。知其内积痰火，为风邪所闭。治先祛中焦痰积热，复以地黄补血而安。

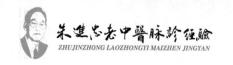

孙东宿治少司空凌绎泉，年已古稀。原有痰火之疾。正月初，因劳感冒，内热咳嗽，痰中大半是血，鼻流清水，舌苔焦黄芒刺，语言强硬不清，大小便不利，喘急不能睡，亦不能仰，以高桌安枕，日惟额伏枕上而已。医治半月不瘳。孙诊之，两手脉浮而洪，两关滑大有力。知其内有积热痰火，为风邪所闭，复为怒气所加，故血上逆。议者以高年见红，脉大发热为惧。孙曰：此有余证，诸公认为阴虚而用滋阴降火，故不瘳。法当先驱中焦痰火积热，后以地黄补血等剂收功可也。乃以瓜蒌、石膏各三钱，半夏曲、橘红、桑皮、前胡、杏仁、酒芩、苏子水煎，冲莱菔汁一小盏。一剂而血止。次日诊之，脉仍浮而洪大，尚恶寒。此因先时不解表，竟用滋阴，又加童便降下太速，以致风寒郁而不散，故热愈甚也。改以定喘汤，一剂而喘减，二剂而热退不恶寒。再诊之，两手浮象已无，惟两关脉鼓指。此中焦痰积胶固，不可不因其时而疏导之，以清中丸同当归龙荟丸共二钱进之。其夜下稠黏秽积甚多。予忆丹溪有云：凡哮喘火盛者，白虎汤加黄连、枳实有功，正此证对腔法也。与十剂，外以清中丸同双玉丸夜服。调理而安。（选自《古今医案按》）

2. 笔者临床案例

（1）肺炎咳嗽，低热不退，脉弦大滑涩。知其气阴俱虚，痰热内郁，中阳闭阻。予补气养阴，化痰清热，佐以通阳而愈。

和××，男，45岁。

2个多月来，发热咳嗽。医诊为肺炎。始予青霉素、氨苄青霉素、先锋霉素Ⅱ等先后治疗1个多月，发热、咳嗽、气短均明显改善。但1个多月以后诸症却不再继续好转，体温一直持续在37.5℃~37.8℃之间，多次胸透拍片阴影一直不见改变；后又请某医以养阴清热，化痰止咳之中药治之，10剂之后亦无明显效果。审其除咳嗽、吐痰之外，并见疲乏无力、午后发热、纳呆食减，舌苔薄白，脉虚大弦滑而涩。因思：脉虚大而弦者，气阴俱虚也；滑者，痰热也；涩者，滞也，寒也。综合脉证，诊为气阴俱虚为本，痰热阻滞、阳气闭塞为标。治拟补气养阴以培本，化痰清热、理气通阳以治标。处方：

　　黄芪15克　地骨皮10克　秦艽10克　紫菀10克　党参10克　茯苓10克　柴胡10克　半夏10克　知母10克　生地10克

　　麦冬10克　桂枝10克　甘草10克　桔梗10克　桑皮10克

　　服药6剂之后，诸症消失；继服3剂，经胸部拍片复查阴影已消失。

　　（2）感冒后咳嗽，久治不效，脉虚大紧数。知其乃气阴俱虚，痰湿蕴肺，阳气闭塞。治以补气养阴，化痰止咳，佐以辛温通阳解表始安。

　　张××，男，43岁。

　　2个多月以前，在出车的过程中，突然感到发热恶寒，咳嗽咽痛，头痛身楚，经用青霉素、病毒唑、感冒通等治疗后，虽然发热恶寒、头痛身楚已经消失，但咳嗽、咽喉疼痛却一直不见改善，特别是近半月以来，咳嗽经常难止，夜间常常因咳嗽难止而不能入睡。又改请中医以银翘散、桑菊饮、止嗽散、金沸草散、川贝枇杷露、竹沥水等治之，非但不见好转，反而日渐感到咳喘气短，头痛咽痛，疲乏无力，纳呆食减。审其两脉虚大弦紧而数，舌苔白。因思：脉虚大者，气血俱虚也；浮弦紧者，表寒也；数者，寒郁化热也。综合脉证，诊为气阴俱虚、痰湿内郁，表寒郁而化热。治拟补气养阴，化痰止咳。佐以通阳解表。

　　黄芪15克　地骨皮10克　党参10克　知母10克　生地10克　麦冬10克　半夏10克　紫菀10克　茯苓10克　知母10克

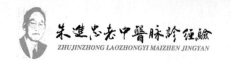

柴胡 10 克　白芍 10 克　甘草 10 克　桂枝 10 克

服药 6 剂，愈。

（3）支气管肺炎，咳喘胸满，脉弦细涩。知其病在少阳，寒饮阻肺。予和解表里，温肺化饮而愈。

智××，女，32 岁。

在春节期间突然发热咳嗽。某医以抗生素、病毒唑治疗后，虽然发热很快消退，但咳嗽反见加剧，有时咳嗽不止，难于平卧。转至某院住院治疗。诊为支气管肺炎。医先予多种抗生素与止咳化痰药治疗 5 个多月不效，后又配合中药宣肺止咳、清热解毒等药治疗 1 个多月仍无明显效果。因其经济难于支持，不得不出院。审其咳嗽连续不断，平卧时更甚，胸满胸痛，头晕头痛，口苦口干，不欲饮食，舌苔白，脉弦细涩。因思：弦脉者，少阳胆脉也；涩者，寒饮阻滞也。因作小柴胡汤加减和解枢机，佐以化饮止咳。处方：

柴胡 10 克　半夏 10 克　黄芩 10 克　干姜 4 克　五味子 10 克　丝瓜络 10 克　紫菀 10 克

服药 4 剂后，咳嗽、胸满气短、头晕头痛均好转；继服 15 剂后，诸症消失而愈。

（4）风湿性心脏病，支气管炎，咳嗽，难于平卧，脉弦细涩结。知其病在少阳，痰饮内郁。予和解少阳，温肺化饮而安。

刘××，男，30 岁。

风湿性心脏病、二尖瓣狭窄与闭锁不全、心房纤颤 10 余年。近 1 年来，反复咳嗽，平卧时咳嗽加剧。前后住院 2 次，共 7 个多月，然始终效果不明显。审其前用方药，大多从心脏病入手治疗，而稍佐止咳化痰与抗感染之法。审其精神尚可，唯见其频频咳嗽，刚刚平卧在床即因咳嗽气短而坐起，舌苔薄白，脉弦细涩结。因思：弦脉者，少阳脉也；涩结并见者，阳虚有饮邪也。因拟和解少阳，温肺化饮。处方：

柴胡 10 克　半夏 10 克　黄芩 10 克　干姜 6 克　五味子 10 克　紫菀 10 克

服药 1 剂，咳嗽即减；再进 8 剂，咳嗽消失。

（5）咳嗽无痰，讲课则甚，脉濡缓。知其痰湿内阻，久损阴血。予化痰养阴而愈。

张××，男，40 岁。

10 余年来咳嗽，先是偶咳几声，近 2 年来经常连续不断地咳嗽，有时讲课几句即连续咳嗽 1～2 分钟，停止后再讲 20～30 分钟又连续咳嗽 3～4 分钟，因此很难坚持工作。审其所用之药除西药外，中药中有止咳化痰、养阴润肺、化痰清热等品。再查其脉见濡缓。因思：濡缓之脉者，或为脾虚，或为湿热，或为气阴两虚。此病证无脾虚之证，显系痰湿蕴久损伤阴血之证。因拟化痰养血。处方：

半夏 10 克　陈皮 10 克　茯苓 10 克　甘草 10 克　熟地 12 克　当归 10 克

服药 2 剂，咳嗽大减，今日讲课 1 个学时仅咳嗽几声；再服 10 剂，咳嗽消失而愈。

（6）咳而遗尿，胸满心悸，脉虚而弦滑。知其气阴俱衰，三焦气滞，痰热不化。予疏肝理气，清化痰热，益气养阴，始安。

郑××，女，30 岁。

产后，2 个多月以来经常咳嗽，每咳一声即不由自主地排尿少许。医诊支气管炎。久用止咳化痰之中、西药物始终不效。细审其病，除咳而遗尿之外，并见其面色㿠白，言语无力，心烦心悸，胸满气短，舌苔白，脉虚弦滑。因思：脉虚者，气阴俱虚也；

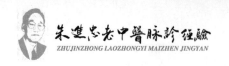

弦者，肝脉也；滑者，痰热也。若合之于证必气阴俱虚，痰热内郁，肝木失达所致。因拟补气养阴，清化痰热，疏肝理气。处方：

柴胡9克　当归9克　白芍9克　麦冬9克　党参9克　五味子9克　半夏9克　陈皮9克　青皮9克　紫菀9克　黄芩9克

服药2剂，诸症俱减；继服6剂，诸症消失而愈。

（7）咳而遗尿，腰背酸痛，脉弦涩不调，尺脉大。知其为肾阳亏损。予补肾纳气而愈。

唐××，男，64岁。

咳而遗尿2个多月。诸医频用止咳化痰之中、西药物无效。余始以补气养阴、清化热痰之法治之亦无功。细审其证，除咳嗽遗尿之外，并见其面色微黑，腰背酸痛，小腹憋胀，排尿不畅，时而尿热尿痛，舌苔薄白，脉弦涩不调，尺脉反较寸脉为大。思之：尺脉者，主肾；尺脉大者，肾虚也；弦涩俱见者，阳虚也，寒也，此正《内经》所述之肾咳也。治宜补肾纳气止咳。处方：

熟地28克　山药12克　山茱萸10克　茯苓10克　泽泻10克　丹皮10克　附子10克　肉桂10克　五味子10克　车前子10克（布包煎）　怀牛膝10克

服药2剂，咳嗽减半；继服10剂，诸症消失而愈。

（8）哮喘短气，持续难止，脉濡缓。知其为气阴俱虚、痰湿内郁。予补气养阴，化痰理气而安。

何××，男，59岁。

3年来哮喘时发时止，开始时仅在春、秋两季天气变化或生气的时候发病，但近1年多以来，几乎每天发病，喘而短气，喉中有哮鸣之声。开始的时候用复方妥英麻黄茶碱片、氨茶碱片有效；后应用西药效果不明显时，改用射干麻黄汤、定喘汤、小青龙汤等则很快取效。最近7个多月以来，再用以上方法治疗不再见效，改用蛤蚧精、河车大造丸、蛤蚧大补丸、龟龄集等药治疗后，开始时效果特别明显，但不久不再见效。最近半年以来，几乎每天都喘，为此不能很好入睡，精神日渐疲惫不堪，难于进食。细审其证，除上述诸症外，并见舌苔薄白，脉濡缓。思之：喘虽多，病在肺，然此脉为濡缓，濡缓之脉者，乃气阴两虚，痰郁气结，肝木失达，反侮肺金之证也。治宜补气养阴以培本，疏肝理气化痰以治标。处方：

黄芪15克 当归6克 人参10克 麦冬10克 五味子10克 竹茹10克 枳实10克 半夏10克 陈皮10克 茯苓10克 甘草6克 菖蒲10克 远志10克 生地10克

服药2剂之后，精神、食欲均明显好转，哮喘3天未作；又服药6剂，精神倍增，食欲正常，哮喘停止。其后连续服药30剂，观察半年，诸症未作。

（9）哮喘持续不止，汗出乏力，脉虚大弦紧而数。知其乃气阴两虚，痰饮阻滞，肝木失达。予补气养阴，化饮止咳，疏肝解郁而愈。

王××，男，29岁。

3年多来，每到夏季即咳嗽气短，哮喘难止。今年4月份以来，虽经多方治疗仍然咳嗽、哮喘不断。医诊支气管哮喘。经多方检查，除少数食物不过敏外，几乎所有的衣物、花粉、香料都过敏。细审其证，除哮喘咳嗽之外，并见汗出乏力，纳呆食减，头晕目眩，口干咽燥，舌苔白，脉虚大弦数。思之：虚大弦脉并见者，气血俱虚也；弦数脉者，肝热也。综合脉证思之：此必痰饮蕴伏，气阴俱虚，肝邪反乘肺金也。因拟补气养阴以培本，温肺化饮、疏肝理气泻火以治标。处方：

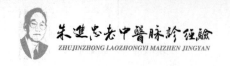
黄芪15克　地骨皮10克　紫菀10克　党参10克　茯苓10
克　柴胡10克　半夏10克　知母10克　生地10克　白芍10克
麦冬10克　肉桂10克　甘草10克

服药4剂，哮喘大减；继服10剂，哮喘咳嗽俱止。

（10）咳喘肺胀，紫绀浮肿，脉虚弦滑数。知其痰饮内郁，
气阴不足，肝邪乘肺。予补气养阴，疏肝泻火，温化痰饮而愈。

柳××，男，58岁。

咳喘时发时止5年多，开始的时候仅仅冬季发病，最近3年
以来，几乎四季都发，特别是近1年来，咳喘气短尤为严重，为
此不得不连续住院半年之久。经过反复检查诊为慢性支气管炎、
肺气肿、肺源性心脏病、冠状动脉硬化性心脏病。虽然应用了多
种西药和中药，但始终不效。细审其证，除喘而短气之外，并见
头晕脑胀，胸满胸痛，心烦心悸，浮肿尿少，腹胀纳呆，口唇、
面、指、舌质均紫暗无华，脉虚弦滑而数。因思：脉虚者，气阴
俱虚也；弦滑而数者，痰热郁结，肝邪犯肺也。因拟益气养阴以
补正，化痰止咳、疏肝泻火以祛邪。处方：

柴胡10克　当归10克　白芍10克　麦冬10克　人参10克
五味子10克　半夏10克　陈皮10克　青皮10克　黄芩10克
紫菀10克　丝瓜络10克

服药4剂后，胸满气短、心烦心悸等症均减；继服50剂，诸
症消失而愈。

（11）肺结核，胸膜炎，反复咳嗽，两脉弦大紧数。知其为
气阴俱虚，痰饮阻肺，木火凌肺。予补气养阴，化饮除痰，疏肝
泻火，愈。

张××，女，40岁。

感冒后3个多月一直发烧不退，咳嗽吐痰，痰中带血。某医

诊为肺炎。予青霉素、链霉素等治疗 4 个多月，咳嗽不见好转，胸透数次肺部阴影也不见改善。又转至某结核病院诊治，诊为右肺结核、胸膜炎，住院治疗 4 个多月，不但肺部阴影不见缩小，反而咳嗽日渐加重。又改请某医以养阴润肺、化痰止咳的中药治之，共服药 35 剂，诸症仍然不见改善。审其舌苔薄白，脉弦大紧数，右大于左。因思：阴虚之脉者细数也，滋阴化痰非对证之举。乃处以补气养阴，化痰止咳，佐以温化。处方：

黄芪 15 克　地骨皮 10 克　紫菀 10 克　党参 10 克　茯苓 10 克　柴胡 10 克　半夏 10 克　知母 10 克　生地 10 克　白芍 10 克　麦冬 10 克　肉桂 10 克　甘草 10 克

服药 4 剂后，咳嗽即减十之三四；继服 10 剂后，咳嗽吐痰消失，经胸透检查阴影亦消失。

（12）肺结核，反复咳血，脉虚弱而微数。知其为肺阴亏损，虚火上炎。予养阴泻火，敛肺止咳而愈。

张××，男，40 岁。

肺结核反复咳血不止，先予西医治疗 1 个多月不效，后又配合中药凉血之犀角、地黄，加阿胶、小蓟、三七治之仍不效。审其除咳血或为痰中带有血丝或为大口地吐血之外，并见其面色㿠白，舌苔净，舌质嫩红，脉虚弱而微数。思之：虚弱而数者，肺阴不足，虚火上炎之脉也；大口咳血者，肺气不敛也。治宜养阴泻火，敛肺止咳。处方：

百合 18 克　生地 15 克　熟地 10 克　玄参 18 克　川贝母 10 克　桔梗 6 克　甘草 6 克　麦冬 10 克　白芍 12 克　丹皮 10 克　白及粉 10 克（冲服）

服药 3 剂后，咳血停止。患者自动在原方中加入三七粉 9 克（冲服），2 剂后，咳血又作。嘱其去活血止血之三七，药后果然

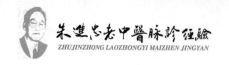

咳血停止。

（13）肺结核，反复大口咳血，脉数虚，尺脉尤大。知其乃肾阴虚，相火妄动。予滋阴降火而安。

刘××，男，29岁。

肺结核大口咳血已月余，虽经中、西药物反复治疗仍然效果不够显著。细审其证，除咳血频作外并见两脉虚数，尺脉尤大。思之：尺脉者，肾也；尺大而数者，阴虚相火妄动也。治宜滋阴降火。处方：

麦冬10克　生地10克　玄参50克　地骨皮10克

服药1剂之后，咳血顿止；继服6剂，咳血得愈。

（14）肺癌术后，胸水持续增多，脉虚大而滑数。知其气阴俱衰，痰热蕴肺。予补气养阴，化痰清热而愈。

陶××，女，54岁。

肺癌术后1个多月咳嗽气短、呼吸困难等症状逐渐消失，但至3个多月时呼吸困难又渐加重。某院X线检查发现胸腔两侧均有大量胸水。用激素、抗生素治疗，并配合每日抽胸水200毫升，1个月后，非但胸水不见消退，反而胸水一日甚于一日，特别是最近1个多月以来，因胸水过多压迫肺与气管而导致呼吸极度困难。又请某医以攻逐水饮之十枣汤治之，服后不久即见频繁呕吐，饮食难入。又以调理脾胃法治之，饮食稍进，呕吐停止，但从此之后，精神日感疲惫不堪，气短难于接续，平卧不能，自汗盗汗。审之：除以上诸症外，并见舌苔薄白，脉虚大稍滑。因思：脉虚大者，气阴俱虚也；滑者，痰热也。因拟补气养阴，化痰清热。处方：

黄芪20克　当归6克　防己10克　桑皮10克　浙贝母10克　瓜蒌15克　甘草6克　桔梗10克　生薏苡仁30克　杏仁10

克　百合30克　干姜1克

服药20剂后，呼吸困难减轻，精神增加，食欲改善，但胸透时发现胸水仍未减少，但也没有像以前那样地增加；又服上药20剂，虽然1个多月没有抽胸水，胸水反有所减少；继服上药30剂，胸水全部消失，愈。

（15）肺脓肿，脓胸，高热不退，咳吐脓血，脉虚大滑数。知其气血俱虚，热毒炽盛，痰热壅郁。予补气养血，化痰排脓，清热解毒而痊。

张××，女，60岁。

20多天来，发热汗出，气短微喘，咳吐脓血，胸满胸痛。医诊为肺脓肿、脓胸。先以大剂量抗生素等治疗10天无效，后又配合大剂量的清热解毒、祛痰排脓中药仍无效。审其高热汗出，体温达40.1℃，神疲乏力，气短难于接续，胸痛咳嗽，左乳外上方微肿，并有一溃破口不断有黄色脓汁排出，在吸气时不但脓汁排出增多，而且有气泡不断排出，在呼气时则脓汁排出明显减少，并无气泡排出。舌苔黄白而腻，脉虚大滑数。综合脉证，思之：虚大之脉者，气血俱虚也；滑数者，热毒壅肺，痰火阻滞也。前之用清热解毒，祛痰排脓不效者，乃未补其气血耳。因处补气养血以扶正，清热解毒、化痰排脓以祛其邪。处方：

黄芪20克　当归10克　麦冬10克　银花15克　连翘15克瓜蒌15克　桔梗10克　白芥子1克

服药3剂之后，发热明显好转，体温38.5℃，精神、食欲、咳嗽、吐脓痰亦有改善；继服7剂，发热明显消退，体温37.2℃，他症大减，胸部疮口已愈合。宗效不更方意，服药40剂而愈。

（16）慢性支气管炎合并感染，咳喘痰壅，咽喉不利，脉滑，

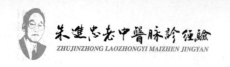

寸盛尺弱。知其为痰涎壅盛，上实下虚。予降气化痰，温肾纳气而安。

耿××，男，30岁。

喘咳不止2个多月。医诊为慢性支气管炎合并感染。先以西药治疗1个多月无效，后以中药定喘汤加地龙、小青龙汤加生石膏、射干麻黄汤等加减相佐亦无效。细审其证，除咳喘不能平卧，痰涎壅盛，咽喉不利，头汗时出之外，并见舌苔黄白，脉滑，寸盛尺弱。思之：乃上实下虚，痰涎壅盛之苏子降气汤证。予苏子降气汤加味治之。又恐苏子降气汤中无喘家圣药麻黄，故加之。处方：

苏子10克　橘红10克　半夏10克　当归10克　前胡10克　肉桂10克　厚朴10克　甘草6克　生姜3片　人参6克　麻黄10克

服药2剂后不见寸效。乃求教于恩师李翰卿先生。云："脉见寸滑尺弱应用苏子降气汤无疑是正确的，然你用此方却无效，其关键在于一味麻黄，麻黄虽为喘家圣药，然其性宣散升浮。本病既是痰浊壅盛，气逆作喘之证，自然非用降气化痰、纳气归肾之剂不能解，若再用麻黄之升治升浮之证，必使病势上冲而加剧，因此必须去麻黄。"余宗其意去掉麻黄一味，服后喘咳果然减少；又服10剂，诸症悉平。

（17）慢性支气管炎合并感染，肺气肿，喘而短气，面赤足冷，脉寸大尺微。知其肾气虚衰，纳气失职。予补肾纳气而解。

李××，女，50岁。

喘咳短气持续不止10个多月。医诊慢性支气管炎、肺气肿，合并肺部感染。先以西药治疗8个多月无效，后以中药宣肺定喘等剂治疗1个多月仍无效。细审其证，喘而短气，面赤足冷，上半身烦热，时时汗出，脉寸大尺微。思之：脉寸大尺微者乃肾气不足耳。肾气不足，纳气不能，故而作喘，当以补肾纳气治之。又思金匮肾气丸无一味定喘之药，故加麻黄、地龙佐之。处以金匮肾气丸加麻黄、地龙，服药 2 剂，寸效不见。复思之：地龙、麻黄虽为喘家圣药，然其惟性升浮，与肾不纳气证实不合拍，应去之。处方：

熟地 24 克 山药 12 克 补骨脂 10 克 茯苓 10 克 泽泻 10 克 丹皮 10 克 附子 10 克 肉桂 10 克 五味子 10 克 车前子 10 克（布包煎） 怀牛膝 10 克

服药 1 剂，喘咳短气大减；继服 10 剂，诸症皆失。

（18）喘而短气数月不止，四肢厥冷，体瘦如柴，脉沉细数促无力。知其心肾阳虚，水饮凌肺。予温阳化饮而愈。

李××，女，成人。

喘息性支气管炎反复发作数十年。2 年前因感冒而咳喘不止，住院治疗 7 个月不见效果，后又配合中药宣肺定喘、止咳化痰等治疗 8 个多月仍无明显改变。细审其证，骨瘦如柴，饮食俱废，喘咳短气难于平卧，昼夜不能着枕，畏寒肢冷，足冷至膝，手冷至肘，口干而不欲饮，舌淡苔白，脉沉细数促而无力。思之：沉细之脉似为气血、阴阳俱虚，数脉诸书多云主热，然促数并见且无力，而胸满则为肾阳虚，即仲景所谓脉促胸满桂枝去芍药汤证之意。综合脉证论之，乃心肾阳虚，水气上犯，上凌心肺之证。治拟温阳化饮。予真武汤加味。处方：

人参 6 克 杏仁 6 克 附子 6 克 白芍 6 克 茯苓 6 克 白术 6 克 生姜 1 片

服药 1 剂后，喘咳稍减。某医见上方药量小而药味又少，且无麻黄之定喘，乃将上方药量加倍，复加麻黄用之。服药 4 剂，

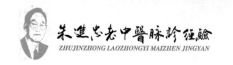

效果罔然。又邀余诊。审思再三，云："正虚之躯，过用克伐之品，已成正虚邪实之重证，稍加补益则邪必壅盛，稍加祛邪则正气不支，故只可以小量补剂治之。"原方继服。

嘱其每剂水煎2次，分4次，昼夜分服，共进2剂，咳喘减；又服20剂，喘咳始平。

（19）喘而腹满，脉弦紧。知其痰湿阻于中焦。治痰湿，健脾胃始安。

李××，男，成人。

喘咳不止，食后加重3个多月。医诊慢性支气管炎合并感染。频用中、西药物等治疗无明显效果。审其前用诸方，大都为定喘汤、小青龙汤、射干麻黄汤、生脉饮等方药加减。再查其证，虽然喘而不能平卧，但喘鸣之声不剧，且见腹满、腹胀，舌苔白，脉弦紧。因思：脉弦紧者，寒湿阻滞也。痰湿中阻，轮轴失转，则肺气不降。治宜健脾和胃，理气除痰。处方：

半夏10克　陈皮10克　苏叶6克　杏仁10克　厚朴10克茯苓10克　神曲10克

服药2剂，喘咳竟减；继服20剂，喘平症消而解。

（20）喘咳短气，痰饮中阻，上热下寒，脉弦紧。治以苦辛通降，消积化饮而安。

张××，男，72岁。

10余年来咳喘时作时止，近2个多月来，咳喘气短一直不止。医诊慢性支气管炎合并感染。审其咳喘不止，胃脘满胀，舌苔黄白，脉弦紧。急予平胃二陈汤4剂，无效。思之：仲景云："膈间支饮，其人喘满，心下痞坚，面色黧黑，其脉沉紧，得之数十日，医吐下之不愈，木防己汤主之。"处方：

防己10克　茯苓10克　杏仁10克　桂枝10克　党参10克

生石膏 15 克

服药 4 剂，喘咳果瘳。

（21）久喘不止，头晕目眩，胸满窜痛，脉虚弦滑。知其气阴俱虚，痰饮内郁，木火刑金。予补气养阴，化痰止咳，理气疏肝而安。

张××，女，成人。

咳喘反复发作数十年，近 8 个多月来咳喘又作。先以西药治疗半年多不效，后又配合中药治疗 3 个月仍无效。细审其证，喘而短气，频频咳嗽，头晕目眩，心烦心悸，胸胁窜痛，经期尤重，夜间口干，口苦纳呆，舌苔薄白，边有瘀斑，脉虚弦滑。思之：脉虚弦滑者，气阴俱虚，痰饮内聚，肝木失达，木火刑金也。治宜益气养阴，化痰止咳，疏肝泻火。处方：

柴胡 10 克　当归 10 克　白芍 10 克　半夏 10 克　陈皮 10 克　青皮 10 克　紫菀 10 克　麦冬 10 克　党参 10 克　五味子 10 克　黄芩 10 克

药服 3 剂，咳喘即减；又服 40 剂，喘止咳平。

（22）夏季作喘，冬季消失，脉弦而滑，沉取无力。知其阴虚肺燥，灼液为痰。治拟养阴润燥，化痰定喘。

苏××，女，成人。

数十年来，每至夏季则咳喘必作，冬季则诸症消失。今年入夏以来，咳喘不止已 3 个多月，虽然频频服用中、西药物，一直无明显效果。审其诸证，除上述者外，并见其舌苔薄白，脉弦而滑，沉取无力。再审前用诸方，除西药之外，中药或为止咳化痰定喘，或为温肺化饮定喘，或为清热化痰定喘。因思：综合脉证，乃为阴虚燥热煎灼成痰，肺气不降。乃拟养阴润燥，化痰定喘。处方：

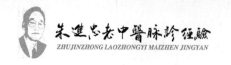
百合 15 克　麦冬 15 克　冬虫夏草 15 克　淡菜 10 克

服药 2 剂，喘咳大减；继服 1 剂，喘咳得平。次年夏季为防其复发，又进 1 剂，愈。

（23）胸膜粘连，肺气肿，喘而短气，神昏妄语，脉虚大弦数。知其气阴俱虚，痰热内蕴，木火刑金。予补气养阴，化痰清热定喘，疏肝泻火而安。

徐××，女，80 岁。

慢性支气管炎 10 余年，1 年前突因自发性气胸呼吸极度困难而进行手术治疗，术后 1 年，仍然经常感到气短。近 2 个多月来，咳喘气短更加严重。某医院住院 2 个月，诊为慢性支气管炎合并感染、肺气肿、胸膜粘连，虽用多种中、西药治疗，仍然无明显效果。审其诸证，神疲纳呆，时见神昏，心悸怔忡，自汗盗汗，时或呢喃妄语，体瘦如柴，舌质紫暗，光剥无苔，脉虚大弦数。因思：脉虚大者，气阴俱虚也；数者，热也；弦者，肝也。综合脉证，诊为气阴大衰，痰饮蕴郁，木火刑金。治以补气养阴，化痰清热定喘，疏肝泻火。处方：

黄芪 15 克　人参 10 克　地骨皮 10 克　紫菀 10 克　茯苓 10 克　柴胡 10 克　半夏 10 克　知母 10 克　生地 10 克　白芍 10 克 麦冬 10 克　肉桂 10 克　甘草 6 克

服药 1 剂后，喘咳大减，神志转清；继服 10 剂，诸症消失十之七八。

三、消化系统疾病

1. 历代医家案例

（1）中暑霍乱，吐泻昏冒，不省人事，脉七八至，洪大有力。知其年高气弱，暑热极盛。予甘辛大寒，泻热补气而安。

罗谦甫治一人，年近八十。六月，中暑霍乱，吐泻昏冒，终日不省人事。时夜半，请罗治，脉七八至，洪大有力，头热如火，足冷如冰，半身不遂，牙关紧急。盖年高气弱，当暑气极盛，阳明得令之际，中暑明矣。用桂苓甘露饮，甘辛大寒，泻热补气，加茯苓以分阴阳，约一两，水调灌之，渐渐省事；三日后，诸证悉去。换人参补中汤，以意增减，十日后平。（选自《古今医案按》）

（2）泻利不止，腹鸣如雷，不敢冷坐，脉两寸皆滑。知其为积水所致。始以涌泄积水，后以淡剂渗利之而安。

（子和）又治一人，泻利不止，腹鸣如雷，不敢冷坐，坐则下注如倾。诸医例断为寒证，姜、桂、丁香、豆蔻及枯矾、龙骨之类，靡不遍服，兼以燔针灼艾，迁延将二十载。戴人诊之，曰："两寸脉皆滑，余不以为寒，然其所以寒者水也。"以茶调散涌寒水五七升，无忧散泄积水数十行，乃通因通用之法也，次以五苓散淡剂渗利之，又以甘露散止渴，不数日而全愈。（选自《古今医案按》）

（3）脐腹冷痛，完谷不化，足胫麻木而冷，脉沉细而微。知其为脾肾寒湿。予温阳除湿始愈。

罗谦甫随征南副元帅大忒木儿驻扬州，时年六十八。仲冬病自利，完谷不化，脐腹冷痛，足胻寒，以手搔之，不知痛痒，烧石以温之，亦不得暖。罗诊之，脉沉细而微。乃曰："年高气弱，深入敌境，军事烦冗，朝暮形寒，饮食失节，多饮乳酪，履于卑湿，阳不能外固，由是清湿袭虚，病起于下，故寒而逆。"《内经》云："感于寒而受病，微则为咳，盛则为泻为痛，此寒湿相合而为病也。"法当急退寒湿之邪，峻补其阳，非灸不能已其病，先以大艾炷于气海，灸百壮，补下焦阳虚；次灸三里二穴，各三

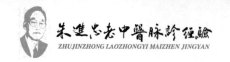

七壮，治形寒而逆，且接引阳气下行；又灸三阴交二穴，以散足受寒湿之邪。遂处方，云：寒淫所胜，治以辛热；湿淫于外，治以苦热，以苦发之。以附子大辛热，助阳退阴，温经散寒，故以为君；干姜、官桂大热辛甘，亦除寒湿；白术、半夏苦辛温而燥脾湿，故以为臣；人参、草豆蔻、炙甘草甘辛大温，温中益气；生姜大辛温，能散清湿之邪；葱白辛温，以通上焦阳气，故以为佐。又云：补下治下制以急，急则气味浓，故作大剂服之。不数服，泻止，痛减，足渐温。调其饮食，逾十日平复。明年秋过襄阳，值霖雨旬余，前证复作。根据前灸，添阳辅各灸三七壮，再以前药投之，数服良愈。方名加减白通汤。（选自《古今医案按》）

（4）下利完谷不化，脉两尺寸俱弦大，右关浮于左关一倍。知其肝风传脾。予小续命汤而愈。

吕沧洲治帅府从事帖木失尔，病下利完谷，众医咸谓洞泄寒中，日服四逆、理中辈，弥剧。吕诊其脉，两尺寸俱弦大，右关浮于左关一倍，其目外眦如草滋。盖知肝风传脾，因成飧泄，非藏寒所致，饮以小续命汤，损麻黄加术三五升，利止。续命非止利药，饮不终剂而利止者，以从本治故也。（选自《古今医案按》）

（5）早晨泄泻半年，脉尺寸俱无，两关沉滑。知其食积痰泄。予消积导滞始愈。

吴九宜每早晨腹痛泄泻者半年，粪色青，腹膨脐。人皆认为脾肾泄也，为灸关元三十壮，服补脾肾之药，皆不效。自亦知医，谓其尺寸俱无脉，惟两关沉滑，大以为忧，恐泻久而六脉将绝也。东宿诊之，曰：君无忧，此中焦食积痰泄也，积胶于中，故尺寸脉隐伏不见，法当下去其积，诸公用补，谬矣！渠谓敢下耶？孙曰："何伤！"《素问》云：有故无殒，亦无殒也。若不乘时，久则元气愈弱，再下难矣。以丹溪保和丸二钱，加备急丸三粒。五

更服之。巳刻下稠积半桶，胀痛随愈。次日六脉齐见，再以东垣木香化滞丸调理而安。（选自《古今医案按》）

（6）过食果瓜，胸膈胀疼，脉寸关弦紧。知其寒湿淫伤脾胃。予麝香肉桂之辛热始愈。

孙东宿治大宗伯董浔老，年六十七。向有脾胃疾，暑月以啖瓜果而胸膈胀疼。诊其脉，寸关弦紧；观其色，神藏气固；考其所服药，不过二陈平胃加楂、芽等。不知此伤于瓜果，寒湿淫胜也，《经》云：寒淫所胜，治以辛温，而瓜果非麝香、肉桂不能消，前方所以无效耳。乃用高良姜、香附各一两，肉桂五钱，麝香一钱，为末。每服二钱，酒调下之。两三日，则胸膈宽而知饿矣。（选自《古今医案按》）

（7）五更胸膈胀痛，脉右寸软弱，左平，两尺亦弱。知其肺肾俱虚。予补肾敛肺而愈。

孙东宿治陈光禄松奕翁。常五更胸膈胀疼，寒热温凉，遍尝不效。诊之右寸软弱，左平，两尺亦弱。孙曰："此肺肾二经之不足也。补而敛之，可无恙矣。"以人参、补骨脂、山茱萸各三两，鹿角胶、鹿角霜五两，杜仲、巴戟、茯苓、车前各一两五钱，山药二两，鹿角胶酒化为丸，空心淡盐汤送下，又以御米壳（去筋膜，蜜水炒）三两，诃子面（煨，去核）一两，陈皮一两五钱，蜜丸。五更枕上白汤送下一钱。服一月，病不再发。（选自《古今医案按》）

（8）久患呕吐，气口脉大而软。知其中虚气壅。予大半夏汤加味愈。

李士材治兵尊高元圃。久患呕吐。李诊之，曰："气口大而软，此谷气少而药气多也，且多犯辛剂，可以治表实，不可以治中虚，可以理气壅，不可以理气弱。"用熟半夏五钱、人参三钱、

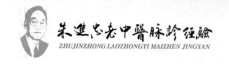
陈仓米一两、白蜜五匙，甘澜水煎服。十剂全安。（选自《古今医案按》）

（9）胸膈胃脘饱闷，大便秘结，食下即呕吐酸水，醋心，脉左右寸关俱沉大有力，两尺浮中沉三部俱紧，按之无力。知其乃气膈为病。予开导其上，滋补其下而愈。

易思兰治一人，胸膈胃脘饱闷，腹仍饥而不能食，腰腿酸疼，坐立战摇，日夜卧榻，大便燥结，每日虽进清粥一二盅，食下即呕吐酸水，醋心。众作膈治，不效。易诊左右寸关俱沉大有力，两尺浮中沉三候俱紧，按之无力。乃曰："此气膈病也。两寸居上，其脉当浮，今却沉大；左寸沉者，神之郁也；右寸沉者，气之郁也；大者火也，气有余即是火，火郁在上，故胸膈饱闷，凡汤水入咽，逆而不下，停于胃口，为火熏蒸，而成酸水矣。两尺俱紧者，此又寒邪从虚而入，主腰腿酸疼，坐立战摇而不能起矣。法当开导其上，滋补其下。乃以越鞠丸加苏梗、桔梗、木香、沙参、贝母作汤服，以畅卫舒中，火郁发之之义也；另用八味丸以补下焦，又塞因塞用之法也。"服数日，上则嗳气，下转矢气，可以纳谷而自立矣。（选自《古今医案按》）

（10）大便秘结，胸膈胃脘小腹胀痛，自汗食少，脉濡细近快，心脉颇大，右脉觉弱。知其乃脾虚气滞。予补气养血，理气而安。

汪石山治一妇。因政醮，乘轿劳倦，加以忧惧，成婚之际，遂病小腹胀痛，大小便秘结不通。医以硝、黄三下之，随通随闭，病增胸膈胃脘胀痛，自汗食少。汪诊之，脉皆濡细近快，心脉颇大，右脉觉弱。汪曰："此劳倦忧惧伤脾也。盖脾失健运之职，故气滞不行，以致秘结。今用硝、黄，但利血而不能利气。"遂用人参二钱、归身一钱五分，陈皮、枳壳、黄芩各七分。煎服而

愈。（选自《古今医案按》）

（11）胃脘疼痛，勺水不入，寒热往来，脉弦数。知其为肝郁化火，肝肾枯干。予滋阴疏肝解郁泻火愈。

一妇人胃脘痛，勺水不入，寒热往来。或从火治，用芩、连、栀、柏；或从寒治，用姜、桂、茱萸，展转月余，形体羸瘦，六脉弦数，几于毙矣。高鼓峰曰："此肝痛也，非胃脘也，其病起于郁结生火，阴血受伤，肝肾枯干，燥迫成痛。医复投以苦寒辛热之剂，胃脘重伤，其能瘳乎？"急以滋肾清肝饮与之。一昼夜，尽三大剂。五鼓熟寐，次日痛定觉饿矣。再用加味归脾汤加麦冬、五味，十余剂而愈。（选自《古今医案按》）

（12）半夜小腹痛甚，脉沉弦细实。知其为寒实积滞。予温下之剂，愈。

丹溪治一人，六月投渊取鱼，至秋深雨凉，半夜小腹痛甚，大汗，脉沉弦细实，重取如循刀责责然。与大承气汤加桂二服，微利痛止，仍连日于申酉时复痛，坚硬不可近。每与前药，得微利，痛暂止。于前药加桃仁泥，下紫黑血升余，痛亦止。脉虽稍减，而责责然犹在；又以前药加川附子，下大便五行，有紫黑血如败絮者二升有余。又伤食，于酉时复痛在脐腹间，脉和，与小建中汤，一服而愈。（选自《古今医案按》）

（13）腹痛，午后更甚，脉浮细而结，或五七至一止，或十四五至一止。知其乃阴虚火旺所致。予滋阴降火而安。

汪石山治一人，年五十余。瘦黑理疏，忽腹痛，午后愈甚。医治以快气之药，痛益加。乃曰：午后血行于阴分，加痛者，血滞于阴也。四物加乳、没服之，亦不减。汪诊之：脉浮细而结，或五七至一止，或十四五至一止。《经》论止，脉渐退者生，渐进者死，今止脉频则反轻，疏则反重，与《脉经》实相矛盾。汪

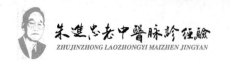
熟思少顷，曰：得之矣，止脉疏而痛甚者，以热动而脉速，频而反轻者，以热退而脉迟故耳，病属阴虚火动无疑。且察其病起于劳欲，劳则伤心而火动，欲则伤肾而水亏。以参、芍补脾为君，熟地、归身滋肾为臣，黄柏、知母、麦冬清心为佐，山楂、陈皮行滞为使，人乳、童便出入加减。惟人参加至四五钱，遇痛进之则愈。或问诸痛，与瘦黑人及阴虚火动，参在所当禁，今用之顾效，何取？汪曰：诸痛禁用参、芪者，以暴病形实者言耳，若年高气血衰弱，不用补法，气何由行？痛何由止？经曰：壮者气行则愈是也。（选自《古今医案按》）

（14）黄疸，心下痞满，四肢困倦，心烦心悸，恶心欲吐，脉浮而缓。知其为湿热谷疸。予除湿清热愈。

罗谦甫治兀颜正卿。二月间因官事劳役，饮食不节，心火乘脾，脾气虚弱，又以恚怒，气逆伤肝，心下痞满，四肢困倦，身体麻木，次传身目俱黄，微见青色、颜黑，心神烦乱，怔忡不安，兀兀欲吐，口恶生冷，饮食迟化，时下完谷，小便癃闭而赤黑，辰巳间发热，日暮则止，至四月尤盛。罗诊其脉浮而缓。《金匮要略》云：寸口脉浮为风，缓为痹，痹非中风，四肢苦烦，脾色必黄，瘀热以行。趺阳脉紧为伤脾，风寒相搏，食谷则眩，谷气不消，胃中苦浊，浊气下流，小便不通，阴被其寒，热流膀胱，身体尽黄，名曰谷疸。以茵陈叶一钱、茯苓五分，栀子仁、苍术（去皮炒）、白术各三钱，生黄芩六分，黄连、枳实、猪苓（去皮）、泽泻、陈皮、汉防己各二分，青皮（去白）一分。作一服，以长流水三盏，煎至一盏。名曰茯苓栀子茵陈汤。一服减半，二服良愈。《内经》云：热淫于内，治以酸寒，佐以苦甘；又湿化于火，热反胜之，治以苦寒，以苦泻之，以淡渗之，栀子、茵陈苦寒，能泻湿热而退其黄，故以为君。《难经》云：苦主心下满，以黄连、枳实苦寒，泄心下痞满；肺主气，今热伤其气，故身体麻木，以黄芩苦寒，泻火补气，故以为臣；二术苦甘温，青皮苦辛温，能除胃中湿热，泄其壅滞，养其正气；汉防己苦寒，能去十二经留湿；泽泻咸平，茯苓、猪苓甘平，导膀胱中热，利小便而去癃闭也。（选自《古今医案按》）

2. 笔者临床案例

（1）急性吐泻，身热汗出，脉浮紧而数。知其暑邪犯胃，表里合邪。予芳香化湿，祛暑解表而愈。

张××，女，40岁。

胃脘疼痛1年多，前以小陷胸汤治之，疼痛已减十之八九，昨日突然呕吐泄泻不止，发热汗出。急服藿香正气丸2丸，不效。邀余诊治。审其除呕吐泄泻外，并见其全身汗出，身热乏力，舌苔白，脉浮紧而数。乃云："此乃外伤风寒，内伤暑湿，表里合邪所致也。"治宜解表和中，理气化浊。予藿香正气散加减。处方：

藿香10克　大腹皮10克　紫苏10克　甘草6克　桔梗10克　陈皮10克　茯苓10克　白术10克　厚朴10克　半夏10克　神曲10克　白芷10克　生姜3片　大枣5个

下处方完毕。患者家属云："前已服藿香正气丸2丸何故不效？此恐非如先生所言暑邪所致，乃药治之误也。"云："非也。若乃小陷胸汤所致，何故先用小陷胸汤取效而后反证加剧？且本证脉浮紧数，浮紧之脉者表寒也，数紧相兼者乃表寒闭郁所致也。又丸者缓也，汤者荡也，表闭实邪，非急用汤剂不可。"服药1剂，诸症消退十之七八，又服1剂愈。

（2）慢性胃炎、糖尿病、阵发性室上性心动过速久治不效，今又吐泻并作，心悸气短，脉弦涩不调。知其为少阳枢机不利，

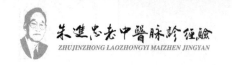

寒湿犯胃。治以和解少阳，燥湿温中而愈。

刘××，男，68岁。

慢性胃炎50多年，糖尿病10余年，阵发性室上性心动过速5~6年。3个多月以前，突然出现吐泻并作，心悸气短，头晕头痛。急至某院住院治疗。诊为急性胃肠炎、心房纤颤、糖尿病酮症酸中毒。先用西药治疗1个多月不见好转，继又配合藿香正气胶囊与中药汤剂治疗8天仍然不见改善。审其证，见精神疲惫，恶心呕吐，时而泄泻，心烦心悸，胸满胸痛，头晕头胀，口苦而干，舌苔白，脉弦涩不调。因思：脉弦者，少阳之脉也；涩者，寒滞也。证脉相参，乃少阳枢机不利，寒湿犯胃所致也。治拟和解少阳，燥湿温中。处方：

柴胡10克　半夏10克　人参10克　黄芩10克　干姜3克　甘草6克　大枣5个　苍术10克　厚朴10克　陈皮10克　茯苓15克　桂枝10克

服药2剂后，次日来诊。云：恶心呕吐已止，饮食稍进，心悸气短，头晕脑胀均大减；继服3剂，诸症大部分消失。停药10日后，又复来诊，云：脘腹胀痛，口苦咽干，疲乏无力，且昨日又突然发生阵发性心动过速，急用压迫眼球法，效而停止。又至某院复查，诊为慢性胃炎、糖尿病、阵发性室上性心动过速。治疗2天后，不但脘腹胀痛不见好转，反而日渐加重。再审其脉弦大紧数，舌苔薄白。云："脉弦大紧数者，乃气阴俱虚，湿热蕴结，升清降浊失职所致耳。"治宜补气养阴，燥湿清热，升清降浊。处方：

人参10克　甘草6克　黄芪15克　当归6克　麦冬10克　五味子10克　青皮10克　陈皮10克　神曲10克　黄柏10克　葛根10克　苍术10克　白术10克　升麻10克　泽泻10克

服药 2 剂，诸症稍减。为观察药效计，嘱其暂时减去其他任何中、西药物，仅服以上中药汤剂。服药 10 剂，腹胀、腹痛果然消失，心悸、心烦亦未发作。追访 1 年，以上症状一直未见发作。

（3）慢性胃炎，胃脘胀痛，按之反甚，脉浮滑。知其乃痰热结于心下。予清热化痰开结而愈。

陈××，女，45 岁。

7 个多月以来，胃脘胀痛，食欲不振。医诊慢性肥厚性胃炎。先用西药治疗 4 个多月无明显效果，继又配合中药健脾和胃、温中健脾、疏肝健脾等方药治疗，亦无明显改变。审其疼痛以剑突下为甚，按之尤加，舌苔白，脉浮滑。因思：浮脉者，上焦之病也；滑者，痰热凝结之脉也，此正符合仲景所云"正在心下，按之则痛，脉浮滑"语。因拟清热涤痰开结。处方：

瓜蒌 40 克　半夏 10 克　黄连 6 克　枳实 10 克

服药 1 剂，诸症竟然大见好转；继服 3 剂，愈。

（4）食道贲门失弛缓症，吞咽困难，滴水难进，脉沉缓稍滑。知其乃肝郁气结，痰郁血热。予疏肝理气，化痰消瘀而安。

宋××，男，50 岁。

2 个多月以前，吃饭时偶然发现吞咽困难。医以食道造影检查发现钡剂通过有障碍，诊为食道癌。某医要求手术治疗，但因患者及家属都拒绝手术和放射治疗而作罢。于是改请中医以启膈散、通幽汤等及抗癌药进行治疗。2 个月之后，诸症加重。又改请某医以化疗法及西药治之，服药 1 天后，诸症更趋严重。审其滴水难进，时时吐黏涎，心烦不安，昼夜不得入睡，先予旋覆代赭汤加减不效，又与大半夏汤加减数剂仍无功。于是请其再赴某院详查以除外食道痉挛。经过反复检查会诊仍是两种不同意见。再审其证，除极端消瘦（体重 32.5 千克）、气短乏力、烦躁不安

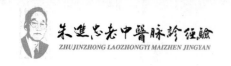

外，并见其脉沉缓稍滑，舌苔薄白。因思：脉沉者，郁证也；缓者，湿也；滑者，痰也。综合脉证考虑乃肝郁气结，痰郁血瘀所致之证也。治拟理气活血，化痰散瘀。处方：

桃仁10克　香附10克　青皮10克　柴胡10克　半夏10克
木通6克　赤芍10克　大腹皮10克　川芎10克　桑皮10克
茯苓10克　苏子20克　甘草20克

服药开始时，每咽1口即立刻大部吐出，至服完1剂时，开始能够吞咽得下，服至第7剂时呕吐停止，并稍能进食牛乳、稀饭、面条等。1个月后食欲大增，每日可吃350~400克食物，并开始能吃馒头、烙饼等物。2个多月后，诸症消失，竟愈。

（5）食道贲门失弛缓症，吞咽困难，脉弦紧。知其乃寒饮阻滞。予温中化饮而愈。

张××，男，38岁。

5年来吞咽食物每到食道下段时即感噎塞难下，偶尔也出现食后即吐，呕吐物为食物，但无酸腐味。医诊食道痉挛。先用西药治疗数次，吞咽困难曾一度好转，但反复治疗后再不改善；乃改请中医以降逆止呕的中药治之，不效；易医以启膈散、旋覆代赭汤，以及活血化瘀法治之，仍不效。审之：除吞咽困难外，并见其两脉弦紧稍数，舌苔薄白。思之：脉弦紧而数者，胃中寒饮停聚化热也。再问其证且有遇冷加重或吃冷食加重的情况。证脉合参，诊为寒水阻滞，胃气不降。治拟湿中化饮。处方：

附子10克　肉桂10克　党参10克　白术10克　干姜10克
甘草10克　泽泻10克　猪苓10克　茯苓10克

水煎，冷服。服药4剂后，吞咽时较以前明显顺利，1周之内没有呕吐过。继服10剂痊愈。

（6）食道贲门失弛缓症，吞咽困难，消瘦乏力，食后即吐，脉虚大。知其气阴俱虚，胃气不降。予补气养阴，缓中降逆而愈。

张××，女，29岁。

吞咽困难，时轻时重2年多。近1年多来，食后即吐，消瘦乏力。医诊食道贲门失弛缓症。曾反复住院3次，均因中、西药治疗无效而出院。后又邀医以针灸、按摩、气功治疗，仍无明显效果。审之：除上症外，并见乏力，纳呆食减，舌苔薄白，脉虚大。因思：脉虚大者，气阴俱虚也。前医之用降逆止呕反剧者乃或辛以耗气，或苦以损阳，而未补益正气耳。乃予补气养阴，缓中降逆。处方：

人参10克　半夏10克　蜂蜜30克

服药之后，不但未吐药物，而且呕吐食物、吞咽困难之状均减；继服10剂，竟愈。

（7）溃疡病、十二指肠壅积、慢性浅表性胃炎，脘腹疼痛，痞满而胀，头晕，右脉弦大而紧尺脉甚，左脉弦紧。知其脾肾虚寒，寒湿不化。予温补脾肾，化饮利水而安。

赵××，男，35岁。

胃窦部溃疡、十二指肠壅积、慢性浅表性胃炎10余年。某医先以西药治之不效，后又以健脾温中、温中活血之中药与西药配合治疗仍然时轻时重。始审其证见胃脘满痛，头晕脑胀，心烦心悸，口苦而干，治以柴平汤加干姜、肉桂、茯苓，服药4剂，诸症不减。再审其脉右弦大而紧，尺脉尤大，左脉弦紧。思之：右尺者，命火之所属也；右尺大于左尺，右大于左脉者，脾肾俱为虚寒也，又弦紧之脉同见必有寒饮郁积也。因拟温补脾肾，佐以化饮利水。处方：

附子10克　肉桂10克　党参10克　白术10克　干姜10克
甘草10克　生地10克　山药10克　山茱萸10克　泽泻10克

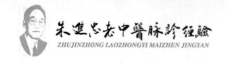
丹皮 10 克　茯苓 10 克

服药 3 剂后，诸症均减，食欲增加；继服 10 剂，脘腹胀痛消失。2 个月后上消化道造影未见异常。

（8）慢性胃炎、十二指肠壅积，脘腹胀痛，痛彻腰背，恶心呕吐，嗳气频作，脉弦大紧尺脉尤甚。予温补脾肾，化饮利水而安。

何××，女，40 岁。

脘腹胀痛，痛彻腰背，呕恶嗳气四五年。医诊慢性胃炎、十二指肠壅积症。曾先后赴北京、上海、济南、青岛等地进行治疗，但迄今未见明显效果。审其所用之药除西药外，中药方药中大都为疏肝和胃、健脾温中、降逆止呕、苦辛通降之品，或甘淡辛平，或大辛大热，或芳香醒脾。察其所现之证，除上述者外，并见其体瘦乏神（体重 33.5 千克），时而烦乱不安，舌苔白润，脉弦大紧，尺脉尤甚，手足厥冷。思之：脉弦大紧者，脾肾虚寒也，寒饮不化也；尺脉大紧者，肾阳虚也。脾肾虚寒，水饮不化，治宜温阳利水，脾肾双补。处方：

生地 10 克　山药 10 克　山茱萸 10 克　茯苓 10 克　泽泻 10 克　丹皮 10 克　附子 10 克　肉桂 10 克　人参 10 克　白术 10 克　干姜 10 克　甘草 10 克

服药 3 剂，腹胀、腹痛、腰痛等症好转，恶心呕吐消失；继服 20 剂后，诸症皆失，体重亦增加 7.5 千克。

（9）食道癌术后，烧心嘈杂，非大量饮冷水而不减，脉弦而涩。知其寒热夹杂，寒多热少。予进退黄连汤而愈。

唐××，男，70 岁。

2 年前因贲门癌行手术治疗，术后半年多饮食正常，吞咽困难消失，但半年之后，又发现吞咽困难，经食管扩张以后，吞咽困难又逐渐消失，又经骨髓移植，精神日渐增加。但近半年多以来，经常感到烧心难忍，先用西药治疗不见效果，后又以养阴清热之剂10余剂治疗不见好转。细审其脉弦涩不调，舌苔黄白。因思：脉弦者，肝脉也，寒也；涩者，寒也，滞也。综合脉证，诊为寒热夹杂，寒多热少。治拟苦辛通降，温多于寒。处方：

黄连10克　党参10克　半夏10克　肉桂10克　干姜10克甘草10克　大枣7个

服药1剂后，诸症即减；继服6剂痊愈。

（10）嘈杂泛酸，脉弦涩不调。知其为寒热夹杂，寒多热少。予寒热并用，热多寒少之剂而愈。

智××，女，成人。

嘈杂泛酸数月。医始予西药治之有明显效果，但一停药即又复如初；后又改请中医以瓦楞子、乌贼骨属治之，亦仅见微效，且停药以后又复如初。细审其脉弦涩不调，舌苔薄白。因思：弦涩不调之脉者，寒也，滞也；又刘完素认为：诸呕吐酸，皆属于热。证脉合参，必为寒热错杂，寒多热少之证。乃拟苦寒通降，热多于寒之剂。处方：

半夏10克　黄连10克　干姜10克　肉桂10克　党参10克甘草6克　大枣7个

服药1剂，嘈杂即减；继服10剂，诸症消失痊愈。

（11）嘈杂泛酸，脉滑小数。知其为热多寒少。予苦辛通降，寒多热少之剂痊愈。

郝××，女，45岁。

数月来，嘈杂泛酸，口苦口干。医先予西药治之，诸症稍减，但稍一停药又复如初。后改用中药乌贼骨、瓦楞子属治之亦取效于暂时，某医予黄连汤治之嘈杂更甚。细审其脉滑小数，舌苔薄

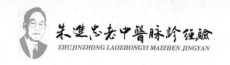

黄。因思：脉滑者热多于寒，前医予黄连汤而诸症加剧者，恐热药多于寒药之故耳。因拟半夏泻心汤。处方：

半夏10克　黄连10克　黄芩10克　干姜10克　党参10克甘草6克　大枣7个

服药4剂，诸症俱失。

（12）慢性胃炎、胃溃疡、食道憩室数十年，满胀疼痛，头晕心烦，浮肿乏力，脉虚大弦紧而数。知其为气阴俱虚，湿郁不化，寒热交结。予补气养阴，燥湿清热，疏肝理气，愈。

赵××，女，45岁。

胃脘疼痛20余年。医诊慢性胃炎、食道憩室、幽门窦部溃疡。遍用中、西药物然效果不著。余诊后，始以柴平汤加减，后以理中、建中诸法1月亦无效果。细审其证，除胃脘持续不断的疼痛、满胀、嗳气纳呆之外，并见头晕心烦，疲乏无力，口干舌燥，五心烦热，反复感冒，下肢浮肿，舌苔黄白，脉虚大弦紧而数。因思：脉虚大者，气阴两虚也；弦者，肝脉也；紧者，结也，寒也；数者，热也。综合论之，乃寒热交结，湿郁不化，气阴俱伤所致也。因拟补气养阴以扶正，燥湿清热、疏肝理气以除邪，升清降浊以调理三焦之气机。处方：

人参10克　甘草6克　黄芪15克　当归6克　麦冬10克五味子10克　青皮10克　陈皮10克　神曲10克
黄柏10克　葛根15克　苍术15克　白术10克　升麻10克　泽泻10克

服药3剂后，胃脘满痛消减近半，其他诸症亦减；继服20剂后，诸症消失。追访2年，病未再患。

（13）烧心反酸，胸胁苦满，头晕心烦，脉弦紧而数。知其为肝胃不和，寒热夹杂，寒多热少。予疏肝和胃，苦辛并用，温多于寒，痊愈。

施××，男，45岁。

烧心反酸数年。中、西药治之一直效果不明显。邀余诊之，始以黄连汤，继以左金丸加减均不效。细审其证，除烧心反酸之外，并见头晕心烦，胸胁苦满，口苦而黏，舌苔黄白而腻，脉弦紧而数。因思：脉弦者，肝脉也；紧者，寒也、结也、饮也；数者，热也。综合论之，乃肝胃不和，饮邪内郁，寒多热少也。因拟疏肝和胃，温阳化饮。处方：

柴胡10克　半夏10克　黄芩10克　党参10克　干姜3克 肉桂10克　大枣5个　苍术10克　厚朴10克　陈皮10克　茯苓10克

服药4剂之后，诸症均减；继服20剂后，嘈杂消失，其他诸症亦减八九。

（14）自感口中秽臭，或如铜锈，或如鸡屎，饮食乏味，脉弦紧而数。知其乃肝胃不和，寒饮内郁。予疏肝和胃，温中化饮而安。

梁××，男，22岁。

5～6年前开始感到口中涩滞不爽，半年之后逐渐感到口中秽臭，或如铜锈之味，或如鸡屎之臭。最近2年多以来，不管是什么饭菜、饮品，只要一进口中即感到有一股秽臭之味。所以食欲日渐下降，为此曾赴多个医院检查治疗，但是迄今一直未能确诊。为此除西药外，服中药达千剂以上，然而至今未见丝毫改变。细审其证，除以上者外，并见头晕头痛，心烦不安，体瘦乏神，言语低微，精神萎靡，舌苔黄白而腻，脉弦紧而数。因思：其脉弦者，肝也；紧者，寒也；弦紧者，寒饮相结也。综合脉证论之，乃肝胃不和，寒饮内郁之故也。治拟疏肝和胃，温中化饮。处方：

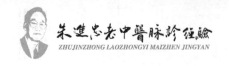

柴胡 10 克　半夏 10 克　黄芩 10 克　党参 10 克　干姜 4 克　甘草 10 克　大枣 5 个　苍术 10 克　厚朴 10 克　陈皮 10 克　桂枝 10 克　佩兰 10 克　草果 10 克

服药 6 剂之后，口中秽臭明显减轻，饮食亦有增加；继服 6 剂，每日食量由 150 克增至 500 克，饮食亦知滋味；又服 10 剂，诸症消失，竟愈。

（15）便秘不下，久用攻下、润下而日剧，脉沉弦而紧。知其乃寒湿郁滞。予理气化湿通阳，始安。

何×，女，22 岁。

自幼开始即经常大便秘结，有时 2 日 1 次，有时 5～6 天 1 行。在 4～5 岁以前，便秘严重时用七珍丹即可使大便通下；至 7～8 岁时再用七珍丹治疗则无明显效果。于是改用西药的缓泻剂进行治疗，至 10 岁左右时，服用西药再不见效；于是又改用中药的牛黄解毒丸、番泻叶进行治疗，至 11 岁时，服用以上药物再不见效；于是又改用每 3 天服用 1 次大承气汤，每次大黄用 15 克、芒硝 30 克，服用开始尚且有效，但半年多以后又无效果；于是在大承气汤中加入了肉苁蓉、生地、玄参、当归、火麻仁等，至 18 岁左右，以上方法再无效果；于是又改用 4 天灌肠 1 次，至今已灌肠 3 年多，但效果却越来越不明显。特别是近 3 个多月以来，每次灌肠之后，至第 2 天才有少许干燥粪便排出，有时虽有少许稀便，但却一直痛苦难忍。细审其证，除上症外，并见其舌苔薄白，脉沉弦而紧。因思：脉沉者，郁证也；脉弦者，肝胆之脉也；脉紧者，寒也，结也。综合脉证，诊为寒湿郁结，清升浊降失职。用理气通阳化湿之法。处方：

木香 10 克　香附 20 克　砂仁 10 克　莱菔子 10 克　半夏 10 克　陈皮 10 克　茯苓 10 克　甘草 6 克　枳实 10 克　白术 10 克

神曲10克 苏叶3克

服药2剂后，4日间大便1行，腹胀减轻，食欲增加；继服上药1个月后，大便转为1日1行。追访半年，大便一直正常。

（16）大便秘结，中、西药物治之不效，脉象沉弦。知其乃少阳枢机不利。予调理少阳枢机而安。

李××，男，54岁。

3年多来，大便经常数日不通，每次用中西药攻下、润下都可暂时取效，但最近1个多月以来，虽遍用泻下药物始终不效，特别是近7天来，虽然采用了中药大承气汤、西药泻下剂，以及灌肠等法治疗，仍然大便秘结不行。细审其证，除上述症状外，并见头晕头痛，心烦失眠，口苦咽干，舌苔薄白，脉沉弦。因思：脉沉者，郁证也；弦者，肝也，寒也，少阳枢机不利也。治宜和解少阳，调理枢机。处方：

柴胡6克 黄芩9克 党参9克 半夏9克 桂枝9克 茯苓9克 陈皮9克 大黄3克 大枣5个 甘草6克 生姜3片龙骨15克 牡蛎15克

服药1剂，大便得通；继服6剂，大便正常。

（17）大便秘结，腹胀腹痛，频用通便之剂不效，脉沉弦细。知其寒湿气滞，运化不能。予温阳理气，化湿和中而安。

高×，女，12岁。

从1岁开始即经常大便秘结，少则3~4天，多则7~8天才排便1次，而且每次都得服用药物才能排出。为了使其排便顺利，每天都吃大量水果和蜂蜜，但近1年来这些治疗方法效果日渐不明显，特别是近4个月以来，终日感到腹胀腹痛，疲乏无力，为此不得不采用隔日灌肠的方法去排便，每天排便时间近2个小时，但通常大便秘结不出。细审其证，除近来已10天未排便外，并见

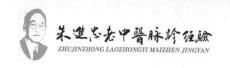

腹胀、腹痛，食纳不能，气短懒言，面色萎黄，舌质淡暗，舌苔薄白，脉沉细弦。因思：脉沉者，气滞也；细弦者，寒湿郁滞不化也。阳气不化，清气不升，浊阴不降，故大便不行也。拟用温阳理气，化湿和中。处方：

厚朴10克　陈皮10克　甘草6克　草豆蔻10克　木香6克　干姜6克　肉桂6克　大黄1克

药进1剂，大便即行2次；继进3剂，大便转为1日1行；其后间断服药30剂，腹满胀痛消失，食欲增进，大便1日1行。

（18）大便秘结30余载，纳呆腹胀，脉沉缓。知其寒湿郁滞。予辛开苦降，温阳化湿而愈。

畅××，男，50岁。

大便秘结，或5日1行，或10日1行，纳呆腹胀30多年。医遍用攻下、润下等中、西药物进行治疗效果不著。审其除便秘之外，并见舌苔薄白，脉沉而缓。思之：脉沉者，郁证也；缓者，脾虚也，湿郁也。综其脉证，知其为寒湿郁滞。拟用辛开苦降，温阳化湿之法。处方：

陈皮40克　甘草10克

药进1剂大便即行；继进1剂，大便转为正常。

（19）慢性肝炎愈后，腹满胀痛，大便秘结，脉象濡缓。知其湿郁不化，升降失常。予理气健脾，升阳降阴而愈。

张××，男，49岁。

慢性肝炎痊愈后4年多来，经常腹满胀痛，大便秘结。医用行气消胀、除湿清热、理气通便之剂3年多，其效不著。细审其证，除腹满胀痛、大便秘结、食欲不振之外，并见疲乏无力，下肢轻度浮肿，舌苔薄白，脉象濡缓。因思：脉濡缓者，脾虚湿盛，升降失职。若健其脾则湿邪必甚，若予除湿行气则正必不支。故治宜健脾理气，升阳降阴。处方：

厚朴1克　附子0.3克　当归0.2克　吴茱萸1克　麻黄0.1克　半夏1克　荜澄茄0.3克　升麻0.1克　木香0.2克　干姜0.2克　草果0.2克　黄芪3克　党参2克　茯苓0.1克　益智仁0.1克

服药1剂之后，不但大便通畅，而且腹满胀痛亦减；继服3剂之后，诸症悉尽消失。

（20）便秘30多年，脘腹胀满，脉弦大紧。知其脾肾虚寒。予温中益阳，理气通便而安。

国××，女，43岁。

便秘30多年，经常3～5天才能排便1次，为了增加排便次数和减少排便时的痛苦，每日除吃大量水果和蜂蜜之外，几乎每天都服西药的缓泻剂。如此这般已达20多年。但近2年以来，虽继续采用以上办法治疗，仍然需要7～8天才能排便1次，而且每次排便都得服大剂量的大承气汤，有时还得配合灌肠或开塞露才能使大便排出。细审其证，除便秘之外，并见其脘腹胀满，面色萎黄，舌质淡暗，舌苔薄白，脉弦大而紧。思之：脉弦大紧者，脾肾虚寒也。又且病已数十年，频用寒凉攻伐戕害阳气之品，或以甘寒滋润使阴气用事，致阳气不行，大便不通。治宜温中益阳，理气通便。处方：

附子10克　党参10克　肉桂10克　白术10克　甘草10克　干姜10克　枳实6克　厚朴6克　大黄2克

服药1剂后，次日大便竟然3行而微溏；继服6剂后，大便转为正常。

（21）便秘30年，面色萎黄，脉弦缓。知为命火不足，寒湿不化。予补火通便而愈。

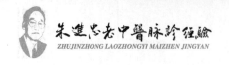

柳××，女，31岁。

从1岁起即经常大便秘结，开始时每隔3天服用1次泻剂即可排便，其后效果逐渐不明显，改用中药麻仁滋脾丸以后，有1~2年一直大便比较通畅，但最近3年多以来，每次便秘都得服用大承气汤。细审其证，除便秘之外，并见其面色萎黄，舌苔薄白，脉弦缓。因思：脉弦缓者，阳虚寒湿也。治宜补火通便。处方：

半硫丸，每日2次，1次3克。后果愈。

（22）胆石症，右胁下绞痛，痛彻右肩右腰，目珠微黄，脉弦紧。知其为胁下寒实。予温下而止。

郝××，男，28岁。

右胁下绞痛，痛彻腰背，时轻时重，时作时止2个多月。医诊胆石症、胆囊炎。予利胆排石汤等剂治疗始终不效。近3天来，胁痛始终不止，轻则隐隐，重则绞痛。针灸及中、西药物均不见效。因家属及患者本人恐惧手术，再求中药试之。审其右胁下剧痛，痛彻腰背，发热，目珠微黄，舌苔薄白，脉紧弦。因思：仲景云："胁下偏痛，发热，其脉紧弦，此寒也，以温药下之，宜大黄附子汤。"急予大黄附子汤下之。又思胃脘饱胀，按之痛，宜加枳实、厚朴行气。乃处温下之剂。处方：

枳实10克　厚朴10克　大黄3克　附子10克　细辛4克

昼夜24小时连服2剂，次日来诊云右胁痛止。复予超声波探查之，结果示正常。

（23）胆石症、胆囊炎，右胁胀痛，烦乱懊恼，脉濡缓。知其为湿郁不化。予治脾为主，稍佐理肝而愈。

张××，女，50岁。

1年多来，右胁胀痛，胃脘时时灼热，烦乱懊恼。医诊为胆石症、胆囊炎。久用利胆排石汤等剂始终不效。审其证见胁下痞硬，时而胀痛，疲乏无力，纳呆食减，舌苔白，脉濡缓。思之：濡缓之脉者，湿也。肝胆之部见脾湿之脉，乃脾土反侮肝木之象，少阳兼水饮内结证也。治宜治脾为主，稍佐理肝。处方：

柴胡 10 克　干姜 4 克　桂枝 10 克　花粉 15 克　黄芩 10 克　牡蛎 10 克　甘草 6 克　枳实 10 克

服药 4 剂后，胁下痞硬、纳呆、乏力均减。某医见此方非利胆排石之品，复予利胆排石之剂，痛又大作。复审其脉仍为濡缓，再予柴胡桂枝干姜汤加减与之。3 剂之后，痛又大减；又服上方 12 剂，其痛俱失。超声波报告示：胆正常。

（24）肝胆管结石，右胁、胃脘疼痛，懊恼，脉弦滑而数。知其为湿痰积滞。予疏肝理气，消积导滞而安。

芦××，女，50 岁。

胆囊切除术后 4 年多来精神、食欲正常。但近半年多以来，右胁、胃脘又时而绞痛，时而隐痛，懊恼烦乱，纳呆食减，至今体重下降达 20 千克。经 CT、B 型超声波探查诊为肝胆管结石。医予利胆排石之中药治疗 4 个多月，非但诸症未减，反有所加重。细审其证，除上述之证外，并见消瘦乏力，面色黧黑，巩膜黄染，心烦懊恼，口苦口黏，发热，尿色黄赤，大便不实，舌苔黄白厚腻，脉弦滑而数。思之：滑脉者，食积也，痰热也；弦滑并见者，湿痰积滞郁于肝胆也；数滑并见者，积热并见也。又思鞠通曾云："素积劳倦，再感湿温，误用发表，身面俱黄，不饥溺赤，连翘赤豆饮煎送保和丸。"丹溪屡用越鞠丸、保和丸之法以治食积兼肝郁气滞之证。治拟疏肝行气，化食消积。处方：

川芎 10 克　苍术 15 克　香附 10 克　栀子 10 克　神曲 30 克　焦山楂 30 克　茯苓 10 克　半夏 10 克　陈皮 10 克　连翘 10 克

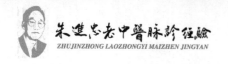

莱菔子 10 克　麦芽 30 克

服药 2 剂后，诸症均减，纳食增加，黄疸明显消退；继服 40 剂，诸症消失；又服 20 剂，某院 B 超：肝胆正常。

（25）慢性咽炎、胆石症、胆囊炎，头晕头痛，失眠健忘，咽喉不利，耳鸣耳聋，胸胁、胃脘胀痛，脉濡缓。知其乃气阴两虚，痰郁气结。予补气养阴，化痰理气而愈。

洛××，女，40 岁。

慢性咽炎、神经官能症 10 余年，胆石症、胆囊炎 5 年。头晕头痛，失眠健忘，咽喉不利，时或干痛，心烦心悸，两耳失聪，胃脘、胸胁满痛，时或心前区、时或右胁下刺痛胀痛，嗳气频频，疲乏无力，纳呆食减，手足颜面时或憋胀，手足心烦热，舌苔白，脉濡缓。询其诸医治法，有以利胆排石者，有以安神镇静者，有以消炎解毒者，有以利咽消肿者，有以碎石法者，有以活血化瘀者，种种不一，然其取效者甚为鲜见。因思：脉濡缓者，气阴两虚为本，痰郁气结为标。治宜补气养阴，化痰理气。处方：

黄芪 15 克　当归 6 克　党参 10 克　麦冬 10 克　五味子 10 克　竹茹 10 克　枳实 10 克　半夏 10 克　陈皮 10 克　茯苓 10 克　甘草 10 克　菖蒲 10 克　远志 10 克　生地 10 克

服药 6 剂之后，不但精神、食欲、睡眠好转，而且咽喉不利、胸脘满痛亦减；继服上药 60 剂，诸症消失。

（26）急性胃炎，胃脘胀痛，恶心呕吐，脉弦而紧。知其肝胃不和，秽浊犯胃。予疏肝和胃，燥湿化浊而愈。

章××，男，35 岁。

胃脘胀痛，恶心呕吐 1 个多月。医诊急性胃炎。始予庆大霉素、黄连素输液等进行治疗十几天不效，继又配合中药健脾和胃、消食导滞等法治疗亦无明显效果。除以上症外，并见头晕脑胀，心烦口苦，舌苔白，脉弦紧。综合脉证，诊为肝胃不和，秽浊犯胃。治疏肝和胃，燥湿化浊。处方：

柴胡10克 半夏10克 黄芩10克 党参10克 生姜3片 大枣5个 苍术10克 厚朴10克 陈皮10克 桂枝10克 茯苓10克

服药2剂后，诸症消失大半；又服3剂，诸症消失而愈。

（27）慢性食道炎，食道疼痛，吞咽不利，脉沉细弦数。知其肝郁兼阴虚火旺。予养阴疏肝，补气健脾而安。

葛××，女，27岁。

食道灼痛，吞咽困难2年多。医诊慢性食道炎。前后住院2次，共约1年，然始终效果不显著。审其除上症之外，并见头晕头痛，胸满心烦，胸胁窜痛，纳呆食减，失眠健忘，口苦咽干，手足心烦热，腰背酸困，舌质嫩红，苔净，脉沉细弦数，右大于左。审其诸医所用之药，除西药外，中药大多为疏肝理气、清热解毒、活血通络等品。思之：脉沉者，气郁也；细弦数者，阴虚肝火旺也；右脉大于左脉者，气阴不足也。因拟补气养阴，理气疏肝，佐以活血通络。处方：

沙参30克 麦冬10克 生地30克 苍术15克 白术10克 青皮10克 陈皮10克 柴胡10克 三棱10克 莪术10克 薄荷3克 夜交藤30克

服药4剂后，食道疼痛消减大半，他症亦减；继服20剂，诸症消失而愈。

（28）久泻不止，1日行10余次，胸满脘痞，脉弦而大，左脉大于右脉。知其乃肝肾俱虚，气阴不足，脾湿不化。予补气养阴，疏肝健脾始安。

弓××，女，53岁。

久泻不止，1日达10余次，粪质稀溏呈不消化状，胃脘痞满，胸满心烦。西医诊为慢性胃炎、慢性肠炎。除先后应用过大量西药治疗外，并先后应用了中药健脾温中、苦寒燥湿、疏肝健脾、温补脾肾、消食和胃之法，服用参苓白术散、四神丸、理中丸、乌梅丸等汤、丸、散剂进行治疗，然而始终效果不够明显。细审其证，病已近20年，除上述症状外，并见胸胁时痛，舌苔薄白，脉弦而大，左脉大于右脉。因思：脉大者，气血俱虚也，气阴俱虚也；左脉大于右脉者，病在肝肾也。综合脉证论之，乃气阴俱虚，脾虚木乘也。治拟补气养阴，健脾疏肝。处方：

党参30克　麦冬10克　生地30克　苍术15克　白术10克陈皮10克　青皮10克　柴胡10克　三棱10克　莪术10克　薄荷3克　夜交藤30克

服药3剂，痞满大减，大便转为1日2次，继服上方10剂而安。

（29）久痢五载有余，腹痛后重，便利脓血，脉沉弦细涩。知其脾胃虚寒，积滞内停。予温中散寒，消积导滞而愈。

吕××，男，45岁。

慢性痢疾时轻时重5年多。医始以西药治之不效，后又以中药连理汤、芍药汤、真人养脏汤、四神丸、黄连汤等加减治之仍不效。审其除腹痛下利，里急后重，便下脓血，1日4～5次之外，并见食欲不振，指趾厥冷，舌苔白，脉沉弦细涩。思之：脉沉弦细涩者，脾胃虚寒，积滞不化也。治宜温中散寒，消积导滞。处方：

党参10克　白术10克　干姜10克　附子10克　枳实10克木香10克　大黄4克　焦山楂30克

连续服药10剂，大便次数不但不减，反见腹痛更加严重。乃求教于恩师李翰卿先生。云："1周1剂即可，不必多服，此即候脏气来复之法耳"。余遵其嘱，予上方1周1剂，共服3剂。1月之后，果愈。

（30）久痢三载，里急后重，便下脓血，食冷则甚，脉沉弦细涩，口干舌燥。知其寒热夹杂，久痢阴伤。予苦辛酸法而愈。

张××，男，46岁。

慢性痢疾3年多，时而有下坠感，稍吃冷食即腹痛泄泻。前医始以西药治之不效，后医以中药温中、固涩、导滞之法亦不效。细审其证，除以上诸症之外，并见夜间口干口渴，指趾厥冷，舌苔薄白，脉沉弦细涩。因思：脉沉弦涩者，里寒也；弦细者，血虚也；夜间口干口渴者，阴虚津液不得上潮也。综合脉证论之，乃寒热夹杂，阴液不足。治宜苦辛酸法。处方：

乌梅12克　肉桂10克　川椒10克　干姜10克　黄连10克　黄柏10克　附子10克　党参10克　细辛3克　当归10克　木瓜10克

服药6剂，诸症竟减；继服6剂，愈。

（31）胃下垂，胃脘坠痛，头晕目眩，脉弦紧而涩。知其肝胃不和，水饮停积。予疏肝和胃，温中化饮，消积导滞，始安。

郭××，女，28岁。

胃脘坠痛，胸满心烦，消瘦乏力，1年之内体重即由60千克降至38千克。医诊胃下垂。医始以西药、针灸治之不效，后又以补中益气汤加减治之仍不效。细审其证，除上述者外，并见头晕目眩，口苦咽干，活动身躯或按其腹部时即有水激荡之声，大便干，小便黄，舌苔黄白，脉弦紧而涩。因思：弦脉者，肝脉也；紧脉者，寒也，结也；涩者，寒也，滞也。综合脉证论之，乃肝胃不和，水饮阻滞，食积不化。乃拟疏肝和胃，温中化饮，导滞

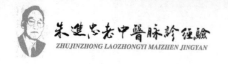

消积。处方：

柴胡 10 克　半夏 10 克　党参 10 克　黄芩 10 克　干姜 10 克　甘草 10 克　桂枝 10 克　大枣 5 个　苍术 10 克　厚朴 10 克　陈皮 10 克　大黄 3 克

服药 3 剂后，脘腹坠痛，胸满心烦好转，饮食增加；继服上方 3 个月，共约 80 剂，诸症消失，体重增至 59 千克。

（32）肠道息肉，腹痛便血，反复手术，多次复发，面色萎黄，纳呆乏味，脉沉细涩。知其乃脾阳不足，统摄无权。予温中摄血，始愈。

何××，女，40 岁。

腹痛便血反复发作 4～5 年。医诊肠道息肉。先用中药凉血止血、清热泻火、燥湿清热止痢等治疗 4 个多月不效，继而至某院手术治疗。术后 3 个多月一直情况比较良好。但至 4 个多月时又发现大量便血，持续腹痛，又至某院治疗，术后 2 个多月一直没有便血，但至第 3 个月时又发现大量便血，于是又到某院进行第 3 次手术，术后不到 3 个月又发现便血腹痛，又到某院检查发现横结肠、降结肠、直肠均有大量息肉出现。患者考虑多次手术，多次复发，一次比一次复发得快，息肉一次比一次多，不如再请中医诊治。审其除腹痛便血之外，并见面色萎黄无华，疲乏无力，神疲懒言，手足厥冷，纳呆乏味，舌淡苔白而润，脉沉细涩。综合脉证，诊为脾阳虚衰，统摄无权。乃拟温脾摄血。处方：

伏龙肝 120 克（先煎，去滓，以汁煎下药）　甘草 10 克　生地 15 克　白术 10 克　附子 10 克　阿胶 10 克（烊化）　黄芩 10 克

服药 4 剂后，便血、腹痛消失，食欲、精神好转；继服上药 30 剂，腹痛一直未作；为痊愈计，又服 60 剂，果然痊愈。

（33）风湿性心脏病、心力衰竭、心源性肝硬化，腹大如鼓，浮肿尿少，脉虚大数促而时见紧代。知其为气血大衰为本，气滞血瘀、水湿不化为标。予补气养血以培本，理气活血、燥湿利水，始安。

郭××，女，30岁。

风湿性心脏病，二尖瓣狭窄与闭锁不全，心力衰竭，心源性肝硬化2年多。在某院住院治疗1年多，心力衰竭虽有所控制，但肝硬化腹水却始终未见好转。审其面色青紫暗，消瘦而皮肤干燥，神疲乏力，气短而不能平卧，腹胀大而青筋显露，下肢浮肿，舌质紫暗，舌苔白，指趾厥冷至肘膝，脉虚大数促紧代。审其所用之药，除西药之外，尚有真武汤、实脾饮、疏凿饮子、十枣汤加减先后配合应用。思之：脉虚大者，气血俱虚也；或促或代者，气血俱衰而又兼滞也；紧者，寒也。综合脉证，此乃气血大衰为本，气滞血瘀、水湿不化为标。为大补气血以治本，理气活血、燥湿利水以治标。处方：

黄芪30克 人参10克 丹参30克 当归10克 黄精10克 生地10克 苍术18克 白术10克 青皮10克 陈皮10克 柴胡10克 三棱10克 莪术10克 薄荷4克 何首乌18克 鸡血藤15克 肉桂10克 防己20克

服药2剂后，气短、腹胀等症好转，尿量增加；继服10剂后，腹水消失，下肢浮肿亦大部消退，食欲增加，并开始下地走动。去防己之苦寒，加茯苓之甘淡利水，服药30剂，以上症状大部消失。

（34）肝硬化腹水，腹胀如鼓，舌质红，舌苔黄腻，脉弦紧。知其寒热夹杂，水饮停聚。予苦辛通降，化饮利水而安。

郑××，男，50岁。

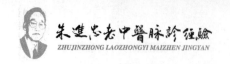

腹水腹胀，下肢浮肿2个多月。医诊为肝硬化腹水。审其精神一般，腹胀大，按之无硬痛，舌质稍红，舌苔黄腻，脉弦紧。审其所用之药除西药外，中药尚有攻逐、利水等剂，然其效均不著。思之：脉弦紧者，寒饮停聚也；舌质红者，热也。综合脉证，乃寒热夹杂，水饮停聚也。用苦辛通降，化饮利水之法。处方：

防己40克　桂枝12克　苍术30克　白术15克　生石膏20克　茯苓15克

服药2剂后，腹胀浮肿均稍减；继服4剂，尿量明显增多，腹胀浮肿明显好转；继服10剂，诸症消失。

（35）肝硬化腹水，腹大如鼓，下肢浮肿，脉弦缓。知其水气壅实。予攻逐水饮而症减。

郜××，男，56岁。

腹水腹胀2个多月。医诊肝硬化腹水。审其腹大如鼓，下肢浮肿，脉弦缓。审其所用药物除西药外，还有中药之理气行水剂，然其效不著。再审其腹胀大甚，外露青筋，按之硬。因思：脉弦缓而证反大实，宜先攻逐其邪。处方：

甘遂4.5克　芫花4.5克　大戟4.5克

共为细末，荞面糊丸，大枣10个煎汤送服。并嘱服药之前应先吃少量米粥以护胃气。

上药服后不久微感恶心，但没有出现呕吐，数小时后开始泄泻，前后泻下6次，泻下后次日腹胀即好转。因恐过泻伤正，改予补气养血、理气活血、燥湿利水剂。处方：

黄芪30克　人参10克　丹参30克　当归10克　苍术15克白术10克　生地10克　黄精10克　青皮10克　陈皮10克　柴胡10克　三棱10克　莪术10克　薄荷3克　夜交藤30克　莱菔子10克　砂仁10克

服药 3 剂后，腹胀反见加重。因思：祛邪不足耳。再察脉仍弦缓，舌苔白。又以十枣汤散法连服 2 剂，泄泻达 10 余次。再改予中满分消汤调理而愈。

（36）黄疸，舌苔白，脉浮大紧。知其气血俱虚为本，气滞血瘀为标。予补气养血，理气活血，利胆退黄而愈。

郭××，男，58 岁。

巩膜、皮肤、尿色深黄 4 个多月。在某院住院 3 个多月仍未确诊。后又改请某医以中药清热除湿退黄之剂治之仍无功。审之，除黄疸之外，仅感疲乏无力，容易感冒，舌苔薄白，脉浮大而紧。因思：脉浮大者，气血俱虚也；紧者，寒也，滞也。治宜补气养血，利胆退黄。因拟黄芪、党参、当归、黄精、生地以补气养血，苍术、白术以健脾燥湿助中焦之气，柴胡、三棱、莪术、薄荷、陈皮、青皮、丹参以理气血，调肝胆之气。服药 2 剂，黄疸之色微减；继服 4 剂，黄疸竟失。黄疸指数亦由 40 单位降至正常。

（37）胆石症、胆囊炎，黄疸腹满，愠愠欲吐，脉弦紧滑数。知其湿热蕴结，食滞不化。予消积导滞，除湿清热而愈。

索××，男，59 岁。

身黄，目珠黄，尿色黄赤，身热乏力 3 个多月。医诊胆石症、胆囊炎。先以西药保守疗法治疗 1 个多月未效；因患者拒绝手术治疗，改请中医以利胆排石、清热除湿退黄之法治之，治疗 1 个多月仍无效果。审其两目珠深黄，面色熏黄，全身皮色亦呈熏黄，发热，口干口苦，腹满腹胀，心烦懊侬，愠愠欲吐，舌苔黄白厚腻，脉弦紧滑数。因思：弦滑数并见之脉者，湿热蕴结，饮食积滞并见之脉也。治宜消食导滞，除湿清热。处方：

川芎 10 克　苍术 15 克　香附 10 克　栀子 10 克　神曲 30 克
焦山楂 30 克　茯苓 10 克　半夏 10 克　陈皮 10 克　连翘 10 克

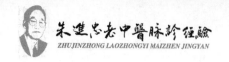

莱菔子 15 克　麦芽 30 克

服药 6 剂后，心烦懊侬、食欲不振、黄疸均稍减；继服 50 剂后，黄疸消失，饮食正常；又服 60 剂，经 B 型超声波检查：正常。

（38）糖尿病、胆石症、胆囊炎，面黑目黄，乏力，身痒，脉虚。知其肝胆俱虚，湿热蕴结。予培补肝肾，佐以除湿退黄而愈。

耿××，男，59 岁。

患糖尿病、胆石症、胆囊炎数年。医始以利胆排石之中、西药治之不效。审其面色青黑秽暗，目珠深黄，疲乏无力，口渴身痒，舌苔白腻，脉虚。因思：脉虚者，或阴阳，或气血俱虚也。综其脉证论之，乃肝肾俱虚为本，湿热蕴结为标耳。用滋补肝肾以培本，除湿退黄以治标。处方：

淫羊藿 20 克　何首乌 15 克　黄精 10 克　茵陈 10 克　秦艽 6 克

服药 6 剂之后，精神好转，黄疸稍退；继服 20 剂后，黄疸全部消退，面色红润，尿糖亦由（＋＋＋＋）降至（＋）。

（39）慢性胃炎、胃癌，胃脘疼痛，朝食暮吐，暮食朝吐，便秘，脉弦大。知其气阴俱虚，胃气上逆。予补气养阴，降逆止呕而愈。

霍××，男，49 岁。

患慢性胃炎、溃疡病 8 年多。最近 3 个多月以来，胃脘持续不断的剧烈疼痛，朝食暮吐，暮食朝吐，急速消瘦。经消化道造影发现胃窦部有一巨大溃疡。医始以西药治之不效，又改请中医以温中降逆、苦辛通降、健中补脾等治之亦不效。审其除上症外，并见大便秘结，舌苔薄白，脉弦而大。因思：脉弦大者，气阴俱虚也。治宜补气养阴，降逆止呕。处方：

半夏 15 克　人参 12 克　蜂蜜 30 克　生姜 5 片

服药 1 剂后，便秘改善，呕吐大减，并且胃痛明显减轻；继服 6 剂后，呕吐停止，疼痛消失。

（40）神经性呕吐，或见食后即吐，或见朝食暮吐，暮食朝吐，脉虚大稍数。知其气阴大衰。予补气养阴，降逆止呕，始愈。

张××，男，38 岁。

朝食暮吐，暮食朝吐，偶尔食后即吐 10 余年。医诊为神经性呕吐。虽前后住院达 3 年之久，但症状始终不见改善，特别是近两三个月以来，不管饭前、饭后都吐，为此不得不靠输液、输血来维持生命。邀余诊治，勉以二陈汤加砂仁、神曲、黄连、苏叶治之。服药 1 剂，不但诸症不减，反而呕吐更甚。细审其脉虚大稍数，舌苔薄白。因思：脉大者，气阴大衰也。治宜补气养血，降逆止呕。处方：

半夏 15 克　人参 10 克　蜂蜜 30 克

服药 1 剂之后，呕吐 1 日未作，并稍有食欲；继服 5 剂，呕吐停止，食纳大增。宗效不更方意，又服 5 剂而愈。

（41）恶心呕吐 8 年，吐物为痰水及少量食物，脉弦，苔白而滑。知其乃水饮停聚中焦。予温阳化饮始安。

吕××，男，57 岁。

8 年多来，每至早晨起床后即恶心呕吐，每次约吐一痰盂，吐物大部分为痰水，少部分为食物。为此曾在太原、北京、上海等地反复住院检查治疗，均未确诊。审其舌苔白而呈水滑状，脉弦。因思：脉弦者，肝脉也，寒饮也。再结合吐物之状综合论之，必阳虚寒饮也。乃拟温阳化饮。处方：

泽泻 12 克　甘草 6 克　桂枝 9 克　白术 10 克　生姜 6 片

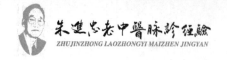

小麦 30 克

服药 1 剂后，次日早晨即未见大量呕吐，仅有恶心；继服 6 剂而愈。

（42）神经性呕吐，食后即吐，饮食难进，消瘦乏力，脉弦紧而数，指趾厥冷，月经闭止。知其中焦虚寒，水饮停聚。予温中化饮而止。

张××，女，35 岁。

6 年多以前，结婚不久后逐渐发现食欲不振，偶尔恶心欲吐。先在某院检查治疗 1 年多，不见明显效果。其后又请中医以疏肝理气、芳香和胃之法治疗 1 年多，不但恶心未见减轻，反而日渐发现月经涩少，时而呕吐。最近 3 年多以来，经常感到饮食难进，或饮或食均进口即吐，其所吐之物比所进的饮食更多，但味不酸不苦不臭。为此经常感到疲乏无力，日渐消瘦，体重已由 60 千克降至 30 千克，月经闭止。最近 3 个多月以来，因纳食不能，不得不依靠输血、输液来维持生命。审其体瘦如柴，神疲乏力，饮食不能，稍进饮食即呕吐而出，且胃脘微满，指趾厥冷，舌苔薄白，脉弦紧而数。因思：正虚脉反紧数，此必寒饮内郁，正虚邪实之证。必补正祛邪方可。处方：

人参 10 克　白术 10 克　干姜 10 克　甘草 10 克　肉桂 10 克附子 10 克　泽泻 10 克　猪苓 10 克　茯苓 10 克

服药之时尚能进入，进服 10 剂，呕吐大减，饮食略增，体重增加近 1.5 千克；又服 10 剂，呕吐停止，饮食倍增；服药至 30 剂时月经来至；又服 20 剂，诸症消失，体重增至 45 千克。次年生一男婴，全家高兴。

（43）食后胃脘胀满，口渴思饮，饮入即吐，脉弦大紧。知其脾胃虚寒，水饮停聚。治以温中健脾，化饮利水始愈。

张××，男，56 岁。

10 余年来，每顿饭后都感到胃脘胀满难下，午后特别严重，且口渴喜饮，饮后即吐，吐物为涎水，伴有少量食物，每次吐时少则几口，多则一脸盆。近数日来尤为严重，每至夜间 7 时左右必然呕吐数口。细审其证，除上症外，并见脉大而紧，面色萎黄，舌质淡，舌苔白。因思：其脉大紧者，虚寒也，饮聚也。治宜温中健脾，化饮利水。处方：

附子 10 克　肉桂 10 克　人参 10 克　干姜 10 克　白术 10 克甘草 10 克　泽泻 10 克　猪苓 10 克　茯苓 10 克

服药 1 剂，呕吐、脘胀均减；继服 40 剂，愈。

（44）食后即吐，脉弦而上入鱼际。知其为肝阳上亢，凌犯胃土。治予镇肝降逆而愈。

李××，男，16 岁。

数年来反复呕吐。医诊神经性呕吐。先予西药治疗不效，继又以中药二陈汤、半夏泻心汤、小柴胡汤等加减达百剂，仍无效果。审其呕吐均发于食后，且无恶心之苦，舌苔白，脉弦而上入鱼际。思之：脉弦者，肝脉也；上入鱼际者，肝阳上亢也。肝胃气逆，因而作吐。治宜镇肝降逆止吐。处方：

旋覆花 10 克（布包）　代赭石 20 克　半夏 15 克　人参 10克　黄连 1 克　吴茱萸 6 克　生姜 3 片

服药 1 剂，呕吐即减；继服 5 剂而愈。

（45）慢性胃炎、神经性呕吐，脘痛呕吐，头晕头痛，足厥如冰，脉弦紧。知其肝寒厥逆犯胃。治以温肝降逆，愈。

徐××，女，65 岁。

频繁呕吐半年多。医诊慢性胃炎、神经性呕吐。医先用西药，后又采用中药小柴胡汤、半夏泻心汤、二陈汤、旋覆代赭汤等，

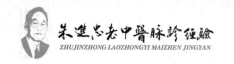
并采用了针灸、气功、按摩等法进行治疗，然始终效果不够明显。细审其证，除频繁难止的呕吐外，并见胃脘疼痛，嘈杂，头晕头痛，视物昏花，口苦口干，足厥如冰，舌苔黄白而润，脉弦紧。因思：脉弦者，肝也；紧者，寒也。合之与证，必肝寒厥逆犯胃所致也。因拟温肝降逆。处方：

吴茱萸 10 克　　人参 10 克　　生姜 10 克　　大枣 10 个

服药 1 剂，呕吐即止；继服 10 剂，诸症消失。

（46）幽门梗阻、溃疡病、慢性胃炎，胃脘胀痛，暮食朝吐，朝食暮吐，脉弦细而涩。知其乃寒热夹杂，寒多热少。予苦辛通降，热多寒少之剂，愈。

张××，男，成人。

慢性胃炎、十二指肠溃疡数年。近 4 个多月以来，食后难下，胃脘满胀，呕吐。某院诊为幽门不全梗阻。先用西药治疗无效，继又配合中药化饮止呕、温中化饮止呕、芳香和胃止吐、疏肝和胃止吐等治疗亦无效。细审其证，其吐多呈朝食暮吐，暮食朝吐，且见口苦口干，舌苔薄黄，脉弦细而涩。因思：口苦口干，舌苔薄黄者，热也。脉弦细而涩者，寒也。综合而论，乃寒热夹杂，寒多热少之证也。治宜苦辛通降。处方：

黄连 10 克　　半夏 10 克　　肉桂 10 克　　干姜 10 克　　党参 10 克
大枣 7 个　　甘草 6 克

服药 2 剂，呕吐、胃脘胀痛、嘈杂等症均好转；继服 10 剂，呕吐停止，其他诸症亦减七八。

苏××，男，成人。

慢性胃炎、溃疡病数年。近 1 年来反复呕吐。细审其证见胃脘疼痛时轻时重，痞满嘈杂，口苦口干，面色萎黄，舌苔黄白，脉弦细涩。再察其所用之药除西药外，大多为降逆止呕、疏肝和胃、苦辛通降之品，以及按摩、针灸等。因思：前用之法何故不效？可能是寒热药物之间的比例有误。再思其脉弦涩不调。弦者，肝也；涩者，寒也，滞也。此乃寒多热少之证，治宜温多于寒之药。处方：

黄连10克 肉桂10克 干姜10克 半夏10克 党参10克 甘草10克 大枣7个

服药1剂，呕吐果然好转；继服3剂，呕吐停止，他症亦减；又服40剂，诸症消失而愈。

（47）胃炎，幽门梗阻，胃痛呕吐，消瘦乏力，脉滑数。知其寒热夹杂，热多寒少。予苦辛通降，寒多热少之剂而愈。

赵××，男，成人。

胃脘疼痛持续不止，满胀嘈杂，恶心呕吐，食欲全失已2个多月。医诊胃炎、幽门梗阻。住院1个多月，先用西药治疗不效，继又配合中药和胃止吐、降逆止呕、疏肝和胃之剂治之，仍不效。邀余前往诊治。先处以进退黄连汤2剂，服后诸症不减。再审其脉滑数，舌苔黄白，面色萎黄瘦削。综合脉证，思之：本证乃热多寒少之证，前方乃治寒多热少之方，故而不效。乃拟：

干姜10克 黄芩10克 黄连10克 党参10克

服药1剂，呕吐即减；继服1剂，呕吐停止，他症亦减七八。

（48）慢性胃炎、幽门梗阻，朝食暮吐，暮食朝吐，吐则盈盆，舌苔白，脉弦紧。知其为脾肾阳虚，水饮阻滞。治予温阳化饮利水而愈。

聂××，男，55岁。

胃脘痞满，隐隐作痛，朝食暮吐，暮食朝吐5年多。医诊胃炎、幽门梗阻。前后住院2年多，除西药之外，仅服中药即达千剂以上，然始终未见明显效果。近年以来，因一闻中药气味即呕吐而不得不停药达半年之久，但因呕吐更加严重，服用、注射西药均不见效，不得不再求中医治疗。细审其证除上述者外，并见其吐物每次少则一痰盂，多则一脸盆，所吐之物多为涎水，且小便很少且色黄，口渴喜饮，饮则必吐，舌苔白，面色萎黄，脉弦紧。综合脉证，诊为脾肾阳虚，水饮阻滞，胃气上逆。治拟温阳化饮利水。处方：

附子 10 克　肉桂 10 克　干姜 10 克　甘草 10 克　党参 10 克白术 10 克　泽泻 10 克　猪苓 10 克　茯苓 10 克

服药 1 剂，呕吐、痞满、胃痛均减；继服 20 剂，诸症全失。

四、循环系统疾病

1. 历代医家案例

（1）瞀昧昏懵一日二三发，醒则如常，脉结止。知其血少气劣。予补气养血而痊。

汪石山治一人，年逾七十。忽病瞀昧，但其目系渐急，即合眼昏懵，如瞌睡者，头面有触，皆不避，少顷而苏，问之，曰不知也，一日或发二三次。医作风治，病转剧。汪诊其脉结止，苏则如常，但浮虚耳。曰：此虚病也。盖病发而脉结者，血少气劣耳，苏则气血流通，心志皆得所养，故脉又如常也。遂以十全大补汤去桂，加麦冬、陈皮而安。三子皆庠生，时欲应试而惧。汪曰：三年之内，可保无恙，越此非予之所知也。果验。（选自《古今医案按》）

（2）时发厥逆，发则忽如冰水泼身，继而手足厥逆，昏不知人，一日二三次，六脉俱微，若有若无，欲绝非绝。知其元气虚极。予大补元气，佐以行气而安。

江篁南治一妇，忽如人将冰水泼之，则手足厥冷，不知人，少顷发热则渐省，一日二三次。江诊六脉俱微，若有若无，欲绝非绝，此气虚极之证也。用人参三钱、陈皮一钱、枳壳二分。人参渐加，服至六两，而愈。（选自《古今医案按》）

（3）汗出如雨，昏昏愦愦，气促不能以息，少近风则呕恶晕厥，六脉俱伏，惟左寸短涩。知其为瘀血阻滞。予活血行气始安。

孙东宿治徐中宇之妇，汗出如雨，昏昏愦愦，两手无所着落，胸要人足踹之不少放，少放即昏愦益甚，气促不能以息，少近风则呕恶晕厥。与九龙镇心丹一丸，服下即稍定，少间则又发，始知胸喉中有物作梗而痛，汤水难入，即药仅能吞一口，多则弗能咽下，乃以苏合香丸与之，晕厥寻止，心痛始萌。昨日六脉俱伏，今早六部俱见，惟左寸短涩，知其痛为瘀血也。用延胡、桃仁、丹参、丹皮、青皮、当归、香附，其夜仍晕厥一次，由其痛极而然。再与前方加乌梅、桂枝、赤芍、贝母、人参，而痛减大半。乃自云心虚有热，头眩，加山栀仁。居常多梦交之证，近更甚，以其心虚故也。人参、丹参、归、芍、枣仁、酒连、香附、贝母、石斛，调理全安。（选自《古今医案按》）

（4）气从脐下逆冲而止，睡卧不安，神疲乏力，纳呆食少，脉浮濡而缓。知其气阴俱虚。予益气养阴而安。

汪石山治萧师训，年逾五十。形肥色紫，气从脐下逆冲而上，睡卧不安，饮食少，精神倦。汪诊之，脉皆浮濡而缓。曰：气虚也。问曰：丹溪云气从脐下起者，阴火也，何谓气虚？汪曰：难执定论。丹溪又云肥人气虚，脉缓亦气虚。今据形与脉，当作气虚论治。遂以参、芪为君，白术、白芍为臣，归身、熟地为佐，黄柏、甘、陈为使。煎服十余帖，稍安。彼以胸膈不利，陈皮加作七分，气冲上；仍守前方，月余而愈。（选自《古今医案按》）

（5）病下利，脉结代。知其心之阴阳俱虚。予炙甘草汤愈。

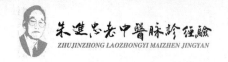

昔与章次公诊广益医院庖丁某。病下利，脉结代。次公疏炙甘草汤去麻仁方与之。当时郑璞容会计之戚陈某适在旁，见曰：此古方也，安能疗今病？次公忿与之争。仅服一剂，即利止脉和。盖病起已四十余日，庸工延误，遂至于此。此次设无次公之明眼，则病者所受苦痛，不知伊于胡底也。（选自《经方实验录》）

（6）动脉粥样硬化性心脏病、陈旧性前侧壁心肌梗死、心房纤维性颤动、脑血栓形成。胸痛心悸，头痛失语，脉三五不调。知其为心气不足，心阳衰微，络脉瘀滞。予益气养心，疏通脉络法而愈。

李××，男，48岁，部队干部。

1969年2月21日因胸痛、心慌、头痛、讲话不利，住××医院。

1961年发现高血压，并胸痛，心慌而住××医院。1968年发现心律不齐而住北京×军医院，用洋地黄纠正心律，因有房颤而服奎尼丁，服药第二天发生昏迷，四肢抽搐，失语，持续半个小时渐清醒，右侧上下肢活动障碍。经用甘露醇、烟草酸治疗好转而于1969年1月出院回沪。1969年2月21日因胸痛、心慌、头痛、言语謇涩而入院。心电图检查：冠状动脉供血不足，前侧壁心肌梗死，心房纤颤。诊断为高血压、动脉粥样硬化性心脏病、阵发性心房纤维颤动、脑血栓形成。于1970年1月10日张医师会诊。服药3月余，症状明显改善而于4月30日出院。

初诊　1970年1月10日。心气不足，心阳衰微，络脉失于流通，心悸气促，神疲乏力，胸膺疼痛，痞闷不适，右腿足麻木冷痛，举步不利，舌质胖，苔薄净，脉来三五不调。今拟益气养心，流通脉络法。

桂枝心各1.5钱　潞党参1两　大川芎3钱　柏子仁5钱（研）

大麦冬4钱　紫丹参3钱　酸枣仁4钱（研）　夜交藤5钱　龙眼肉8钱　磁朱丸8钱（包）　7帖

二诊　1月23日。前投益气养心，流通脉络之剂，尚觉合度。再从原意损益治之。

潞党参1两　白归身3钱　川桂枝2钱　清炙草1.5钱紫丹参4钱　酸枣仁4钱（研）　大麦冬4钱　大川芎3钱柏子仁4钱（研）　生龙骨1两　活磁石1两（先煎）　茯苓神各4钱　龙眼肉5钱　夜交藤1两　大红枣10只　橘红络各1.5钱　肉桂粉、琥珀粉、玄胡索粉、沉香粉、乳香粉各5分，和匀入胶囊，分3次吞　7帖

三至五诊均以原方加减。从略。

六诊　3月6日。心气较前充沛，因之精力较前振作。苔薄净。脉三五不调之势较前改善。再以益气养心、流通血脉治之。

潞党参5钱　白归身3钱　大川芎2.5钱　茯苓神各3钱　炒枣仁4钱（研）　夜交藤1两　龙眼肉4钱　柏子仁4钱（研）　活磁石1两（先煎）　川桂枝3钱　大麦冬3钱　炙甘草1.5钱　陈广皮1.5钱　大枣10只　肉桂粉、党参粉各1.5钱（二味和匀入胶囊内分3次吞）　7帖

七诊　3月13日。诊脉三五不调之状已见改善，胸痞隐痛未除，腹部膨胀已消。心气已有内振之势。仍主原法出入。

原方去陈皮、大枣，加五味子1钱。7帖。

八诊　3月22日。头痛胸痛较前减轻。仍主原法续进。

原方去五味子，加平地木4钱，小蓟草1两，14帖。

九诊　4月11日。胸痹痛之象续见好转，夜寐较安，再以原法续进。

原方去磁石，加水炙远志1.5钱。10帖。

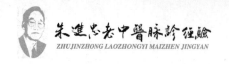

十诊 4月21日。脉三五不匀之象续见好转，再以原法续进。

原方，10帖。（选自《内科临证录》）

（7）风湿性心脏病、二尖瓣狭窄伴闭锁不全、心房纤维性颤动、充血性心力衰竭。心悸，动则气喘，两下肢浮肿，两颧色红，脉来沉软且数，知其脾肾两虚，水湿凝结。渍于肺胃。予温运脾肾，镇心安神而症减。

柴××，女，54岁。

1960年12月22日因心悸、动则气喘、两下肢浮肿一年入院，1961年1月1日出院。

患者1959年12月开始觉心悸，活动后气急，两下肢轻度浮肿。当时曾服中药后稍觉好转。近因稍感劳累后心悸加剧，气急不能平卧，面部及两下肢浮肿加剧而入院。入院体检：心浊音界向两侧扩大，心尖区可听到收缩期及舒张期杂音，心律不规则。两肺（－）。两下肢有凹陷性浮肿。胸透：心影中等度全面增大，搏动减弱。两肺无充血现象。心电图检查：心律不齐，心房率：360次/分，心室率：114次/分，QRS时间：0.11秒，心电位：横心位，电轴：左偏。心电图诊断：低电压、心房纤维性颤动、左右心室肥大。诊断：风湿性心脏病，二尖瓣狭窄伴闭锁不全，心房纤维性颤动、充血性心力衰竭。予中药治疗，服药9帖后，心悸好转，12天后咳嗽减少，静卧时已无心悸现象，心律较前规则，22天后，两下肢浮肿消失，住院40天症状明显改善出院。

初诊 1960年12月23日。脾肾两虚，水湿凝结不化，生痰聚饮，渍于肺胃之间。胃气上升，肺气下降，遂使肾气不纳而作咳喘，两颧色红，心悸跳跃，两目、四肢微肿，苔薄白，脉来沉软且数。上假盛下真虚，显有可征。当以温运脾肾而和脾胃，佐以镇心宁神之剂。

熟附块2钱　肉桂心7分　炒白芍3钱　淡干姜1钱　五味子1钱　茯苓神各4钱　酸枣仁4钱（研）　水炙远志1.5钱　磁朱丸6钱（包）　济生肾气丸4钱、蛤蚧粉5分
同拌（分2次吞）　3帖

二诊　12月26日。肺主出气，肾主纳气，肺虚气不肃降，肾虚气不摄纳，遂使气机升降失常。心悸跳跃，动则气喘，自汗便溏。舌中剥无华，苔薄腻，脉濡数，重按无神，两颧色红。虚阳散越于外，无以潜藏于内，虑其有喘脱之变。再拟温养肺肾以潜虚阳，培养气血以扶正元。

熟附块3钱　肉桂心7分　大熟地4钱　山萸肉4钱　五味子1钱　酸枣仁4钱（研）　茯苓神各4钱　煅龙牡各4钱　潞党参4钱　炒白芍3钱　炮姜炭1.5钱　磁朱丸6钱（包）　蛤蚧粉1钱（分2次吞）　5帖

三诊　12月31日。心脾肾三经俱亏。心虚则自汗而气喘，肾虚虚阳上浮则颧红而目赤，脾虚则津不化气而便溏不结。证之舌苔薄腻，中剥无华，脉象沉而无力。再以温肾运脾而养心神。

熟附块2钱　肉桂心7分　潞党参4钱　煅龙牡各4钱　茯苓神各4钱　炒于术4钱　清炙草1钱　炙远志1.5钱　酸枣仁4钱（研）　大熟地4钱　炮姜炭1.5钱　蛤蚧尾5分（分2次吞）　3帖

四诊　1961年1月3日。汗出于心，心阳不敛，动则自汗；喘出于肺，肺气衰弱，动则喘咳。喘汗虽出于心肺，其源实归于脾肾。连进温养脾肾而敛心肺之剂，证势虽见小效，尚未入于坦途。以致脉沉软、迟数无序，中有间歇之象。舌苔未见化燥之征。再从原意进取。

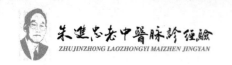
熟附块3钱　肉桂心7分　潞党参3钱　大熟地4钱　五味子1钱　炒黑干姜1钱　山茱萸4钱　菟丝饼4钱　酸枣仁4钱（研）金匮肾气丸3钱、蛤蚧粉3分同拌（分2次吞）　7帖

五诊　1月10日。历进温肾运脾，纳气归肾之剂，咳呛自汗、动则气喘均见轻减，惟两颧色红，虽减未退，此肾中虚阳上浮，不能潜藏所致。刻诊脉来沉小，重按无力，舌苔薄净无华，口虽渴而不欲饮，肾虚不能上交于心，以致心阳外越，难以收敛，还虑喘汗厥脱之变。再以原法继续前进。

熟附块2钱（先煎）　肉桂心7分　炒于术3钱　潞党参3钱炮姜炭1.5钱　五味子1钱　山萸肉4钱　酸枣仁4钱（研）　大熟地4钱　清炙草1钱　金匮肾气丸4钱、蛤蚧粉3分同拌（分2次吞）5帖

六诊　1月16日。连进温养心肺，培补脾肾之剂，咳嗽气喘渐平，动则自汗亦敛。汗出于心，实由于卫气不固，因而津液易于外越也。津液之源在于肾，汗多则肾阴受损，因之阳气不固而反上越，而现两颧色红，此上假盛而下真虚也。证之舌苔薄净无华，口虽渴而不欲饮，脉来沉小，迟数无常。当再以原法出入。

熟附块2钱　肉桂心1钱　炒于术3钱　潞党参3钱　五味子1钱　炮姜炭1钱　酸枣仁4钱（研）　炒补骨脂3钱　山萸肉4钱制首乌4钱　清炙草1钱　金匮肾气丸4钱、蛤蚧粉3分同拌（分2次吞）　3帖

七诊　1月19日。咳嗽气喘渐平，心悸跳跃未止，心阳散越未敛，肾虚摄纳无权，以致脾阳鼓舞不力，遂使大便溏薄，胸脘欠畅。舌苔薄白，脉来沉小。当以温运脾肾，佐以养心安神之剂。

熟附块3钱　制首乌4钱　炒于术3钱　炮姜炭1.5钱川桂枝1钱　清炙草1.5钱　酸枣仁4钱　水炙远志1.5钱

山萸肉4钱　磁朱丸8钱（包，先煎）　党参粉1.5钱、蛤蚧粉3分二味和匀，分3次吞服　5帖

八诊　1月24日。心悸跳跃已宁，头晕耳鸣阵作，此肝肾之阴不足于下，虚阳易于上升。舌薄净无华，脉来沉小无力。今拟原法加入养肝潜阳之品。

肉桂心1钱　熟附块3钱　大熟地5钱　制首乌5钱　山萸肉4钱　酸枣仁4钱　水炙远志1.5钱　清炙甘草1钱分　磁朱丸1两（包，先煎）　7帖

九诊　1月31日。咳嗽气喘已平，心悸跳跃渐除。心肾之阳已有振作之机，脾肾运化亦有来复之象。舌苔薄净，口干不欲饮，脉来沉细，较前有力。今拟温养心肾，阳气充足，阴津亦可自长也，即《内经》所谓"阳生则阴长"之意。

熟附块3钱　肉桂心1钱　炮姜炭1钱　党参粉1.5钱（分2次吞服）　山萸肉4钱　酸枣仁3钱（研）　炙远志1.5钱　淮山药4钱　炒扁豆衣3钱　白术芍各3钱　清炙草1钱　磁朱丸6钱　2帖。带回2帖。（选自《内科临证录》）

（8）风湿热、风湿性心脏病、二尖瓣及主动脉瓣狭窄、充血性心力衰竭。发热，四肢酸痛，胸闷气急，汗出而热不解，脉来滑数，知其暑邪挟湿热内壅中焦。治以轻清化暑，苦寒利湿清热，始减。

李××，女，41岁，炊事员。1960年8月7日因发热10天入院。

患者于近10天来发热，伴四肢关节酸痛，不咳，略感胸闷及气急。6天前曾有腹泻，日4～5次，为水样便，经门诊治愈。因高热持续而收入病房。入院体检：中度重病容，神志清楚，右侧睑结合膜及左球结合膜有出血点，背部及两下肢散在性少许小出

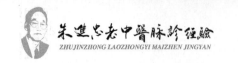
血点，咽充血，颈软，颈静脉不怒张，心率112次/分，律齐，于第五肋间锁骨中线处有明显舒张期隆隆样杂音，肺动脉瓣区及第二主动脉瓣区可闻及收缩期吹风样杂音。右肺呼吸音降低，左背肺底部少许细湿性啰音。肝肋下约1.5厘米，质软，触痛，脾肋下约4厘米。无移动性浊音，两下肢浮肿，以右侧为甚。红细胞285万/mm³（2.85×10¹²/L），血红蛋白60g/L，白细胞计数16500/mm³（16.5×10⁹/L），中性88%，淋巴8%，大单核1%，嗜酸性3%，红细胞沉降率112毫米/小时。粪、尿细菌培养均阴性，血培养4次阴性，血肥达氏试验：阴性。胸部摄片：示心影扩大。诊断：①风湿性心脏病，二尖瓣及主动脉瓣狭窄，心力衰竭；②风湿热。8月8日，服中药8天后，体温由38.5℃～39.8℃下降到37.3℃～38.9℃。3周后因体温弛张，曾予可的松30～40mg/日，加药5天后体温正常。于9月19日曾出现急性充血性心力衰竭，咯血，心率113次/分，静脉压测定为130毫米水柱（17.33kPa），病势危重，曾加用洋地黄叶及双氢克尿噻，4天后心率减慢，浮肿消退。住院58天后，风湿热控制，心力衰竭痊愈而出院。出院前2周复查红细胞沉降率40毫米/小时。

初诊 1960年8月8日。暑邪挟湿热内壅中焦，身热（38.9℃～39.4℃）10天，有汗不解，口渴欲饮。舌质红，苔前半白糙，后半黄腻，脉来滑数。今拟轻清以化暑邪，苦寒以利湿热。

鲜藿佩各1.5钱 冬桑叶3钱 清水豆卷4钱 金银花4钱 连翘壳4钱 淡子芩1.5钱 小川连7分 黑山栀3钱 活芦根1尺（去节） 1帖

二诊 8月9日。身热（38.5℃～39.8℃）有汗不解，头脑重胀，口干欲饮，纳呆溲赤。舌尖红，苔薄腻而黄，脉来滑数。

暑邪挟湿热互蕴,尚乏外达之机。今拟轻清以化暑邪,淡渗以利湿热。

清水豆卷4钱 黑山栀3钱 青蒿梗3钱 金银花4钱 连翘壳4钱 鲜竹茹3钱 川贝母1.5钱 六一散4钱(包) 甘露消毒丹4钱(包) 活芦根1尺(去节) 2帖

三诊 8月11日。身热(38.5℃~39.1℃)13天,发热不为汗解,近2日来,却有恶寒之象,两足浮肿,大便7日未行,口渴欲饮。舌苔前半光剥,中后已化,脉来浮数。暑邪从太阴渐入少阳之经,内蕴之湿热下注膀胱,以致气化不及州都。今拟清宣和解、淡渗化湿,稍佐甘寒生津之品。

青蒿梗3钱 软柴胡7分 淡黄芩2钱 清水豆卷4钱 金银花4钱 连翘壳4钱 陈木瓜3钱 木防己3钱 地枯萝4钱 怀牛膝3钱 冬瓜皮子各3钱 鲜茅根1两(去心) 2帖

四诊 8月13日。连进和解宣化之剂,身热(38.4℃~39℃)朝轻暮重略减,形寒之象已罢,口渴不多饮。舌干燥已转有津,脉滑数。是邪热已有外达之机,津液似有回复之象。再拟轻清疏化法。

炒香青蒿梗3钱 清水豆卷4钱 淡黄芩3钱 川桂枝5分 炒白芍3钱 软柴胡7分 金银花4钱 连翘壳4钱 夜交藤4钱 抱茯神4钱 3帖

五诊 8月16日。形寒之象已罢。身热(37.7℃~38.6℃)不见减退,伏邪留恋中焦,一时不能清彻。舌苔转厚,脉来濡数。是内壅之湿浊渐有外达之机。今拟原法加入利湿清热之剂,仿叶香岩"渗湿于热下"之意。

原方加甘露消毒丹六钱(包)。2帖。

六诊 8月18日。身热(37.4℃~38.5℃)虽减未净,自觉

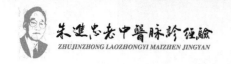

症状均见松减。舌转润，苔根黄腻。是胃中之湿浊已有外达之象。今拟原法加入宣肺化痰之品。

嫩前胡1.5钱　冬桑叶3钱　清水豆卷4钱　金银花3钱　连翘3钱　光杏仁3钱　川贝母粉1.5钱（包）　飞滑石3钱（包）方通草1钱　桂枝3分　淡黄芩1.5钱　2帖

七诊　8月20日。形寒之象虽罢，肌热（37.3℃～38.4℃）退而未尽，咳呛咽干无痰。舌根黄渐化，脉来濡数。伏邪渐有从气分外达之机，痰热内阻肺胃尚未清彻。今拟清宣余邪而化痰热。

嫩前胡1.5钱　冬桑叶3钱　川桂枝4分　淡黄芩2钱天花粉4钱　甜苦杏仁各3钱　川贝粉1.5钱（包）　抱茯苓4钱鲜竹茹叶各1.5钱　活磁石1两（先煎）　鲜芦根1两（去节）3帖

八诊　8月23日。热势（36.9℃～37.4℃）起伏，近9日来，伏邪已有外达之热，胃气渐有内振之象，是以前昨两天，日晡战汗，此邪正相争之佳兆也。舌苔薄净，脉濡滑且数。再以原法续进。

原方加炒香白薇、炒香青蒿梗各三钱。2帖。

九诊　8月26日。近2日来，燥咳无痰，心悸跳跃，关节酸痛，脉弦滑大。是心肺之阴不足，燥热上冲肺胃所致。今拟调和营卫，肃肺养心之法。

鲜南沙参1两　青蒿梗2钱　淡黄芩1.5钱　川桂枝7分　杭白芍3钱　川象贝各1.5钱　光杏仁4钱　炙款冬3钱　抱茯神4钱酸枣仁3钱（研）　朱灯心5扎　2帖

十诊　8月27日。身热退而复起（38.1℃～38.7℃），汗泄不畅，头面二足浮肿，小便不多。舌苔薄腻，脉来浮大且数。两目黯淡，面色㿠白。血虚脾弱，血虚则生内热，脾虚则聚湿成痰，渍之于肺，则为咳为喘，症情复杂。今拟四物汤养血以退热，茯苓汤淡渗以消肿。

白归身3钱　炒赤白芍各2钱　川桂枝1钱　桑寄生3钱　紫苏梗2钱　光杏仁3钱　川贝粉1.5钱（包）　生熟苡仁各3钱　云茯苓4钱　大川芎1.5钱　炒香青蒿梗3钱　酸枣仁4钱（研）2帖

十一诊　8月29日。（略）。

十二诊　8月31日。身热（37.1℃~37.8℃）退而未尽，久热耗气伤阴，以致肺肾二虚。肺气不降，肾气不纳则作喘；肺虚不能通调水道，下输膀胱，遂使水气上凌于心则心悸跳跃；肾虚关门不利，膀胱气化失宣则两足浮肿。舌苔薄净，脉转弦大而数。今拟降肺气，纳肾气，调水道，和气血。

七味都气丸2两　生龙骨1两　淮牛膝3钱　车前子3钱　煎服，1帖

另：移山参粉1.5钱，蛤蚧粉1钱。分5包，每5小时服1包。

十三诊　9月2日。昨夜半咳呛气逆又作，心悸自汗，左腿肿胀较轻，内热已退。苔薄，脉濡细数。仍宗原意续服。

大熟地4钱　淮山药3钱　炒丹皮2钱　建泽泻3钱　云茯苓3钱　山萸肉3钱　五味子7分　生龙骨1两（先煎）车前子6钱（包）　怀牛膝3钱

另移山参粉、蛤蚧粉各1钱。共研细末，分3次吞。3帖。

十四诊　9月5日。肾之阴虚则气不固，气虚则升降之道失其常度，以致肺气不降而作喘。肺虚不能通调水道，下输膀胱，是以气化不及州都，水湿凝结不化，下趋于足则两腿为之浮肿。目前舌苔薄净，脉来数势未缓。身热缠绵渐趋正常。再以七味都

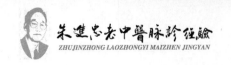
气法，继续前进。俾得肾阴充足，始能化气生阳，则水湿自有外达之机，喘满之象或由此而解矣。

大熟地1两　山茱萸4钱　淮山药1两　怀牛膝4钱　五味子1钱（杵）　粉丹皮3钱　福泽泻3钱　车前子4钱　生花龙骨1两（打碎先煎）　酸枣仁4钱（研）

蛤蚧粉、移山参粉各1.5钱。分4次吞。2帖。

十五诊　9月7日。喘促已平，心悸亦宁，浮肿已退，眠亦安好，症有向愈之望。再从原意出入，以事巩固。

原方去生花龙骨、参蛤粉，加水炙远志1.5钱。3帖。

十六诊　9月10日。咳嗽气喘，身热自汗诸象均见好转，但脉数之象仍然未缓。真阴不足于内，虚阳浮露于外之征兆。当以原法加入潜阳镇摄之品。

原方加生花龙骨1两（打碎，先煎），炒白芍5钱，清炙草1钱。2帖。

十七诊　9月12日。连进金水相生之剂，身热渐消，惟脉数未见缓和，是肾之阴虚不能上济于肺所致，所以咳甚则仍有气喘之状，肾气不纳，显有可征，舌苔薄净，尚堪大量滋补之剂，以冀脉见缓和则吉。

大熟地1两　淮山药1两　五味子1钱（研）　福泽泻3钱　酸枣仁4钱（研）　怀牛膝4钱　山茱肉4钱　粉丹皮3钱　车前子4钱　水炙远志1.5钱　生花龙骨1两（打碎，先煎）　炒白芍5钱　清炙草1钱　参蛤散1钱　分2次吞　4帖

十八诊　9月16日。连进七味都气丸法，身热虽退而脉数不减，今晨咯痰带红，色鲜，是阴虚于内，引动肝经伏火上冲肺络，阳络受伤则血外溢之象。舌苔薄净，根微黄。当以生脉散、滋肝饮复方图治。

大生地 1 两　炒白芍 5 钱　玄参 1 两　大麦冬 5 钱　五味子 1 钱 旱莲草 4 钱　仙鹤草 1 两　冬虫夏草 3 钱　北沙参 3 钱　川贝粉 3 钱 （包）　生龙骨 1 两（打碎，先煎）　生牡蛎 1 两（打碎，先煎） 3 帖

十九诊　9 月 19 日。连进育阴潜阳，生津敛血之剂，身热未 作而脉数未静，痰内带红频作，甚则顺口而来。诊脉弦滑而数， 苔薄燥，根较黄，此肾阴不足于下，肝火有余于上，以致上冲肺 络，阳络受伤则血外溢也。今拟育阴以潜阳，和阴以止血。

蛤粉炒阿胶 5 钱　米炒北沙参 5 钱　京玄参 5 钱　大麦冬 5 钱 桑白皮 4 钱　藕节炭 5 钱　黛蛤散 1 两（包）　5 帖

二十诊　9 月 24 日。连进育阴潜阳之剂，痰内带红已止，脉 数气喘亦平，厥少气火渐有下降之势，津液尚欠内振之象，舌苔 薄净。今拟原法出入。

蛤粉炒阿胶 3 钱　大麦冬 4 钱　京玄参 4 钱　五味子 1 钱　酸 枣仁 4 钱（研）　炒白芍 3 钱　清炙草 1 钱　糯稻根须 1 两（先煎） 2 帖

二十一诊　9 月 26 日。心悸自汗未止，两颧微现红色，此肾 阴不足于下，虚阳浮露于上。今拟原法之中，加入潜阳之品。

原方加煅龙骨、煅牡蛎各 1 两（先煎）。8 帖。

二十二诊　10 月 4 日。咳嗽气喘，痰内带红已愈，盗汗亦 止，肺肾二亏未复，心阴渐有内充之象，所以脉数渐转缓和，舌 苔薄净。再以养心肺、纳肾气，仿《内经》"去疾务尽"之意。

蛤粉炒阿胶 3 钱　大麦冬 3 钱　南沙参 3 钱　北五味子 1 钱 酸枣仁 4 钱（研）　煅龙骨 1 两（先煎）　煅牡蛎 1 两（先煎）　七 味都气丸 4 钱　分 2 次吞　7 帖（选自《内科临证录》）

（9）阵发性室上性心动过速，发作性胸闷胸痛，心悸，脉小

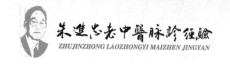

弦，发时数疾无伦。知其心系不振，舒缩不匀。予养心安神而愈。

沈×，男，31岁，工人。1964年10月19日因发作性心跳加快10余年而第2次住×医院。12月26日出院。

病员于10多年前即有发作性心跳加快，但发作次数不多，发作程度较轻，仅略感心悸、气急。1956年以来明显加重，发作次数增多，发作时并伴胸闷、胸痛、晕厥及小便增多等。1962年以来更加严重，每月甚至每天发作几次，每次持续几分钟至一整天不等，来去皆突然，不可捉摸，寒冷及精神紧张较易诱发。压迫眼球不能抑制其发作，洋地黄有短暂效果。过去无明显高血压或器质性心脏病史。家族中有明显先天性心脏病及阵发性心动过速遗传史。体检无特殊发现。心率在正常时为60次/分，心前区无杂音，发作时为180～220次/分，律齐，心音无变化。心电图示室上性心动过速。诊断为阵发性室上性心动过速。

入院后除用镇静剂外，未作特殊处理。于10月29日开始服中药后症状改善，发作次数减少，程度减轻，持续时间缩短。除因外出疲劳而大发作1次外，至出院前未再大发作。

初诊　1964年10月29日。心系不振，舒缩不匀，心悸摇荡，胸次失旷，甚至汗出如淋，将近10年，屡发屡瘥。脉小弦，发时数疾无伦。拟以养心安神为要。

灵磁石8钱（先煎）　苍龙齿6钱（先煎）　紫贝齿6钱（先煎）　破麦冬3钱　五味子8分　茯神4钱　柏子仁4钱　炮远志1.5钱　炒枣仁4钱（研）　浮小麦6钱　杭白芍2钱　陈广皮1.5钱　白蔻衣8分　朱灯心4分　7帖

二诊　11月5日。心系不振，舒缩不匀，心悸摇荡，发时汗出如淋，脉亦数疾无伦，不发则平，胸次失旷。再拟养心安神之法。

移山参1钱（另煎冲服）　破麦冬4钱　五味子1钱　灵磁石1两（先煎）　苍龙齿6钱（先煎）　紫贝齿8钱（先煎）　紫丹参3钱　茯神4钱　柏子仁4钱　炮远志1.5钱　炒枣仁4钱（研）　浮小麦6钱　杭白芍2钱　朱灯心4分　7帖

四诊　11月19日。心悸较宁、自汗已瘥，胸次已舒，脉来较为调匀。再当生脉散、补心丹、枕中丹三方合参用之。

移山参1.5钱（另煎冲服）　破麦冬4钱　五味子1钱　灵磁石1两（先煎）　五花龙骨6钱（先煎）　紫丹参3钱　茯神4钱　柏子仁4钱　炮远志1.5钱　饭蒸菖蒲5分　炒枣仁4钱（研）　炙龟板5钱　浮小麦6钱　朱灯心5分　7帖

七诊　12月10日。4天前外出疲劳，夜间心悸剧发，胸次失旷，不能平卧，今已渐瘥。脉尚弦细而小数。续当和养为要。

移山参1.5钱（另煎冲服）　破麦冬4钱　五味子1钱　灵磁石1两（先煎）　五花龙骨8钱（先煎）　大生地4钱　茯神4钱　柏子仁4钱　炒枣仁4钱（研）　炙黑甘草1钱　杭白芍2钱　炙龟板6钱　浮小麦6钱　大枣5个　7帖

九诊　12月24日。脉数渐缓，胸次较舒，心悸较宁。再当养心安神为治。

移山参1.5钱（另煎冲服）　破麦冬4钱　五味子1钱　灵磁石1两（先煎）　紫石英6钱（先煎）　五花龙骨6钱（先煎）　大生地4钱　茯神4钱　柏子仁4钱　炒枣仁4钱（研）　炮远志1.5钱　炙黑甘草1钱　杭白芍2钱　炙龟板6钱　浮小麦6钱　朱灯心5分　14帖（选自《内科临证录》）

（10）心悸怔忡，时发时止，脉左弦而大，右浮滑不匀。知其气盛血少，火旺痰多。予化痰安神而安。

吴荽山治一妇，气盛血少，火旺痰多，因事忤意，得怔忡之

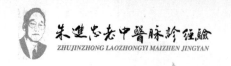

患，心惕惕然而惊，时发时止，清晨至晚，如此无度，每服镇心金石之药，愈不安。吴诊其脉左弦而大，知血少火旺，右浮滑不匀，气盛痰多也。遂以温胆汤入海粉、苏子，数服而安。次以安神丸，常服痊愈。（选自《古今医案按》）

2. 笔者临床案例

（1）发热汗出，咳喘短气，医予发汗剂而漏汗不止，血压下降，脉虚大数而有散意。知其气阴两脱。予补气救阴，敛汗固脱而愈。

朱××，女，70岁。

素有喘咳之疾。3个多月来，喘而短气，饮食全废，卧床不起，发热口渴，体温38.9℃，医予抗生素、安乃近、葡萄糖静脉推注治之，突然汗漏不止，寒战高热，口渴烦乱，时或呢喃妄语，时或短暂的神志不清。医测血压5/4kPa（38/30mmHg），急予去甲肾上腺素治之，约1小时许，神志不清不见改善，血压不见回升。审其除上症之外，舌质红而无苔，脉虚大数而呈散意。因思：脉虚大数呈散意者，气阴俱脱也。急予益气养阴，敛汗固脱之剂。处方：

人参10克　麦冬10克　五味子6克

急煎，频频滴入口中，约10分钟，逐渐发现其有吞咽动作。1剂服完，神志完全清醒，血压亦逐渐升至13/11kPa（98/83mmHg）。

（2）突然头晕不能站立，继而神志暂失，肢厥，脉迟缓。知其阳虚寒湿，蒙蔽清阳。急予温阳除湿而愈。

安×，男，45岁。

半月前，突然感到疲乏无力，心中空虚，头晕不能站立，并曾出现短暂的神志丧失2次。在发病严重时除头晕不能站立外，并见四肢厥逆，脉搏 1 分钟 2～3 次至 4～5 次，有时很长时间不见脉搏跳动。某医诊为虚，予人参等治疗不效。审其脉迟缓，每分钟约 15 次。因农村条件不足而未做心电图。因思：脉迟缓者，阳虚寒湿蒙蔽而清阳不得上升也。治拟温阳除湿。处方：

附子 10 克　白术 10 克　生姜 3 片　炙甘草 10 克　大枣 7 个

服药 1 剂后，头晕乏力好转，脉迟缓之象亦较前增加，每分钟 40 次左右；又服 6 剂，脉搏由每分钟 40 次增至每分钟 65 次，头晕乏力亦消失。

（3）多发性大动脉炎，头晕头痛，心烦失眠，左眼失明。脉左沉伏，右虚缓。知其气血俱虚为本，气滞痰瘀为标。予补气养阴，化痰理气而愈。

葛××，女，35 岁。

头晕头痛 5～6 年，近 3 年多左眼视力日渐下降，特别是近 1 年多以来，左眼已经基本丧失视力。为此曾先后赴北京、天津、太原等地进行治疗。诊为多发性大动脉炎。某院手术治疗后虽曾一度好转，但半年以后诸症又复如前。且近数月以来，头痛异常剧烈，经常因头痛难忍而难以入睡，为此不得不请针灸大夫每日针灸，并配合中药进行治疗，但至今效果不够明显。细审其左脉沉伏，右脉虚缓，右眼在 1 米之内可见人影，左眼视力正常，左脸肌肉明显萎缩，右脸正常，且时时胸满心烦，舌苔薄白，时而发现咽喉有异物阻塞感。思之：右脉大于左脉者，气血俱虚也；左脉沉伏者，气滞血瘀也；虚缓者，痰湿阻滞也。综合脉证论之，乃气阴俱虚，痰热郁滞，郁而生热也。治拟补气养阴，理气化痰泻火。处方：

黄芪 15 克　当归 6 克　人参 10 克　麦冬 10 克　五味子 10 克　竹茹 10 克　枳实 10 克　半夏 10 克　陈皮 10 克　茯苓 10 克

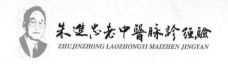

甘草6克　菖蒲10克　远志10克　玄参15克

服药4剂后头痛、失眠骤然好转；继服8剂，头痛10日未作。其后虽曾头痛时作，但较前已明显减轻；继服上药40剂，头痛全部消失，左眼视力也较前明显增加，现在已可在5米以上的距离清楚地看到任何物体。后果愈。

（4）多发性大动脉炎，右上肢酸痛麻木，头晕头痛，时或突然昏厥，视力下降，胸满胸痛，心悸心烦，手足厥逆，脉右伏而不清，左脉虚大。知其气血俱虚为本，气滞血瘀、湿郁不化为标。予补气养血，理气活血、燥湿疏肝始愈。

何××，女，48岁。

右上肢酸痛无力，麻木，头晕头痛，记忆力衰退，有时突然昏厥5年多。近3年来，视力日渐差，某医在检查血压时，突然发现右上肢血压不能测到，右侧无脉。乃至北京、呼和浩特、大同等地医院诊治。诊为多发性大动脉炎。手术后，诸症均减，但至半年以后，诸症又复如前。改请中医以活血化瘀、温经通阳、养阴益气等药进行治疗，半年后，诸症更加严重。细审其证，除头晕头痛，右臂酸痛，麻木，视力下降，记忆力衰退之外，并见胸满胸痛，心烦心悸，肩背酸痛，下肢麻木，手足厥冷，舌苔白，脉右侧全无，左虚大。因思：脉无者，气滞血瘀也；虚大者，气血俱虚也。合之于证，知其乃气血俱虚为本，气滞血瘀、湿郁不化为标。治拟补气养血以培本，理气活血、燥湿以治标。处方：

黄芪30克　当归10克　丹参30克　党参10克　苍术15克白术10克　青皮10克　陈皮10克　生地10克　黄精10克　柴胡10克　三棱10克　莪术10克　薄荷3克　夜交藤30克

服药10剂，诸症均减；又服20剂后，诸症消失，右脉沉细，左脉弦大；继服40剂，诸症消失，血压、脉搏均恢复正常。

（5）多发性大动脉炎，失眠健忘，视力减退，时而昏厥抽搐，恶心呕吐，脉濡而缓。知其为气阴两虚为本，痰郁气结为标。予益气养阴，化痰清热理气而愈。

张××，女，35岁。

头晕头痛，失眠健忘，视力减退，时而突然昏厥抽搐，左眼底出血反复发作，时或恶心呕吐7～8年。医诊多发性大动脉炎。先用西药治疗不效，后又以中药、针灸等治疗不但无效，反而日渐加剧，不得已，乃赴北京某院进行手术治疗。术后半年诸症大部消失，但半年多以后诸症又逐渐加剧。头痛昼夜不止，严重失眠，视力下降，恶心呕吐，疲乏无力，心烦不安，不得不再次住院。住院半年多以后，不但不见好转，反而左眼几近失明，右眼已完全失明。细审其证，除上述者外，并见舌苔薄白，脉濡缓。因思：脉濡缓者，气阴俱虚、痰热阻滞也。治拟补气养阴，理气化痰泻火。处方：

黄芪15克　当归6克　人参10克　麦冬10克　五味子10克　竹茹10克　枳实10克　半夏10克　陈皮10克　茯苓10克　甘草10克　菖蒲10克　远志10克　生地10克

服药4剂，突然头痛若失，恶心呕吐减轻六七；继服上药3个多月，诸症消失，视力恢复如常人。

（6）多发性大动脉炎、头晕头痛，右臂麻木酸痛，胸满气短，心悸腹胀，视力下降，脉沉伏而涩。知其气血俱虚为本，气滞血瘀、湿郁不化为标。治拟补气养血以培本，理气活血、燥湿疏肝以治标而愈。

岳××，女，59岁。

右臂麻木酸痛，头晕头痛，失眠心烦，胸满心悸，视力日渐下降，右手脉搏动日渐减弱1年多。某院诊为多发性大动脉炎。

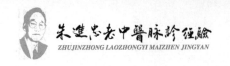

先用西药、针灸治疗半年多不效，后又加用中药活血通阳之剂达百剂仍无显著效果。特别是最近 3 个多月来，不但以上症状未见改善，反而发现呼吸困难，胸满腹胀，心悸气短，经常因夜间突然呼吸困难而不得不坐起 2 个多小时才能继续入睡。某院检查诊断为左心增大，左心衰竭。治疗 1 个多月后呼吸困难明显改善，但其他症状不见好转。审其两脉沉伏而涩，舌苔薄白。综合脉证，诊为气血俱虚为本，气滞血瘀、湿郁不化为标。治拟补气养血以培本，理气活血、健脾疏肝以治标。处方：

黄芪 30 克　当归 10 克　丹参 30 克　人参 10 克　生地 10 克　黄精 10 克　苍术 15 克　白术 10 克　青皮 10 克　陈皮 10 克　柴胡 10 克　三棱 10 克　莪术 10 克　薄荷 3 克　夜交藤 30 克　莱菔子 10 克　砂仁 10 克

服药 4 剂后，胸满心悸、腹满胀痛、头晕头痛均好转；继服上方达 3 个多月，诸症俱失，脉搏恢复正常。

（7）雷诺氏病，两手指掌紫暗疼痛，遇寒则甚，保暖后好转，脉濡而缓。知其气阴两虚，痰气郁结。予补气养阴，理气化痰泻火而愈。

刘××，女，38 岁。

在 8 个多月以前的一次洗衣服过程中，突然手痛难忍，皮肤颜色紫暗，休息 1 个多小时后疼痛、紫暗消失，其后两手一遇冷即疼痛，颜色紫暗。为此曾在某院住院 5 个多月。诊为雷诺氏病。除先后采用了西药、针灸等方法治疗外，还服了中药通阳活血剂达 120 剂，非但没有减轻，反而更加严重。审其除两手紫暗疼痛之外，并见两臂疼痛疲困，头晕乏力，舌苔白，脉濡缓。因思：脉濡缓者，气阴两虚，痰气郁结之证耳。乃拟补气养阴，理气化痰。处方：

竹茹 10 克　枳实 10 克　半夏 10 克　陈皮 10 克　茯苓 10 克　甘草 10 克　菖蒲 10 克　远志 10 克　黄芪 15 克　当归 6 克　麦冬 10 克　党参 10 克　五味子 10 克

连服 12 剂，手指冷痛及头晕、臂痛好转；继服上药 40 剂，诸症消失，反复试用冷水洗衣服手指也未出现冷痛、紫暗现象。

（8）风湿性心脏病、二尖瓣狭窄术后，心衰一直不能控制，气短而喘，浮肿腹水，口渴喜饮，手足烦热，心悸心烦，脉细数促结弱微。知其心肾阳虚，水饮阻滞。予温阳利水始安。

卞××，女，35 岁。

结婚后不久即发现心悸、气短、咳血。经医院检查诊断为风湿性心脏病、二尖瓣狭窄、心房纤颤。经过治疗后，症状逐步改善，但至前年冬季突然病情加重，反复咳血不止。急至北京某医院手术治疗。术后咳血虽然完全停止，但却出现心衰、心房纤颤。转院后，改用中、西药配合治之，3 日后，呼吸困难，浮肿腹水更加严重。细审其证，除极端的呼吸困难，全身浮肿，腹水尿少，不得平卧，心悸心烦外，并见其口渴喜饮，手足心烦热，舌质、口唇紫暗无华，指趾厥冷，脉细数促结弱微俱见。再查前医所用之方为养阴清热之品。因思：脉细弱微者，阴阳俱虚也；数促结者，心阳虚衰也。阴阳俱不足，而阳虚为主，水饮阻滞者，治宜温阳而不伤阴，利水不伤正。处方：

附子 1.5 克　茯苓 4.5 克　白术 4 克　白芍 5 克　人参 2 克　杏仁 3 克　桂枝 1 克

服药 1 剂后，呼吸困难好转，尿量增加，能进少许食物；继服 10 剂，浮肿腹水大部消退，呼吸困难明显改善，并能下地走路。

（9）风湿性心脏病、二尖瓣狭窄与闭锁不全、心房纤颤、心

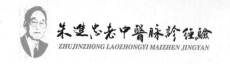
力衰竭、心源性肝硬化，腹胀水肿，心悸气短，脉沉滑数促结。知其为气血俱虚为本，气滞血瘀，水热互结为标。予补气养血，理气活血，化痰清热利水，始安。

高××，女，30岁。

风湿性心脏病、二尖瓣狭窄与闭锁不全、心房纤颤、心力衰竭，经过某院抢救治疗后，心悸气短，难于平卧的现象虽然有所控制，但腹胀腹水，浮肿尿少，全身紫暗之状一直不见改善。后又加用中药理气行水、温阳利水等剂近400剂进行治疗，仍然不见明显改善。细审其证，除腹大青筋，下肢浮肿，气短心悸已2年余外，并见其口渴喜饮，稍一翻身即气短心悸难忍，体瘦而皮干，全身均微见紫暗而以口唇、颜面、手为严重，舌质紫暗，舌苔黄白而腻，脉沉滑数促结。因思：脉沉者，气郁也；滑者，痰热也；促者，阳气不足也；结者，气滞血瘀也。合之于证，必气血大衰为本，气滞血瘀、痰热不化为标。治宜补气养血以培本，理气活血、化痰清热利水以治标。处方：

黄芪30克　人参10克　当归10克　丹参30克　黄精10克　生地10克　陈皮10克　青皮10克　苍术18克　白术10克　柴胡10克　三棱10克　莪术10克　薄荷3克　夜交藤30克　莱菔子10克　砂仁10克　防己15克　大腹皮10克

服药1剂后，腹胀、心悸、气短有所改善；继服10剂后，腹胀腹水、浮肿尿少、心悸气短均明显改善，饮食、精神均大增；又服上方30剂，腹水浮肿消失，心悸气短明显改善，并能下地到户外活动。

（10）预激综合征，头晕头胀，心悸心烦，胸胁满痛，时见烦热上冲，脉弦而滑。知其乃肝气不舒，痰热内郁，久而气阴俱伤。予疏肝理气，化痰清热，益气养阴而愈。

刘××，女，32岁。

7~8年来，头晕头胀，有时突然心烦心悸，气逆上冲，冲至胸咽则感气短心悸，冲至头则头晕目眩，不能站立，甚或突然昏倒。前后至某院神经科、耳鼻喉科、心血管科等门诊或住院治疗，确诊为预激综合征，并认为系先天性疾病不能治疗，但因近些年来发病更加频繁，不得不改请中医治疗。近3年来，有云为肝阳上亢而予养阴平肝者，有云心血不足予养心安神者，有云气血虚而予补气养血者，然治之效果始终不够显著。细审其脉弦滑，舌苔白。因思：脉弦者，肝脉也；滑者，痰热也。痰火郁结，治宜理气化痰泻火。处方：

川芎10克　当归10克　黄芩10克　白芍10克　葛根15克半夏10克　桑皮15克　甘草6克　麦冬10克　党参10克　五味子10克

服药10剂，诸症消减六七；继服4剂，效再不著。再审脉弦紧而数。因思：脉紧者，寒也。改予柴胡加龙骨牡蛎汤加减10剂而愈。

（11）预激综合征，头晕失眠，胸痛心悸，脘腹胀满，气短乏力，脉沉弦细涩。知其气血俱虚，气滞血瘀。予补气养血，理气活血而症减，继因脉转濡缓，予补气养阴，理气化痰始愈。

贺××，男，40岁。

2年来，头晕失眠，胸满胸痛，心烦心悸。医诊预激综合征。先用西药治疗1年多不效，后又以中药养血活血、养心安神之剂达百剂仍效不够明显。审之，除上述诸症外，并见其气短乏力，脘腹胀满，纳呆食减，舌苔薄白，脉沉弦细涩。因思：脉沉者，郁证也；脉弦者，肝脉也；涩者，滞也，瘀也；弦细相兼者，气血俱虚也。合之于证，知其乃气血俱虚为本，气滞血瘀为标。治

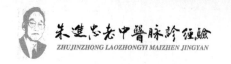

拟补气养血以培本，理气活血以治标。处方：

黄芪 30 克　当归 10 克　丹参 30 克　人参 10 克　苍术 15 克 白术 10 克　青皮 10 克　陈皮 10 克　生地 10 克　黄精 10 克　薄荷 3 克　柴胡 10 克　三棱 10 克　莪术 10 克　夜交藤 30 克

服药 4 剂后，头晕失眠，胸满胸痛，心烦心悸，纳呆食减等症均明显改善，但继服至第 8 剂时症状不再继续改善。且近 3 天来头晕乏力，胸满气短等症似有加重之势。再细审其脉转濡缓，时见咽喉有异物阻塞感。因思：脉濡缓者，气阴俱虚、痰气郁结之证也。治宜补气养阴，理气化痰。处方：

黄芪 15 克　当归 6 克　麦冬 10 克　党参 10 克　五味子 10 克　竹茹 10 克　枳实 10 克　半夏 10 克　陈皮 10 克　茯苓 10 克 甘草 10 克　菖蒲 10 克　远志 10 克　生地 10 克

服药至 20 剂时，诸症消失。停药 1 个月后，又因生气而突然发现头晕胸满，心烦心悸，口苦咽干，舌苔薄白，脉弦而滑。思之：脉弦者，肝脉也；滑者，痰热不化也。肝郁气结、痰热不化者，治宜疏肝解郁、化痰清热。处方：

柴胡 10 克　半夏 10 克　人参 10 克　黄芩 10 克　生姜 3 片 大枣 5 个　甘草 6 克　瓜蒌 15 克

服药 6 剂，诸症消失，心电图复查 6 次均无异常，愈。

（12）心肌炎，胸满胸痛，心悸气短，头晕头胀，脉虚大弦数而促结并见。知其气阴俱虚，湿热不化，清升浊降失职。予补气养阴，燥湿清热，升清降浊而症减。后因感冒而身痛，气短加剧，审其脉滑数而促结并见，知其痰滞血瘀，外感风寒湿邪。予除湿清热，活血化瘀，祛风除湿而始愈。

周××，女，28 岁。

胸满胸痛，心悸气短，头晕脑胀，不敢走路，亦不能参加如洗衣服样的简单劳动。医诊心肌炎、过早搏动、房室传导阻滞。先以西药治疗1年多不见明显效果，后又加用中药炙甘草汤、冠心Ⅱ号方、瓜蒌薤白汤加减治疗7~8个月亦无明显效果。细审其证，除上述诸症之外，并见疲乏无力，口燥咽干，失眠多梦，纳呆食减，胃脘满胀，舌苔白，脉虚大弦数，时见促结。思之：脉虚大弦数者，气阴两虚，湿热阻滞，清升浊降失职耳。促者，阴虚阳结也；结者，气滞血瘀，阳气闭塞也。合之于证，乃气阴大衰，湿热郁滞，清升浊降失职所致之证耳。治以补气养阴，燥湿清热，升清降浊。处方：

黄芪15克　甘草6克　党参10克　当归6克　麦冬10克　五味子10克　青皮10克　陈皮10克　神曲10克　黄柏10克　葛根10克　苍术10克　白术10克　升麻10克　泽泻10克

服药20剂后，诸症俱减，精神倍增，食纳改善；继服20剂后，诸症消失。停药2个月后，又因感冒而发现胸满胸痛，心悸气短，关节疼痛，痰多。医先予治疗感冒之药治疗2周，感冒症状虽除，但他症仍然不见改善。审其两脉滑数促结并见。因思：滑数之脉者，痰热内蕴也；结者，瘀血也。合之于证，乃痰热内蕴，血络瘀滞，复感风寒湿邪也。治拟化痰清热，活血通络，散寒除湿。处方：

黄柏10克　苍术10克　南星10克　桂枝10克　防己10克　威灵仙10克　桃仁10克　红花10克　龙胆草10克　羌活10克　白芷10克　川芎10克　神曲10克

服药12剂，诸症消失而愈。

（13）心肌炎、心力衰竭，头晕心悸，胸满胸痛，咽喉干痛，时或昏厥，气短乏力，脉濡缓而结涩。知其气阴俱虚，痰湿阻滞。予补气养阴，理气化痰而愈。

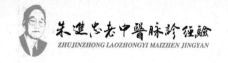
郑××，女，32岁。

头晕心悸，疲乏无力，胸满胸痛，咽喉干痛，时或声音嘶哑，时或咽喉有异物阻塞感，时或胸闷有窒塞感，有时突然晕倒而人事不知7~8个月。医诊心肌炎、心力衰竭。曾反复住院治疗效果不著。审其除上症外，并见其时而恶心欲吐，气短神疲，失眠健忘，舌苔白，脉濡缓时兼结涩。考其所用之药，除西药外，中药先后有用通阳散结者，有用滋阴益气者，有用清热解毒者，有用养血活血者。思之：脉濡缓者，气阴俱虚，痰郁气滞也；结者，滞也，或为气滞，或为血瘀；涩者，或为阳虚，或为气滞，或为血瘀。合之于证，当以气阴两虚，痰郁气结为主。治拟补气养阴，理气化痰。处方：

黄芪15克　当归6克　人参10克　麦冬10克　五味子10克　竹茹10克　枳实10克　陈皮10克　茯苓10克　半夏10克　甘草10克　菖蒲10克　远志10克　生地10克

服药4剂之后，顿感头晕乏力、心悸气短、恶心呕吐、咽喉干痛及异物阻塞感大部消失，睡眠明显增加；继服22剂，诸症大部消失，并上班工作，后果愈。

（14）冠状动脉硬化性心脏病、心肌炎、心律失常，心前区憋闷疼痛，头晕心烦，脉弦滑结代。知其乃痰郁气结，心气虚衰。予疏肝理气，益气化痰而愈。

于××，女，42岁。

冠状动脉硬化性心脏病、心肌炎、心律失常1年多。审其证见心前区憋闷隐痛，头晕心烦，心悸，有时有心跳突然暂时停止的感觉，口苦口干，舌苔薄白，脉弦滑而结代。思之：脉弦者，肝胆之脉也；滑者，痰热阻滞也；结者，郁也，结也；代者，脏气不足也。治宜疏肝理气，化痰补气。处方：

柴胡 10 克　半夏 10 克　黄芩 10 克　人参 10 克　甘草 10 克
生姜 5 片　大枣 5 个　瓜蒌 18 克

服药 5 剂后，头晕心烦、心悸胸满等症好转，脉搏间歇次数明显减少。某医审其用方不是治心脏病方，改予逍遥散、生脉散治之。5 剂后，诸症复剧，再予小柴胡加瓜蒌方 60 剂治之而愈。

（15）心肌炎、室性期前收缩、心房纤颤，头晕头痛，心烦心悸，心前区憋闷隐痛，脉沉弦而结。知其乃肝郁血虚，血络瘀阻。予养血活血，疏肝理气而安。

欧阳×，男，42 岁。

心悸心烦，心跳偶有暂停之感 9 个多月。医诊心肌炎、室性期前收缩、心房纤颤。先用西药治疗 3 个多月无效，继又配合中药养心安神、清热解毒等剂 5 个多月仍无效。审其脉沉弦而结，偶或见促，舌苔薄白，心前区憋闷隐痛，心悸心烦，头晕头痛。思之：脉沉弦细者，肝郁血虚也；结者，滞也，结也。合之于证，乃肝郁血虚、血络瘀滞所致也。因拟养血、活血、疏肝之剂。
处方：

柴胡 10 克　当归 10 克　白芍 10 克　白术 10 克　甘草 10 克
生姜 5 片　薄荷 1 克　丹参 15 克　青皮 10 克

服药 4 剂后，诸症均减；继服上方 30 剂愈。

（16）心肌炎、频发性室性期前收缩、心前区憋闷，或时隐痛，或时刺痛，胸满心烦，纳呆食减，失眠心悸，口苦咽干，脉弦滑结代。知其乃痰热郁阻，肝气不舒。治拟奔豚汤加减始愈。

郭××，男，25 岁。

心肌炎，频发性室性期前收缩 2 年多。医始予西药治之效不著，继又配合服中药近 400 剂仍无功。审其证见心前区憋闷，时或隐痛，或时刺痛，胸满心烦，纳呆食减，失眠心悸，口苦咽干，

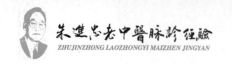
舌苔薄白，脉弦滑结代。思之：脉弦滑而不沉，痰热虽结而郁不严重，小柴胡汤、逍遥散均不宜用，可用奔豚汤疏肝解郁，化痰泻火。处方：

川芎10克　当归10克　黄芩10克　白芍10克　葛根30克半夏10克　桑皮15克　甘草10克　生姜3片

服药10剂后，诸症俱减；继服上药3个多月，诸症消失而愈。

（17）心肌炎、心房纤颤，心悸、心烦时轻时重1年多，脉促细弱。知其乃肾气不足，水邪上泛，凌犯心阳。予补肾温阳、化饮降冲始愈。

葛××，男，30岁。

心烦、心悸时轻时重1年多。医诊心肌炎、心房纤颤。先用西药治疗7个多月无效，后又以中药加减复脉汤、小柴胡汤、逍遥散加减治疗4个多月仍无效。细审其脉促而细弱，舌红苔净，心悸尤甚于心下。因思：脉促而细弱，心下悸，正《金匮》所云之"水在肾，心下悸"证。乃予补肾温阳之方。处方：

生地28克　山药10克　山萸肉10克　茯苓10克　泽泻10克　丹皮10克　附子10克　肉桂10克　玄参15克　白芍10克

服药6剂，心悸顿失；继服6剂而愈。

（18）冠心病、心房纤颤，胸满心悸，逆气上冲，时或晕厥，头晕头胀，脉沉弦细涩。知其气血俱虚，气滞血瘀。予补气养血，理气活血始愈。

陈××，男，70岁。

冠心病，心房纤颤4年多。医前后以西药及中药瓜蒌薤白白酒、炙甘草等汤方加减或活心、冠心苏合丸治之，虽然症状时有改善，但至今症状仍然比较严重。特别是最近3个多月以来，心悸心烦，心前区憋闷疼痛特别严重，近 1 个多月以来，前后出现过 3 次突然晕厥倒地不省人事，从数秒至 1 分钟才逐渐清醒的现象。某院反复检查后认为系冠心病、心房纤颤、脑血管痉挛。因其用西药一直未能控制病情，改请中医治疗。审其除上所述症状外，并见其胃脘满胀，头晕头胀，手足时而憋胀，舌苔白，脉沉弦细涩。思之：脉沉者，郁证也，气血俱虚也；沉细相合必有气血俱虚；沉弦相兼必有肝郁气结；沉弦细相兼必气血俱虚而兼肝郁气滞；涩者，寒也，滞也，瘀也。沉弦细涩四脉相兼必为气血俱虚与气滞血瘀同见。故宜补气养血，理气活血。处方：

黄芪 130 克　当归 10 克　党参 10 克　丹参 30 克　黄精 10 克　生地 10 克　苍术 15 克　白术 10 克　青皮 10 克　陈皮 10 克　柴胡 10 克　三棱 10 克　莪术 10 克　薄荷 3 克　夜交藤 30 克

服药 6 剂之后，胸满腹胀，头晕脑胀，心烦心悸等症均减；继以上方 1 个月，诸症消失，心电图多次复查均正常。

（19）神经官能症、房室传导阻滞、期前收缩，失眠健忘，心悸心烦，时或逆气上冲，胸满窒塞，脉濡缓滑涩。知其痰郁气结，气血俱虚。予补气养血，理气化痰而证解。

成××，女，45 岁。

失眠健忘，心悸心烦，胸满胸痛，时或突然感到一股气上冲，冲于心胸则心悸不宁，冲至咽喉则咽喉憋闷，窒塞不通，虽反复咯吐亦不得咯出，冲至头则脑胀头晕，继而遍身汗出 3 年多。医诊神经官能症、房室传导阻滞、期前收缩。近 7~8 个月症状日渐加重，不能坚持工作，不得不长期休息。审其除上所述之症状外，并见其两脉濡缓，寻之时滑时涩时结，舌苔薄白。再察其所用之药除大量西药外，并采用了中药的疏肝理气、养血疏肝、养心安神等药和按摩、气功、针灸之法。思之：久病脉见濡缓必为气血俱虚，痰郁气结相兼之证。滑、涩、结三脉时见者，必痰郁并见之故。合之于证，正虚邪实见于久病者，当扶正祛邪兼施。又思当今公费医疗者大多用药甚杂，诸证同投，相互抵触，非排除其他治疗方法则难于下手。乃嘱患者在服中药期间，必须停止应用其他药物。患者同意后，乃处下方：

黄芪15克　当归6克　麦冬10克　人参15克　五味子10克　竹茹10克　枳实10克　半夏10克　陈皮10克　茯苓10克　甘草6克　菖蒲10克　远志10克　生地10克

连服4剂，诸症均减。并云："朱老叫我停用其他药物，我虽当时答应了，因我时时怕病加重，想吃其他药物，但因爱人阻挡而未服。及至服下1剂后，诸症均明显好转，于是我乃坚定了信心，连服3剂，结果病情大见改善。"又服40剂，诸症全部消失，并恢复工作。

（20）房室传导阻滞、窦性心律不齐，突然发作性心跳难忍，又很快感到心跳停止，一日数发，或数日一发，头晕目眩，心烦胸满，脉弦而涩。知其肝郁气结，心阳不振，寒水上泛。予疏肝理气，温阳化饮而证解。

钱××，男，29岁。

间断性心烦心悸，时发时止1年多。医诊房室传导阻滞，窦性心律不齐。审其前用诸药除西药之外，还有养心安神等药汤、丸。再察其证，心悸心烦呈发作性，有时1天发作4~5次，有时数天才发作1次。每次发作先感到突然心跳加快难忍，几秒钟后又突然心跳停止，伴见胸胁苦满，头晕目眩，小腹不适，按之悸动不已，口苦咽干，舌苔白，脉弦涩不调。思之：脉弦者，肝脉也；涩者，寒也，滞也。合之于证，知其乃肝郁气结，心阳不振，水饮上冲也。乃拟疏肝理气，温阳降冲之剂。处方：

柴胡10克　半夏10克　人参10克　黄芩10克　炙甘草10克　干姜3克　生姜3片　大枣5个　桂枝10克　茯苓15克

服药2剂诸症大减，在停用任何其他药物的情况下，又服上药20剂，诸症消失，精神、食欲正常。

（21）窦性心律不齐，头晕头痛，胸满心悸，脉弦细结涩。知其肝郁血虚。予养血疏肝而愈。

郑××，男，45岁。

胸胁苦满，心烦心悸2年多。医诊窦性心律不齐。医先用西药治之不效，继又用中药养心安神、活血化瘀等法治之亦无功。审其诸症，除上述者外，并见其时发头晕头痛，纳呆食减，夏季则手心烦热，冬季则不热，舌苔白，脉弦细结涩。思之：脉弦者，肝脉也；细者，血虚也；结者，瘀也，滞也；涩者，寒也，滞也，瘀也。合之于证，知其乃肝郁血虚。乃予养血疏肝之方。处方：

柴胡10克　当归10克　白芍10克　白术10克　甘草6克　生姜3片　薄荷3克　茯苓10克　青皮10克

服药2剂，诸症大减；继服20剂，愈。

（22）窦性心动过速，心悸心烦，头晕头痛，脉弦细数。知其肝郁血虚，郁而化火。予养血疏肝泻火而愈。

冯××，女，28岁。

头晕头痛，心烦心悸，有时突然心跳难止，有时心跳突有暂停感3年多。医诊窦性心动过速。医先用西药治之不效，继又频用中药养心安神、养阴泻火之品亦无效。细审其证，除以上所述症外，并见时而烦躁易怒，胸胁苦满，或时窜痛，月经失调，月经将来之前心烦心悸加剧，舌苔白，脉弦细数。思之：脉弦细者，肝郁血虚也；数者，热也。合之于证，乃肝郁血虚、郁而化火也。治拟养血疏肝泻火。处方：

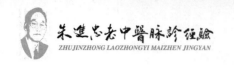

柴胡10克　当归10克　白芍10克　茯苓10克　白术10克　甘草10克　生姜3片　薄荷3克　丹皮10克　栀子10克　丹参10克

服药2剂，心悸即1个多月没有发作。其后每于月经将来之前服药3剂，共服3个月经周期，后果愈。

（23）阵发性心动过速，心悸阵作，逆气上冲，冲至心胸则悸动不已，冲至咽喉即憋闷气短，冲至头部即汗出遍身，脉弦滑。知其痰热郁结。治予疏肝解郁，化痰泻火而愈。

何××，女，38岁。

阵发性心动过速4年多。诸医除西药外，大多采用了养心安神之中药治之，然始终效果不够理想。询之：每次发病先感心烦，继而逆气上冲，冲至心胸，则心跳不已，冲至咽喉，则咽喉、颈部、胸部憋闷窒塞难于出气，冲至头，则头晕汗出，汗出遍身之后即心跳好转，每次发病时心率100～200次/分，发作之后很快转为80次/分左右，每次发作多与情绪有关，先是每月2～3次，最近几乎2～3天即发作1次。舌苔白，脉弦滑。因思：弦滑之脉者，痰火郁结于肝胆也。治拟疏肝解郁，化痰泻火。处方：

川芎10克　当归10克　黄芩10克　白芍10克　葛根15克　半夏10克　甘草10克　桑皮10克

服药10剂，诸症俱失。后果愈。

（24）阵发性心动过速，头晕头痛，胸胁苦满，时见逆气上冲，汗出身热，心悸不安，脉弦紧而涩。知其为肝郁气结，痰饮阻滞，水邪上冲。治予理气疏肝，温阳化饮而愈。

汪××，女，45岁。

心率加快、心烦3～4年，有时突然心率每分钟达100余次，不久即恢复正常。医诊阵发性心动过速。查其除上述诸症外，并见头晕头痛，烦躁喜怒，口苦口干，时而胸胁苦满，脘腹悸动，时而逆气上冲，冲至胸，则胸满心悸不已，冲至咽，则咽喉发憋而呼吸困难，冲至头，则头胀头痛、烦乱不安，继而全身都汗出，汗出之后心悸、胸满、呼吸困难等症状消失，1 日 1～2 次或数日 1 次，每次少则几秒钟，多则 1 分钟，月经基本正常，白带增多，舌苔黄白，脉弦紧而涩。因思：脉弦者，肝脉也；紧者，寒湿互结也；涩者，寒也，滞也。合之于证，知其乃肝郁气结，痰湿阻滞，水气上冲，上热下寒之证。治拟疏肝解郁，温阳化饮，清上温下，降冲止逆。处方：

柴胡 10 克　半夏 10 克　黄芩 10 克　党参 10 克　甘草 10 克　生姜 3 片　大枣 5 个　桂枝 12 克　茯苓 15 克　熟大黄 3 克　白术 10 克　龙骨 15 克　牡蛎 15 克

服药 1 剂后，诸症均减；继服 6 剂，诸症消失近半；又服 10 剂，诸症消失而愈。

（25）阵发性心动过速，心悸，1 日 1～2 次，脉细弱而数，尺脉弦大。知其乃肾阳不足，寒水上冲。予温肾降冲之剂而愈。

耿××，女，30 岁。

阵发性心跳加快，每日 1～2 次，发作 3 年多。医诊阵发性心动过速。前医屡用西药和中药养心安神、平肝养心等剂不效，余始予柴胡加龙骨牡蛎汤加减 10 余剂、奔豚汤、桂枝加桂汤等各 10 余剂亦不见功。细寻其脉弦细，尺脉弦而稍大，发病时脉弱而数，尺脉弦，舌苔白。因思：脉弦细者，阴阳俱虚也；尺脉大者，肾虚也；尺脉弦而大者，肾阳不足，寒水搏击也。治宜温肾阳，化寒水。处方：

山药 10 克　生地 15 克　山萸肉 10 克　茯苓 10 克　泽泻 10 克　丹皮 10 克　麦冬 10 克　白芍 10 克　附子 10 克　肉桂 10 克

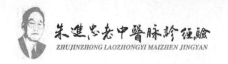

服药 2 剂后，心悸阵作之状 1 月未发，因停药太久而又发 1 次，继服 10 剂而愈。

（26）冠状动脉硬化性心脏病、心房纤颤，胸满胸痛，心烦心悸，脉细结涩。知其气血俱虚，气滞血瘀。予补气养血，理气活血而症减。又因脉转虚大弦滑，再予补气养阴、除湿化痰、升清降浊才得痊愈。

李××，男，42 岁。

心前区憋痛，有时痛彻肩臂，心烦心悸 2 个多月。医诊冠心病、室性期前收缩。审其除上症外，并见其脉细涩结，舌苔薄白，疲乏无力。因思：脉细者，气血俱虚也；涩者，气滞也，寒凝也，瘀血也；结者，气滞血瘀也。合之于证，知其乃气血俱虚为本，气滞血瘀，脾湿不化为标。乃处以补气养血以培本，理气活血、燥湿健脾以治标。处方：

黄芪 30 克　当归 10 克　丹参 30 克　人参 10 克　苍术 15 克　白术 10 克　青皮 10 克　陈皮 10 克　生地 10 克　黄精 10 克　柴胡 10 克　三棱 10 克　莪术 10 克　薄荷 3 克　夜交藤 30 克

服药 4 剂，诸症大减；继续服药 10 剂，诸症消失，心电图亦正常。停药 2 周后，心前区又发现憋痛，心电图复查亦出现 T 波倒置，复予上方 3 剂，效果不著。再察其症脉见虚大弦紧数，胃脘痞满，口干乏力，舌苔白腻。思之：脉虚大者，气阴俱虚也；弦紧而数者，湿热内郁也。因拟补气养阴，除湿清热，升清降浊之方。处方：

人参 10 克　甘草 6 克　黄芪 15 克　当归 6 克　麦冬 10 克　五味子 10 克　青皮 10 克　陈皮 10 克　神曲 10 克　黄柏 10 克　葛根 10 克　苍术 15 克　白术 10 克　升麻 10 克　泽泻 10 克

服药 6 剂后，诸症消失，心电图复查亦正常。继服上方 15

剂，停药观察 10 个月，诸症未见复发。

（27）胸满胸痛，心悸心烦，久用活血化瘀药不效，脉沉细弦涩。知其气血俱虚为本，气滞血瘀为标。予补气养血，理气活血始愈。

薛××，男，60 岁。

冠心病，胸满胸痛，心烦心悸 1 年多。医予西药及中药活血祛瘀、宽胸理气之剂无明显效果。审其除上述诸症之外，并见舌苔白，脉沉弦细涩。思之：脉沉弦细涩者，气血俱虚为本，气滞血瘀为标耳。治宜补气养血以培本，理气活血以治标。处方：

黄芪 30 克 当归 10 克 丹参 30 克 党参 10 克 黄精 10 克 生地 10 克 苍术 15 克 白术 10 克 青皮 10 克 陈皮 10 克 柴胡 10 克 三棱 10 克 莪术 10 克 薄荷 3 克 夜交藤 30 克

服药 4 剂后，诸症大减；继续服药 10 剂后，诸症俱失。但查心电图时 ST 段仍有压低现象。乃以上方为丸，1 日 3 次，1 次 9 克。共服 2 个月，心电图恢复正常。

（28）心肌梗死，胃脘疼痛，呼吸困难，胸满腹胀，纳呆食减，头晕脑胀，下肢浮肿，脉右虚大弦紧，左脉沉弦细涩，时或乍大乍小。知其气血大衰为本，气滞血瘀为标。治予大补气血以培本，理气活血以治标，始愈。

张××，男，70 岁。

10 天前突发心肌梗死而急至某院进行抢救，10 天后虽然胃脘剧痛、呼吸困难明显改善，汗出不止已消失，但心房纤颤一直未能控制。审其除上述诸症之外，并见胸满胸痛，腹满腹胀，纳呆食减，疲乏无力，头晕脑胀，平卧时呼吸困难，手足憋胀，下肢轻度浮肿，舌苔黄白，脉右虚大弦紧，左脉沉弦细涩，时见乍大乍小。思之：右脉虚大者，气血俱虚也；两脉俱弦者，肝脉也；

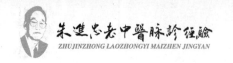
左脉沉弦者，气滞血瘀也；涩者，滞也。气血大衰，气滞血瘀并见之证。治宜大补气血，理气活血同施。处方：

黄芪 30 克　当归 10 克　丹参 30 克　人参 10 克　生地 10 克　黄精 10 克　苍术 15 克　白术 10 克　青皮 10 克　陈皮 10 克　柴胡 10 克　三棱 10 克　莪术 10 克　薄荷 3 克　夜交藤 30 克

服药 6 剂后，胸腹满痛、疲乏无力等症均减；继服上药 60 剂后，诸症全失，心房纤颤亦恢复正常。4 年之后，再次发生心肌梗死、Ⅱ度房室传导阻滞而急诊住院。1 个多月之后，虽然神志已完全清醒，呼吸困难已明显改善，但仍头晕头痛，失眠乏力，胸满气短，纳呆乏味。患者因上方曾见卓效，乃要求再用上方 6 剂与之。服后诸症未见微效。审其除上症外，并见两脉濡缓，舌苔薄白。因思：脉濡缓者，气阴俱虚、痰郁气结之证耳。乃予补气养阴，理气化痰之剂治之。处方：

黄芪 15 克　当归 6 克　麦冬 10 克　人参 10 克　五味子 10 克　竹茹 10 克　枳实 10 克　半夏 10 克　陈皮 10 克　茯苓 10 克　甘草 10 克　菖蒲 10 克　远志 10 克　生地 10 克

服药 6 剂后，诸症均减；继服 40 剂后，诸症消失。

（29）冠状动脉硬化性心脏病、期前收缩、心房纤颤，心前区闷痛，头晕心烦，脉弦滑结代。知其痰郁气结。予疏肝理气，益气化痰始安。

汪××，女，52 岁。

冠状动脉硬化性心脏病、期前收缩、时发心房纤颤 2 年多。细审其证，除心前区憋痛之外，并见其头晕心烦，时时叹气，舌苔白，脉弦滑结代。思之：弦脉为肝脉、胆脉，滑脉主痰，结脉为气滞血瘀，代脉为脏气大衰。合之于脉证，知其为肝郁气结，痰热不化，脏气不足。因拟疏肝理气，益气化痰之剂治之。处方：

柴胡10克　半夏10克　黄芩10克　人参10克　甘草10克
生姜5片　大枣5个　瓜蒌18克

服药5剂后，诸症均减。患者因囿于小柴胡汤为治少阳外感病方，而冠心病乃瘀血之论，改请某医以逍遥散合丹参饮治之。5剂后，胸满胸痛、心悸气短等症加剧。复又以小柴胡汤加瓜蒌以疏肝理气、益气化痰法治之，5剂后，诸症明显好转；继以上方50剂，诸症消失而愈。

（30）冠状动脉硬化性心脏病、心房纤颤，心悸心烦，心前区憋闷隐痛，脉弦细而涩。知其血虚为本，肝郁气结为标。予养血疏肝而愈。

郑××，男，49岁。

冠状动脉硬化性心脏病，心律失常1年多。医予西、中药治之不效。审其诸症，除心悸心烦、胸满胸痛、头晕之外，并见其脉弦细而涩，舌苔薄白。查其所用之药，除西药外，并长期应用了活血、化痰、宽胸、通阳等剂。思之：脉弦细者，肝郁血虚之脉也；涩者，气滞也。合之于证，知其乃肝郁血虚之证。乃以养血疏肝治之。处方：

柴胡10克　当归10克　白芍10克　白术10克　茯苓10克
甘草10克　生姜3片　薄荷3克　青皮10克

服药7剂之后，诸症大减；又继续服药3个多月，药近80剂，复查心电图4次，均正常。

（31）病态窦房结综合征，头晕乏力，不敢站立，脉迟缓涩结。知其阳虚寒湿阻滞。予温阳化湿而解。

安××，男，55岁。

2天以前突然感到头晕眼花，极度疲乏无力，脉经常不跳动。急至某院治疗，经心电图检查诊为病态窦房结综合征。因当时条

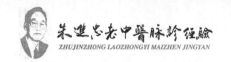

件较差，建议其转到其他医院治疗，并邀余暂处中药治之。察其脉迟缓涩结、舌苔薄白，手冷。思其脉迟缓涩结、指厥者，乃阳虚寒湿阻滞。治宜温阳化湿。处方：

附子 10 克　白术 10 克　生姜 3 片　甘草 10 克　大枣 5 个

药进半小时后，头晕乏力始减，3 个小时后诸症明显改善，脉率由每分钟 13 次增至 50 次。当夜又服上药 1 剂，次日下午再诊，脉率每分钟增到 60 次，精神亦大见改善；又以上方服 5 剂，诸症竟全部消失，心电图亦恢复正常。

（32）病态窦房结综合征，头晕乏力，时或晕厥，心悸失眠，脉濡弱而迟缓。知其乃气阴两虚，痰郁气结。予补气养阴，理气化痰而愈。

商××，女，54 岁。

3 天前在家中院里站立时，突然感到头晕目眩而晕倒在地，但不久即完全清醒，清醒之后仍然感到极度的疲乏无力，头晕眼花，记忆力极差，第 2 天又连续晕倒 2 次。于是急至某院治疗，经查诊为病态窦房结综合征。并要求其住院，由于当时医院无床请其转院治疗。然因其比较相信中医，乃邀余以中药试之。察其除上述诸症之外，并见其数日来心悸失眠，烦躁易怒，时见咽喉不利，舌苔白，脉濡弱而迟缓。再询其数年来体质一直较差，近期又生气。思之：乃气阴俱虚为本，痰郁气结为标耳。乃拟补气养阴以培本，化痰理气以治标。处方：

黄芪 15 克　当归 6 克　人参 10 克　麦冬 10 克　五味子 10 克　竹茹 10 克　枳实 10 克　半夏 10 克　陈皮 10 克　茯苓 10 克　甘草 10 克　菖蒲 10 克　远志 10 克　生地 10 克

服药 1 个多小时后，精神增加，头晕乏力好转；服药 3 剂后，头晕乏力、心烦失眠等症均明显好转；又服上药 30 剂，诸症消失，心电图正常。

（33）肥厚型心肌病、心源性肝硬化，心悸气短，浮肿腹水，脉虚数促而结涩弦紧。知其气血俱虚，气滞血瘀，水湿阻滞。予补气养血，理气活血，燥湿利水，症始大减。

郑××，女，50岁。

1965年在生第2个孩子后不久经常感到气短乏力，但没有引起注意，其后不久又因感冒咳嗽而突然发现咯血数口，才到医院治疗。在胸透的过程中发现右心室增大，左心房增大，肺部淤血；查心电图亦示异常心电图。又经多方检查诊断为肥厚型心肌病。近2年来，头晕头胀日渐加重，心悸气短，疲乏无力，腹满腹胀，下肢浮肿，在某院住院1年多，诊为肥厚型心肌病、心力衰竭、心源性肝硬化。用中、西药物久治不效。审其除上述诸症外，并见其瘦削乏神，颜面、手足、唇、舌均紫暗，下肢浮肿，腹大如鼓，脐突，尿少尿赤，舌苔黄白，脉虚数促，或时见结涩弦紧。因思：虚数者，气血俱虚也；促、结并见者，阴阳俱不足也；弦紧者，寒凝气结也；结涩并见者，气滞血瘀也。合之于脉证，当为气血大衰为本，气滞血瘀、水湿停聚为标之证。治宜补气养血以培本，理气活血、除湿行水以治标。处方：

黄芪30克 当归10克 人参10克 丹参30克 生地10克 黄精10克 苍术15克 白术10克 青皮10克 陈皮10克 柴胡10克 三棱10克 莪术10克 薄荷3克 夜交藤30克 大腹皮10克 香附10克 莱菔子10克 砂仁10克

服药7剂之后，腹胀、心悸、气短、浮肿好转，尿增；继服上方60剂后，腹胀腹水消失，精神、食欲大增；又连续服药3个月，进药近70剂，体重增加近15千克，经检查肺部淤血消失，心脏增大亦有显著改善，并上班工作。

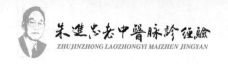

（34）高血压病，头重脚轻，脉弦长入鱼际。知其乃肝阳上亢。予镇肝潜阳而愈。

戈××，女，40岁。

头重脚轻，如坐舟船状3个多月。医诊高血压病。先以西药降压药治之，虽然血压有所下降，但眩晕不见改善。审其除眩晕，血压高至25/23kPa（188/173mmHg），并见其印堂部红赤，且面部有红晕上冲，舌苔白，脉弦长上入鱼际。证脉合参，乃肝阳上亢所致。治拟镇肝潜阳。处方：

怀牛膝30克　生赭石30克　生龙骨15克　生牡蛎15克　生龟板15克　生白芍15克　玄参15克　天门冬15克　川楝子6克　生麦芽6克　茵陈6克　甘草4克

服药4剂后，诸症全失，血压亦恢复正常。

（35）高血压病，头晕头胀，脉虚大而弦。知其气血大衰，肝火上冲。予补气养血，平肝泻火而愈。

张××，女，75岁。

头晕头胀3年多。医诊高血压病。先以西药治疗2年多不见效果，并时时发生突然跌倒，继又以中药平肝潜阳、滋阴平肝潜阳、清肝泻火等治之，仍然诸症不减。审其头晕头胀，血压29/21kPa（218/158mmHg），脉虚大而弦，舌苔薄白。思之：脉虚大者，气血俱虚也；弦者，肝火上冲也。合之于证，乃气血俱虚为本，肝火上冲为标。治拟补气养血以培本，平肝泻火以治标。

黄芪60克　当归9克　地龙12克　白芍15克　夏枯草15克　茺蔚子10克　龙胆草10克　防风3克

药服10剂后，头晕大减，血压降至21/12kPa（158/90mmHg）。

五、泌尿系统疾病

1. 历代医家案例

（1）全身浮肿，面光如胞，腹大如箕，脚肿如槌，脉浮缓而濡，两尺尤弱。知其脾肾俱虚，水湿泛溢。予益气健脾，补肾始愈。

（汪石山）又治一人，年三十余。病水肿，面光如胞，腹大如箕，脚肿如槌，饮食减少。汪诊之，脉浮缓而濡，两尺尤弱。曰："此得之酒色，宜补肾水。"家人骇曰："水势如此，视者不曰通利，则曰渗泄，先生乃欲补之，水不益深耶？"汪曰："《经》云水极似土，正此病也。水极者，本病也。似土者，虚象也。今用通利渗泻则下多亡阴，肾水益耗，是愈伤其本病而增湿土之势矣，岂知亢则害，承乃制之旨乎！"遂令空腹服地黄丸，再以四物汤加黄柏、木通、厚朴、陈皮、参、术。煎服10余帖，肿遂减半，30帖而愈。（选自《古今医案按》）

（2）胸腹身面俱胀，六脉不出。知其气滞所致。予理气之剂，愈。

嘉定沈氏子，年十八。患胸腹身面俱胀。医治半月不效。余诊其脉，六部皆不出也。于是用紫苏、桔梗之类，煎服一盏，胸有微汗；再服，则身尽汗，六部和平之脉皆出，一二日，其证悉平。（选自《古今医案按》）

（3）淋数疼痛，身烦躁，脉沉数无力，知其为气与火郁结于小肠，予理气通淋始愈。

吴茭山治一妇，患淋数而疼痛，身烦躁，医以热淋治之，用八正散、莲子饮，服之愈剧。吴诊脉沉数无力，知气与火转郁于小肠故也。遂与木通、藕节、车前子、淡竹叶、麦冬、灯心、甘

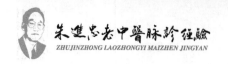

草梢、腹皮之类，服之而安。盖小肠乃多气少血之经，今病脉系气郁，反用大黄、栀、芩味厚苦寒之药，寒极伤气，病转加矣。不知血中有热者，乃有形之热，为实热也；气中有热，乃无形之热，为虚热也。凡气中有热者，当行清凉薄剂，无不获效。更分气血多少之经，辨温凉厚薄之味，审察病机，斯无实也。（选自《古今医案按》）

（4）小便数少，日夜数十行，脐腹胀满，腰脚沉重，不得安卧，脉沉缓，时时带数。知其为脾虚气涩不能通利水道。予健脾利湿而愈。

中书右丞合刺合孙病，小便数而少，日夜约二十余行，脐腹胀满，腰脚沉重，不得安卧。至元癸未季春，罗谦甫奉旨诊之。脉沉缓，时时带数。常记小便不利者有三：不可一例而论，若津液偏渗于肠胃，大便泄泻而小便涩少，一也，宜分利而已；若热抟下焦津液则热涩而不行，二也，必渗泄则愈；若脾胃气涩，不能通利水道下输膀胱而化者，三也，可顺气令施化而出也。今右丞平素膏粱湿热内蓄不得施化，膀胱窍涩，是以起数而见少也，当须缓之泄之，必以甘淡为主，遂用茯苓为君；滑石甘寒，滑以利窍；猪苓、琥珀之淡，以渗泄而利水道，三味为臣。脾恶湿，湿气内蓄，则脾气不治，益脾胜湿，必用甘为助，故以甘草、白术为佐；咸入肾，咸味下泄为阴，泽泻之咸以泻伏水；肾恶燥，急食辛以润之，津液不行，以辛散之，桂枝味辛散湿润燥，此为因用，故以二物为使；煎用长流甘澜水，使下助其肾气。大作汤剂，令直达于下而急速也。两服减半，旬日良愈。（选自《古今医案按》）

（5）肛门、两胯疼痛，小便短涩，出惟点滴疼痛，腰及小腹灼热，白带多，纳呆口渴，失眠多怒，浮肿消瘦，喉中有痰，脉四至，两寸软弱，右关滑，左关弦，两尺涩。知其乃上焦气血不足，中焦有痰，下焦气凝血滞。予始投当归龙荟丸撤下焦热，继以四物汤、胆草、知、柏、柴胡、泽兰煎吞滋肾丸以除气滞血凝，再以活血通淋，始愈。

孙东宿治丁耀川令堂，年四十四。常患胃脘痛，孀居茹素十五年。七月中，触于怒，吐血碗许，不数日平矣；九月又怒，吐血如前，加腹痛；至次年二月，忽里急后重，肛门大疼，两胯亦痛，小便短涩，出惟点滴，痛不可言，腰与小腹之热如滚汤泡，日惟仰卧不能侧，一侧则左胯并腿痛甚，小便疼则肛门之痛减，肛门疼则小便之痛减，遇惊恐则下愈坠而疼，经不行者两月，往常经来时腰腹必痛，下紫黑血块甚多，今又白带如注，口渴，通宵不寐，不思饮食，多怒，面与手足虚浮，喉中梗梗有痰，肌肉半消。孙诊之：脉仅四至，两寸软弱，右关滑，左关弦，两尺涩。据脉上焦气血不足，中焦有痰，下焦气凝血滞，郁而为火。盖下焦之疾，肝肾所摄，腰胯乃肝之所经，而二便乃肾之所主也。据证面与手足虚浮，则脾气极弱；饮食不思，则胃气不充。不寐由过于忧愁思虑而心血不足。总为七情所伤故耳。《内经》云："二阳之病发心脾，女子不月。"此病近之。且值火令当权之候，诚可虑也，所幸者脉尚不数，声音清亮耳。因先为开郁清热，条达肝气，保过夏令后，再为骤补阴血，必戒绝怒气，使血得循经，方可获生也。初投当归龙荟丸以撤下部之热，继以四物汤、胆草、知、柏、柴胡、泽兰煎吞滋肾丸。连服四日，腰与小腹之热始退。后以香薷、石韦、胆草、桃仁、滑石、杜牛膝、甘草梢、柴胡煎吞滋肾丸，大小便痛全减。（选自《古今医案按》）

（6）血淋尿涩难出，窍痛不可言，口渴便秘，脉左寸短弱，关弦大，右寸下半指与关皆滑大，两尺俱洪大。知其乃中焦有痰，

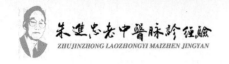

肝经有瘀血。予祛瘀生新，提清降浊，愈。

（孙东宿）又治李寅斋，患血淋二年不愈。每发十余日，小便艰涩难出，窍痛不可言，将发，必先面热牙疼，后则血淋，前数日饮汤水，欲温和，再二日欲热，又二日非冷如冰者不可，燥渴之甚，每连饮井水二三碗。其未发时，大便燥结，四五日一行，发则泻而不实。脉左寸短弱，关弦大，右寸下半指与关皆滑大，两尺俱洪大。据此中焦有痰，肝经有瘀血也。向服滋阴降火及淡渗利窍之剂，皆无效，且年六十有三，病已久，血去多，何可不兼补治，当祛瘀生新，提清降浊，用四物汤加杜牛膝补新血，滑石、桃仁消其瘀血，枳实、贝母以化痰，山栀仁以降火，柴胡升提清气。20帖而诸证渐减，再以滑石、知母、黄柏各一两，琥珀、小茴、肉桂各一钱五分，元明粉三钱，海金沙、没药各五钱，茅根汁熬膏为丸，每服一钱，空心及晚，茅根汤送下而愈。（选自《古今医案按》）

（7）尿痛尿血，劳之则发，肌肉瘦削，脉左寸沉弱，关尺弦细，右寸略滑。知其为肺经浊痰，肝经瘀血所致。予活血化瘀，补肾通淋始愈。

（孙东宿）又治祝芝岗秀才，每喜酒后御女，行三峰采战对景忘情之法，致成血淋，自仲夏至岁杪未愈，便下或红或紫，中有块如筋膜状，或如苏木汁色，间有小黑子，三五日一发，或劳心，或劳力，或久立坐亦发。百治不效。东宿观其色白而清，肌肉削甚。诊其脉左寸沉弱，关尺弦细，右寸略滑。据此，必肺经有浊痰，肝经有瘀血。总由酒后竭力纵欲，淫火交煽，精离故道。不识澄心调气，摄精归元之法，以致凝滞经络，流于溺道，故新血行至，被阻塞而成淋浊也。三五日一至者，盈科则溢耳。先与丹参、茅根浓煎服，小便以瓦器盛之，少顷即成金色黄沙，乃用肾气丸加琥珀、海金沙、黄柏，以杜牛膝连叶捣汁熬膏为丸调理，外以川芎三钱、当归七钱、杜牛膝草根煎服，临发时用滑石、甘草梢、桃仁、海金沙、麝香为末，以韭菜汁、藕汁调服。去其凝精败血则新血始得归原，而病根可除矣。三月痊愈。（选自《古今医案按》）

（8）小便频数，昼夜达百余次，尿热尿痛，溲中如脂如涕，纳呆食减，面色萎黄，脉弦细而数，两尺按之益坚，右关涩大少力。知其乃肾水素亏，肝木乘脾所致。予健脾益气，升清降浊，佐以补肾泻火而愈。

张路玉治太史沈韩倬，患膏淋，小便频数，昼夜百余次，昼则滴沥不通，时如欲解，痛似火烧，夜虽频迸而所解倍常，溲中如脂如涕者甚多。先曾服清热利水药，半月余，其势转剧，面色萎黄，饮食艰进。张诊之，脉得弦细而数，两尺按之益坚，而右关涩大少力。此肾水素亏，加以劳心思虑，肝木乘脾所致。法当先实中土，使能堤水，则阴火不致下溜，清阳得以上升，气化通而疼涩瘳矣。若用清热利水，则气愈陷而精愈脱，溺愈不通耳。乃定补中益气汤，用人参三钱。服二剂，痛虽少减，而病者求其速效，改进四苓散加知母、门冬、沙参、花粉。甫一服，彻夜痛苦倍甚，于是专服补中益气兼六味丸，用紫河车熬膏代蜜调理，服参尽斤余而安。（选自《古今医案按》）

（9）小便不通，两寸脉洪数。知其乃心火刑金，气化不及州都。予补肺气、泻心火而安。

（李士材）治江右袁启莘，平素劳心，处事沉滞，时当二气，小便不通，用六一散不效，再用苓、泻、木通、车前等，又不效。李诊两寸洪数。知为心火刑金，故气化不及州都也。用黄连、茯神、牛膝、人参、麦冬、五味，一剂而愈。（选自《古今医案按》）

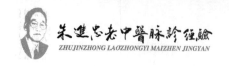

（10）小便不通，气高而喘，脉沉结。知为气滞所致。予行气散结而愈。

士材曰：先兄念山，谪官浙江按察。郁怒之余，又当盛夏，小便不通，气高而喘。服胃苓汤4帖，不效。余曰：六脉见结，此气滞也。但用枳壳八钱、生姜五片，急火煎服。一剂稍通，四剂霍然矣。（选自《古今医案按》）

2. 笔者临床案例

（1）急性肾小球肾炎、急性肾衰竭，浮肿尿少，高热烦躁，全身大片大片紫斑，吐血，衄血，尿血，咳血，便血，舌质红绛，脉滑数。知其心肺营血热炽，刑金烁肺。予清营凉血而症减。

赵××，女，15岁。

2天前，在长途拉练行走过劳之后，突患感冒发热，医予阿司匹林2片进行治疗，当夜感冒症状不但没有减少，反而出现尿少浮肿，但因条件限制没有采取有效的治疗措施。次日，因发热更甚，又予阿司匹林2片、长效磺胺2片进行治疗，病情更加严重。并在夜间发现少量鼻衄、紫斑，浮肿更加严重，于是急转某县医院进行治疗。诊为急性肾炎。用青霉素等治疗1天后，不但浮肿更加严重，而且出现大片的紫斑、鼻衄、齿衄、吐血、咳血、尿血、便血，时而烦躁不安，时而神昏谵语，恶心呕吐。急转某院进行治疗。诊为急性肾衰竭、心包炎。急欲以透析法进行治疗，然因条件限制而作罢。查其除吐血、咳血、鼻衄、便血、尿血之外，并见其时有耳衄，崩漏，浮肿尿闭，烦躁不安，身热如炭，舌质红绛，脉滑数。思之：吐衄、斑疹，身热，舌质红绛，脉滑数者，心肝营血热炽而兼阳明实火上灼肺金，肺失肃降之权，不能下降于州都膀胱者，当重用清营凉血，清肺泻胃之品治之。处方：

犀角 10 克　生地 30 克　白芍 10 克　丹皮 10 克　大黄 6 克
茅根 30 克　茜草 10 克　小蓟炭 10 克

服药 1 剂，次日往诊，吐衄、身热、烦躁等状均减，小便微出；继服 1 剂，吐衄、身热、烦躁大减，小便量增多；又服 3 剂，吐衄停止，尿量大增，神烦得止。

（2）急性肾炎、急性肾衰竭、肺炎、肺心病，浮肿尿闭，高热烦躁，腹大如鼓，喘而短气，恶心呕吐，脉浮紧数促涩。知其风寒闭郁，肺气失降，心肾阳虚化水不能。急予温阳解表，化饮利水，清肺泻热而渐愈。

马××，男，14 岁。

4 个多月前，突然发现尿少浮肿。医诊急性肾小球肾炎。住院 2 个多月后，浮肿不但不见好转，反而更加严重。在 2 个多月前，又突然出现持续的高烧不退，咳喘不得平卧，大腹水肿，急转某院进行治疗。诊为肺炎、肺源性心脏病、心力衰竭、慢性肾炎急性发作、急性肾衰竭。医以西药治疗 1 个月不但症状不减，反见日趋加重。乃改请中医以补气养血、活血利水、清热解毒之剂治之。服药 7 剂之后，不但浮肿尿少、咳喘发热不减，反见日渐加重。审其高度浮肿，两眼因浮肿不能睁开，高热（40.1℃），烦躁不安，频频恶心呕吐，腹大如鼓，滴尿全无，呼吸极端困难，面唇紫暗，舌质稍淡，舌苔黄白，脉浮紧数促涩。因思：脉在浮肿之病当见沉候，今反浮紧，必风寒客表所致也。热病舌质当红绛而反见淡，此必心肾阳虚水饮内伏也。数脉当为热证，然数促涩兼见则为阳虚，此正如仲景之用于脉促胸满为心阳不足，用桂枝去芍药汤意。因拟温阳解表，化饮利水，清肺泻热之法。处方：

麻黄 6 克　附子 6 克　细辛 3 克　桂枝 10 克　生姜 3 片　大枣 7 个　甘草 6 克　防己 10 克　茅根 30 克　大腹皮 10 克

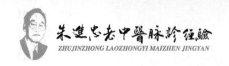

服药 1 剂后，咳喘、发热均减，体温 39℃；继服 2 剂，呼吸困难明显好转，恶心呕吐消失，尿量增多，体温 38.1℃；又服 7 剂，浮肿全消，体温 37.1℃，除尿常规检查尿蛋白（＋＋＋＋），红细胞 5～10 个，透明管型 2 个无改变外，尿素氮、二氧化碳结合力等均恢复正常。

（3）多囊肾、慢性肾炎、肾衰竭，疲乏无力，饮食全废，恶心呕吐，贫血，鼻衄，神志时清时昧，浮肿尿少，脉弦紧滑数。知其气阴两虚，湿热蕴郁。先以芳化除湿清热，后以补气养阴、燥湿清热、升清降浊，证解。

高××，女，58 岁。

半年多来，经常感到疲乏无力，食欲不振，时见鼻衄，近 2 个多月来，不但以上诸症不见好转，而且越来越重，且时时恶心呕吐，神态时清时昧。医诊为多囊肾、慢性肾炎、慢性肾衰竭。审其所用药物除西药外，并配合有中药健脾补肾、活血利水、清热解毒、降逆止呕、通利泻下等剂。审其诸症除上述者外，并见面色萎黄，神志时清时昧，轻度浮肿，言语微弱，饮食入口或稍闻食臭则吐，舌质淡，舌苔黄白厚腻，脉弦紧滑数。思之：其证面色萎黄，神疲乏力，输血之后血红蛋白 50g/L，可见其已大衰，然脉弦紧数却为湿热蕴结。按弦紧之脉者，寒也，结也；数滑并见者，热也，痰也，积也。合而论之，必寒热交结，三焦气滞，痰积因生，湿郁化热。此证虽虚之甚，然实邪结滞较甚。宗急则治标法。处方：

厚朴 10 克　草果 10 克　槟榔 10 克　黄芩 10 克　知母 10 克　菖蒲 10 克　甘草 6 克　紫苏 6 克　白芷 10 克

服药 2 剂后，恶心呕吐稍减，饮食稍进，舌质淡，舌苔白，脉沉弦细涩。思之：面色萎黄，舌苔白，脉沉弦细涩者，当为中气不足，木邪犯土，气血大衰。治宜健脾抑木，补气养血。处方：

　　黄芪10克　当归3克　桂枝10克　白芍20克　甘草6克
生姜3片　大枣7个

　　服药1剂之后，精神好转，饮食增加，但服至第2剂时，诸症反见加重，精神疲惫，恶心呕吐，口苦口干，舌尖疼痛，心烦不安。再审其舌苔黄白厚腻，脉虚大弦紧而数。思之：病势极重，宜住院观察治疗之。家属诉前曾在西安、运城、太原等地住院，并曾进行血透析1个多月，然始终效果不够满意，故来寻求中医诊治。因思：脉虚大者，气阴俱虚也；弦紧者，寒也，积也；滑者，痰也，积也，热也；数者，热也。弦紧滑数俱见者，寒热交结，三焦不通，清升浊降失职耳。治拟补气养阴以扶正，燥湿化痰、除湿利水、升清降浊以治其标。处方：

　　黄芪15克　当归6克　人参10克　麦冬10克　五味子10克　甘草6克　青皮10克　陈皮10克　神曲10克　黄柏10克
葛根15克　苍术15克　白术10克　升麻10克　泽泻10克

　　处方刚毕，某医云："此方之药能治尿毒症？何药纠正酸中毒？何药纠正电解质的平衡？何药降低血压？何药治疗心包积液？何药治疗心肌病？又患者血压在27/13kPa（203/98mmHg），为什么还用升阳之升麻、葛根，补气之人参、黄芪？"答曰："这些问题很难用一句话来说明，因为这些问题中有中医理论和临床实践的再深化问题。本病脉虚大弦紧滑数并见，故治疗上应补虚泻实，升清降浊。"

　　服药4剂后，精神、食欲均明显好转，气短心悸，恶心呕吐，头晕头胀亦稍有改善，血压24/12kPa（180/90mmHg）。继续服药2个月，药进45剂，某院再次复查除尿蛋白（＋＋）外，心包积液已消失，血红蛋白已升至110g/L，尿素氮、二氧化碳结合力以

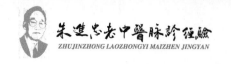

及电解质失衡等现象均恢复正常。

（4）肾病综合征，浮肿尿少时轻时重3年多，咽喉疼痛，脉浮滑数。初以疏风清热，调理三焦法稍效。因其脉转弦大紧数，反复感冒。知其气阴俱虚，湿热内蕴，升降失职。改予补气养阴、燥湿清热，诸症始解。

郜××，女，35岁。

肾病综合征，浮肿尿少时轻时重3年多。近年来疲乏无力，全身浮肿尿少更加严重。医先以激素、抗生素等治疗无效，后又配合中药补气养阴、清热解毒、活血利水等诸症反剧。特别是近7个多月来，血清白蛋白降低，胆固醇增高，尿蛋白（＋＋＋＋），颗粒管型、透明管型4个，长期不见改善。审其除因长期服用过量激素所出现的柯兴氏综合征外，并见其咽喉疼痛，舌苔黄白而腻，脉浮滑数。因思：诸家均云黄芪之类能消尿蛋白，而此证却长期用之而无效，其故何也？再思其病之久治不愈者何不求之于脉？脉浮滑数者，表里俱热也，三焦俱热也。用疏风清热，调理三焦法。并嘱其逐步减小激素用量。处方：

蝉蜕10克　僵蚕10克　片姜黄10克　大黄3克　茅根15克　连翘10克　紫苏6克

服药2个月，药进50剂，尿蛋白降至（＋＋），管型消失。察其脉弦大紧数，舌苔薄白，并经常感冒，知其乃气阴俱虚，湿热蕴结，清升浊降失职。乃拟补气养阴，燥湿清热，升清降浊之法。处方：

黄芪18克　当归6克　党参10克　麦冬10克　五味子10克　生地15克　苍术10克　茯苓10克　泽泻10克　丹皮10克

服药60剂，激素已停止应用1个月，尿蛋白（＋）；又服2个月，诸症消失。

（5）肾、输尿管结石，腹中绞痛，痛彻左胁、少腹、阴茎，发热，脉弦紧。知其乃寒实结滞。予温下而证解。

黄××，男，53岁。

3天前突然发现脘腹绞痛，痛彻腰胁、少腹，欲尿不出。急以X射线、超声波等进行检查，诊为肾、输尿管结石。用中药排石利水与针灸、西药等治疗3天后仍然效果不明显。审其除上症外，并见其左肾已有积水，发热，舌苔薄白，脉弦紧。因思：弦紧脉者，寒邪凝结也。宜大黄附子汤加减温下之。处方：

附子10克　细辛4克　枳实10克　厚朴10克　大黄3克

昼夜约16个小时即连续服药2剂，在服药至4个小时时腹痛即全部消失；其后又服2剂，停药1个月后，再次复查，肾、输尿管结石已消失。

（6）肾、输尿管结石5年，腰、腹绞痛时作时止，尿频尿痛，排尿不利，舌苔白，脉沉涩弦紧。知其气滞血瘀，湿热蕴结。予理气活血，利湿通淋而证解。

庞××，男，40岁。

5年前在行军途中突然出现腹部剧痛，坐在卡车上剧烈颠簸约1小时后突然腹痛消失，但从此之后经常出现腹痛、小便不利。2年前经某院认真检查后始确认为右肾、输尿管结石。开始用中药利水排石药进行治疗，至今已服药近300剂，腹痛、尿频仍反复发作，X射线检查后结石仍无大小的改变。最近1个多月来，腹痛反复发作，尿频尿痛，排尿困难，时而恶心呕吐，经医院检查发现双侧均有肾盂积水。审其除上症外，并见其脉沉涩弦紧，舌质暗，舌苔白。因思：脉沉涩者，气滞血瘀也；弦紧者，寒实结滞也。证脉合参，乃拟气滞血瘀，温热结滞。治以理气活血，利湿通淋。处方：

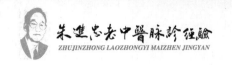
桃仁 10 克　丹皮 10 克　赤芍 10 克　乌药 10 克　元胡 10 克　甘草 6 克　当归 10 克　川芎 10 克　灵脂 10 克　红花 10 克　枳壳 10 克　香附 10 克　萹蓄 30 克　海金砂 30 克　瞿麦 30 克　滑石 10 克　细辛 4 克

服药 10 剂后，腹痛尽失；20 天后，突然在排尿的过程中尿痛难忍，欲排尿而不能约 2 秒钟，紧接着排出约拇指头大小的结石 1 块，其后诸症全部消失。1 个月后，再次复查，结石、肾盂积水消失，全部恢复正常。

（7）浮肿时作时止 1 年多，尿蛋白、红细胞一直不减，咽干时痛，脉浮稍数。知其表里俱热。予解表清里始愈。

刘××，男，15 岁。

1 年前开始觉得眼睑轻度浮肿，全身轻度不适，自认为是感冒，服了些感冒药即症状消失，但 1 个月后又突然发现全身水肿，乃至某院进行治疗。经查尿蛋白（＋＋＋），红细胞 3～5 个，白细胞 5～6 个。诊为急性肾小球肾炎。予中、西药治疗后，10 余天即浮肿消退，精神恢复正常，但尿蛋白一直持续在（＋＋）～（＋＋＋＋）之间。为此遍尝包括激素在内的西、中药物。审其所用药物有补气活血养血、清热解毒、养阴补肾等。察其所见诸症，除咽喉干痛之外，余无任何不适，舌苔白，脉浮稍数。因思：浮脉者，表也，心肺也；咽喉者，肺胃所主也。证脉合参，知其乃肺胃俱热，表里同病。拟用解表清里之剂。处方：

蝉蜕 10 克　僵蚕 10 克　连翘 10 克　片姜黄 10 克　大黄 1 克　紫苏 6 克

服药 20 剂后，咽喉干痛消失，尿蛋白由（＋＋＋）降至（＋）～（＋＋），红细胞消失；继服 20 剂，诸症消失，愈。

（8）下肢浮肿时轻时重 5 年多，腰困腰痛，尿蛋白（＋＋

+）~（＋＋＋＋），脉虚大滑数。知其气阴俱虚，湿热内郁。予补气养阴，燥湿清热而愈。

荆××，女，32岁。

慢性肾炎反复急性发作5年多。虽然通过长期服用激素类药物后浮肿已大部消退，但下肢浮肿仍然存在，并经常腰困腰痛，尿蛋白（＋＋＋＋）。审其除典型的柯兴氏综合征的特点之外，并见其下肢浮肿，舌苔白腻，脉虚大滑数。因思：其脉虚大者，气血俱虚或气阴大衰也；滑数者，痰热也，里热也。合之于证，知其为气阴俱虚，湿热内郁也。治拟补气养阴，除湿清热。处方：

黄芪15克　当归6克　麦冬10克　党参10克　五味子10克　生地15克　苍术10克　土茯苓10克　泽泻10克　丹皮10克

在逐步减少激素用量的情况下，服药2个月后，下肢浮肿、腰困腰痛稍减，尿蛋白（＋＋＋）；服药至4个月时，虽患感冒1次，但尿蛋白仍维持在（＋）；又服5个月上药，果愈。

(9) 泌尿系感染，寒热往来，恶心欲吐，心烦不安，脉弦稍数。知其为少阳之病。予和解少阳而愈。

和××，女，29岁。

3天来高热不退，恶心欲吐，心烦不安。医诊泌尿系感染。先以西药治疗2天，后又以西药配合中药清热解毒药治疗1天无明显效果。审其发热呈寒热往来状，体温39.8℃，尿脓细胞满视野，红细胞3~5个，头晕乏力，恶心欲吐，不思饮食，舌苔白，脉弦数。思之：脉弦者，少阳之脉也；数者，热也。治拟和解少阳，佐以清热。处方：

柴胡24克　半夏10克　黄芩10克　党参10克　甘草10克　生姜3片　大枣5个　连翘15克

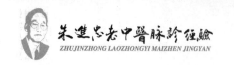
服药 1 剂，体温降至 37.8℃，寒热往来，恶心欲吐均减，并可稍进饮食；继服 1 剂，诸症俱失；又服 3 剂，愈。

（10）泌尿系感染，尿热、尿频、尿痛，胃脘满胀，小腹坠胀，时时欲便，然便之不多，头晕心烦，纳呆食减，脉弦紧稍滑。知其三焦郁热，肝脾不和。予调肝脾，理三焦，解郁热，而愈。

李××，女，40 岁。

泌尿系感染 3 个多月。虽频用西药抗生素和中药利水通淋、清热解毒之剂效果不著。审其诸症，除尿热、尿频之外，并见其时时心烦不安，脘腹胀满，小腹坠痛，时时有里急后重、欲便不能、欲罢不止之感，头晕乏力，纳呆食减，脉弦紧稍滑。因思：弦脉者，肝也，胆也，三焦也；紧者，寒也，结也；滑者，积也，热也。合之脉证，乃三焦郁热，肝脾不和之证也。因予调肝脾，理三焦，解郁热之剂。处方：

厚朴 10 克　草果 10 克　槟榔 10 克　黄芩 10 克　知母 10 克　菖蒲 10 克　甘草 6 克　柴胡 10 克　紫苏 6 克　白芷 10 克

服药 4 剂后，纳呆食减，头晕心烦减轻；继服 3 剂，小腹坠胀大减，尿频、尿痛消失；又服 15 剂，诸症全失而愈。

（11）慢性肾盂肾炎、肾盂积水，腰困腰痛，尿频尿痛反复发作，脉沉细弦涩。知其为肾气不足。予补肾温阳始愈。

李××，女，35 岁。

数年来，尿急、尿频、尿痛反复发作。发病开始用西药治疗后很快即症状全部消失，但不久又复发如初，再用西药治疗则效果不如开始时明显。其后又改用中药的清利湿热、清热解毒之剂治疗，开始治疗时症状明显好转，但不久又反复发作，特别是最近 1 年多以来，发作日益频繁。经过某院反复检查诊为肾盂积水、慢性肾盂肾炎。审其除尿急、尿频、尿痛反复发作外，并见腰困腰痛，疲乏无力，舌苔白，脉沉细弦涩。思之：脉沉细弦涩者，肾阳虚衰也。合之于证，乃湿热为标，肾虚为本。治宜培补肾气以培本，除湿清热以治标。处方：

熟地 24 克　山药 10 克　肉苁蓉 12 克　土茯苓 15 克　泽泻 10 克　丹皮 10 克　附子 10 克　肉桂 10 克　车前子 10 克（布包）　怀牛膝 10 克　五味子 10 克

服药 4 剂，诸症大减；继服 40 剂，诸症消失。后以金匮肾气丸，每日 2 次，每次 1 丸，服药 3 个月，果愈。

（12）泌尿系感染，尿急、尿频、尿痛反复发作，小腹坠胀，脉沉。知其为气郁化火之证。予理气泻火通淋始解。

张××，女，30 岁。

尿急、尿频、尿痛时轻时重，时作时止 1 年多。前医屡以西药抗生素类药与中药清热解毒、利水通淋之剂治疗无明显效果。审其除上述诸症外，并见其小腹满胀坠痛，舌苔白，脉沉。因思：脉沉者，气郁也。合之于证，知其为气郁化火所致。乃予理气泻火通淋之剂。处方：

木香 10 克　香附 10 克　乌药 10 克　苏叶 6 克　槟榔 10 克　黄芩 6 克

服药 2 剂，诸症大减；继服 30 剂而愈。

（13）前列腺肥大，尿频、尿痛，小腹满胀，排尿不畅，脉弦大尺脉尤甚。知其肾之阴阳俱虚，湿热下注。予培补肾气，佐以除湿泻火而愈。

苏××，男，70 岁。

尿频尿痛，小腹满胀，排尿不畅 20 多天。医诊前列腺肥大、泌尿系感染。先以呋喃坦丁、安尿通等治疗 4 天，诸症好转，然 4 天之后不再见效，于是改请某医以中药利水通淋、清热解毒剂

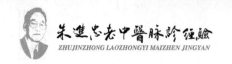

治之，仍不效。审其除上症之外，并见其脉弦大尺脉尤甚。因思：尺脉者，肾也；大者，阴阳俱虚也。合之于证，乃肾之阴阳俱虚，湿热下注也。治拟温补肾气，佐以除湿泻火。处方：

生地24克　山药12克　肉苁蓉12克　土茯苓15克　泽泻10克　丹皮10克　附子10克　肉桂10克　川牛膝10克　车前子10克（布包）　知母10克　黄柏10克

服药2剂，尿频、尿痛好转，排尿稍利；继服10剂而愈。

（14）肾切除术后，尿痛尿少，小腹满痛，脉弦大紧，尺脉尤甚。知其为肾阳虚衰，湿热下注。治以培补肾气，佐以除湿泻火而安。

张××，男，70岁。

因前列腺肥大、肾输尿管结石突然腹痛、尿闭，于2个月前行肾切除术，术后因前列腺肥大无改变仍然不能排尿。不得已，以导尿管帮助排尿，但插入导尿管后1个月又发现尿道经常灼痛难忍，小腹更加胀痛，排尿更加困难，医急以呋喃坦丁、青霉素、链霉素进行治疗，用药1个月后，症状仍然不见改善。审其除尿少、尿闭外，并见尿道灼痛，小腹胀满，舌苔黄腻，脉弦大紧，尺脉尤甚。因思：脉弦大者，阴阳俱虚也；紧者，寒也；尺脉弦大者，肾阳不足也。合之于证，乃肾之阴阳不足为本，膀胱湿热为标。拟用培补肾气以治本，除湿清热以治标。处方：

生地24克　山药15克　肉苁蓉15克　茯苓10克　泽泻10克　丹皮10克　附子10克　肉桂10克　知母10克　黄柏10克

服药7剂后，尿痛明显好转，排尿亦较前畅利；继服1月恢复正常。

（15）窦性心动过缓、前列腺结节、尿潴留，嗜睡纳差，疲乏无力，脘腹微满，尿频而量少，脉濡缓。知其为气阴两虚，痰气郁滞。予补气养阴，理气化痰而愈。

霍××，男，45岁。

4个多月来，一直感到疲乏无力，食欲不振，嗜睡。医诊窦性心动过缓、前列腺结节、尿潴留。先以西药治疗2个多月不效，后又配合中药补肾、通淋等剂亦不效。审其除上症之外，并见脘腹微满，小便频数而少，时或恶心欲吐，舌苔白，脉濡缓。因思：脉濡缓者，气阴俱虚也，痰气郁结也。合之于证，乃气阴俱虚，痰气郁结之证也。治拟补气养阴，理气化痰。处方：

黄芪13克　当归6克　麦冬10克　党参10克　五味子10克　竹茹10克　枳实10克　半夏10克　陈皮10克　茯苓10克　甘草6克　菖蒲10克　远志10克　生地10克

服药4剂后，精神、食欲好转；继服50剂，诸症消失，愈。

（16）膀胱术后尿潴留，尿道疼痛，尿闭不通，身热汗出，气短微喘，脉虚大滑数。知其气阴俱虚，肺热壅郁，肃降失职。治拟补气养阴，宣肺清热而愈。

赵××，女，29岁。

骨盆骨折、膀胱破裂而行手术治疗，术后1个多月来，小便一直不利，每日不得不全靠导尿管来排尿，但因插入导尿管不久又发生泌尿系感染，使小便更加困难，又发生尿潴留。审其除尿道灼痛、尿闭不通外，并见其身热（体温39.8℃）汗出，微喘，舌苔黄白，脉虚大滑数。因思：其脉虚大者，气血俱虚也；滑数者，实热也。合之于证，乃气阴俱虚为本，肺胃热炽为标。治拟补气养阴，宣肺清热。处方：

升麻10克　柴胡10克　枳实10克　桔梗10克　知母10克　麦冬10克　甘草10克　黄芪20克

药进1剂，汗出身热俱减（体温38.5℃），排尿较前通畅；

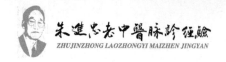

继服2剂，二便正常，发热消失。

六、造血系统疾病

1. 历代医家案例

（1）血小板减少性紫癜、窦性心动过速，心悸少寐，红斑布发，舌尖红刺，苔光红如剥，脉濡数。知其为气阴两虚，阴虚为主。治予补气养阴泻火而愈。

王××，女，成人。

患者于1970年1月31日发现颈部及胸背部皮肤有散在性出血点及瘀斑，色淡红，不高出皮肤，压之不褪色，无痛、痒等感觉异常。每每于疲劳、情绪激动时感觉心慌，发作时心率：120次/分以上。入院体检发现：颈部及胸背部皮肤有散在性出血点，针尖大小，色淡红。血液检验：白细胞$3.5 \times 10^9/L \sim 3.7 \times 10^9/L$，血小板计数$48 \times 10^9/L \sim 94 \times 10^9/L$。诊断：血小板减少性紫癜、窦性心动过速。而请张耀卿医师会诊。服药10剂后，紫癜消失；65剂后，心悸亦宁。

初诊 1970年2月28日。心阴不足，血难生长，心悸少寐，身半以上，红斑布发，色泽淡红，扪之并不碍手。症属虚斑，舌尖起刺，苔光红如剥，脉濡数。今拟养心阴而长气血法。

大麦冬3钱 肥玉竹4钱 潞党参3钱 大生地4钱 墨旱莲5钱 小蓟草5钱 仙鹤草5钱 活磁石1两（先煎）
生龙骨1两（先煎） 柏子仁4钱（研） 酸枣仁4钱（研） 龙眼肉4钱 夜交藤4钱 大红枣10个 清炙草1钱 白及粉5分
10帖

二诊 3月13日。心悸较宁，夜寐稍安，纳谷欠香。舌质尚红，苔薄净，脉濡数。心血不足，心肾失于交济。仍拟养心血佐以安神法。

潞党参3钱　小蓟草5钱　仙鹤草5钱　熟女贞3钱　墨旱莲5钱　龙眼肉4钱　夜交藤1两　酸枣仁4钱（研）　柏子仁4钱（研）　生龙骨1两（先煎）　磁朱丸5钱（包、先煎）　淮山药1两　10帖

三诊　3月24日。心悸已宁，纳谷已香，再以原法续进。

原方加大麦冬3钱。10帖。

四诊　4月7日。心阴不足则心悸脉数，神疲少寐，心肾失交之现象也。再拟原法出入。

潞党参4钱　平地木1两　小蓟草1两　仙鹤草5钱　墨旱莲5钱　酸枣仁4钱（研）　柏子仁4钱（研）　淮山药5钱　龙眼肉4钱　生龙骨1两（先煎）　潼蒺藜4钱　金狗脊4钱　大麦冬3钱　磁朱丸5钱（包、先煎）　10帖

五诊　5月30日。动则心悸脉数，心虚可知，苔薄质红有刺。再以原法出入。

潞党参3钱　制首乌3钱　平地木1两　仙鹤草5钱　活磁石1两（先煎）　柏子仁4钱　酸枣仁3钱　大麦冬3钱　大生地3钱　淮山药4钱　金狗脊3钱　龙眼肉3钱　生龙骨1两（先煎）　10帖

六诊　11月28日。心阴不足，心气衰微，心悸脉数，动则更甚。迩来咳嗽，痰滞不爽。舌尖红绛，苔薄净，脉细数。今拟养心宁神之中稍佐清化痰热之品。

潞党参5钱　嫩前胡1.5钱　光杏仁3钱　川贝母1.5钱　柏子仁3钱　大麦冬3钱　肥玉竹4钱　小蓟草1两　墨旱莲1两　仙鹤草4钱　活磁石1两（先煎）　生龙骨1两（先煎）　大红枣10个　龙眼肉4钱　15帖

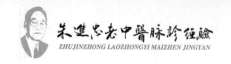

七诊 12月22日。心悸较宁，脉渐缓，舌尖红绛起刺，苔薄腻。再以原方出入。

潞党参5钱 嫩前胡1.5钱 柏子仁3钱（研） 大麦冬3钱 肥玉竹4钱 小蓟草1两 墨旱莲1两 仙鹤草4钱 活磁石1两（先煎） 生龙骨1两（先煎） 天花粉3钱 平地木1两 龙眼肉4钱 红枣10个 15帖（选自《内科临证录》）

（2）四肢紫斑反复发作，心悸跳跃，夜寐欠安，脉弦细且数。知其气血俱虚，心神不安。予益气养血，交通心肾而安。

宋××，女，36岁。

患者于1963年因怀孕时经常漏红而就诊××医院，住院50余天，诊断为血小板减少性紫癜后转中医治疗，曾一度好转。近半个月来，四肢发现散在性紫癜，时隐时现。伴全身无力、头昏、心悸等自觉症状。入院体检：心肺正常，肝肋下可触及，脾未扪及；四肢皮肤可见散在性瘀斑。血液检验：血红蛋白110g/L，红细胞$3.73×10^{12}$g/L，白细胞$5.9×10^9$/L，嗜中性粒细胞71%，淋巴细胞26%，大单核细胞2%，血小板计数$62×10^9$/L。诊断：血小板减少性紫癜。于1965年9月5日，服中药7帖后，复查血小板计数$72×10^9$/L，服药28帖后，血小板计数$130×10^9$/L。出院前1周复查血小板计数$112×10^9$/L。

初诊 1965年9月5日。肝虚无以藏血，脾虚不能统血，心虚不能生血。以致心悸跳跃，夜寐欠安，紫斑发于手足之间。舌苔薄净，脉弦细且数。今拟益气养荣，引血归经法。

西绵芪5钱 潞党参3钱 炒于术3钱 阿胶珠3钱 酸枣仁4钱（研） 川桂枝7分 清炙草1钱 水炙远志3钱 大红枣12个 活磁石1两（先煎） 龙眼肉5钱（先煎） 7帖

二诊 9月13日。前进益气养荣，引血归经之剂，夜寐较安，心悸亦宁，舌苔薄腻，脉沉细。心肝脾三脏俱虚，一时不易就复。再拟原法续进。

原方去川桂枝，加杭白芍3钱、紫石英1两（先煎）。7帖。

三诊 9月20日。面色渐转红润，夜寐亦趋安宁，气血渐有内振之势，心肾渐得交通之机。舌苔薄腻，脉沉细。再以原法出入。

西绵芪5钱 潞党参3钱 炒于术3钱 阿胶珠3钱 水炙远志3钱 酸枣仁4钱（研） 炒白芍3钱 清炙草1钱 活磁石1两（先煎） 紫石英1两（先煎） 大红枣12个 龙眼肉5钱 7帖

四诊 9月27日。面色渐转红润，精神亦见振作，气血渐有内振之势，心肾亦得交通之机。舌苔薄腻，脉沉细。再拟气血双调法。

西绵芪4钱 潞党参3钱 炒于术3钱 阿胶珠3钱 酸枣仁4钱（研） 水炙远志1.5钱 炒白芍3钱 清炙草1钱 紫石英1两（先煎） 活磁石1两（先煎） 大红枣12个 龙眼肉5钱 7帖（选自《内科临证录》）

（3）口干鼻衄，颊赤神疲，日晡潮热，脉洪大，右尺不静。知其阴虚火旺为本，温热为标。予先以养阴清热以治温邪，后以滋阴潜阳以治阴虚火旺，果效。

族子 劳力伤阴，口干鼻衄，颊赤神疲，是冬阳不潜，当春脉洪晡热，系引动温邪。先治温，后治劳。黑山栀、生地、白芍、丹皮、麦冬、沙参、蔗汁。三服，脉洪已退，鼻衄亦止，而右尺不静，龙焰未熄，宜滋阴潜阳。六味丸料去泽泻，加龟板、淡菜、五味、白芍。煎服十剂，效。（选自《类证治裁》）

（4）下崩上衄，屡次晕厥，肢冷胸温，苏醒后胁满心忡，惊汗不寐，脉虚芤。知其气随血脱。急以固气摄血而症减。

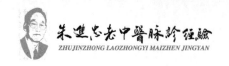

吕氏　暑热烦劳，下崩上衄，屡次晕厥，肢冷胸温，苏醒后胁满心忡，惊汗不寐，脉虚芤。此心肝血失所统，而气随血脱也。急须固气以摄血，乃阴从阳长之理。用洋参五钱、茯神三钱，枣仁、龙骨各二钱，黑甘草一钱半、龙眼五枚、小麦二合、五味八分。三剂神安熟寐，逾日血仍至，复晕而苏。用理中汤加荆芥（醋炒黑），数服得止。（选自《类证治裁》）

（5）鼻衄便血，寒热无汗，神疲纳呆，脉大而数。知其为脾肺气虚，阴火乘络。予补气泻火而愈。

幼侄　鼻衄便红，寒热无汗，食减神疲，脉大而数。此脾肺气虚，阴火乘络，致血从清浊道横溢而出。用补中益气汤去升麻，加山栀、白芍。一服五更大热，比晓微汗身凉。次日，寒热除，脉顿敛。三服而病已。（选自《类证治裁》）

2. 笔者临床案例

（1）两腿紫斑，大者如豆，小者如米，微痒，舌苔白，脉弦细。知其为血虚络瘀，热毒内蕴。予养血活血，清热解毒而愈。

吴××，女，35岁。

全身，特别是两小腿紫斑反复出现4个多月。医诊过敏性紫癜。某医先以西药治之不效，后又以中药归脾汤、犀角地黄汤、化斑汤等治之仍无明显效果。审其斑疹虽全身均见，但以两小腿为最多，小者如小米，大者如黄豆，按之平坦，不褪色，并微有痒感，舌苔薄白，脉弦细。因思：弦细之脉者，血虚也。参之于证，乃血虚络瘀，热毒内蕴也。治拟养血活血，清热解毒。处方：

丹参15克　川芎10克　生地10克　白芍10克　当归10克银花10克　连翘10克　薄荷3克

服药4剂，紫斑竟大部消退；继服10剂获愈。

（2）腰以下，特别是小腿，出现大量密集的小出血点，微痒，鼻干鼻衄，脉浮。知其风热为病。予疏风清热，佐以凉血消斑而愈。

刘××，男，32岁。

腰以下，特别是两小腿，出现大量密集的小出血点2个多月。医诊过敏性紫癜。先以西药治之不效，后又以中药凉血活血之剂治之仍无明显效果。审其除大量密集的小出血点外，并见全身，特别是小腿微痒，鼻干，少量鼻衄，舌苔白，脉浮。因思：脉浮者，上焦之疾也。乃拟疏风清热，佐以凉血消斑。处方：

银花15克　连翘15克　荆芥6克　薄荷3克　赤芍10克丹参15克　生地15克　玄参15克

服药1剂，紫斑、身痒即明显消退；继服7剂，愈。

（3）阵发性睡眠性血红蛋白尿，疲乏无力，尿血，脉沉细。知其为气血俱虚为本，气滞血瘀为标。予补气养血以培本，理气活血以治标。竟瘳。

王××，男，23岁。

疲乏无力，尿血，特别是每天早晨排尿都呈深酱油色1年多。医诊阵发性睡眠性血红蛋白尿。最近半年多以来，几乎每天早晨起床后的小便都呈深酱油色，到下午尿色几近于正常，疲乏无力，食欲不振。某医先以西药治之效果不够明显，后改用中药补气养血之剂治疗半年多，仍然不够显著。审其除上症外，并见其面色㿠白无华，血红蛋白40g/L，舌质淡暗，舌苔薄白，脉沉细。思之：脉细者，气血俱虚也；沉者，气滞血瘀也。合而论之，乃气血俱虚为本，气滞血瘀为标。为拟补气养血以培本，理气活血以治标。处方：

生黄芪30克　生山药30克　红花3克　龟板12克　黄柏5克　丹皮10克　当归6克　三七3克（研末，冲服）　怀牛膝9

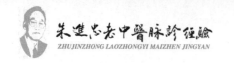

克 琥珀 6 克（研末，冲服） 土茯苓 60 克

服药 4 剂后，尿血次数和尿血的时间均明显减少；继服 6 剂之后，尿血症状消失，精神、食欲明显改善；又服上药 1 个月，诸症全部消失，血红蛋白上升至 140g/L。后追访 3 年，迄今未复发。

（4）再生障碍性贫血，鼻衄，齿衄，紫斑成片，发热汗出，纳呆食减，疲乏无力，脉虚大滑数。知其气血大衰，相火妄动。予补气养血，潜阳泻火始愈。

渠××，男，25 岁。

鼻衄、齿衄、紫斑、发热、汗出 3 年。医诊再生障碍性贫血。医先予输血、激素、丙酸睾酮等西药不效，后又予中药滋补肝肾、补气养血等剂仍不效。审其除鼻衄、齿衄时时出现外，并见其全身大片大片的紫斑，按之平坦不碍手，亦不褪色，发热（体温 39℃～39.8℃），自汗盗汗，疲乏无力，纳呆食减，全身酸痛，心烦不安，血红蛋白 40g/L，舌质淡，舌苔白，面色㿠白无华，脉虚大滑数而时见促。思之：脉虚大者，气血俱虚也，气阴俱虚也，精血不敛也；滑数者，热也；促脉者，热极也，精气欲绝也。合之于证，乃气阴精血大衰、气阴失敛欲脱之证也。治宜填精补髓，益气养阴。处方：

黄芪 15 克　当归 6 克　龟板 60 克　鳖甲 30 克　牡蛎 15 克
龙骨 15 克　人参 10 克　甘草 10 克　五味子 10 克　麦冬 10 克
白芍 15 克　阿胶 10 克（烊化）　生地 15 克

连续服药 20 剂后，鼻衄、齿衄、发热汗出消失，紫斑减少，食欲增加，精神好转；继服上方 60 剂，诸症大部消失，食欲、睡眠正常，血红蛋白增至 100g/L；又服上药 60 剂，血红蛋白恢复正常。为巩固疗效，又以上方为丸，每日 2 次，每次 9 克，愈。

（5）鼻衄、紫斑反复发作，消瘦乏力，面色萎黄，纳呆食减，脉沉细而弦。知其脾胃虚寒，气血俱衰。予健脾温中，益气养血始愈。

邵××，男，17岁。

疲乏无力，鼻衄、紫斑时发时止3年。医诊再生障碍性贫血。先以西药治疗效果不够明显，后又配以中药清热凉血、滋阴补肾、补气养血等药物治疗效果极不明显。审其除乏力、鼻衄、紫斑外，并见其面色萎黄，消瘦神疲，舌质淡白，舌苔白润，脉沉细弦。因思：脉沉细者，气血俱虚也；弦者，肝脉也。合之于证，乃气血俱虚，脾胃虚寒，肝木乘土之证也。因拟补气养血，健脾温中，抑木扶土。处方：

黄芪7克 肉桂3克 生地6克 川芎3克 当归6克 白芍6克 人参6克 白术5克 茯苓5克 炙甘草5克 麦冬5克 半夏5克 附子0.1克 肉苁蓉4克 生姜1片 大枣3个

服药6剂，食纳增加，精神好转；继服20剂后，鼻衄、紫斑消失，血红蛋白由60g/L克增到90g/L；再服上药120剂，诸症消失，愈。

（6）再生障碍性贫血、臀部脓肿，齿衄、鼻衄，大片紫斑，持续高热，烦躁不安，脉滑数。知其热入营血，迫血妄行。治拟清热凉血，解毒消斑而愈。

冯××，男，20岁。

鼻衄、齿衄、紫斑6个多月，臀部脓肿、持续高热不退2个多月。医诊再生障碍性贫血、臀部脓肿、菌血症。先以西药治疗不效，后又配合中药补阴益气、补气养血之品治之仍不效。邀李翰卿先生诊治。审其面色㿠白，齿鼻不断地少量衄血，全身到处是大片的紫斑，高热持续不退，体温39.8℃，便秘尿赤，臀部脓

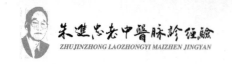

肿约 7cm×8cm，红肿热痛，脓汁不断由手术切口中排出，色黄浓而臭，血红蛋白 40g/L，时时烦躁不安，舌苔黄干，舌质红，脉滑数。因思：虚证见实脉，当以脉象论虚实，本证脉滑数，当为实热为主。合之于证，当为热入营血，阳明腑实热证。治宜清热凉血，通腑泻火，佐以解毒。处方：

犀角 10 克　生地 30 克　白芍 15 克　丹皮 10 克　大黄 4 克连翘 10 克　银花 10 克　茅根 30 克

服药 30 剂后，发热、紫斑、衄血全部消失，脓肿明显改善；加阿胶 10 克（烊化），继服 30 剂，血红蛋白增至 90g/L。为巩固疗效，又服上方 10 个月，愈。

（7）再生障碍性贫血，齿鼻衄血，自汗盗汗，烦乱不安，面色㿠白，脉虚大而数。知其为气阴俱虚，肺肾不足。予补气养阴，肺肾同治，始瘳。

渠××，男，22 岁。

齿鼻衄血，紫斑，乏力半年多。医诊再生障碍性贫血。医予西药、输血，并配合中药归脾汤、大菟丝子丸加减治之效果不著。审其证，见齿鼻时时少量衄血，面色㿠白，自汗盗汗，疲乏无力，或时烦躁不安，舌苔薄白，脉虚大而数。因思：脉虚大而数者，气阴俱虚，相火妄动耳。治宜补气养阴。因拟当归、黄芪补气养血，党参、麦冬、五味子益气养阴，心肺同治；生地、麦冬、五味子、茯苓、泽泻、丹皮益肾阴、泻相火；苍术、茯苓、泽泻健脾除湿，以助脾气而防湿邪之蕴结。处方：

黄芪 15 克　当归 10 克　麦冬 10 克　党参 10 克　五味子 10克　生地 18 克　苍术 10 克　茯苓 10 克　泽泻 10 克　丹皮 10 克

服药 10 剂，诸症均减，血红蛋白增到 60g/L；继服上药 30剂，自汗盗汗、衄血消失，紫斑明显减少，食欲正常；又服 2 个月，药进 50 剂。愈。

（8）再生障碍性贫血，头汗甚多，面色㿠白，疲乏无力，脉细弱。知其精气不足。予填精补髓，阴阳俱补，始愈。

和××，男，22 岁。

再生障碍性贫血 4 年多。医以西药、中药补气养血之剂近千剂治之，血红蛋白始终在 40～60g/L 之间不见增加。细审其面色㿠白，疲乏无力，头汗多，脉细弱。思之：脉细弱者，精气俱衰也，气血不足也。合之于色，白者属肺，知其精气俱衰，阴阳不足。治拟填精补髓，阴阳俱补。处方：

龟板 30 克　党参 10 克　枸杞子 12 克　鹿角胶 10 克（烊化）菟丝子 15 克

服药 35 剂，精神、食欲好转，血红蛋白增至 70g/L；又续服80 剂，血红蛋白增至 110g/L。以上方合为蜜丸，每日 3 次，每次6 克，调理 4 个月，愈。

（9）缺铁性贫血，每至夏季则血红蛋白降至 40g/L 左右，秋冬季则恢复至 100g/L 以上，头晕头痛，疲乏无力，心烦心悸，脉弦滑数。知其痰热内郁。予化痰清热，疏肝理气而愈。

党××，女，24 岁。

缺铁性贫血 5 年多。医在发病之始予西药治疗后有所好转，但其后再无效果，又以中药补气养血之剂配合治之，亦无明显改善。细询其症，3 年多来，不管是否用药，每至夏季则血红蛋白降至 40g/L 左右，每至秋季则逐步好转，冬季血红蛋白增至100g/L 以上，而且精神食欲亦明显改善，今年春天突然血红蛋白降至 35g/L，头晕头痛，疲乏无力，食欲不振，心烦心悸诸症尤剧，舌苔黄白而腻，脉弦滑数。因思：本证虽多虚脉反滑数，滑数之脉者，痰热阻滞之脉耳。先除其实邪，宜化痰泻火、疏肝理

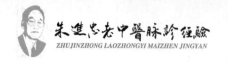

气。处方：

柴胡10克　黄芩6克　黄连4克　竹茹10克　半夏10克
陈皮10克　滑石10克　竹叶10克　夜交藤30克

服药6剂，诸症竟然大减；继服10剂，精神、食欲大增，血红蛋白增至130g/L；又服药30剂，诸症消失，血红蛋白145g/L。后追访2年，果愈。

（10）再生障碍性贫血，面色萎黄，头晕目眩，心烦心悸，疲乏无力，脉弦细微沉。知其肝郁血虚。予养血疏肝而瘥。

戈××，女，35岁。

3年来，疲乏无力，头晕头痛，心烦心悸。医诊再生障碍性贫血。前医屡用西药、输血和补气养血、填精补髓的中药进行治疗，然始终效果不著。审其除血红蛋白50g/L外，并见其面色萎黄透青色，手足烦热，心烦易怒，胸胁苦满，时时叹气，舌苔白，脉弦细。因思：弦脉者，肝脉也；微沉者，肝郁也；细者，血虚也。合之于证，乃肝郁血虚之证也。治拟养血疏肝。处方：

柴胡10克　当归10克　白芍10克　白术10克　甘草10克
生姜3片　薄荷3克　生地10克

服药3剂后，头晕头痛，心烦心悸，疲乏无力，手心烦热均好转，饮食增加，血红蛋白100g/L；继服20剂后，诸症消失，饮食正常，血红蛋白140g/L。

七、内分泌系统疾病

1. 历代医家案例

（1）甲状腺机能减退，黏液性水肿，颈前部肿块，遍身浮肿，目如蚕卧，肌肤甲错，按之冷可彻骨，腹筒膨脝，神志昏迷，二便自遗，脉微细而带小弦。知其心气衰弱，突发促逆。予温通脾肾而安。

李××，女，51岁。

病员于1956年6月因发现颈前部肿块2个月而第1次住院。经甲状腺活组织检查，诊断为甲状腺腺癌。出院后于8月份用深度X线照射治疗，照射量为100R/次，间日1次，共照31次。照后肿块缩小。同年10月开始有面部浮肿，年底发生下肢浮肿、气急、头痛、乏力、脱发、便秘、皮肤干燥等症，近5~6个月来加重。入院前1天出现神志不清，烦躁不安，说胡话，在1小时内曾昏迷5~6次，并有极度怕冷及怕热等感觉异常。体检：神志不清，全身极度浮肿，头发稀疏而干燥，眉毛脱落，皮肤极度粗糙，下肢皮肤呈鳞屑状，有片状脱落。颈前部肿块4cm×3cm大小，质坚硬，不能移动，但随吞咽上下活动。基础代谢率−25%，血清蛋白结合碘2.5μg/100ml。入院诊断：甲状腺机能减退、黏液性水肿。入院后用中药及甲状腺片（每日量自0.045g增到0.09g）治疗。出院时全身浮肿减退，情况明显好转，复查基础代谢率−7.85%，血清蛋白结合碘3.5μg/100ml。

1975年3月随访：10多年来，每天服甲状腺片0.03克，无类似情况发生，饮食起居如常。

初诊 1959年1月22日。脾土卑监，湿浊弥漫，肾阳虚惫，气化无能，泛滥莫制，遍身浮肿，目如蚕卧，肌肤甲错，按之冷可彻骨，腹筍膨脐，神志昏迷，二便自遗。脉微细而带小弦，舌苔白腐。虑其心气衰弱，突发促逆之变。当议温通脾肾为急务。

别直参3钱（另煎冲服） 桂枝木2钱 淡附片3钱 土炒于术3钱 煨益智3钱 川椒目8分 制半夏3钱（杵） 炒苡仁6钱 猪茯苓各4钱 车前子5钱（包） 冬葵子4钱 泽泻4钱 2帖

二诊 1月24日。前进温通脾肾之法，水湿仍泛滥莫制，遍

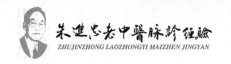
身浮肿如故，所喜目能转瞬，身虽僵直，触之已有知觉，指尖略觉温和，一点真阳，已有挽回之望，但神志尚未清晰，终日昏睡，二便不禁。脉尚沉细，重按小弦。续当温通固本为要。

别直参3钱（另煎冲服）　桂心6分（冲服）　淡附片3钱　土炒于术3钱　炙黑甘草1钱　淡干姜1钱　白茯苓8钱　炮远志1.5钱　川椒目8分　制半夏3钱（杵）　炒苡仁6钱　泽泻4钱　车前子5钱（包）　2帖

三诊　1月26日。身尚浮肿，神志仍昧多清少，而呼吸尚觉平匀。脉沉细微弦。阳虚见阴脉，是与证合，已不见喘汗之象，则虚脱之危，已可幸免。手足略能蠕动，舌弄口外，似有求食之状。阳气冰伏，营血凝涩。肌肤甲错，清厥未和。间或冲咳，舌苔白腐。续当扶植本元、温通脾肾之法，不可放松。

别直参3钱（另煎冲服）　桂心6分（冲服）　淡附片3钱　土炒于术3钱　黑甘草1钱　淡干姜1钱　白茯苓8钱　炮远志1.5钱　制半夏3钱（杵）　炒苡仁6钱　陈广皮2钱　煨益智3钱　泽泻4钱　车前子5钱（包）　2帖

五诊　2月2日。真阳已回，浊阴退却。脾气得振，肾气得温。三焦决渎已能畅利，膀胱气化已能通调。遍身浮肿渐退，四肢渐和，神志已清。惟水凌心下，冲肺作咳，惊悸胁痛。阴霾已去，寒谷回春，未始非温通之力也。

别直参2钱（另煎冲服）　土炒于术2钱　白茯苓6钱　制半夏3钱（杵）　橘皮络各1.5钱　广郁金1.5钱（生打）　炮远志1.5钱　饭蒸菖蒲1钱　甜杏仁4钱　旋覆花3钱（包）　煨益智3钱　泽泻4钱　车前子4钱（包）　4帖

六至九诊　神志清晰，浮肿退尽。肌肤甲错，自搔脱皮，欲思饮食，二便尚调。脉重按渐觉有力，舌苔白腐已化。治以平补之法，兼顾心肺。

十诊　起坐行动，已如平人。纳谷颇旺，寤寐甚酣。脱皮落发，肿消形瘦。脉重按已觉有力。大病初愈，体已虚弱，当进培补本元，以善其后，护理方面当特加意。

米炒潞党参3钱　米炒南沙参3钱　米炒淮山药4钱　土炒于术2钱　炒黄川贝母2钱　白茯苓4钱　清炙草1钱　炮远志1.5钱　熟苡仁5钱　橘皮络各1.5钱　煨益智3钱　菟丝子4钱　泽泻3钱 14帖（选自《内科临证录》）

（2）四肢浮肿，手足发麻，头晕头痛，眼花，胸满，恶心多饮，容易疲乏，逐渐肥胖，甲状腺肿大，脉虚弦而小涩。知其为气郁不调，肝木失濡。予养营柔肝，疏郁畅气而愈。

冯×，女，39岁。

主诉：2~3年来经常有四肢浮肿、手足发麻、头晕、头痛、眼花、胸闷、恶心、多饮、容易疲乏，并逐渐肥胖，以月经前后症状更显。运动时尿量少，体重增加，休息时尿量增加，体重减轻。体检：体型较肥胖，四肢轻度凹陷性浮肿。基础代谢率比正常少32.42%，I^{131}检查：甲状腺功能尚正常。诊断为水潴留性肥胖症。给予低盐饮食、甲状腺素、雄性激素等。6月29日起加用中药治疗。出院时四肢浮肿明显减退，恶心消失，头晕乏力改善。

初诊　心营不足，肝气横逆，菀郁已久，痰气互结，遍身浮肿，已有多月。甲状腺肿亦有年余。且有项核蔂蔂如缨。胸次懊闷，有时难过，莫可言状。心烦惊悸，恐怖异常，寤不成寐，梦扰迷惑。头脑昏痛，目花缭绕，二耳鸣响，间或右胁胀痛，月经不准，来而延日。脉虚弦而小涩。此证属阴亏阳扰，气郁不调，肝木失濡所致也。拟以养营柔肝、疏郁畅气为立法。

仙半夏2钱（杵）　白蒺藜3钱　女贞子4钱　预知子3钱

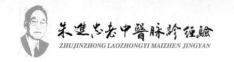
茯苓神各4钱　夏枯草4钱　旱莲草4钱　苍龙齿5钱（先煎）　炮远志1.5钱　左牡蛎8钱（先煎）　橘叶皮各1.5钱　炒枣仁4钱（研）　杭白芍2钱　砂仁8分拌捣鸡内金3钱　7帖

二诊　服养营柔肝，而不用滋润之品，疏郁畅气而不甚香燥之类，则用极柔和之法，无退肿之药，其能浮肿退净，可见其非水肿也无疑，又非关乎心肾二脏也更无疑矣。则其浮肿是由于气分郁结，肝失调达之所致耳。甲状腺肿较消，心悸未宁，寐不夙寐，头昏掣痛，胸次较舒。脉来弦细，而涩象已觉流畅。远道来此，可予多服之方。议养营安神、柔肝疏气、涤痰和络，综合调治之。

川贝母3钱（杵）　仙半夏2钱（杵）　夏枯草4钱　白蒺藜3钱　杭甘菊3钱　左牡蛎6钱（先煎）　荷叶边4钱　橘叶络各1.5钱　广郁金2钱（生打）　朱茯神4钱　杭白芍2钱　炮远志1.5钱　炒枣仁4钱（研）　鸡内金3钱　7帖（选自《内科临证录》）

（3）慢性肾上腺皮质机能减退症，四肢懈怠，懒于行动，动则气喘，背脊畏寒，面色㿠白，心悸失眠，盗汗，脉弦细，重按软弱。知其为气血俱虚，先天不足。予补气养血，扶植本元而愈。

宋××，男，25岁。

病员于3年前发现皮肤黏膜发黑，以后逐渐感觉全身乏力，胃纳差，嗜睡，头晕眼花及进行性消瘦，2个月前胸透发现活动性肺结核。入院体检发现较消瘦，全身皮肤稍有黑褐色，尤其唇、舌、齿龈黏膜、颊部皮肤及关节暴露处皮肤色素沉着更明显。血压80/50mmHg。X线胸部平片示左上肺结核。X线肾区平片见左肾上腺区可疑钙化灶。24小时内17-羟皮质类固醇1.96mg，24小时尿内17-酮皮质类固醇3.26mg，血糖77.5mg，血嗜伊红细胞计数583/cm^3，基础代谢36比较正常人少8.86%。入院后用中药、强的松及异烟肼治疗。出院时血压 16/9kPa（120/70mmHg），皮肤黏膜发黑现象明显减退，血嗜伊红细胞计数 385/cm³，24 小时尿内 17-羟皮质类固醇 10.97mg，24 小时尿 17-酮皮质类固醇 7.16mg。

初诊　1959 年 1 月 8 日。劳倦伤脾，脾阳式微，气分不足，阴血受伤，致四肢懈怠，懒于行动，动则气喘，背脊畏寒，面色㿠白，血不养心，心神惊驰，寐不成寐，心悸不宁，夜有盗汗。脉弦细，重按软弱。年轻骤患此症，其为暴虚无疑。亟当气血两补，扶植本元。

潞党参 3 钱　蒸白术 2 钱　朱茯神 4 钱　清炙草 1 钱　浮小麦 5 钱　白归身 3 钱　杭白芍 2 钱　米炒麦冬 4 钱　米炒淮山药 4 钱　炒枣仁 4 钱（研）　炮远志 1.5 钱　仙半夏 2 钱（杵）　北秫米 4 钱（包）　橘皮 1.5 钱　7 帖

三诊　1 月 22 日。暴虚之证，不可拖延。气虚乏于生化，血少难于涵养。其病来也骤，履霜坚冰，非一朝一夕所致。乘其初起，况在年轻，可投培补之品，否则贻于劳怯之途。慎之。

潞党参 2 钱　生黄芪 3 钱　土炒于术 2 钱　白茯苓 5 钱　清炙草 1 钱　白归身 3 钱　杭白芍 2 钱　砂仁 5 分（拌捣）　大熟地 5 钱　潼蒺藜 4 钱　米炒麦冬 4 钱　米炒淮山药 4 钱　炮远志 1.5 钱　炒枣仁 3 钱（研）　料豆衣 4 钱　橘皮 1.5 钱　7 帖

四诊　1 月 29 日。阳气不足，阴血内耗。面色虽未华润，但不若前之㿠白无神。喘定汗减，寐尚未安，间有潮热，口干咽燥，胃纳渐振，后天有资生之源。脉尚弦细，舌边有刺，苔中薄白。当以四君合六味法。

潞党参 3 钱　生黄芪 3 钱　生白术 2 钱　白茯苓 4 钱　清炙草 1 钱　白归身 3 钱　杭白芍 2 钱　原金斛 4 钱　砂仁 5 分（拌捣）　大

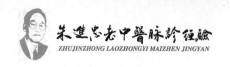

熟地6钱　潼蒺藜4钱　淮山药4钱　蒸萸肉2钱　粉丹皮1.5钱 泽泻3钱　橘皮1.5钱　7帖

六诊　2月12日，心烦不宁，寤寐不安，间有虚热，热来汗泄，是有脏躁之象。脉来弦细，中按尚软。议甘麦大枣汤法。

大熟地8钱　潞党参4钱　生黄芪4钱　淮山药4钱　浮小麦5钱　破麦冬4钱　生白术2钱　清炙草1钱　全当归3钱　杭白芍2钱　朱茯苓5钱　左牡蛎6钱（先煎）　潼蒺藜4钱　泽泻3钱　红枣5个　7帖

七诊　2月19日。脉来重按渐觉有力。气血两补之法，已服40剂。畏寒已瘥，潮热获退，面色润泽。心气已足，舒缩已匀，神敛寐安，悸宁烦定。脾阳已振，血能荣养。尚须节劳休养，方用平补血气可耳。

大熟地6钱　潞党参3钱　仙半夏2钱（杵）　北秫米4钱（包）　女贞子3钱　淮山药4钱　浮小麦5钱　破麦冬4钱　生白术2钱　白茯苓4钱　清炙草1钱　全当归3钱　杭白芍2钱　橘皮1.5钱　红枣5个　14帖（选自《内科临证录》）

（4）慢性肾上腺皮质机能减退症，面色黧黑，乳头腰围俱现焰色，四肢清冷，背脊畏寒，腰酸难直，足膝酸痛，小便清长，头晕目眩，心悸少寐，胸闷烦躁，惊惕肉瞤，腹胀肠鸣，脉细数无力，知其阴阳两亏。予阴阳双补而渐愈。

汤××，男，50岁。

初诊　1960年7月21日。脾肾阳虚，而兼阴亏阳浮。面色黧黑，乳头腰围俱现焰色。四肢清厥，背脊畏寒，腰酸难直，足膝酸痛，小溲清长，纳钝神疲，是属脾肾阳虚无疑。头昏目眩，心悸少寐，胸闷烦躁，惊惕肉瞤，是属阴虚阳亢。心肝失濡，木旺侮土，气运不展，腹胀鸣响，大便或干或溏。脉细数无力。阴阳两亏之治，往往顾此失彼，最难恰当，孰轻孰重，权衡处之。

苍龙齿5钱（先煎） 左牡蛎8钱（先煎） 杭白芍2钱 炮远志1.5钱 炒枣仁4钱（研） 朱茯神4钱 陈皮1.5钱 白蔻壳8分 首乌藤4钱 炒杜仲4钱 菟丝子4钱 金毛脊4钱 7帖

二诊 阴亏阳亢，心火熠熠于上，肝木郁勃于中，故昏眩惊悸，少寐烦思。而脾肾阳虚，腰脊酸痛，不能仰俯，畏寒肢厥，纳钝苔白。阴亏当滋润，阳虚当以温补。为两全之计，惟有补阳入阴，使之阴阳交恋，互相融洽为要。

生打石决明8钱（先煎） 白蒺藜3钱 明天麻1.5钱 炮远志1.5钱 炒枣仁4钱（研） 朱茯神4钱 陈皮1.5钱 白蔻壳8分 首乌藤4钱 炒杜仲4钱 菟丝子4钱 金毛脊4钱 7帖

三诊 昏眩不减，失眠如故。而情绪不佳，心烦多虑，梦多迷惑，是阴虚阳亢，肝木上逆，心神外驰耳。舌边尖有红刺，脉微弦而细数。当柔肝养心为偏重，而温肾和阳，只可少佐之。

生打石决明1两（先煎） 灵磁石1两（先煎） 生玳瑁2钱（先煎） 杭白芍3钱 潼白蒺藜各4钱 杭甘菊3钱 拌炒女贞子4钱 朱茯神4钱 小川连6分 合欢皮4钱 金针菜5钱 首乌藤3钱 炒杜仲4钱 巴戟肉3钱 7帖

四诊 浮阳非潜纳不足以镇摄，养阴非酸苦不足以清柔。两者施诸于失眠惊悸之症，自见轻瘥。舌边红绛已淡，脉尚弦细无力。法当以温清并施，不能如昨之偏重于心肝两经之治也。

石决明8钱（先煎） 灵磁石8钱（先煎） 生玳瑁1.5钱 杭白芍3钱 潼蒺藜4钱 杭甘菊3钱 拌炒女贞子3钱 朱茯苓4钱 制首乌4钱 砂仁1钱 拌捣大生地5钱 小川连6分 炒杜仲4钱 巴戟肉3钱 菟丝子4钱 7帖

五诊 进育阴潜阳之法，虚阳已敛，寤寐已安，烦躁较宁，昏

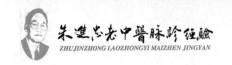

眩目糊俱瘥。惜乎一波未平，一波又来。疝气久已不发，昨夜大作，胀垂疼痛，颞颥耳前掣痛加剧，都是虚阳上僭，肝气横逆之所致。腰膂酸痛，不能俯仰，仍复如旧。继当以清泄苦降之法，但温肾健腰之药，不可删也。

生打石决明1两（先煎）　杭白芍2钱　粉丹皮2钱　双钩藤4钱（后下）　细生地4钱　青蛤散5钱（包）　淡黄芩1.5钱　小川连6分　生白术2钱　巴戟肉3钱　菟丝子4钱　葫芦巴3钱　川楝子3钱　小茴香6分　7帖

六诊　肝阴不足，肝阳有余。气郁下结，疝气发作。睾丸偏右，肿垂胀痛，彻夜不安，影响睡眠，致头昏目糊，筋掣项痛，但疲倦畏寒，腰脊酸痛，俱已减轻。则于温肾方面，可少兼顾，再当潜戢，清疏诸法一齐进行。

生打石决明1两（先煎）　灵磁石1两（先煎）　杭白芍2钱　粉丹皮2钱　双钩藤4钱（后下）　夏枯草4钱　潼白蒺藜各4钱　小川连6分　夜交藤5钱　川楝子4钱　小青皮1.5钱　小茴香6分　葫芦巴3钱　菟丝子4钱　沉香曲3钱（包）　7帖

七诊　疝气渐瘥，自觉身心愉快，若释重负。肝气已疏，肝阳渐戢，昏眩已减，寐能安寐。脉弦已缓，虚阳已趋下坡之象。腰脊酸痛，畏寒清厥，脾肾阳虚之证，至今未和，不能不虑其阴消阳长。观其面黑肤焦，又未退净，则温补肾阳之法，续当重视。

生打石决明8钱（先煎）　灵磁石8钱（先煎）　杭白芍2钱　双钩藤4钱（后下）　夜交藤5钱　潼白蒺藜各3钱　小川连5分　川楝子3钱　枸杞子3钱　炒杜仲4钱　淡苁蓉3钱　金毛脊4钱　葫芦巴3钱　桂心4分（研末，饭糊为丸，分吞）　7帖

八诊　阴亏渐复，虚阳已敛，风火已熄，昏眩已瘥，神疲寐安，悸宁烦定，疝气已和。阴亏之象已告段落，而脾肾阳虚，究

属得病之根。擒王之计，当以温补脾肾为决策。但须七分阳药，三分阴药，水火既济之治，则大有裨益也。

潞党参3钱　生白术2钱　杭白芍2钱　大生地5钱　枸杞子3钱　小川连5分　炒杜仲4钱　淡苁蓉3钱　补骨脂3钱　金毛脊4钱　葫芦巴3钱　菟丝子4钱　炙龟板6钱（先煎）　桂心4分（研末，饭糊为丸，分吞）　7帖（选自《内科临证录》）

（5）慢性肾上腺皮质机能减退症，面色黧黑，嗜睡乏力，消瘦恶心，头脑昏眩，心悸心烦，胸脘痞满，嗳气频频，脉濡细而无力。知其为脾肾阳气虚衰。治以脾肾双补而渐愈。

洪××，男，34岁。

患者于1955年4月发现鼻部有黑色斑点数个，以后面部即呈黑色，且有进行性嗜睡、乏力、消瘦、恶心等症。1956年用甘草流浸膏治疗后，症状改善，但未彻底消除。1959年用强的松治疗，有暂时明显效果，继后又发现肺结核。

体检：消瘦，面部及全身呈黑色，尤以乳晕及生殖器、手指关节皮肤皱纹处为最明显。口唇、颊黏膜、齿龈部及舌苔均可见黑色色素沉着。心音减低。胸片见两肺尖及右下野胸膜增厚，心脏缩小。两侧肾上腺平片见第一腰椎左侧有点状密度增深阴影可疑。血压11/7kPa（80/50mmHg）。基础代谢为2.53%。24小时尿液中17-酮固醇排泄量为7.2mg。血糖4mmol/L。嗜伊红细胞计数：促肾上腺皮质激素注射前为341/mm³。ACTH注射后为121/mm³。单纯水试验最高管50mm，强的松水试验最高管165ml，故可见服强的松后有明显增高。诊断为慢性肾上腺皮质机能减退症及肺结核。住院期间用中西药物结合治疗（每日服强的松12.5mg，异烟肼300mg）。出院时，血压13/9kPa（98/68mmHg），24小时尿内17-羟皮质类固醇排出量10.4mg，17-

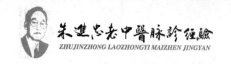

酮皮质类固醇排出量9.88mg，皮肤黏膜色素沉着渐见减轻。

初诊 肾亏于下，虚阳上亢，命门火衰，龙雷掀扰，少阳浮游之火煽动，为头脑昏眩，目花缭绕，心悸摇荡。又加木旺侮土，土旺不健，上作呕泛，胸脘痞满，嗳气频频。阳气不达，四肢清厥。肾气不固，腰脊酸楚，面色黧黑。舌有黑痕，疲倦思卧，形体羸瘦，正如李梃《医学入门》谓："黑颜者冷，郁久则精枯，不能上注，故面黑颜衰，肌肉枯瘦。"可见此证偏重于肾阳虚。脉濡细而无力，拟当育肾和阳而温命门，为治之鹄的。

潞党参3钱　晒白术3钱　白茯苓4钱　清炙草8分　制半夏5钱（杵）　橘皮1.5钱　全当归3钱　杭白芍2钱　炮远志1.5钱　炒枣仁3钱（研）　潼蒺藜4钱　炒杜仲4钱　巴戟肉3钱　菟丝子4钱　7帖

二诊 肾阳虚则脾阳必虚。其症象神萎疲倦，背脊畏寒，手足清厥，呕泛白沫，心悸少寐，胸脘痞闷，按之则舒，间或噫嗳，腰脊酸楚，大便不实。脉濡软无力，舌苔白滑。诸如此象，谓非阳虚而何？谓非脾肾二虚而何？当以温补固其本元，消其阴霾，为治之纲领。

潞党参3钱　晒白术2钱　白茯苓4钱　清炙草6分　制半夏3钱（杵）　橘皮1钱　全当归3钱　炒白芍2钱　炮远志1.5钱　炒枣仁4钱（研）　淡苁蓉3钱　巴戟肉3钱　菟丝子4钱　金毛脊4钱　桂心4分（研末，饭糊为丸，分吞）　7帖

三诊 叠服气血两补，脾肾两和之法，肾阳尚乏鼓舞，脾阳较为斡旋。清阳已旷，泛沫俱瘥，能思饮食，大便已调，肤黑如焰，略微褪色。阳气不达，卫失外护，畏寒清厥，烈日天气，尚觉寒凛，心神外驰，惊悸少寐。腰为肾之外府，督脉所系，肾亏督虚，外府驰纵，腰脊酸楚，俯仰为难。苔仍白滑。还须温补肾

阳之法，兼其脾胃中土并治之。

潞党参3钱　土炒于术3钱　白茯苓4钱　橘皮1.5钱　全当归3钱　嫩桂枝1钱　枸杞子3钱　炒杜仲4钱　炒川断3钱　淡苁蓉3钱　煨益智3钱　巴戟肉2钱　菟丝子4钱　7帖

四诊　心肾交泰，惊悸已宁，寤寐趋安，肾寒已渐温和，故其面黑肤焰渐见褪色。阳气已能敷布，四维乃张，背脊洒淅，清厥较和，腰脊酸楚已减，俯仰已可自如。脉濡细，重按较为有力。仍须温和育养之法，图补为主。

潞党参3钱　土炒于术2钱　白茯苓4钱　清炙草8分　淮山药4钱　大熟地4钱　蒸萸肉3钱　枸杞子3钱　炒杜仲4钱　淡苁蓉3钱　仙灵脾3钱　淡附片1.5钱　桂心4分（研末，饭糊为丸，分吞）　7帖（选自《内科临证录》）

2. 笔者临床案例

（1）慢性甲状腺炎，消瘦乏力，汗多心悸，心烦气短，头晕头胀，脉虚弦滑促结数。知其气阴两虚，肝郁气结，痰热不化。予补气养阴，疏肝散结，化痰泻火而瘳。

刘××，女，24岁。

3年之前，因为没有考上学校而失学，其后即经常感到心烦心悸，但并没有引起注意。近1年来，不但心烦心悸日渐加重，而且经常感到疲乏无力，自汗盗汗，阵发恶心欲吐。某医始以西药治之不效，继以中药养心安神、补气养血、清热泻火之品治之，仍无显效。复请某院同位素检查确诊为甲状腺炎。因患者拒绝再用西药治疗而来门诊治疗。审其除上症外，并见消瘦气短，头晕头胀，脉虚弦滑促结数。因思：脉虚者，气阴俱虚也；弦者，肝脉也。气阴俱虚脉当虚大，而此脉仅弦乃肝郁气结所致。滑数者，痰热也；结促俱见者，虚中夹滞也。治宜补气养阴以培本，疏肝

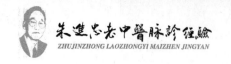

理气、化痰泻火以治标。处方：

柴胡 10 克　当归 10 克　白芍 10 克　五味子 10 克　人参 10 克　麦冬 10 克　半夏 10 克　陈皮 10 克　青皮 10 克　黄芩 10 克　牡蛎 10 克

服药 4 剂，诸症即减；继服 30 剂，甲状腺肿大恢复正常，其他诸症俱失，复经同位素检查正常。

（2）慢性甲状腺炎，眼突，两侧甲状腺弥漫性肿大，咽喉发憋，头晕失眠，心烦易怒，脉濡缓。知其为气阴两虚，痰郁气结。予补气养阴，理气化痰而愈。

汪××，女，32 岁。

双侧甲状腺弥漫性肿大，咽喉部发憋，心烦气短，头晕失眠半年多。医诊甲状腺炎。先以西药治疗 2 个多月无明显效果，后以中药软坚散结之剂治疗 3 个多月仍然不见著效。审其甲状腺双侧弥漫性肿大，咽喉发憋，气短失眠，头晕心烦，舌苔白，脉濡缓。因思：脉濡缓者，气阴俱虚，痰气郁结耳。治宜补气养阴，理气化痰。处方：

黄芪 15 克　当归 6 克　党参 10 克　五味子 10 克　麦冬 10 克　竹茹 10 克　枳实 10 克　半夏 10 克　陈皮 10 克　茯苓 10 克　甘草 6 克　菖蒲 10 克　远志 10 克　生地 10 克

服药 6 剂后，咽喉发憋，心悸气短，头晕心烦等症俱减；继服 12 剂，咽喉发憋消失，甲状腺肿大消退大半；又服 30 剂，诸症消失而愈。

（3）甲状腺功能减退症，疲乏无力，行动迟缓，昏沉欲睡，记忆力减退，精神难于集中，畏寒怯冷，头晕耳鸣，面色萎黄，皮肤干燥，两眼乏神，舌苔白，脉沉细弦。知其气血阴阳俱不足，脾虚木乘。治予温中健脾，补气养血，大补阴阳，始瘳。

张××，女，35岁。

甲状腺功能亢进，经某院以放射性碘与他巴唑治疗后，虽然甲状腺功能亢进已经痊愈，但却出现终日疲乏无力，行动迟缓，昏沉欲睡，记忆力减退，精神难于集中，畏寒怯冷，头晕耳鸣。医诊甲状腺机能减退症。始用甲状腺素片治疗好转，但长期应用之后疗效渐不如前，为此又加用了一些补气养血药进行治疗，开始效可，但长期应用以后，效果又不显著。审其除上述诸症时轻时重已4年多之外，并见其面色萎黄，皮肤干燥，两眼乏神，舌苔薄白，手足厥冷，脉沉细弦。思之：脉沉细弦，面色萎黄者，乃气血俱虚也，然但予补气养血何故不效？又思：弦者，肝脉也，寒也，脾脉见弦乃脾虚木乘。综合脉证，乃阴阳气血俱不足，脾胃虚寒，木邪乘土所致也。因予健脾抑木，大补阴阳气血之剂。处方：

黄芪15克　肉桂10克　当归10克　川芎10克　生地10克白芍10克　人参10克　白术10克　茯苓10克　甘草10克　半夏10克　附子10克　麦冬10克　淡苁蓉10克　鹿茸1克　生姜3片　大枣5个

服药4剂之后，诸症似减；但服至20剂时效果仍不显著，嘱其去甲状腺素片，但服中药，5剂之后，诸症大减；继服2月，诸症全失。

（4）甲状腺囊肿如核桃大，吞咽不利，舌苔白，脉沉。知其肝郁气滞。予疏肝理气而愈。

杨××，男，55岁。

双侧甲状腺肿大4个多月。医诊甲状腺囊肿。因患者不愿手术，改由中医治疗。某医以理气化痰，软坚散结之中药治疗2个多月不效。审其甲状腺肿大如核桃，吞咽时有不利感，且偶尔隐

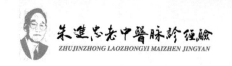
隐作痛，舌苔白，脉沉。思之：脉沉者，气郁也；颈部肿核者，痰结血瘀也。治以疏肝理气，化痰散结。处方：

柴胡10克　赤芍10克　枳壳10克　香橼10克　佛手10克
玫瑰花10克　代代花10克　玄参8克　连翘15克

服药4剂后，效果不著。反复思考：脉沉而不滑，乃无热之候，宜去清热泻火之品。处方：

柴胡10克　赤芍10克　枳壳10克　香橼10克　佛手10克
玫瑰花10克　代代花10克　玄参3克　连翘1克

服药2剂后，吞咽困难消失，肿块亦明显缩小；继服6剂，肿块消失，愈。

（5）甲状腺冷结节，脉弦滑而涩。知其寒痰凝结。予理气化痰，软坚散结而愈。

耿××，女，28岁。

右侧甲状腺肿大如核桃1年多。医诊甲状腺冷结节。审其除右侧甲状腺肿大且质较硬外，并见其舌苔薄白，脉弦滑而涩。因思：脉弦者，肝脉也；滑者，痰热也。合之于证，仍痰热互结，凝而为核所致也。治拟理气化痰，软坚散结。处方：

夏枯草30克　赤芍10克　橘叶10克　桔梗10克　昆布10克　海藻10克　黄药子6克　连翘10克　瓜蒌30克

上药连续服用30剂，寸效未见。再思其脉虽滑而兼涩。涩者，寒也，滞也。寒者当温，温可行散，于是在原方中加入了干姜6克、白芥子6克。服药4剂，肿块减小；继服16剂，肿块全部消失。

（6）尿崩症，烦渴多饮，多尿失眠，胃脘痞满，脉弦紧而数。知其为寒饮凝结，水津不化。予温阳健脾，利水化气而愈。

李××，男，50岁。

疲乏无力，烦渴多饮，多尿失眠。医诊尿崩症。前医先以西药治之不效，后又配合中药养阴生津、益气养阴等品治疗亦无效。审其除上症外，并见其胃脘痞满，舌苔黄白，脉弦紧而数。思之：脉弦紧者，寒也，饮也；紧数相兼，寒郁凝结饮邪不化也。合之于脉证，烦渴而尿却清长，必脾阳不足、水饮不化、津不上承所致。治宜温中健脾，化饮利水。处方：

附子 10 克　肉桂 10 克　党参 10 克　白术 10 克　干姜 10 克 甘草 10 克　泽泻 10 克　猪苓 10 克　茯苓 10 克

水煎，去滓，候冷，或放置冰箱中至冷，再服。

服药 4 剂之后，烦渴多饮、多尿明显好转，食欲、精神大见改善；继服 20 剂，诸症消失而愈。

（7）尿崩症，烦渴多饮，头晕乏力，心烦不安，纳呆食减，脉濡缓而沉。知其肝脾气郁，湿邪不化。予疏肝理气，除湿健脾而愈。

张××，女，40 岁。

烦渴多饮，纳呆尿多 2 年多。医诊肾性尿崩症。先予西药治疗不效，后又配合中药滋阴生津、补气养阴、养阴补肾之剂仍不效。审其烦渴多饮，虽饮很多水亦难解渴，有时甚至饮水至脘腹胀满仍然频频思饮，饮水不久即去厕溲尿，纳呆食减，头晕乏力，心烦不安，日渐消瘦，舌苔黄白而润，脉濡缓而沉。思之：脉沉者，气郁也；濡缓者，湿痰也。合之于证，知其乃湿痰不化，肝郁气滞之证也。拟用疏肝理气，除湿化痰，斡旋阴阳之法。处方：

柴胡 10 克　干姜 6 克　桂枝 9 克　花粉 15 克　黄芩 10 克 牡蛎 10 克　甘草 6 克　苍术 3 克

服药 2 剂，烦渴即减；继服上方 20 剂，烦渴多饮，心烦失眠，纳呆食减均明显减轻，精神倍增。唯夜间仍口咽干燥，且近

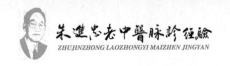
日来又发现咽中有异物阻塞感。思之：病情已久，气阴俱伤，但以除湿痰之邪则正气反伤。因拟补气养阴，理气化痰之方。处方：

黄芪15克　当归6克　人参10克　麦冬10克　五味子10克　竹茹10克　枳实10克　半夏10克　陈皮10克　茯苓10克　甘草10克　菖蒲10克　远志10克　生地10克

连续服药30剂，诸症消失，愈。

（8）席汉氏病，产后失血之后，全身疼痛，疲乏无力，纳呆食减，畏风怯寒，毛发脱落，皮肤干燥，月经闭止，脉弦细涩。知其心脾不足，气血阴阳亏损。予大补精血阴阳而愈。

张××，女，40岁。

产后大出血后6年多来，全身窜痛麻木，畏风恶寒，纳呆食减，毛发脱落，虽在酷暑之季犹须着棉衣棉裤，并严闭门窗，疲乏无力，自汗或盗汗。医诊席汉氏病。医先用西药治之不效，后又用中药补气养血、祛风散寒除湿等药物相配合亦效果不明显。细审其证，除上述症外，并见夏季手足心烦热，冬季反手足厥冷，面色萎黄，皮肤干燥，舌苔白，脉弦细涩。思之：脉细者，气血俱虚也；涩者，滞也，寒也；弦者，肝也，寒也。证见于脾，脉见于肝，此乃脾虚而木乘之象也。合之证脉，乃脾胃虚寒，木邪乘土，气血阴阳大衰之证。拟用健脾温中，补气养血。处方：

黄芪15克　当归10克　肉桂10克　川芎10克　生地10克　白芍10克　党参10克　白术10克　茯苓10克　甘草10克　附子10克　麦冬10克　半夏10克　肉苁蓉15克　生姜3片　大枣5个

服药2剂之后，精神、食欲好转，畏风恶寒、身痛稍减；继服上方30剂后，诸症大部消失，虽已至秋季犹可在户外活动；又服30剂，至春节期间，诸症全消，并开始参加一些家庭娱乐活动。

八、新陈代谢疾病

1. 历代医家案例

（1）神困食减，时多恐惧，失眠尿多，虚赢至极，脉带缓。知其阴阳大虚。予补气养血，培补阴阳而痊。

张景岳治周公，年逾四旬。因案牍积劳，神困食减，时多恐惧，自冬春达夏，通宵不寐者，半年有余，而上焦无渴，不嗜汤水，或有少饮，则沃而不行，然每夜必去溺二三升，莫知其所从来，且半皆如膏浊液，尪赢至极，自分必死。岂意诊之，脉犹带缓，肉亦未脱，知其胃气尚存，慰以无虑。乃用归脾汤去木香，及大补元煎之属。一以养阳，一以养阴，出入间用。至三百余剂，计人参二十斤，乃得痊愈。（选自《古今医案按》）

（2）尿色清长而多，腰膝软弱，纳呆食减，神疲色瘁，脉虚大无力。知其下元亏损。予温补下焦而愈。

孙东宿治一书办，年过五十。酒色无惮，忽患下消症。一日夜小便二十余度，清白而长，味且甜，少顷凝结如脂，色有油光。他医治半年不验。腰膝以下皆软弱，载身不起，饮食减半，神色大瘁。孙诊之，六部大而无力。《经》云：脉至而从，按之不鼓，诸阳皆然。法当温补下焦。以熟地六两为君，鹿角霜、山茱萸各四两，桑螵蛸、鹿角胶、人参、茯苓、枸杞、远志、菟丝、山药各三两为臣，益智仁一两为佐，桂、附各七钱为使，蜜丸，早、晚盐汤送四五钱。不终剂而愈。此证由下元不足，无气升腾于上，故渴而多饮，以饮多小便亦多也。今大补下元，使阳气充盛，熏蒸于上，则津生而渴止矣。（选自《古今医案按》）

（3）消谷善饥，动则气喘，脉数。知其乃火亢烁金，脂液内

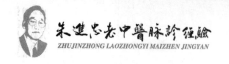

涸。予泻火益阴而效。

何，六旬外。脉数，消谷善饥，动则气喘，是脂液内涸，火亢烁金之候，经所谓壮火食气。固本丸加生白芍、炒知母。效。（选自《类证治裁》）

（4）渴饮消水，日夜无度，饮一溲一，嘈杂，脉沉迟。知其脏阴受病，热极反寒。予急滋化源，效。

朱，渴饮消水，日夜无度，自夏历冬。阅所服方，寒热互进，毫不一效。今饮一泄一，渴则饥嘈。明系肾阴竭于下，虚阳灼于上。脉转沉迟，沉为脏阴受病，迟则热极反有寒象也。思壮火销烁肾阴，肾液既涸，必饮水自救。症成下消，急滋化源，迟则难挽，仿易简地黄饮子加减。生地、熟地、人参、麦冬、石斛、花粉、阿胶、甘草。服之效。又令服六味丸加猪脊髓、龟胶、女贞子、杞子、五味，去泽泻、茯苓。得安。（选自《类证治裁》）

（5）口渴便数，脉左涩，右略数而不强，重取似大而稍有力，左稍沉略弱而不弦，然涩多于右，两尺不甚起。知其痰热内郁。予降火清金，抑肝补脾而安。

朱丹溪治徐兄，年四十岁。口干，小便数。春末得之夏来求治。诊其两手，左涩，右略数而不强，重取似大而稍有力，左稍沉略弱而不弦，然涩却多于右，喜两尺皆不甚起。此由饮食味浓生热，谓之痰热。禁其味浓。宜降火以清金，抑肝以补脾。用三消丸十粒，左金、阿魏丸各五粒，以姜汤吞下。一日六次。又以四物汤，加参、术、陈皮、生甘草、五味、麦冬，煎服，一日三次，与丸药间服。一二日自觉清快，小便减三之二，口亦不干。止渴未除，头晕眼花，坐则腰疼，遂以摩腰膏治腰疼，仍以四物汤加参、芪，减川芎，加牛膝、五味、炒柏皮、麦冬，煎饮调六一散服，反觉便多，遂去六一散，令仍服药丸而安。（选自《续

名医类案》)

2. 笔者临床案例

（1）烦渴，多饮，多尿，疲乏无力，脉滑数。知其心胃实火烁金。予清金泻火而愈。

朱××，男，60 岁。

烦渴、多饮、多尿 1 年多。医诊糖尿病。先予西药治疗而症减，但稍稍停药即症状又见加重，尿糖亦由（＋）增至（＋＋＋），加用中药养阴生津之剂后，病情反而不见改善。审其除烦渴喜饮，尿糖（＋＋＋＋），并见疲乏无力，舌苔黄燥，脉滑而数。思之：消渴有上、中、下消之别，此证脉滑数乃肺胃炽热，心火上炎也。治拟清金泻火。处方：

生石膏 60 克　黄连 10 克　黑豆 250 克

服药 20 剂后，诸症消失；又服 20 剂，愈。

（2）烦渴多饮，疲乏无力，心烦心悸，咽喉有异物阻塞感，脉濡缓。知其乃气阴俱虚，痰湿阻滞。予补气养阴，理气化痰而症减。

叶××，男，40 岁。

胆石症术后 1 年多来，经常感到疲乏无力，食欲不振。近 8 个多月以来，疲乏无力更加严重，并时时烦渴多饮，心烦失眠，腰腿疲困，经检查发现尿糖（＋＋＋＋），血糖 11.3mmol/L。诊为糖尿病。先服西药 3 个多月，症状不见改善，又配合养阴生津的中药 2 个多月，胃脘出现痞满不适，其他症状亦未好转。审其除上述诸症之外，并见胸脘痞满，疲乏思睡而又难于入睡，舌苔白，脉濡缓。思之：脉濡缓者，气阴两虚，痰湿郁滞耳。因拟补气养阴，理气化痰。处方：

黄芪 15 克　当归 6 克　人参 10 克　麦冬 10 克　五味子 10

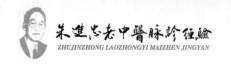
克　竹茹 10 克　枳实 10 克　半夏 10 克　茯苓 10 克　陈皮 10 克　甘草 10 克　菖蒲 10 克　远志 10 克　生地 10 克

服药 7 剂，口渴喜饮，心烦失眠，纳呆食减等症均好转；继服上药 14 剂，诸症大部消失，尿糖（－）；继服上药 2 个月，连续查尿糖 3 次均阴性。

（3）纳呆食减，恶心欲吐，下肢痿软时或疼痛麻木，口渴喜饮，饮多则吐，舌苔白，脉弦紧而数。知其饮邪交阻，气阴两伤。予化饮散结，益气养阴而症减。

郭××，男，57 岁。

口渴、多饮、多食，日渐消瘦 7 年多。医诊糖尿病。先以西药治疗半年多症状好转，尿糖亦由（＋＋＋＋）降至（＋＋），但出院后半年多即又复如前。继又加用中药养阴生津之剂治之，诸症又有所改善，但服至 1 个月时症状又复如初。其后如此反复 6 年余，或者单纯西药，或者单纯中药，或者中、西药合用，然而症状却不见改善，尿糖也一直维持在（＋＋＋）～（＋＋＋＋）之间。且近 1 年来，视力逐渐下降，特别是最近 4～5 个月以来，逐渐感到下肢行动不便，疼痛麻木。为此，又在某院住院半年多。诊为糖尿病、末梢神经炎、早期白内障、眼底出血。虽用胰岛素、降糖灵，中药养阴生津之剂治之，不但不见改善，反而日渐严重。最近 1 个月来，逐渐发现下肢不能活动，纳呆食减，恶心呕吐。又至某院住院检查治疗。诊为糖尿病、糖尿病酮症酸中毒、末梢神经炎、早期白内障、眼底出血。审视其证，除上述诸症之外，并见其口渴喜饮，饮水稍多即呕吐不止，舌苔黄白，脉弦紧而数。因思：脉弦紧者，寒也，结滞不化也；紧数并见者，寒热交结也。合之于证，乃寒饮结滞于中，而热反见于外。因拟化饮散结，补气养阴。处方：

防己 10 克　桂枝 10 克　人参 10 克　生石膏 18 克　茯苓 10 克　牡蛎 6 克

服药 3 剂之后，下肢麻木疼痛、疲软无力好转，食纳稍增，口渴改善；继服上药 20 剂，下肢麻木疼痛、疲软无力消失，恶心呕吐亦解；加玄参 10 克，又服 2 月，诸症消失。

（4）口渴多饮，神疲乏力，日渐消瘦，皮肤干燥，舌苔薄白，脉象弦紧。知其为寒饮蕴郁，津不上潮。予苦辛通降，化饮生津而症减。

张××，男，29 岁。

口渴多饮，疲乏无力，日渐消瘦 1 年多。医诊糖尿病。先以西药治疗半年多无明显效果，继又配合中药养阴生津之剂 4 个多月治之，仍然效果不著。医复予白虎加人参汤 4 剂，不但症状不减，反而出现胃脘痞满。细审其证，除口渴多饮，消食易饥之外，并见消瘦乏力，皮肤干燥，面色微赤，舌苔白，脉弦紧。思之：脉弦而紧者，寒也，结也。合之于证，知其乃寒饮结滞中焦，脾胃轮轴斡旋之能失职，津液不得上潮也。治拟化饮生津。处方：

防己 10 克　桂枝 10 克　人参 10 克　生石膏 12 克　茯苓 10 克　芒硝 3 克

服药 12 剂后，口渴多饮大减，精神倍增，体重增加 9 千克，尿糖亦由（＋＋＋＋）降至（＋）。

（5）糖尿病、糖尿病酮中毒，恶心呕吐，头晕头痛，心烦心悸，胃脘满痛，舌苔黄白而腻，脉弦紧而数。知其肝胃不和，寒积不化。予疏肝和胃，消积导滞而症减。

高××，男，25 岁。

糖尿病 2 年多，近 2 个多月来，突然出现频繁的呕吐，心烦心悸。医诊为糖尿病、糖尿病酮症酸中毒。住院 2 个多月，除应用降糖灵、胰岛素及其他纠正酮症酸中毒的西医措施外，并采用了养阴生津等中药进行治疗，然始终未见其效。细审其证，除频频恶心呕吐之外，并见头晕头痛，心烦心悸，胃脘满痛，拒按，舌苔黄白而腻，脉弦紧而数。因思：脉弦紧者，寒也，肝也；紧数相兼寒实相结之证也，且脘痛拒按亦系实证。因诊证为肝邪犯胃，寒饮积滞。为拟疏肝和胃，消积导滞。处方：

柴胡10克 半夏10克 人参10克 黄芩10克 干姜4克甘草6克 大枣4个 苍术15克 厚朴10克 陈皮10克 肉桂6克 大黄3克

服药2剂，呕吐大减，脘痛改善，食欲稍增；继服6剂后，呕吐全失，他症亦减八九。

九、神经系统疾病

1. 历代医家案例

（1）身体强硬，目瞪口呆，气喘不能吸入，六脉沉伏。知其中焦实而脾不能运。予理气通阳而愈。

一人身热至六七日，医用地黄汤，遂致身体强硬，六脉沉伏，目瞪口呆，气喘不能吸入。周慎斋曰："此能呼不能吸，病在中焦实也，中焦实，脾不运耳。"方用远志、白茯神各一钱，附子四分，去白广皮六钱，磁石、苏梗各一钱五分，沉香二分。一帖身和，六帖而安。盖脾者，为胃行其津液者也，脾不运则胃阳不行于肌肉，肌肉无阳，所以强耳，醒其脾则胃阳通而身和矣。（选自《古今医案按》）

（2）忽然昏仆，撒手遗尿，目上视，汗大出，喉如拽锯，呼吸甚微，脉大无伦次。知其阴虚而阳暴绝。急予人参、灸法而愈。

丹溪治浦江郑君，年近六旬。奉养膏粱，仲夏久患滞下，又犯房劳。一夕如厕，忽然昏仆，撒手遗尿，目上视，汗大出，喉如拽锯，呼吸甚微，其脉大而无伦次部位，可畏之甚。此阴虚而阳暴绝也。急令煎人参膏，且与灸气海穴。艾壮如小指，至十八壮，右手能动，又三壮，唇微动，参膏成，与一盏，至半夜后，尽三盏，眼能动；尽二斤，方能言而索粥。尽五斤而利止，十数斤而全安。（选自《古今医案按》）

（3）暴仆不知人，身僵直，口噤不语，喉如拽锯，水饮不能入，六脉浮大弦滑，右甚于左。知其为气虚外感风寒，痰浊内闭。予涌痰散寒，养血活血而瘳。

虞恒德治一妇，年五十七。身肥白，春初得中风，暴仆不知人事，身僵直，口噤不语，喉如拽锯，水饮不能入。六脉浮大弦滑，右甚于左。以藜芦末一钱，加麝香少许，灌入鼻窍，吐痰升许，始知人事，身体略能举动。急煎小续命汤倍麻黄，连进二服，覆以衣被，得汗渐苏醒，能转侧，但右手足不遂，语言謇涩。复以二陈汤加芎、归、芍药、羌、防等，合竹沥、姜汁，日进二三服。若三四日大便不利，则不能言语，即以东垣导滞丸或润肠丸微利之，则言语复正。如此调理，至六十余，得他病而卒。（选自《古今医案按》）

（4）头晕仆地，痰涎上壅，手足麻木，口干引饮，六脉洪数而虚。知其为气阴俱衰，痰浊内郁。予补气养阴，佐以化痰始愈。

秀才刘允功。形体魁伟，不慎酒色，因劳怒头晕仆地，痰涎上涌，手足麻痹，口干引饮，六脉洪数而虚。薛以为肾经亏损，不能纳气归源而头晕，不能摄水归源而为痰，阳气虚热而麻痹，虚火上炎而作渴。用补中益气合六味丸，治之而愈。其后或劳役，或入房，其病即作，用前药随愈。（选自《古今医案按》）

（5）胸胁胀痛，四肢不收，自汗如雨，小便自遗，大便不

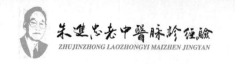

实，口噤目瞤，脉左三部洪数，关脉尤甚。知其肝经热甚，肝气郁滞。予泻火疏肝而愈。

有一妇人，先胸胁胀痛，后四肢不收，自汗如雨，小便自遗，大便不实，口噤目瞤，或以为中脏，甚忧。请薛立斋视之。曰：非也。若风既中脏，真气既脱，恶证既见，祸在反掌，安能延至十日。乃候其色，面目俱赤而或青。诊其脉，左三部洪数，惟关尤甚。乃知胸乳胀痛，肝经血虚，肝气痞塞也。四肢不收，肝经血虚，不能养筋也。自汗不止，肝经血热，津液妄泄也。小便自遗，肝经热甚，阴挺失职也。大便不实，肝木炽盛，克脾土也。遂用犀角散四剂，诸症顿减。又用加味逍遥散调理而安。（选自《古今医案按》）

（6）忽然晕倒，脉左关弦急，右关滑大而奊。知为元气不足，因怒食停。予补气而愈。

太史杨方壶夫人。忽然晕倒，医以中风之药治之，不效。迎李士材诊之：左关弦急，右关滑大而奊。本因元气不足，又因怒后食停，乃进理气消食药，得解黑粪数枚，急改用六君子加姜汁。服四剂而后晕止。更以人参五钱，芪、术、半夏各三钱，茯苓、归身各二钱，加减调理，两月即愈。此名虚中，亦兼食中。（选自《古今医案按》）

（7）身体热麻，股膝无力，饮食有汗，妄笑善饥，舌强难言，声嗄不鸣，脉左手洪大而有力。知其邪客经络所致。予补气养阴泻火而安。

一人年七旬。病体热麻，股膝无力，饮食有汗，妄喜笑善饥，痰涎不利，舌强难言，声嗄不鸣。李诊脉：左手洪大而有力，是邪热客于经络之中也。二臂外有数瘢，问其故？对以燃香所致。李曰：君病皆由此也，人身经脉，手之三阳，从手表上行于头，加以火邪，阳并于阳，势甚炽焉！故邪热妄行，流散于周身而为热麻；热伤元气，则沉重无力；热泄卫气则多汗；心火盛则妄喜笑；脾胃热则消谷善饥；肺金衰则声不鸣。仲景所谓因火为邪，焦骨伤筋，血难复也。《内经》云：热淫所胜，治以苦寒，佐以苦甘，以甘泻之，以酸收之。用黄柏、知母之苦寒为君，以泻火邪，壮筋骨，又肾欲坚，急食苦以坚之。黄芪、生甘草之甘寒，泻热补表；五味子酸，止汗补肺气之不足以为臣；炙草、当归之甘辛和血润燥；升、柴之苦平，行少阳阳明二经自地升天，以苦发之者也，以为佐，命其方曰清阳补气汤。又缪刺四肢，以泻诸阳之本，使十二经络相接而泄火邪，不旬日而愈。（选自《古今医案按》）

（8）手足麻痹，视一为二，精神困倦，寸口脉大，两尺独涩。知其为心肾不交，水泛为痰。予益气补肾而渐愈。

少宰蒋恬庵。手足麻痹，目中睹一成两。服补血药不应，改服脾药，精神困倦。李诊得寸口脉大，两尺独涩。此心肾不交，水泛为痰之故也。乃取地黄丸料作煎剂，倍用泽泻、茯苓，入青盐少许。凡六剂，而岐视遂收。仍兼进参、芪安神之剂。一月康复如常。（选自《古今医案按》）

（9）久坐腰痛，渐次痛延右脚、左脚、左右手，不能行动，右齿面亦痛苦，脉濡缓而弱，左脉较右脉小，或涩，尺脉尤弱。知其为气阴俱虚，相火妄动。予补气养阴，滋肾泻火而愈。

石山治一人，因久坐腰痛，渐次痛延右脚及左脚，又延及左右手，不能行动，或作风治而用药酒，或作血虚而用四物，一咽即痛；盖覆稍热，及用针砭痛甚；煎服熟地黄，或吞虎潜丸，又加右齿及面痛甚。季秋。汪诊之脉濡缓而弱，左脉比右较小，或涩，尺脉尤弱。曰：此痿证也。彼谓痿证不当痛。汪曰：诸痿皆

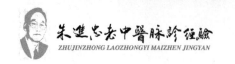

起于肺热，君善饮，则肺热可知。《经》云：治痿独取阳明。阳明者胃也，胃主四肢，岂特脚耶？痿兼湿重者，则筋缓而痿软，兼热多者，则筋急而作痛。因检橘泉传示之，始信痿亦有痛。又《经》云：酒客不喜甘，熟地味甘，而虎潜丸益之以蜜，则甘多助湿而动胃火，故右齿面痛也。遂以人参二钱，黄芪一钱五分，白术、茯苓、生地黄、麦门冬各一钱，归身八分，黄柏、知母各七分，甘草四分。煎服五帖，病除。彼遂弃药。季冬复病，仍服前方而愈。（选自《古今医案按》）

（10）痿废不用，脉有力，饮食正常。知其实热内蒸，心阳独亢。予攻下消积始愈。

李士材治太学朱修之。八年痿废，累治不效。李诊之，六脉有力，饮食如常，此实热内蒸，心阳独亢，证名脉痿。用承气汤下六七行，左足便能伸缩，再用大承气，又下十余行，手中可以持物。更用黄连、黄芩各一斤，酒蒸大黄八两，蜜丸，日服四钱，以人参汤送。一月之内，去积滞不可胜数，四肢皆能展舒。李曰：今积滞尽矣。煎三才膏十斤与之，服尽而应酬如故。（选自《古今医案按》）

2. 笔者临床案例

（1）周围性麻痹，肢体活动困难，全身软弱，气短乏力，口干咽燥，脉濡缓。知其气阴两虚为本，痰郁气结为标。予补气养阴，理气化痰而愈。

赵××，女，36岁。

5年多来，发作性四肢瘫痪软弱，汗多口渴，气短乏力。医诊周围性麻痹。发病伊始用氯化钾等西药治疗，1天即可完全恢复，但最近几个月以来，特别是最近3个多月以来，虽然西、中药都用了，但是全身肢体仍然软弱无力，活动困难，口干咽燥，咽喉不利，气短心烦。细审其证，每次发病之前，先是突然口渴多饮，汗多气短，肢体酸痛，不久出现咽喉发憋，疲乏无力，下肢行动困难，终至全身瘫痪，舌苔白，脉濡缓。思之：久病脉濡缓者，气阴两虚，痰郁气结也。治宜补气养阴，理气化痰。处方：

黄芪15克　当归6克　党参10克　麦冬10克　五味子10克　竹茹10克　枳实10克　半夏10克　茯苓10克　陈皮10克　甘草6克　菖蒲10克　远志10克　生地10克

服药6剂后，精神倍增，四肢活动较前有力，其他诸症亦减；继服6剂，诸症俱失。后以上方3日1剂调理3月，愈。

（2）周围性麻痹，四肢瘫痪，疲乏无力，汗多烦渴，脉弦大而数。知其乃气阴两虚，湿热内郁，升降失常。予补气养阴，燥湿清热，升清降浊，愈。

张××，男，23岁。

3年多来，发作性疲乏无力，四肢瘫痪。近1年来日渐加剧，几乎每月发作1次。曾前后在数个医院住院治疗，均诊为周围性麻痹。每次发病之初均先见口中烦渴多饮，自汗盗汗，肢体疼痛，继而感到全身特别疲乏无力，四肢瘫痪不能活动，甚至翻身都感到困难。这种情况开始的时候只要休息1天即可完全缓解，其后若遇这种情况只要输氯化钾亦可迎刃而解，但是最近1年以来，输氯化钾不如以前的效果迅速，为此曾请中医以补肾强筋壮骨治疗，但无明显作用。最近半个多月以来，虽然输氯化钾即好转，但一停药又复如初。细审其证，除烦渴汗多，疲乏无力，心悸不安，四肢瘫痪外，并见其舌苔薄白，脉弦大而数。因思：脉弦大者，气血两虚也；弦数者，湿热郁滞，清升浊降失职也。治拟补气养阴，燥湿清热，升清降浊。处方：

人参10克　甘草6克　黄芪15克　当归6克　麦冬10克

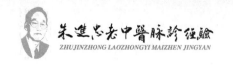

五味子 10 克　青皮 10 克　陈皮 10 克　神曲 10 克　黄柏 10 克
葛根 10 克　苍术 10 克　白术 10 克　升麻 10 克　泽泻 10 克

服药 4 剂后，精神倍增，口渴喜饮，汗出乏力消失，四肢活动正常；其后又间断服药近 200 剂，追访 7 年未见复发。

（3）正常血钾性周围性麻痹，每次运动后突然全身软弱，进而全身瘫痪，心烦失眠，脉濡稍滑。知其痰热郁结。予理气化痰清热而症减。

刘××，男，30 岁。

7～8 年来，在体育运动之后即突然感到全身软弱无力，进而四肢瘫痪不能翻身活动，数小时后才逐步缓解，1 天之后才逐步恢复正常。曾赴多个医院检查治疗，均诊为正常血钾性周围性麻痹。然虽经中、西药反复治疗，迄今未见明显效果，特别是近 1 年以来症状更加严重，常常稍劳即发。审其除疲乏无力，四肢瘫痪外，并见其心烦失眠，或失眠、嗜睡交替出现，气短口干，舌苔白，脉濡稍滑。因思：脉濡者，湿热蕴郁也；滑者，痰热也。合之于证，知其痰湿郁滞，郁而化热之证也。拟用理气化痰，清热除湿。处方：

柴胡 10 克　枳壳 10 克　半夏 10 克　瓜蒌 15 克　青皮 10 克
郁金 10 克　黄芩 10 克　甘草 6 克

服药 6 剂后，精神明显好转，瘫痪发作次数亦明显减少，然继服 15 剂之后，口干心烦，疲乏软弱发作次数又见增加，舌苔白，脉濡缓。因思：脉濡缓者，气阴俱虚，痰湿阻滞耳。治宜补气养阴，理气化痰。处方：

黄芪 15 克　当归 6 克　竹茹 10 克　枳实 10 克　半夏 10 克
陈皮 10 克　茯苓 10 克　甘草 6 克　菖蒲 10 克　远志 10 克　生地 10 克

服药 14 剂后，诸症大减；在服至第 8 剂时虽然曾因过度疲劳而极端软弱无力，但没有出现全身瘫痪，至服药达 30 剂时又出现全身瘫痪 1 次，时间 3 天半左右，服用上方不再有效。审其脉濡稍数，予甘露消毒丹 10 剂，愈。追访 10 年未见复发。

（4）原发性侧索硬化，两下肢僵硬，行路困难，走路时足尖着地，吞咽不利，言语不清，强笑强哭，舌苔白，脉濡缓。知其湿热伤筋，筋脉不利。予宣气通阳除湿而症减。

高××，女，33 岁。

2 年前的夏天在地中劳动时，突然感到两下肢僵硬，步行困难，其后日渐感到走路不稳，走路时足尖着地，时而摔倒，四肢日益发僵。医诊运动神经元疾病、原发性侧索硬化。医先以西药治疗 1 年多效果不著，继又配合中药养阴补肾之剂 1 年多仍不效。特别是最近半年多以来，不但四肢发僵，活动困难，而且日渐感到吞咽不利，说话时言语不清，经常出现强笑强哭的情绪变化。查其两下肢尚能屈伸，但不能迈步，两足瘫软，两上肢能上抬 10 度，两手指不能活动，言语不清，说话时强哭强笑，食欲不振，舌苔白，脉濡缓。综合脉证时令，诊为夏季感受风暑寒湿，气不宣降所致。治拟宣气通阳除湿。处方：

半夏 15 克　杏仁 10 克　薏苡仁 15 克　桂枝 10 克　厚朴 10 克　通草 10 克　五加皮 10 克

服药连续 14 剂之后，精神、食欲明显好转，两臂、两腿活动时较前有力，两腿可自由向前迈步，但走 20 步后即不能再抬腿走动，两臂可上抬 40 度，但手指、足趾仍不能屈伸，说话时言语也较前清楚，舌苔白，脉濡缓。处方：

半夏 10 克　厚朴 10 克　桂枝 10 克　通草 6 克　白蒺藜 6 克　薏苡仁 15 克　晚蚕砂 10 克

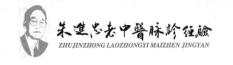
服药1年，愈。

（5）头晕头重，脑耳俱鸣，项强背困，健忘心烦，脉弦而紧。知其痰饮内郁，肝木失达，郁而化风。予疏肝解郁，化饮息风而愈。

刘××，男，36岁。

注射青霉素、链霉素后，10年来，头晕头重，脑耳俱鸣，项强背困。中西药反复治疗后，不但症状不见改善，反而日益加重，特别是改做财务工作以来，经常感到头晕脑胀，脑耳俱鸣，项强背困，心烦易怒，记忆和分析能力极差。有时刚刚看过的数字即忘记，有时正数着钱却忘记了数额多少，食欲日差，睡眠日减。审其所用之药除西药外，大多为补阴益气、养心安神之品。查其诸症，除上述者外，并见其舌苔黄白，脉象弦紧。因思：脉弦者，肝也；紧者，寒也，积也；弦紧并见者，饮邪内聚，肝木失达，郁而化热，郁而化风也。拟用小柴胡汤以疏肝，半夏散以祛痰化饮，龙骨、牡蛎以平肝安神息风，大黄配桂枝、生姜以破结。处方：

柴胡10克　半夏10克　人参10克　黄芩10克　生姜3片大枣5个　甘草6克　桂枝10克　茯苓15克　大黄3克　龙骨15克　牡蛎15克

服药3剂，诸症俱减；继服20剂，脑耳俱鸣及项强头晕消减七八。然其脉仍大，予补阴益气之剂调理而愈。

（6）梅尼埃病，头晕如坐舟船，时轻时重，严重时视物旋转，恶心呕吐，不敢睁眼，不敢翻身，有时甚至突然摔倒在地，脉虚大弦滑而数。知其气阴两虚，痰湿郁滞，清升浊降失职。予补气养阴，燥湿清热，升清降浊始安。

张××，女，29岁。

产后 3 年多以来，头晕时轻时重，严重时头晕如坐舟船，不敢睁眼，不敢翻身，视物旋转，恶心呕吐，轻减时亦头脑胀闷。为此曾在某院住院达半年之久，住院期间虽然症状有所减轻，但仍头晕胀闷不已。最近 1 年多来，以上症状又有所加重，除每天头晕脑胀之外，还有站立欲倒之感，甚至时而摔倒在地。细审其所服药物除西药外，并曾服用了大量化痰息风、养阴平肝、平肝潜阴、安神养心平肝的中药 400 余剂。细察其证，除上述者外，并见舌苔薄白，脉虚大弦滑数。因思：脉虚大弦者，气血俱虚也；滑数者，痰热郁结也。乃拟黄芪、当归以补血，生脉散以益气养阴，苍术、白术、青皮、陈皮、神曲、泽泻除湿化痰，调理肝脾，以助中焦轮轴之斡旋；黄柏、泽泻清热泻火，以降浊阴；升麻、葛根以升脾肝之清阳，破浊阴之蒙蔽。处方：

党参 10 克　甘草 6 克　黄芪 15 克　当归 6 克　麦冬 10 克五味子 10 克　青皮 10 克　陈皮 10 克　神曲 10 克　黄柏 10 克葛根 15 克　苍术 10 克　白术 10 克　升麻 10 克　泽泻 10 克

服药 3 剂之后，头晕脑胀的感觉大减，欲摔倒的感觉在 4 天之内仅有 1 次；继服 20 剂后，诸症大减，严重发作的情况几乎消失；又服 10 剂，头晕脑胀反而增重，并时见心烦心悸，再察其脉弦紧而数，知其寒饮郁内，肝木失达，予柴胡加龙骨牡蛎汤去铅丹法，10 剂，愈。

（7）梅尼埃病，头晕目眩阵发性加剧，发时头晕恶心，自身及周围景物颠倒，听力下降，失眠心烦，脉濡缓，右脉大于左脉。知其气阴两虚为本，痰郁气结为标。予补气养阴，理气化痰而愈。

张××，男，55 岁。

5 年前，因过度劳累突然发现头晕目眩，天旋地转，不敢睁眼，不敢翻身，稍一活动即恶心呕吐不止，急至某院住院治疗。

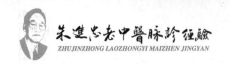

诊为梅尼埃病。住院半年之后，虽然天旋地转的症状已消失，但头晕耳鸣一直不见改善。后又改请中医治疗，有云阴虚阳亢予镇肝熄风汤者，有云风痰上扰予半夏天麻白术汤者，有云肝肾阴虚予杞菊地黄丸者，前后服药近千剂然而始终不见大效，并且日渐听力下降，脑鸣耳鸣不止。细审其证，除上述诸症之外，并见失眠心烦，疲乏无力，左耳听力已基本丧失，右耳听力亦明显下降，舌苔薄白，脉濡缓，右脉大于左脉。因思：脉濡缓者，气阴俱虚，痰郁气结耳。治拟补气养阴，理气化痰。处方：

黄芪15克　当归6克　人参10克　麦冬10克　五味子10克　竹茹10克　枳实10克　半夏10克　陈皮10克　茯苓10克甘草10克　菖蒲10克　远志10克　生地10克

服药3剂，诸症均减；服药至20剂后，头晕恶心消减近80％，耳鸣、耳聋明显改善，其中左耳已能听见说话的声音，右耳听力已恢复正常。但继服7剂之后，非但诸症不再继续改善，反见心烦乏力有所加剧。再审其脉右大弦紧，左脉弦紧稍滑。思之：弦紧之脉者，乃肝郁气结，痰湿不化也；滑者，痰热也；右脉大于左脉者，气阴俱虚也。合而论之，乃气阴两虚，痰湿郁滞，清升浊降失职也。因拟补气养阴，燥湿清热，升清降浊。处方：

党参10克　甘草6克　黄芪15克　当归6克　麦冬10克五味子10克　青皮10克　陈皮10克　神曲10克黄柏10克　葛根15克　苍术15克　白术10克　升麻10克　泽泻10克

服药12剂后，耳鸣、耳聋消失，精神食欲恢复正常，惟偶尔仍见失眠，头晕，舌苔白，脉濡缓。再予补气养阴，理气化痰之剂10剂，愈。

（8）梅尼埃病，头晕耳鸣，心烦失眠，恶心欲吐，脉弦紧。

知其肝郁气结，寒饮内郁，升降失职。予疏肝化饮，升清降浊而解。

何××，女，56 岁。

梅尼埃病 4 年多。医先用西药治疗 2 年多无效，后又用中药滋阴平肝、养心安神、化痰息风等剂治疗 2 年多仍不效。细审其证，除头晕恶心、耳聋耳鸣之外，并见心烦心悸，胸满纳差，舌苔薄白，脉弦紧。因思：脉弦者，肝脉也；紧脉者，寒也；弦紧并见者，寒饮结滞也。合之于证，乃肝郁气结，寒饮内郁，清升浊降失职耳。因作疏肝解郁，化饮散结，升清降浊。处方：

柴胡 10 克　半夏 10 克　人参 10 克　黄芩 10 克　生姜 3 片大枣 5 个　甘草 10 克　桂枝 10 克　茯苓 15 克　熟大黄 3 克　龙骨 15 克　牡蛎 15 克

服药 3 剂，诸症即减；继服 30 剂，诸症消失，愈。

（9）梅尼埃病，头晕头胀，恶心呕吐，耳鸣耳聋，失眠健忘，脉虚大尺脉尤甚。知其脾肾不足，气阴俱虚，清升浊降失职。予补中益气、健脾益肾而安。

何××，男，49 岁。

头晕头胀，阵发性加剧，发作时伴恶心呕吐 1 年多。西医诊内耳性眩晕病。先以西药治疗 5 个多月无明显效果，后以中药平肝息风、养阴平肝、化痰息风等方近 200 余剂仍不见明显改善。审其除经常头晕脑胀、恶心呕吐外，并时时两耳鸣响，听力明显下降，失眠有时整夜难于入睡，脉虚大尺脉尤甚。因思：尺脉者，肾也，尺脉大于关寸者，乃肾之不足也；虚大者，气阴两虚也。合之于证，乃脾肾不足，气阴两虚，清阳失升也。因拟补中益气，健脾益肾。处方：

黄芪 15 克　白术 10 克　人参 10 克　当归 10 克　陈皮 10 克

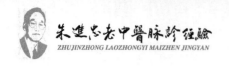
甘草 10 克　升麻 10 克　柴胡 10 克　生地 15 克　山药 10 克　五味子 10 克　茯苓 10 克　泽泻 10 克　丹皮 10 克

服药 2 剂后，由头晕不敢坐、立、行走转为能够自由地站、坐，并可行走数百米；继服 50 剂，诸症俱失而愈。

（10）梅尼埃病，眩晕时轻时重，耳鸣耳聋，不敢睁眼，每日由他人搀扶才能走路，面色青黄秽暗，脉濡缓。知其乃痰火化风。予化痰息风而症减。

章××，男，59 岁。

眩晕阵发性加剧 3 年多。医诊内耳眩晕病。为此前后住院近 2 年，虽然有时症状有所改善，但未根治。特别是近 7～8 个月以来，除每天都感到疲乏无力，头晕脑胀外，几乎每 2～3 天即眩晕大发作 1 次，发作之时除头晕不敢活动外，并感自身及周围景物颠倒旋转，恶心呕吐，发作 1 次听力下降严重一些。最近 1 个月来，即使不大发病也不能自主的走路，因此每走一步都得别人搀扶，整天感到疲乏无力，纳食乏力，面色青黄秽暗如烟尘涂脸状，舌苔黄白，脉濡缓。因思：湿热郁滞面见秽暗而黄，脉见濡缓。再合之于舌，必为湿热郁滞、痰火化风所致。因拟化痰除湿，清热息风。处方：

石决明 15 克　菊花 9 克　防风 4 克　薄荷 3 克　钩藤 10 克
半夏 10 克　陈皮 10 克　茯苓 10 克　甘草 6 克
生白术 10 克　玉竹 6 克　黄芩 10 克

服药 1 剂之后，诸症大减；又服 5 剂，眩晕竟减七八；又服 6 剂，诸症全失。1 个月后，前症又复发，但较前症状稍轻，患者又自动服上药 3 剂，不效。再审其脉弦而稍紧。因思：弦者，肝也；紧者，寒也。乃予温阳化饮降冲。处方：

茯苓 10 克　泽泻 10 克　白术 10 克　桂枝 10 克　生姜 3 片

酒黄芩 4 克　薄荷 1 克　防风 3 克

服药 1 剂，诸症全失。再以上方 5 日 1 剂服之，共服 2 月而安。

（11）昼夜咬牙不断，睡后稍减，头晕头胀，纳呆食减，胸脘满痛，脉象弦紧。知其肝郁化风，脾湿阻滞。予疏肝息风，化痰和胃，愈。

和××，女，59 岁。

胃脘胀满，嗳气频作 3 年多。医诊慢性胃炎。近 1 年多来，经常感到头晕脑胀，失眠心烦，胸满背痛，并不断地咬牙。近半年来，食纳锐减，每日仅能吃饮 100 克左右，经常因咬牙而影响咀嚼。细审其证，啮齿不止，格格有声，烦躁易怒，胃脘胀满，胸背胀痛，头晕头胀，神疲纳呆，口苦咽干，消瘦乏力，走路时必须由两人搀扶才能行走，舌苔黄白厚腻，脉弦紧。综合脉证，知其病证复杂，难于下手。又思仲景、丹溪在复杂证候的分析上尤重脉象，东垣在治疗上尤重升降之机。治疗时宜先脾胃，后再顾其他。处方：

柴胡 10 克　半夏 10 克　人参 10 克　黄芩 10 克　生姜 3 片大枣 5 枚　甘草 6 克　苍术 10 克　厚朴 10 克　陈皮 10 克　桂枝 10 克　茯苓 10 克

服药 6 剂之后，胸脘胀痛好转，食欲增加，每日可进食 250 克左右。但啮齿仍连续不断，且心烦失眠难于着枕。审其脉仍弦紧。因思：弦紧之脉见于胃脘之疾者，当为肝胃不和。疏肝和胃之剂用之，虽胸脘之症已减，然啮齿仍不得减，必郁而化风所致也。因拟疏肝和胃，化饮息风。处方：

柴胡 10 克　半夏 10 克　人参 10 克　甘草 10 克　生姜 3 片大枣 5 个　黄芩 10 克　桂枝 10 克　茯苓 15 克　大黄 3 克　龙骨

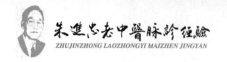

15 克　牡蛎 15 克

服药 4 剂之后，啮齿减少，入睡之后已不咬牙，然食欲较前又差，因思：乃上方和胃之力不足所致。因予柴平汤加减与上方交替服之。2 个月后，诸症消失而愈。

（12）蛛网膜下腔出血，右侧偏瘫，舌謇语涩，口眼㖞斜，脉弦紧而数滑。知其风寒外客，痰热内阻。予清热化痰，疏风散寒而安。

赵××，男，59 岁。

在 1 年多以前的一次讲课过程中，突然感到全身不适，说话困难，赶紧走下课堂，即发现半身活动不能。急至某院住院治疗，1 小时后即发现神志不清，右侧半身瘫痪。治疗 2 周以后，神志逐渐清醒，但右半身仍然瘫痪，口眼㖞斜，舌謇语涩。又配合中药、针灸进行治疗约 5 个月，诸症明显改善。但口眼㖞斜、言謇语涩之状不见改善，伸舌依然偏歪，饮水时即呛咳而出，右半身依然僵硬不适。细审其证，除上述者外，并见舌苔黄白厚腻，脉弦紧滑数。因思：脉弦紧者，风寒客表也；滑者，痰也；数者，热也。合之于证，知其乃风寒郁表，痰热内郁，入于血络之证。治拟疏风散寒，化痰清热，佐以活络。处方：

黄柏 10 克　苍术 10 克　南星 10 克　桂枝 10 克　防己 10 克威灵仙 10 克　桃仁 10 克　红花 10 克　龙胆草 10 克　羌活 10 克白芷 10 克　川芎 10 克　神曲 10 克

服药 4 剂后，口眼㖞斜消失，说话较前爽利，上下肢活动亦较前灵活；继服 40 剂，愈。

（13）脑血栓形成，神昏偏瘫，口眼㖞斜，大便秘结，舌苔黄燥，脉沉滑数。知其阳明腑实，痰火扰心。予通腑泄热，化痰开窍而神清。

吴××，男，60 岁。

4 天来，患者神志昏迷，口眼㖞斜，左半身不遂。医诊脑血栓形成。医除每日予西药治疗外，并每日鼻饲安宫牛黄丸 3 丸，然其效果仍然不够明显。审其除上述诸症之外，并见其大便秘结，5 日未行，脘腹胀满，舌苔黄燥，脉沉滑数。因思：脉沉者，气郁也；滑者，阳明实热也，痰热也。合之于证，知其乃阳明腑实，痰火扰心，心窍蒙蔽。治拟通腑泄热，开窍化痰。处方：

大黄 10 克　枳实 10 克　厚朴 10 克　安宫牛黄丸 2 丸（分 2 次服）

服药仅 1 剂，大便得通，神微清；继服 1 剂，神志全清。

（14）脑血栓形成，神志昏迷，痰涎壅盛，脉沉缓而稍滑。知其乃气郁痰滞。予疏肝理气，化痰开窍而神转清。

析××，男，68 岁。

1 个多月前睡眠过程中突然出现神志昏迷。医诊脑血栓形成。先用西药治疗 2 周不效，后又配合中药安宫牛黄丸治疗 10 天亦未出现效果，又以苏合香丸治疗 3 天亦不效。细审其证，除神志昏迷之外，并见其病发于生气之后，痰涎壅盛，舌苔白腻，脉沉缓稍滑。因思：脉沉者，气郁也；滑者，痰热也。合之于证，知其乃肝郁气滞，痰浊蒙蔽。治拟疏肝理气，化痰开窍。处方：

柴胡 10 克　枳实 10 克　桔梗 10 克　陈皮 10 克　青皮 10 克郁金 10 克　赤芍 10 克　杏仁 10 克　菖蒲 10 克　栀子 10 克　苏叶 6 克　瓜蒌 15 克　生姜 4 片　苏合香丸 2 丸（另冲服）

服药 1 剂后，神志略清；继服 4 剂，神志清醒。

（15）脑血栓形成，神志昏迷，口张目合，鼻鼾，二便自遗，肢体软瘫，脉虚大弦滑。知其为气阴俱脱，痰热蒙蔽。予补阴益气，化痰开窍而神清。

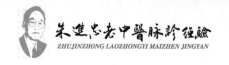

童××，男，70岁。

神昏不语3个多月。医诊脑血栓形成。先以西药治疗10天无效，后又配中药安宫牛黄丸、至宝丹治疗2个多月仍无效。细审其证，除神志昏迷不省人事之外，并见目合口张，鼻鼾，二便自遗，肢体软瘫，舌苔黄白厚腻，脉虚大弦滑。因思：脉虚大者，气阴俱虚也；弦滑者，痰热蒙蔽心窍也。合之于证，乃气阴俱虚，痰热蒙蔽心窍也。治拟补气养阴，化痰开窍。处方：

黄芪15克　当归10克　人参10克　麦冬10克　五味子10克　竹茹10克　枳实10克　半夏10克　陈皮10克　茯苓10克　甘草10克　菖蒲10克　远志10克　知母10克

并嘱除支持疗法外，停用任何治疗药物。

连续服用15剂后，神志渐渐清楚，有时睁开双眼，有时示意陪视人员接大小便。此时某医嫌其效果缓慢，加入安宫牛黄丸，每日2丸。2日后，神志更加不清，且大便转为稀溏。再邀余会诊。云："正气大衰，不可过用祛邪之剂，以防正气大伤。"嘱其去安宫牛黄丸，继服15剂，神志全清。

（16）脑出血，神昏，左侧偏瘫，面赤如妆，鼻鼾，尿失禁，汗多，舌质红绛无苔，脉虚大而数。知其阴液将脱，虚阳上扰。予滋阴敛阳固脱，神志转清。

李××，男，78岁。

3个月前在一次开会发言的过程中，突然昏仆不省人事。医诊脑出血。先以西药抢救7~8天不见效果，后又配合中药清热化痰开窍、平肝息风之剂治之，诸症未减。细审其证，除神志昏迷之外，并见左侧偏瘫，面赤如妆，鼻鼾，遗尿，汗出，舌质红绛无苔，脉虚大而数，知其阴液将脱，虚阳上扰。治拟滋阴敛阳固脱。处方：

龟板30克 鳖甲15克 牡蛎15克 甘草10克 白芍15克 五味子12克 阿胶10克（烊化） 生地15克

服药2剂之后，神志稍清，汗减；继服上药30剂，神志全清，偏瘫失语亦减。

（17）脑血栓形成，语言全失，口涎不断从口角流出，舌苔白呈水滑状，脉沉细弦涩。知其风寒入于心脾，寒痰阻于心脉。予祛风散寒，化痰开窍正舌，始愈。

耿××，男，55岁。

自脑血栓形成1年多以来，经过中、西医治疗后，虽然神志已经正常，偏瘫已基本恢复，但时至今日仍然说话不能，口涎甚多，有时不自主地从口角流出。细审其证，除言语不能、口角不断流涎外，并见其口涎满口，经常刚刚吐出即又口涎满口，舌苔白，上罩水滑状涎水，脉沉细弦涩。因思：脉沉细弦涩者，寒也。合之于证，乃风寒入于心脾，寒痰阻于心脉。治拟祛风散寒，化痰开窍正舌。处方：

羌活3克 竹沥15克（冲） 生姜10克 天麻10克 附子10克 肉桂10克 茯苓10克 南星10克 全蝎6克 菖蒲10克 远志10克

针：通里 哑门 大陵

服药10剂之后，开始能说出一些简单的词语，如"痛快""教员""校长"等，但因记忆力仍然很差，经常出现目见其物不能命名的现象；又服上方40剂，说话基本恢复正常。

（18）脑出血后遗症，失语，舌绛无苔，脉虚大而数。知其乃心肾阴虚，肺破难鸣。予滋阴润肺，养心益肾而失语消失。

李××，男，77岁。

脑出血后半年多以来，经过中、西医治疗后虽然神志已经清

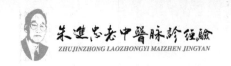

楚，偏瘫已大部恢复，但时至今日仍然不能说话，舌质红绛无苔，脉虚大而数。因思：脉虚大而数者，气阴俱虚也。合之于证，知其乃心肾阴虚、金破难鸣所致。治拟滋阴润肺，养心益肾。处方：

龟板60克　鳖甲30克　牡蛎15克　甘草10克　白芍15克生地15克　麦冬15克　阿胶10克（烊化）　玄参10克　五味子10克

针：哑门　通里　涌泉

连续服药70剂，说话逐渐恢复正常。

（19）脑血栓形成后遗症，失语，舌苔黄白厚腻，脉虚大弦滑。知其为气阴俱虚，痰阻心窍。予补气养阴，化痰开窍始愈。

葛××，男，69岁。

脑血栓形成半年多。虽然经过治疗昏迷已解，偏瘫亦大部恢复，但直至今天仍然不能说话。审其除上症之外，并见舌苔黄白厚腻，脉虚大弦滑。因思：脉虚大者，气阴两虚也；弦滑者，痰热也。合之于证，知其乃气阴两虚为本，痰郁气结为标。拟用补气养阴以培本，理气化痰以治标。处方：

黄芪15克　当归10克　麦冬10克　党参10克　五味子10克　竹茹10克　枳实10克　半夏10克　陈皮10克　茯苓10克甘草10克　菖蒲10克　远志10克　玄参10克

针：哑门　涌泉　通里

服药70剂，言语逐渐恢复正常。

（20）三叉神经痛，左侧上牙、太阳穴阵发性灼痛，每遇劳累而加剧，脉虚大而弦。知其气阴俱虚。予补气养阴始减。

郜××，男，49岁。

20多年来，左侧上下牙痛，遇冷、遇劳时加重。医者初认为牙痛，实行拔牙术，现已将上下左侧门齿、犬齿、臼齿全部拔掉，但疼痛仍然不见改善。其后又请神经内科进行治疗，诊为三叉神经痛。先以西药进行治疗能暂时止痛，但近4年多来，虽遍用中、西药物均无效果。审其除左侧上下牙龈、面颊、太阳穴阵发性灼痛剧烈发作之外，并见其心烦不安，口干口渴，纳呆食减，舌苔白，脉虚大而弦。因思：脉虚大而弦者，气阴俱虚，清升浊降失职。治拟补气养阴，升清降浊。处方：

人参10克 甘草6克 黄芪15克 当归6克 麦冬10克 五味子10克 青皮10克 陈皮10克 神曲10克 黄柏10克 葛根15克 苍术15克 白术10克 升麻10克 泽泻10克

服药3剂后，疼痛大减；继服20剂，竟然疼痛消失而愈。

（21）左侧面颊、牙龈、太阳穴疼痛，阵发性加剧，脉浮紧。知其风寒外客。予疏风散寒而愈。

耿××，女，29岁。

左侧上下牙疼痛，阵发性加剧。医始以治疗牙痛的药物治之，不效，后又请某内科医师诊治。诊为三叉神经痛。始以西药治之能暂时止痛，但1个多月之后，效果日渐减低，又请某医以中药滋阴清热、清泻胃火等剂治之1个多月，效果仍然不够明显。审其除上下牙痛阵发性加剧3个多月外，并见其脉浮紧，舌苔薄白。思之：脉浮紧者，风寒外客也。治宜疏风散寒。处方：

蝉蜕10克 僵蚕10克 川芎10克 荆芥10克 防风10克 细辛3克 白芷10克 薄荷6克 甘草6克 羌活10克

服药1剂后，疼痛即突然大减；继服4剂，疼痛消失而愈。

（22）右侧牙、眼眶、太阳穴疼痛，说话或劳累均可使疼痛加剧，脉弦紧而数。知其为肝郁气结，寒饮内伏，上热下寒。予疏肝化饮，清上温下果愈。

丁××，男，58岁。

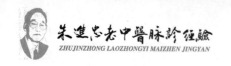

8年来，右侧上牙、眼眶、太阳穴阵发性灼痛。医诊三叉神经痛。始用西药治疗有效，但继续应用以后则无明显效果，改用中药，特别是如蜈蚣、全蝎虫类药治疗后，有3个多月没有发生疼痛，但3个月以后又出现剧烈疼痛，其后日渐频繁。近3年多以来，洗脸、刷牙、进食、剃须、打呵欠、说话、微风吹拂、触碰面部，特别是讲课时往往疼痛尤其剧烈，或如刀割，或火灼，难以忍受。审其除以上诸症之外，并见舌苔薄白，脉弦紧而数。因思：脉弦紧而数者，乃肝郁气结，寒饮内伏，上热下寒也。治拟疏肝化饮，清上温下。处方：

柴胡 10 克　半夏 10 克　黄芩 10 克　白糖参 10 克　生姜 3 片　大枣 5 个　甘草 6 克　桂枝 10 克　熟大黄 3 克　龙骨 15 克　牡蛎 15 克　茯苓 15 克

服药 6 剂之后，疼痛大减，仅在讲课时疼痛发作，其他时间不疼痛；继服 12 剂，疼痛消，但局部有发紧发麻的感觉；又服 32 剂，愈。

（23）面部、颈部肌肉抽搐痉挛，睁眼、张口、发音困难，气短，始见脉弦紧而予柴胡加龙骨牡蛎汤，继因脉濡而予加减十味温胆汤，又因脉弦紧复予柴胡加龙骨牡蛎汤，愈。

郝××，男，45 岁。

1 年多以前，突然感到两眼肌肉发紧不能随意睁眼，医予镇静药治疗 1 周后，非但症状不减，反而日渐加重，不但由于两眼的肌肉痉挛抽搐难以随意睁眼，而且发现两侧颊部、咽喉的肌肉发紧，不能随意张口、发音、吞咽，并自觉阵发性的呼吸困难，1 个多月以后，更发觉整个颈项发紧发硬不能随意扭转头颈。乃转请某医配合针灸、中药进行治疗，半年之后，诸症不但未减，反见日渐严重，除上症之外，更发现两臂发僵发紧不能随意运动。

特别是近 3 个多月以来，日渐感到呼吸困难，吞咽不利。审其诸症，除上述者外，并见时而烦躁不安，头晕失眠，舌苔白，脉弦紧而数。再察其所用诸药，除西药、针灸之外，中药大都为平肝息风之品。思之：弦脉者，肝脉也；紧脉者，寒脉也；数脉者，热脉也。弦、紧、数脉相兼者，寒、饮、气滞胶结不化，郁而化风也。因拟疏肝化饮，平肝理筋。处方：

柴胡 10 克　半夏 10 克　党参 10 克　黄芩 10 克　甘草 6 克　生姜 3 片　大枣 5 个　桂枝 10 克　茯苓 15 克　熟大黄 3 克　龙骨 15 克　牡蛎 15 克

服药 4 剂之后，面部肌肉紧僵的状况好转，呼吸困难、吞咽困难的情况稍有改善；继服 2 剂后诸症似又加重。审其两脉濡缓，舌苔薄白。思之：脉濡缓者，气阴两虚，痰郁气结之脉也。治宜补气养阴，理气化痰。处方：

黄芪 15 克　当归 6 克　党参 19 克　麦冬 10 克　五味子 10 克　竹茹 10 克　枳实 10 克　半夏 10 克　陈皮 10 克　茯苓 10 克　甘草 10 克　菖蒲 10 克　远志 10 克　生地 10 克

服药 4 剂后，呼吸、吞咽、发音均较前畅利；又服 2 剂，诸症不再改善，而且面部、颈部肌肉发紧发僵的感觉还有些加重。再细审其脉见弦紧而涩。因思：弦紧之脉者，肝郁气结、寒饮内郁也；涩脉者，寒滞也。治宜疏肝化饮，温经平肝。

柴胡 10 克　半夏 10 克　黄芩 10 克　党参 10 克　甘草 10 克　生姜 3 片　大枣 5 个　桂枝 10 克　茯苓 15 克　熟大黄 3 克　龙骨 15 克　牡蛎 15 克　白术 10 克

服药 8 剂后，面、咽喉、颈、两眼周围发紧发僵的情况明显改善，有时竟 1～2 小时不紧不僵不抽；又服 2 剂，诸症非但不减，而且又有所加重。再察其脉濡缓，舌苔薄白。思之：脉濡缓

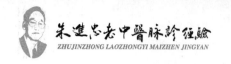

者，气阴两虚、痰郁气结也。治宜养阴益气，理气化痰。处方：

黄芪 15 克　当归 6 克　党参 10 克　麦冬 10 克　五味子 10 克　竹茹 10 克　枳实 10 克　半夏 10 克　陈皮 10 克　茯苓 10 克 甘草 10 克　菖蒲 10 克　远志 10 克　生地 10 克

其后但见脉濡缓予补气养阴、理气化痰之剂，但见弦紧予疏肝化饮、平肝理筋之剂。前后治疗 3 个月，服药达 87 剂，愈。

（24）头紧，脸僵，头晕颈抽，心烦失眠，脉滑数而弦。知其痰火郁结。予理气疏肝，化痰泻火，始愈。

和××，男，60 岁。

2 年多以前，在与别人谈话的时候，突然感到心烦意乱，头面肌肉发僵发紧。某医诊为神经官能症。予镇静药多种达数个月。除感到两眼发困之外，别无他效。又请中医针灸、按摩治疗 3 个多月，诸症仍不见减。不得已，复求西医、中医合作治疗，不但不见效果，反而日渐加重。特别是最近 5 个多月以来，头、脸、颈、项一直发紧发僵甚则抽搐，经常感到头脑烦乱不安，失眠健忘，两耳鸣响，听力下降，有时呼吸、发音、吞咽、睁眼、张嘴均感困难。细审其证，除上述者外，并经常感到两手、两臂发僵，舌苔白，脉弦紧而数。思之：脉弦紧而数者，肝郁气结，寒饮内郁，郁而化风也。治宜疏肝解郁，化饮息风。处方：

柴胡 10 克　半夏 10 克　黄芩 10 克　人参 10 克　甘草 10 克 生姜 3 片　大枣 7 个　桂枝 10 克　茯苓 15 克　熟大黄 3 克　龙骨 15 克　牡蛎 15 克

服药 10 剂后，诸症不见进退。再审其脉虚大弦紧。因思：虚大弦紧之脉者，乃气阴两虚，湿热不化，清升浊降失职耳。治予补气养阴，燥湿清热，升清降浊。处方：

人参 10 克　甘草 6 克　黄芪 15 克　当归 6 克　麦冬 10 克

五味子10克　青皮10克　陈皮10克　神曲10克　黄柏10克
葛根15克　苍术15克　白术10克　升麻10克　泽泻10克

服药10剂，除精神好转外，余症如前。查其脉弦滑而数。因思：脉滑数者，痰热也；弦者，肝脉也。治宜化痰泻火，疏肝解郁。处方：

柴胡10克　半夏10克　竹茹10克　枳实10克　滑石15克
竹叶10克　龙胆草10克　黄芩10克　夜交藤30克

服药6剂之后，诸症大减；继服20剂，诸症消失而愈。

(25) 口眼㖞斜，水食均由口角流出，脉浮弦紧而数。知其风寒客表，郁而化热。予疏风散寒兼清里热而愈。

苗××，男，54岁。

左侧口眼㖞斜3个多月。医诊面神经炎。先用西药、理疗治疗1个多月不效，后又用针刺、中药牵正散等治疗1个多月亦效果不著。审其除左侧口眼㖞斜，左眼不能闭合，口不能鼓气，喝水、吃饭均经常漏出外，并见舌苔薄白，脉浮弦紧而数。因思：脉浮紧而弦者，风寒客表也；数者，热也。数紧相合乃寒郁化热也。证属风寒客表，郁而化热。治宜疏风散寒兼清里热。处方：

僵蚕10克　蝉蜕10克　菊花10克　川芎10克　荆芥10克
防风10克　细辛4克　白芷10克　薄荷6克　甘草6克　羌活10克

服药1剂，左侧口眼㖞斜情况明显好转；继服3剂，愈。

(26) 口眼㖞斜，口苦而干，脉弦而滑，寸脉尤甚。知其为痰火内扰，外受风寒。予化痰泻火，祛风散寒而愈。

何××，男，40岁。

右侧口眼㖞斜2个多月。医诊面神经炎。先用针灸、西药等治疗不效，后又用中药牵正散、乌药顺气汤治疗亦不著。审其除

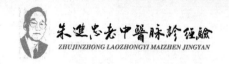

口眼㖞斜之外，并见口苦口干，脉弦滑，寸脉尤甚。思之：脉滑者，痰火也；弦者，寒也。合之于证，乃痰火内扰，外感风寒也。拟用化痰泻火，祛风散寒。处方：

　　黄柏10克　苍术10克　南星10克　桂枝10克　防己10克　威灵仙10克　桃仁10克　红花10克　龙胆草10克　羌活10克　白芷10克　川芎10克　神曲10克

　　服药4剂后，口眼㖞斜明显好转，眼、口均可闭合。再审脉弦大紧数。思之：脉弦大紧数者，气阴俱虚也。拟用补气养阴之剂。处方：

　　党参10克　甘草6克　黄芪15克　当归6克　麦冬10克　五味子10克　青皮10克　陈皮10克　神曲10克　黄柏10克　葛根15克　苍术15克　白术10克　升麻10克　泽泻10克

　　服药6剂，愈。

　　(27) 右侧口眼㖞斜，头晕头痛，舌苔薄白，脉细弦。知其血虚络脉失养，风邪内动。予养血活血，息风通络，愈。

　　郑××，女，39岁。

　　右侧口眼㖞斜3年多。医诊面神经麻痹。先予西药、针灸治疗未效，继以中药牵正散、乌药顺气汤、补阳还五汤，以及再造丸、大活络丹等治疗亦无卓效。审其除右侧口眼㖞斜，右眼不能闭合，喝水、吃饭有时外流外，并见头晕头痛，舌苔薄白，脉弦细。因思：脉弦细者，血虚也；弦者，肝脉也。合之于证，乃血虚络瘀，风邪内动。治拟养血活血，息风通络。处方：

　　天麻10克　菊花10克　钩藤15克　龙骨15克　牡蛎15克　当归10克　川芎10克　熟地12克　白芍10克　薄荷3克

　　服药10剂后，诸症大减，眼已能闭合，口角已不流饭；继服40剂，愈。

（28）左侧口眼㖞斜，头晕头痛，脉浮稍数。知其风热外客。予疏风清热而愈。

张××，女，29岁。

左侧口眼㖞斜3个多月。医诊面神经麻痹。始用针灸、中药牵正散加减治疗未效，继用灸法、乌药顺气汤加减而反甚。审其除口眼㖞斜之外，并见头晕头痛，口干咽燥，脉浮稍数。思之：脉浮者，病在表也；数者，热也。合之于证，乃风热客表所致也。拟用疏风清热之剂。处方：

蝉蜕10克　僵蚕10克　片姜黄10克　大黄3克　防风10克

服药2剂后，诸症大减；继服10剂，愈。

（29）右大腿外侧皮肤麻木，视力低下，头晕，心烦心悸，脉弦紧而涩。知其乃肝郁气结，寒湿结滞。予疏肝解郁，理气化滞，除湿化痰而解。

祝××，男，64岁。

右腿外侧皮肤麻木酸困5年多。医诊皮神经炎。医先以西药、针灸、理疗不效，后以中药祛风通络、养血活血、补气养血之剂仍不效。审其所苦，除上述诸症之外，并见头晕偶作，视力低下，心烦心悸，舌苔薄白，脉弦紧而涩。因思：其脉弦紧而涩者，肝郁气结，寒湿结滞所致也。拟用加减柴胡龙骨牡蛎汤疏肝解郁，除湿化痰。处方：

柴胡10克　半夏10克　党参10克　黄芩10克　生姜3片大枣5个　甘草10克　桂枝10克　茯苓15克　熟大黄3克　龙骨15克　牡蛎15克　白芥子6克

服药6剂之后，右腿麻木酸困明显好转；继服6剂，诸症消失。

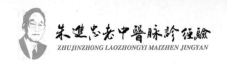

（30）腰腿疼痛，起坐困难，脉弦紧。知其风寒湿邪入客膀胱经。予祛风散寒，除湿行痹而愈。

张××，男，40岁。

腰腿疼痛，翻身活动困难3个多月。医诊坐骨神经痛。先用西药、封闭等法进行治疗有所好转，但刚刚停药疼痛又剧。后又改用中药活血止痛、针灸等治疗，开始疼痛稍减，继续治疗时反而更加严重。审其发病之始，先感腰部酸痛僵直，当夜即沿大腿后侧、腘窝、小腿外后侧持续不断剧烈疼痛，翻身、起坐均十分困难，舌苔白，脉弦紧。因思：脉弦紧者，寒也。合之于证，乃风寒湿邪外客所致也。因拟祛风散寒，除湿行痹。处方：

独活10克　桑寄生15克　秦艽10克　防风10克　细辛4克　川芎10克　当归10克　生地10克　白芍10克　肉桂10克　茯苓10克　杜仲10克　川牛膝15克　党参10克　甘草10克

服药1剂后，疼痛大减，可以自由翻身、活动；继服10剂，愈。

（31）腰腿疼痛，头晕心烦，脉沉弦细涩。知其乃肝郁血虚，寒湿伤肾所致。予养血疏肝，温肾除湿而愈。

张××，男，38岁。

腰腿疼痛5个多月。医诊坐骨神经痛。先用西药、理疗、按摩、针灸治疗，疼痛有减，但憋痛一直不得消失，后用中药活血养血、祛风散寒、培补肾气等剂治之，症状不再改善。审其除腰腿疼痛之外，并见心烦头晕，舌苔薄白，脉沉弦细涩。因思：脉沉者，肝郁也；弦细者，血虚也；涩者，寒也。合之于证，乃肝郁血虚，寒湿伤肾。治拟养血疏肝，温肾除湿。处方：

柴胡10克　当归10克　白芍10克　茯苓10克　白术10克　干姜5克　薄荷3克　狗脊30克

服药 2 剂后，腰腿疼痛好转；继服 20 剂而愈。

（32）外伤后头痛头胀，失眠心烦，脉沉弦而涩。知其为肝郁血滞。予疏肝理气活血始愈。

张××，女，成人。

头部被木棒击伤后 3 个多月来一直不断地头痛头胀，失眠心烦。医者先用西药，后用中药活血化瘀之剂一直不解。审之：舌苔薄白，脉沉弦而涩。思之：脉沉者，郁证也；弦者，肝脉也；涩者，气滞血瘀也。证属肝郁血滞。治拟疏肝理气活血。处方：

柴胡 15 克　赤芍 10 克　枳实 10 克　炮山甲珠 10 克　桃仁 10 克　红花 10 克　熟大黄 10 克　甘草 10 克

服药 3 剂之后，头胀头痛及失眠心烦均减；继服 15 剂而愈。

（33）外伤昏迷清醒后，头痛头胀，失眠健忘，疲乏无力，脉虚大而弦。知其乃气阴两虚。予补气养阴始愈。

贺××，男，43 岁。

车祸外伤昏迷经过抢救虽然神志已基本恢复正常，但 4 个多月来，头晕头痛，失眠健忘，疲乏无力一直不见改善。细询其所用药物，除西药之外，大多为活血逐瘀之品。再审其证，除上述症外，并见舌苔薄白，脉虚大而弦。因思：仲景认为有脉大为劳，东垣认为有弦大为气血俱衰、气阴俱衰之意。合之于证，乃气阴大衰所致。拟用补气养阴之剂。处方：

黄芪 15 克　白术 10 克　人参 10 克　当归 10 克　升麻 10 克　柴胡 10 克　陈皮 10 克　甘草 10 克　生地 15 克　山药 10 克　山萸肉 10 克　五味子 10 克　茯苓 10 克　泽泻 10 克　丹皮 10 克

服药 3 剂之后，头晕头痛、失眠健忘等症好转；继服 30 剂，愈。

（34）头部外伤后，头晕头痛，失眠健忘，疲乏无力，纳呆

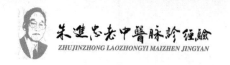

食减，脉沉细弱。知其阴阳气血俱虚。予大补气血阴阳而愈。

葛××，男，成人。

土墙倒塌砸伤后 3 年多以来，一直头晕头痛。医诊脑震荡后遗症。除长期应用西药治疗外，并先后配合了针灸、中药活血逐瘀之剂，但一直头晕头胀，头痛失眠，健忘、纳差不减。审其诸症，除上述者外，并见舌苔薄白，脉沉细弱。因思：脉沉细弱者，气血阴阳俱不足也。治宜大补气血阴阳。处方：

龟板 30 克　鹿角胶 10 克（烊化）　　人参 10 克　　枸杞子 10 克　参茸卫生丸 2 丸

服药 4 剂之后，头晕头痛，失眠健忘，疲乏无力俱减；继服 20 剂，诸症消失而愈。

（35）头痛，脉浮弦紧，左脉大于右脉。知其风寒客表。予疏风散寒而愈。

张××，男，25 岁。

头痛 3 个多月。医诊血管神经性头痛。医先予西药治疗未效，继以中药清热泻火、活血通络、滋阴平肝之剂，并配合针灸治疗仍不效。审其发病于冬天装卸货物的过程中，舌苔薄白，脉浮弦紧，左脉大于右脉。因思：左脉大于右脉者，外感也；弦紧者，风寒也。合之于证，诊为风寒外客于头项。治拟疏风散寒。处方：

蝉蜕 10 克　僵蚕 10 克　川芎 10 克　荆芥 10 克　防风 10 克　细辛 4 克　白芷 10 克　薄荷 1 克　甘草 6 克　羌活 10 克

服药 2 剂后，头痛消减近半；继服 4 剂，头痛消失。

（36）左偏头痛，痛如锥刺，恶心呕吐，甚或吐泻并作，脉弦大而紧，右大于左。知其气阴俱虚，清阳失升，风寒闭郁。予补阴益气，疏风散寒而愈。

何××，女，30 岁。

左侧偏头痛 3 年多。医诊为血管性头痛。细审其头痛呈阵发性，或如撕裂，或如锥刺，发作时或伴恶心呕吐，或恶心呕吐泄泻并作，发作的时间多在早晨起床后至上午 10 时，剧烈发作 2 ~ 3 天后疼痛开始缓解，并开始感到疲乏嗜睡，或连续睡觉几天，头脑隐痛，其后又头脑剧痛几天，舌苔白，脉弦大而紧，右大于左。因思：脉弦大而紧者，气血俱虚为本，风寒外客为标。治拟补气养阴，疏风散寒。处方：

升麻 10 克　柴胡 10 克　黄芪 15 克　白术 10 克　人参 10 克甘草 6 克　当归 10 克　羌活 10 克

服药 4 剂后，头痛顿失；继服 4 剂，诸症消失而愈。

（37）头晕头痛时轻时重，严重时昼夜难以入睡，恶心呕吐，脘痞纳呆，脉弦紧而数。知其为寒饮内伏，肝木失达，上火下寒。治以疏肝化饮，清上温下，愈。

郑××，男，成人。

头晕头痛，时轻时重 5 年多。医诊血管性头痛。细审头痛之状，每次发病之前，先昼夜难以入睡几天，接着突然头胀头痛剧烈发作，恶心欲吐，心烦意乱，烦热上冲，心悸不已，脘痞纳呆，头痛稍减后开始感到疲乏嗜睡，头脑不清，记忆力和对事物的反应能力均低下，舌苔黄白，脉弦紧而数。因思：脉弦紧而数者，肝木失达，寒饮内伏，上热下寒也。治宜疏肝化饮，清上温下。处方：

柴胡 10 克　半夏 10 克　黄芩 10 克　党参 10 克　甘草 6 克生姜 3 片　大枣 5 个　桂枝 10 克　茯苓 15 克　熟大黄 4 克　龙骨 15 克　牡蛎 15 克

服药 3 剂后，头痛 3 日未作；继服 7 剂，诸症消失，愈。

（38）头痛牙痛，头晕耳鸣，心烦心悸，纳呆食减，视物昏

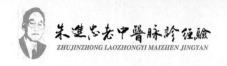

花,口苦咽干,脉沉弦而涩。知其为肝气郁结,痰饮内郁,上热下寒。予疏肝化饮,清上温下之剂,愈。

郑××,男,成人。

头痛牙痛8年多。医诊神经性头痛、三叉神经痛。其头、眼眶、面颊、牙龈均痛,其痛时为钝痛,时为闪电样剧痛,视物昏花,头晕耳鸣,心悸心烦,纳呆食减,口苦咽干,舌苔薄白,指趾厥冷,手心热,脉沉弦而涩。查其所用药物,除西药之外,所用中药有龙胆泻肝汤、丹栀逍遥丸、川芎茶调散、归脾汤、天王补心丹等,然其效果均不显著。因思:脉沉弦者,气滞也;弦涩不调者,寒凝气滞也。合之于证,乃肝郁气结,寒痰内郁,郁而化火,上热下寒之证也。治拟疏肝理气,温阳化饮,清上温下。处方:

柴胡10克　半夏10克　黄芩10克　甘草6克　生姜3片大枣5个　桂枝15克　酒大黄3克　龙骨15克　牡蛎15克

服药4剂后,头痛牙痛,头晕耳鸣,心烦心悸均好转。但继服4剂之后,诸症不但不减,反有加重之势。细审其脉虚弦而滑。思之:脉虚者,气阴两虚也;滑者,痰热也。合之于证,乃气阴两虚,痰热内郁所致也。治拟补气养阴,理气化痰。处方:

黄芪15克　当归10克　麦冬10克　党参10克　五味子10克　竹茹10克　半夏10克　枳实10克　陈皮10克　菖蒲10克远志10克　川芎10克　知母10克　甘草6克　茯苓10克

服药6剂后,头痛消失,他症亦减;又服30剂,愈。

(39)头痛头闷,时或剧烈难忍,纳呆食减,神疲乏力,脉濡缓。知其脾虚湿盛,肝木失达。予健脾除湿,疏肝解郁而愈。

张××,女,48岁。

头痛头闷,时或头痛难忍3年多,近2个多月来加重,昼夜难以入睡，食纳几废。医诊神经性头痛。细审其证，除上述诸症之外，并见面色虚浮㿠白，神疲乏力，月经失调，白带增多，舌苔薄白，脉濡缓。再察所用药物，除西药之外，尚有中药补气养血、散风止痛、活血通络、虫类止痛、清肝泻火等剂，然其效果均不显著。因思：脾虚湿盛之脉见濡缓。合之于证，知其乃脾虚湿盛，肝木失达，清阳失升。治拟健脾除湿，疏肝解郁。处方：

白术50克 山药50克 党参10克 白芍10克 车前子10克（布包） 苍术9克 甘草10克 陈皮10克 柴胡4克 荆芥4克

服药16剂之后，精神、食欲均好转，头闷头痛消减六七。但继服4剂之后，诸症却不再继续好转。再审其脉虚弦而滑。因思：脉虚者，气血俱虚也；弦滑者，痰热郁于肝胆也。治宜补气养血，化痰泻火。处方：

黄芪15克 当归6克 党参10克 麦冬10克 五味子10克 竹茹10克 枳实10克 半夏10克 陈皮10克 茯苓10克 甘草10克 菖蒲10克 远志10克 生地10克

服药10剂，诸症消失而愈。

（40）头痛阵发性加剧，房事后必作，恶心呕吐，头热如火灼，脉弦而紧。知其厥逆头痛。予温肝降逆之剂而症减。继因尺脉弱寸脉盛而弦细。知其乃肾气亏损。予温肾纳气而愈。

许××，女，62岁。

自结婚后40年来，反复发作性剧烈头痛呕吐。西医诊为血管神经性头痛，特别是近几个月来，每次同房以后即头顶灼热剧痛不止，恶心呕吐，滴水难入，难以入眠，烦躁不安。审其所用药物，除支持疗法、西药之外，尚有中药川芎茶调散。察其诸症，除上述者外，并见舌苔薄白，足冷，脉弦而紧。因思：脉弦紧者，

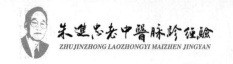

肝寒也。合之于证，知其乃肝寒厥逆于上也。治拟温肝降逆。处方：

吴茱萸10克　人参10克　生姜4片　大枣7个　当归10克白芍10克

服药4剂后，头痛大减，呕吐停止，食欲增进；又服上药6剂，头痛减八九，食欲、睡眠几乎正常。又因同房头痛再发，但较上次明显为轻，复进上方10剂，诸症不减。细察其证，除头痛失眠之外，并见两脉尺弱，寸盛而弦细。思之：尺脉者，肾脉也，肾阳亏损，厥气上逆。治拟温肾纳气。处方：

沉香10克　补骨脂10克　骨碎补10克　硫黄1克　肉苁蓉15克　吴茱萸10克　当归10克

服药10剂后，头痛消失。乃以上方为丸，每日2次，每次3克。服药3个月，愈。

（41）头重肢轻，疲乏无力，站立较久则突然面色苍白，汗出，恶心，晕倒在地，脉沉弦细涩。知其肝郁气结，寒饮阻滞。予疏肝理气，温阳化饮而愈。

李××，男，45岁。

头晕心烦，时或突然昏倒1年多。医诊低血压病。先后以西药和中药补中益气汤等治疗，不但血压不见升高，反而头晕更加严重。特别是最近半年来，经常感到头重脚轻，疲乏无力，有时突然面色苍白，汗出恶心，甚或突然晕厥，此时血压往往在9/6kPa（68/45mmHg）左右。尤其是最近1周来，头晕特别严重，并曾晕倒2次，经过抢救才逐渐恢复。细审其证，除上述诸症之外，并见心悸心烦，逆气上冲，纳呆食减，胸胁苦满，口苦咽干等症，舌苔白，脉沉弦细涩。思之：脉沉者，气郁也；弦者，肝脉也；细涩者，阳气不足，寒饮内停也。合之于证，知其乃肝郁气结，心阳不振，寒饮内郁，郁而化热，上热下寒。治拟疏肝理气，温阳化饮。处方：

柴胡10克　半夏10克　黄芩10克　人参10克　甘草10克
生姜3片　大枣5个　桂枝10克　茯苓15克

服药3剂之后，头晕、心烦心悸、胸胁苦满均减，6日之内没有发生晕倒现象；继服20剂，诸症消失而愈。

(42) 头晕头重，站立时头重脚轻，视物模糊，甚或突然昏倒，胸满心烦，纳呆食减，脉沉细。知其乃肝郁血虚，郁而化火。治以养血疏肝，解郁泻火，愈。

李××，男，50岁。

2个多月来，头晕如坐舟船，特别是站立时头晕更加严重，甚或突然视物模糊，面色苍白，汗出恶心而晕倒在地。医诊低血压病。始以西药治疗不效，后又配合中药补中益气之类而加剧。特别是近日以来，头晕特别严重，不但不能下床走路，就是翻身亦难支持。审其除上述诸症之外，并见胸满心烦，纳呆食减，舌苔薄白，脉沉细。因思：脉沉者，肝郁也；细者，血虚也。合之于证，知其乃肝郁血虚，郁而化火也。拟予疏肝养血，理气泻火之剂。处方：

柴胡10克　当归10克　枳实10克　白芍10克　郁金10克
青皮10克　薄荷6克　栀子10克　甘草6克

服药4剂之后，诸症俱减，食纳、精神倍增；继服10剂，诸症全失。

(43) 下肢沉重汗出，纳呆食减，胃脘痞满，或口渴不欲饮，或烦渴多饮而不解渴，舌苔黄白而腻，脉濡缓。知其乃湿热郁滞，清升浊降失职。予除湿清热，升清降浊而解。

张××，男，43岁。

下肢沉重，疲乏无力7~8年。近5年来，不但疲乏无力、下肢沉重日渐加重，而且经常感到头晕头重。某医诊为风湿病，予西、中药治疗后非但不效，反见经常汗出。近4年来，从腰以下，特别是两腿日渐感到沉重难于抬腿，汗出，有时甚至汗出如豆。细审其证，除上述诸症之外，并见上半身无汗但下肢汗出，纳呆食减，口干不欲饮，或烦渴多饮，饮难解渴，胃脘痞满，舌苔黄白而腻，脉濡缓。因思：濡缓之脉者，湿热也。合之于证，知其乃湿热郁滞，清升浊降失职。拟予除湿清热，升清降浊之剂。处方：

防己10克　桂枝10克　党参10克　生石膏15克　生薏苡仁15克　木瓜10克　滑石10克

服药4剂之后，汗出大减，两腿沉重无力明显改善；继服10剂，汗出停止，精神几近正常。

（44）阵发性汗出，每日数次，头痛、胸满心烦，舌苔薄黄，脉弦而滑。知其痰火郁结于肝胆。予疏肝泻火，化痰解郁而安。

金××，女，49岁。

一遇风吹即头痛，胸满心烦10余年。近4~5年来，经常阵阵汗出，1日数次。医先予西药治之不效，继又用中药敛汗固表之剂百剂仍无功。审其汗出之前先感烦热，热气从腹部上冲胸咽，冲至头即全身猝然汗出，舌苔薄黄，脉弦而滑。因思：脉弦者，肝脉也；滑者，痰火也。合之于脉证，知其乃痰火郁结于肝胆也。治拟疏肝泻火，化痰解郁。处方：

柴胡6克　当归9克　白芍15克　白术9克　茯苓9克　甘草6克　薄荷4.5克　栀子10克　生姜3片　龙胆草10克　玄参15克　丹皮9克　黄芩9克　瓜蒌15克　丝瓜络9克

服药4剂之后，汗出减少，烦热上冲亦减；继服6剂，汗出消失，他症亦减七八。

（45）阵发性汗出，但见半身汗出，余处无汗，脉弦涩不调。知其肝郁气结，寒饮阻滞。予疏肝解郁，温阳化饮而汗止。

康××，男，成人。

阵发性汗出，时轻时重半个多月。医先以西药治之无效，后以中药固表止汗之剂仍不效。审其汗出之状，始先感一阵烦热，继而左半身汗出如珠，余处无汗，瞬间即止，舌苔白，脉弦涩不调。因思：弦脉者，肝脉也；涩脉者，寒凝气滞也；弦涩不调者，寒饮内郁也。合之于证，乃寒饮内郁，肝木失达，水饮上冲也。治拟温阳化饮，疏肝降逆。处方：

柴胡10克　半夏9克　黄芩9克　党参9克　生姜3片　大枣5个　桂枝9克　茯苓15克　甘草6克　龙骨15克　牡蛎15克　熟大黄3克

服药2剂后，汗出烦热减近七八；继服8剂，汗止而愈。

（46）左半脸汗出，脉弦。知其肝郁气结。予疏肝之剂而愈。

孙××，男，成人。

1年多来，左侧半脸汗出。医予补气敛汗之剂不效。近半年来，日渐感到全身拘急不适。细审其证，除上述诸症之外，并见舌苔薄白，脉弦。因思：脉弦者，肝也，寒也。为拟柴胡加龙骨牡蛎汤去铅丹法。1剂减，6剂愈。

（47）汗出阵作，心烦心悸，烦热上冲，心烦肢肿，脉虚而弦细。知其乃气血俱虚为本，气滞血瘀、湿郁不化为标。予补气养血，理气活血，燥湿化痰而愈。

张××，女，52岁。

阵阵汗出3年多。细察前用之方有敛汗固表、益气固表、调和营卫、疏肝解郁之药。细审其证，汗出之前每每先感心烦心悸，

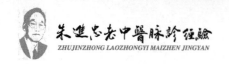

继而烦热上冲而汗出，其汗出之状，或出于右，或出于左，很少同时全身汗出，此外尚见下肢轻度浮肿，失眠，舌苔薄白，脉虚而弦细。因思：脉虚者，气血俱虚也；弦者，肝脉也，寒也，饮也；细者，血虚。合之于证，知其乃气血俱虚为本，气滞血瘀、湿郁不化为标。治拟补气养血以培本，理气活血、燥湿化痰以治标。处方：

黄芪 30 克　党参 10 克　丹参 30 克　当归 10 克　黄精 10 克生地 10 克　柴胡 10 克　苍术 15 克　白术 10 克　青皮 10 克　陈皮 10 克　三棱 10 克　莪术 10 克　薄荷 3 克　夜交藤 30 克

服药 1 剂，汗出即减；继服 10 剂，诸症消失，愈。

（48）手足乱动，挤眉弄眼，走路不稳，脉弦紧。知其乃少阳枢机不利，痰湿内郁，郁而化风所致。予和解少阳，化痰息风始愈。

李××，女，14 岁。

手足乱动，挤眉弄眼，走路不稳 5 个多月。医诊小舞蹈病。始以西药、针灸等治疗 2 个多月未效。后又配合中药平肝息风、养血化痰息风之剂治之 4 个多月仍不效。细审其证，病发于感冒生气之后，除上述诸症之外，并见项强头摇，舌苔白，脉弦紧。因思：脉弦者，少阳之脉，肝胆之脉；紧者，寒也，弦紧相合，寒饮内郁。合之于证，知其乃少阳枢机不利，痰湿内郁，郁而化风也。治拟和解少阳，化痰息风。处方：

柴胡 3 克　桂枝 6 克　白芍 6 克　黄芩 6 克　半夏 6 克　党参 6 克　茯苓 6 克　生龙骨 6 克　生牡蛎 6 克　甘草 6 克　生姜 2 片　大枣 2 个

服药 3 剂之后，手足乱动、挤眉弄眼、走路不稳之状况好转；继服 30 剂，愈。

（49）手足乱动，颈项发僵，挤眉弄眼，头晕头痛，失眠心烦，耳鸣耳聋，脉弦紧。知其为少阳枢机不利，痰湿郁滞，郁而化风。予和解少阳枢机，化痰息风，愈。

苏××，女，55岁。

手足乱动，挤眉弄眼，项背发僵2个多月。医诊脑动脉硬化、小舞蹈病。先以西药治疗1个多月无明显效果，后配合中药平肝息风、益气养血活血等剂1个多月，仍无明显改变。细审其证，病之伊始，先见左半身拘急不适，次日即发生不由自主的手足乱动，项背发僵，挤眉弄眼，失眠心悸，心烦易怒，耳鸣耳聋，口苦咽干，舌苔黄白，脉弦紧。因思：脉弦者，肝也，少阳之脉也；紧者，寒也，结也；弦紧相兼，寒饮凝结，郁而化风也。合之于证，乃邪入少阳，枢机不利，痰湿凝结，郁而化风也。治拟和解少阳枢机，化痰息风。处方：

柴胡10克　半夏10克　黄芩10克　党参10克　甘草6克　生姜3片　大枣5个　桂枝10克　茯苓10克　酒大黄4克　生龙骨15克　生牡蛎15克

服药7剂之后，挤眉弄眼，手中乱动不止之状已明显改善，已能自己走路，但行动仍较困难；继服7剂之后，手足乱动，挤眉弄眼消失，其他诸症亦明显好转；又进30剂，愈。

（50）多发性神经炎，全身瘫痪，发热汗多，咳嗽多痰，咽干口燥，烦渴多饮，脉浮滑数。知其乃肺胃俱热，痰热蕴结，阴液反伤。予清热养阴，化痰振痿，始愈。

孙××，男，60岁。

四肢瘫痪，发热1个多月。医诊多发性神经炎。先以西药治疗无明显效果。细审其证，除四肢全瘫之外，并见身热汗多，咳嗽痰多，咽干口燥，烦渴多饮，舌红苔黄而干，脉浮滑数。因思：

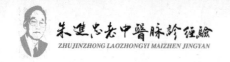

其脉浮者，肺也；滑数者，肺胃俱热也，痰热胶结也。合之于证，知其乃肺胃俱热，痰热内郁，热久伤阴之证。因拟清热养阴，化痰振痿。处方：

党参10克　沙参15克　甘草6克　杷叶10克　生石膏30克　阿胶10克（烊化）　杏仁9克　麦冬10克　黑芝麻9克　桑叶10克

服药2剂之后，四肢开始稍能活动，身热咳嗽俱减；继服10剂后，在他人搀扶下可走路十几步，并能在平卧时翻身、坐起；又服上药2个月，诸症消失，愈。

（51）多发性神经炎，四肢全瘫，不能翻身，身热汗出，气短心悸，烦躁失眠，面色㿠白，脉虚大滑数。知其乃气阴俱虚为本，湿热胶结、热重于湿为标。拟予益气养阴，燥湿清热，始愈。

周××，男，32岁。

四肢瘫痪9个多月。医诊多发性神经炎。先予西药治疗6个多月未效，后又配合中药养阴清肺等剂治疗3个多月仍无明显改善。细审其证，除四肢瘫痪翻身不能之外，并见身热汗出，心悸气短，烦躁失眠，舌苔黄白而腻，面色㿠白，脉虚大滑数。因思：脉虚大者，气阴两虚也；滑数者，肺胃热也。合之于证，知其乃气阴俱虚，湿热内郁。治拟益气养阴，燥湿清热。处方：

黄芪15克　当归10克　党参10克　麦冬10克　五味子10克　黄柏10克　苍术10克　怀牛膝10克　石斛10克　桑枝30克

服药20剂后，四肢稍能自主活动，并可以自由翻身、坐着吃饭，而且疲乏无力、身热汗出、心悸气短亦好转；继以上方60剂，在他人的搀扶下已能四处活动，而全身筋骨有发僵不适感，加木瓜10克，服药5个多月，药进90剂，愈。

（52）多发性神经炎，四肢瘫痪，肌肉萎缩，纳呆食减，手足厥冷，脉沉缓。知其寒湿不化，瘀阻经络。予除湿通阳，柔筋振痿而愈。

张××，男，19岁。

四肢瘫痪，活动不能2个多月。医诊多发性神经炎。先以西药治疗1个多月，不但病情不见改善，反而日渐加重，不仅四肢不能活动，不能翻身，而且躯干、大腿、前后臂肌肉均出现明显萎缩。后又以中药补气养阴之剂治之，不但症状不减，反而食欲日差，每日吃饭仅100克左右。细审其证，除全身瘫痪，活动不能，躯干、四肢肌肉萎缩之外，并见手足厥冷，舌苔薄白，脉沉缓。因思：脉沉缓者，寒湿郁滞也。合之于脉证，知其乃寒湿不化，瘀阻经络所致。治拟除湿通阳、柔筋振痿。处方：

杏仁9克　薏苡仁9克　桂枝1.5克　生姜3片　厚朴3克半夏4.5克　防己5克　白蒺藜6克

服药10剂之后，患者不但能够自如地翻身活动，而且可以开始缓慢地走路达200米以上，肌肉亦较前丰满；继服100剂，诸症消失，愈。

（53）腰腿困冷发僵，行走困难，神疲纳呆，头晕头胀，咳嗽，脉沉弦细缓。知其乃寒湿郁阻经络，筋脉失养。予宣肺除湿通阳而症减。

和××，男，24岁。

腰腿困僵而冷，行走站立日渐困难7~8年。医诊原发性侧索硬化症。先以西药治疗数年不效。后又中药、针灸配合治疗2年仍无明显改善。细审其证，除腰腿困重冷僵，走路、站立均极困难，在其他人搀扶下才能走路，走路约100米必须休息10余分钟才能再迈腿，并见面色萎黄，神疲纳呆，头晕头胀，咳嗽，舌苔

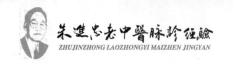

白，脉沉弦细缓。因思：脉沉弦细缓者，寒湿郁阻经络，筋脉失养也。治宜宣肺除湿通阳。处方：

杏仁9克　薏苡仁9克　桂枝1.5克　生姜3片　厚朴3克半夏4.5克　防己5克　白蒺藜6克　木瓜9克　淫羊藿3克

服药8剂后，神疲纳呆，头晕头胀，腰腿困僵均好转；继服28剂后，两腿走路明显有力，体重增加达4千克。再审其脉弦细而尺大。思之：尺脉者，肾与命门也；尺脉大者，肾虚也。治拟补肾益肝，强筋壮骨。处方：

生地15克　山萸肉10克　石斛10克　麦冬10克　五味子10克　菖蒲10克　远志10克　茯苓10克　肉苁蓉12克　附子6克　肉桂6克　巴戟天10克　薄荷1克

服药50剂后，走路稳健如常。

（54）两腿发僵，走路困难，汗多，舌质嫩红，苔薄白，脉虚大弦滑。知其为气阴两虚，湿热伤筋。予补气养阴，燥湿清热，柔肝舒筋，愈。

葛××，男，29岁。

两腿发僵，走路困难日渐加重6年多。医诊原发性侧索硬化症。先以西药治疗不效，后以中药杏仁薏苡汤、地黄饮子等加减治疗2个多月亦不效。细审其证，除两腿发僵，走路困难之外，并见面色㿠白而两颊反透红嫩之色，汗多，舌苔薄白，舌质嫩红，脉虚大弦滑。因思：脉虚大者，气阴俱虚也；弦滑者，湿热伤筋也。合之于证，知其乃气阴两虚，湿热蕴郁。治拟补气养阴，燥湿清热。处方：

黄芪15克　当归6克　党参10克　麦冬10克　五味子10克　生地15克　苍术10克　茯苓10克　泽泻10克　丹皮10克石斛10克

服药至 30 剂后，精神倍增，走路较前明显有力；继服 60 剂，愈。

（55）右腿疼痛，肌肉萎缩，遗尿或失禁，指趾厥冷，脉沉细弦。知其阴阳俱虚，肝肾不足。予培补肝肾，强筋壮骨，愈。

卞××，男，12 岁。

右腿疼痛，肌肉萎缩，遗尿或失禁 7~8 年。医诊脊柱裂。先以西药治疗无效，后以中药活血化瘀、祛风散寒之剂治疗，并配合针灸、按摩亦无效。细审其证，除右腿疼痛，肌肉萎缩，走路困难外，并见足不能上举，右腿拖拉而经常跌跤，且指趾厥冷，纳呆食减，小便或遗或失禁，舌苔薄白，脉沉细弦。因思：脉沉细者，阴阳俱虚也，肝肾不足也。合之于证，知其为肝肾阴阳俱虚，筋骨失养。治拟益肾补肝，强筋壮骨。处方：

生地 10 克　石斛 10 克　麦冬 6 克　肉苁蓉 6 克　肉桂 2 克 附子 2 克　木瓜 6 克

服药 6 剂之后，腿痛好转，走路较前有力；继服上方 40 剂，腿痛消失，肌肉亦较前丰满；又服 60 剂，诸症消失，愈。

（56）遗尿或尿失禁，脉缓稍弦。知其营卫失调，脬气失固。予桂枝加龙骨牡蛎汤调营卫，敛脬气，愈。

何××，男，10 岁。

夜间遗尿或白天尿失禁近 10 年。医诊隐性脊柱裂。前医以针灸、按摩及中药缩尿止遗剂治之不效。审其精神、体力、饮食、智力发育无异常，舌苔薄白，脉缓稍弦。思之：脉缓者，或为气阴两虚，或脾虚，或为湿郁，或为营卫失调。合之于证，气阴俱虚、湿郁、脾虚均不具备，必为营卫失调，脬气不固所致。拟用桂枝加龙骨牡蛎汤调营卫，敛脬气。处方：

桂枝 6 克　白芍 6 克　生姜 3 片　甘草 6 克　大枣 7 个　龙

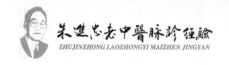

骨10克　牡蛎10克　益智仁3克

服药3剂，遗尿停止；继服4剂，愈。

（57）呃逆昼夜连续不止，胸满腹胀，逆气上冲，舌苔薄白，脉沉弦缓。知其为脾胃虚寒为本，肝胃气滞为标。予健脾益气，疏肝降逆，愈。

郑××，女，成人。

呃逆昼夜不止3年多。医诊膈肌痉挛。先以西药治疗近2年不效，后又配用中药丁香柿蒂散、旋覆代赭汤、橘皮竹茹汤等剂加减400～500剂亦未取得明显效果。细审其证，除频繁不断的呃逆之外，并见其胸满腹胀，逆气上冲，口淡乏味，舌苔薄白，脉沉弦缓。因思：脉沉者，郁也；弦者，肝也，寒也；缓者，脾虚也，湿也；弦缓并见者，寒湿气郁，脾土不健也。合之于证，知其为脾胃虚寒，肝胃气滞。拟用健脾除湿，疏肝降逆之剂。处方：

人参10克　乌药10克　槟榔10克　沉香10克　陈皮10克

服药3剂后，呃逆幅度和次数均明显好转，平均每3小时才发病1次；继服3剂，呃逆停止。再以建中汤加减调理3月，愈。

（58）呃逆频作，昼夜不止，胸满胸痛，心烦不安，饮食难下，口干面赤，脉沉而涩。知其为气滞血瘀。予理气活血始愈。

耿××，女，37岁。

呃逆频作，昼夜难止7年多。医诊膈肌痉挛。医先以西药治疗3年多效果不著，后又以中药丁香柿蒂散、旋覆代赭汤、五磨饮子、橘皮竹茹汤等加减五六百剂，亦未取得显著效果。细审其证，除呃逆频作之外，并见胸胁满痛，心烦不安，饮食难下，口干面赤，脉沉而涩。因思：沉脉者，气郁也；涩者，气滞血瘀也。合之于证，知其乃气滞血瘀之证。因拟理气活血之法。处方：

当归10克　生地10克　桃仁10克　红花10克　甘草6克

枳壳 10 克　赤芍 10 克　柴胡 10 克　川芎 10 克　桔梗 10 克　川牛膝 15 克

服药 2 剂之后，呃逆次数明显减少，由频繁不断的呃逆突减至 4~5 个小时才发作 1 次；又服 10 剂，呃逆减至每天发 1 次。为彻底痊愈计，再服 10 剂，服后不但呃逆频次未减，反而又有增加。细审其脉沉。思之：乃肝胃气滞，脾土不足，改予健脾除湿，理气降逆之法。处方：

人参 10 克　乌药 10 克　槟榔 10 克　沉香 10 克　陈皮 10 克砂仁 10 克

服药 4 剂，愈。

十、精神疾病

1. 历代医家案例

（1）终日奔走，不避水火，与人言则自贤自贵，或哭或笑脉上部皆弦滑，左部劲于右。知其因惊而风入五脏，溢于膻中，灌入心包。予涌剂而瘳。

沧州治一人。因恐惧遂惊气入心，终日逐逐奔走，不避水火，与人语则自贤自贵，或泣或笑。切其脉，上部皆弦滑，左部劲于右。盖溢膻中，灌心包，因惊而风经五脏耳。即投以涌剂，涌痰涎一颏器，徐以惊气丸，服之尽一剂。病瘳。（选自《古今医案按》）

（2）狂歌痛哭，裸裎妄骂，瞪视默语，脉沉坚而结。知其痰血交积胸中。予涌吐痰血，愈。

倪维德治一妇。狂歌痛哭，裸裎妄骂，问之则瞪视默默。脉沉坚而结。曰：得之忧愤沉郁，痰与血交积胸中。涌之，皆积痰裹血，后与大剂清其上膈。数日如故。（选自《古今医案按》）

（3）精神失常，或持刀，或跳墙，或披头大叫，脉濡缓而

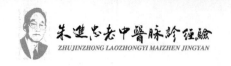
虚，按之不足。诊为阳明之气阴俱虚，痰湿内郁。予补气养阴，理气化痰。愈。

汪石山治一人。年逾三十，形肥色白，酒中为人所折辱，遂病心恙。或持刀，或逾垣，披头大叫。诊其脉濡缓而虚，按之不足。此阳明虚也。宜变例以实之，庶几可免。先有医者，已用二陈汤加紫苏、枳壳等药，进二三帖矣。闻汪言，即厉声曰：吾治将痊，谁敢夺吾功乎！汪告归。医投牛黄清心丸如弹丸者三枚。初服颇快，再服躁甚。三服狂病倍发。抚膺号曰：吾热奈何。急呼水救命。家人守医戒，禁不与。趋楼见神前供水一盆，一呷而尽，犹未快也，复趋厨下，得水一桶，满意饮之，狂势减半。其不死幸耳。复请汪治之。以参、芪、甘草甘温之药为君，麦冬、片黄芩甘寒之剂为臣，青皮疏肝为佐，竹沥清痰为使，芍药、茯苓随其兼证而加减之，酸枣仁、山栀子因其时令而出入。服之月余，病遂轻。然或目系渐急，即瞀昧不知人，良久复苏。汪曰：无妨，此气血未复，神志昏乱而然。令其确守前方，夜服安神丸，朝服虎潜丸。年余。熟寝一月而安。（选自《古今医案按》）

（4）惊悸不安，夜不能寐，脉细弱而缓。知其为胆虚不安。予温胆汤愈。

汪石山治一女。年十五。病心悸，常若有人捕之，欲避而无所，其母抱之于怀，数婢护之于外，犹恐恐然不能安寐。医者以为病心，用安神丸、镇心丸、四物汤。不效。汪诊之：脉皆细弱而缓。曰：此胆病也。用温胆汤，服之而安。（选自《古今医案按》）

（5）怔忡健忘，口淡舌燥，四肢疲软，发热，小便白浊，脉虚大而数。知其气血俱虚，相火用事。予补气养血，清泻相火，始愈。

滑伯仁治一人。病怔忡善忘，口淡舌燥，多汗，四肢疲软，发热，小便白而浊。众医以内伤不足，拟进茸、附等药，未决。脉之虚大而数。曰：是由思虑过度，厥阴之火为害耳。夫君火以明，相火以位，相火代君火行事者也，相火一扰，能为百病，百端之起，皆由心生。越人云：忧愁思虑则伤心。其人平生志大心高，所谋不遂，抑郁积久，致内伤也。服补中益气汤、朱砂安神丸，空心进小坎离丸。月余而安。（选自《古今医案按》）

（6）惊悸不安，时发时止，从早至晚一日数发，左脉弦大，右浮滑不匀。知其气盛痰多，血少火旺。予化痰泻火安神而安。

吴茭山治一妇气盛血少，火旺痰多。因事忤意，得怔忡之患，心惕惕然而惊，时发时止，清晨至晚，如此无度，每服镇心金石之药，愈不安。吴诊其脉左弦而大，知血少火旺，右浮滑不匀，气盛痰多也。遂以温胆汤入海粉、苏子，数服而安；次以安神丸，常服痊愈。（选自《古今医案按》）

（7）失眠心悸，心脉独虚，肝脉独旺。知其心之气阴不足，相火反旺。予养心平肝而瘳。

高果哉治钱塞庵相国。怔忡不寐。诊得心脉独虚，肝脉独旺，因述上年驿路还乡，寇盗充斥，风声鹤唳，日夜惊惧而致。高用生地、麦冬、枣仁、玄参各五钱，人参三钱，龙眼肉十五枚，服数剂。又用夏枯草、羚羊角、远志、茯神、甘草、人参，大效。仍以天王补心丹，常服痊愈。（选自《古今医案按》）

（8）心神恍惚，自汗不止，欲食不能食，欲卧不能卧，口苦，小便难，溺则洒淅头晕，脉微数，左尺与左寸倍于他部，气口按之似有似无。知其脾肺不足，心肝火旺。予补肺脾之阴，镇肝泻火始安。

石顽治内翰孟端士尊堂。因久不见其子，兼闻有病，遂虚火上升，自汗不止，心神恍惚，欲食不能食，欲卧不能卧，口苦小

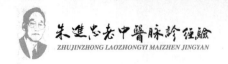

便难，溺则洒淅头晕。已及一岁，历更诸医，每用一药，辄增一病。用白术则窒塞胀满，用橘皮则喘息怔忡，用远志则烦扰烘热，用木香则腹热咽干，用黄芪则迷闷不食，用枳壳则喘咳气乏，用门冬则小便不禁，用肉桂则颅胀咳逆，用补骨脂则后重燥急，用知、柏则小腹枯瘪，用芩、栀则脐下引急，用香薷则耳鸣目眩，时时欲人扶掖而走，用大黄则脐下筑筑，少腹愈觉收引，遂致畏药如蝎。惟日用人参钱许，入粥饮和服，聊藉支撑。交春虚火倍剧，火气一升，则周身大汗，神气骎骎欲脱，惟倦极少寐，则汗不出而神思稍宁，觉后少顷，火气复升，汗亦随至，较之盗汗迥殊。直至仲春，邀石顽诊之。其脉微数，而左尺与左寸倍于他部，气口按之似有似无。诊后款述从前所患，并用药转剧之由，曾遍省吴下诸名医，无一能识其为何病者。石顽曰：此本平时思虑伤脾，脾阴受困，而厥阳之火，尽归于心，扰其百脉致病，病名百合。此证惟仲景《金匮要略》言之甚详。本文原云诸药不能治，所以每服一药辄增一病，惟百合地黄汤为之专药，奈病久中气亏乏逮尽，复经药误而成坏病。姑先用生脉散加百合、茯神、龙齿以安其神，稍兼萸、连以折其势，数剂稍安，即令勿药以养胃气，但令日用鲜百合煮汤服之，交秋天气下降，火气渐伏，可保无虞。迨后仲秋，端士请假归省，欣然勿药而康。后因劳心思虑，其火复有升动之意，或令服左金丸而安，嗣后稍觉火炎，即服前丸，第苦燥之性，苦先入心，兼之辛燥入肝，久服不无反从火化之虞，平治权衡之要，可不预为顾虑乎。（选自《古今医案按》）

（9）精神失常，笑詈善怒，面赤目红，脉洪大。知其为阳气暴折，木火失制，热痰上乘心包。予泻火化痰，平肝降逆而安。

王。因郁发狂，笑詈善怒，面赤目红，脉洪大。此阳气暴折，因怒触发，木火失制，热痰上乘心包，病名阳厥。用生铁落饮去

芄、防，加山栀、连翘、羚羊角、竹沥、石菖蒲、丹皮。数剂而狂定。（选自《类证治裁》）

（10）精神失常，神明恍惚，言语失伦，面赤眼斜，弃衣裂帐，或独言独笑，左脉弦长，知其为肝胆火逆，痰阻心包。予平肝泻火，涤痰清窍，愈。

张。少年怀抱不遂，渐次神明恍惚，言语失伦，面赤眼斜，弃衣裂帐。曾服草药吐泻，痰火略定。今交午火升，独言独笑，半昧半明，左脉弦长。自属肝胆火逆直犯膻中，神明遂为痰涎所蔽。经谓肝者谋虑所出，胆者决断所出，凡肝胆谋虑不决，屈何所伸，怒何所泄，木火炽燔，君主无权，从此厥逆不寐，重阳必狂，前已服牛黄清心丸，今拟平肝胆之火，涤心包之痰。暂服煎剂，期于清降火逆，扫荡黏涎，后服丸方，缓收其效。煎方：龙胆草、山栀、郁金（磨汁）、贝母、连翘、茯神、天竺黄、知母、石菖蒲（捣汁）、橘红，金器同煎。五六服，狂态大敛，谈及前辙，深知愧赧，一切如常。诊脉左右已匀，沉按有力。再疏丸方：胆南星、川贝各二钱，山栀五钱，郁金、龙齿各三钱，牛黄八分，羚羊角二钱，茯神五钱，生地一两。用淡竹沥为丸，朱砂为衣，开水下。一料，遂不复发。（选自《类证治裁》）

2. 笔者临床案例

（1）易惊易恐，心悸气短，胸满胸痛，头晕手麻，时或昏厥，脉濡缓。知其乃气阴两虚，痰郁气结。予补气养阴，理气化痰，愈。

张××，女，35岁。

易惊易恐1年多，有时感到马上要死亡，有时突然感到要发生什么事情一样。医诊焦虑症。先用西药治疗未效，后又用中药疏肝理气、安神镇静等剂，亦未见明显效果。审其除上症之外，

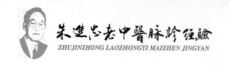

并见心悸气短，胸满胸痛，头晕手麻，甚或突然昏厥，舌苔白，脉濡缓。思之：脉濡缓者，气阴俱虚也，痰气郁结也。合之于证，知其乃气阴俱虚，痰气郁结。因拟补气养阴以扶其正，理气化痰以除其邪。处方：

黄芪15克　当归6克　麦冬10克　党参10克　五味子10克　竹茹10克　枳实10克　半夏10克　陈皮10克　茯苓10克　甘草10克　菖蒲10克　远志10克　生地10克

服药4剂之后，易惊易恐之状1周未作，心悸气短，胸满胸痛均减；继服4剂之后，易惊易恐之状1月未发，其他诸症亦大部消失；再服12剂，果愈。

（2）一氧化碳中毒性精神病，神情呆痴，动作缓慢，步态不稳，不知饥饱，脉沉数而涩寸滑。知其热入营血，血络瘀滞，痰蒙心窍。予凉血活血，化痰开窍，愈。

齐××，男，56岁。

煤气中毒经过抢救脱险后1年多来，一直神情呆痴，动作缓慢，步态不稳，不知饥饱，不知二便。西医诊一氧化碳中毒性精神病。先用西药治疗半年多无效，后又配合中药清心开窍之剂4个多月亦无明显改变。审其除上症之外，并见其舌质红绛少苔，脉沉数而涩，寸滑。因思：脉沉数者，里热也；涩者，瘀血阻滞也；寸滑者，痰热阻滞于上焦也。合之于舌，知其乃营血热炽，血络瘀滞，痰火蒙窍。治拟凉血活血，化痰开窍。处方：

丹参30克　当归10克　乳香6克　没药6克　连翘10克　至宝丹2丸（另化开服）

服药3剂与至宝丹6丸之后，神情呆痴之状明显好转，开始偶尔与别人说几句话，已知饥饱；继服16剂，愈。

（3）一氧化碳中毒性精神病，意识模糊，言语错乱，词不达意，不知饥饱，舌绛，舌苔黄白厚腻，脉弦滑而数。知其乃痰火阻滞，营血热盛。予燥湿化痰，凉血活血，愈。

渠××，男，58岁。

煤气中毒抢救脱险后7~8个月来，一直意识模糊，言语错乱，词不达意，当其刚刚吃饭而问其有没有吃饭时，患者回答没有吃饭，当其大小便时却说要吃饭，甚至不知秽臭而自吃其粪便，上下肢活动不便。医先予西药治疗5个多月未见明显效果，后又配合中药安宫牛黄丸等治疗2个多月亦未改善。审其除上述诸症之外，并见其舌质红绛，舌苔黄白厚腻，脉弦滑数。因思：滑数之脉者，痰火阻滞也；弦数者，肝火炽盛也。合之于舌，知其乃痰火阻滞，营血热炽。治拟化痰泻火，凉血化血。处方：

黄柏10克　苍术10克　南星10克　防己10克　桃仁10克　红花10克　龙胆草10克　丹参15克

服药6剂之后，精神、记忆力均明显改善，已能部分认清同事、朋友及家属，并开始知道饥饿时索要食物，吃饱后再不吃饭；又服上药40剂，共2个月，诸症消失，愈。

（4）失眠半年多，每夜仅能入睡1~2小时，纳呆食减，头晕脑胀，记忆力下降，脉濡缓。知其为气阴两虚，痰郁气滞。予补气养阴，理气化痰而愈。

齐××，女，55岁。

经常失眠，多则每夜入睡2小时，少则入睡仅1小时。医者先予西药镇静安眠药不效，后又予中药人参归脾汤、朱砂安神丸、天王补心丹、柏子养心丸以及五加参冲剂等，均无明显效果。细审其证，除严重的失眠之外，并见疲乏无力，纳呆食减，头晕脑胀，记忆力严重下降，舌苔薄白，脉濡缓。思之：脉濡缓者，气阴俱虚，痰热郁滞也。治宜益气养阴，理气化痰。处方：

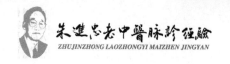

黄芪 15 克　　当归 6 克　　麦冬 10 克　　党参 10 克　　五味子 10 克　　竹茹 10 克　　枳实 10 克　　半夏 10 克　　陈皮 10 克　　茯苓 10 克　　甘草 10 克　　菖蒲 10 克　　远志 10 克　　生地 10 克

服药 1 剂后，自感心烦更甚；继服 3 剂后，心烦骤减，睡眠增至 4 个小时；又服 4 剂，睡眠增至 8 个小时；为巩固效果，服药 20 剂，愈。

（5）反复发作性悲伤喜哭，时或昼夜连续哭泣达 2 个多月，冬发夏止，脉弦涩不调。知其痰热内郁，阳气不达。治拟清化痰热，通阳解郁，愈。

张××，女，53 岁。

反复发作性悲伤喜哭，有时昼夜连续哭泣 2 个多月，甚至哭泣晕厥人事不省，20 多年先反复住院以西药治疗不效，后又配合中药甘麦大枣汤加减数百剂亦无功。细审其证，本病之发生均在冬季，夏季自然痊愈，且近 2 个半月来发作较前严重，除已连续哭泣 2 个半月之外，并曾因哭泣而晕倒 2 次，其中第 1 次仅 1～2 秒钟，第 2 次竟达半分钟左右，舌苔白，脉弦涩不调。因思：脉弦者，肝脉也，寒脉也；涩脉者，寒也，滞也，瘀也。且冬季者，阳气闭于里，夏季者，阳气盛于外。证脉合参，知其乃痰热内郁，阳气不达。治宜清化痰热，通阳解郁。处方：

竹茹 20 克　　生石膏 20 克　　桂枝 10 克　　甘草 70 克　　白薇 10 克

服药 6 剂后，悲伤喜哭之状停止；继服 20 剂后，追访 5 年未发上证。

（6）心悸不安，时而腹中空虚难忍，脘腹悸动，逆气上冲，寒战抽搐，一日数发，脉弦紧。知其少阳枢机不利，痰饮阻滞，郁而化风。予和解少阳，化饮息风之法，愈。

席××，女，28岁。

人工流产之后，6个多月以来，腹中空虚，心悸不安，时而胃脘悸动灼热，逆气上冲，冲则寒热。医诊植物神经功能失调。医先予调节植物神经药物与镇静剂不效，后又配合中药养血安神、安神镇惊之剂仍不功。细审其证，除上述症外，并见逆气上冲之后，寒战抽搐，手足厥冷，先前3日1发，近日每日发作2次，舌苔白，脉弦紧。思之：脉弦紧者，少阳枢机不利，寒饮内郁也。合之于证，知其乃少阳枢机不利，寒饮内郁，郁而化风。拟用和解少阳，化饮息风降逆之法。处方：

柴胡10克　半夏10克　黄芩10克　党参10克　甘草6克生姜4片　大枣5个　桂枝15克　茯苓15克　酒大黄2克　龙骨15克　牡蛎15克

服药4剂后，寒战抽搐未作，逆气上冲、心悸不安大减；继服10剂，诸症消失。

（7）恐惧不安，心悸失眠，时如有人将捕之状，脉濡缓，知其气阴两虚，痰气郁结，予补气养阴而症减。后见其脉弦紧稍数，知乃肝郁气结，寒饮内郁，改予疏理肝气，化饮降冲，安神镇惊始愈。

张××，女，35岁。

恐惧不安，如有人将捕之状3年多。先在某精神病院以西药治疗1年多无效，后又加用中药养心安神之剂200余剂，亦未见功。细审其证，除每日惶恐不安，心悸发作3~4次，每次20多分钟之外，并见头晕失眠，疲乏无力，时而烦热上冲，一谈工作即心烦意乱，舌苔白，脉濡缓。思之：病久而脉濡缓者，气阴俱虚、痰气郁结也。合之于证，知其乃气阴俱虚，痰气郁结，心胆不安耳。拟用益气养阴，理气化痰之法。处方：

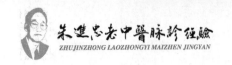

黄芪 15 克　当归 6 克　麦冬 10 克　党参 10 克　五味子 10
克　竹茹 10 克　枳实 10 克　半夏 10 克　陈皮 10 克　茯苓 10 克
甘草 6 克　菖蒲 10 克　远志 10 克　生地 10 克

服药 3 剂后，诸症大部消失。又连续服药 26 剂，诸症一直未
见复发。但到 2 月之后，诸症又反复发作，复予上药 6 剂，未见
寸效。细审其脉弦紧而数，舌苔白。因思：脉弦者，肝脉也；弦
紧者，寒饮结滞也。治宜疏肝理气，化饮降冲。处方：

柴胡 10 克　半夏 10 克　黄芩 10 克　党参 10 克　生姜 3 片
大枣 5 个　甘草 6 克　桂枝 10 克　茯苓 15 克　熟大黄 3 克
龙骨 15 克　牡蛎 15 克

服药 1 剂，诸症全部消失；又间断服药 30 剂，共计 3 个多
月，诸症一直未发，果愈。

(8) 终日不知饭饱，刚刚放下饭碗即感饥饿难忍，心烦失
眠，时有自杀倾向，舌苔白，脉弦细。知其肝寒胃热，气虚火旺，
肝邪犯脾。治拟益气泻火，温肝清胃，愈。

齐××，女，44 岁。

与子女生气以后，1 年多来，心烦失眠，终日不知饭饱，经
常刚刚放下饭碗即感饥饿难忍，为此不得不昼夜连续不断地吃东
西。虽经北京、天津、太原等多个医院检查治疗，迄今未予确诊。
为此曾 2 次自杀未遂。审其诸症，除上述者外，并见其时时掉泪，
舌苔薄白，脉弦细。思之：脉弦者，肝脉也，寒脉也。合之于证，
知其乃肝寒胃热，气虚火旺，肝邪犯脾。治拟补气泻火，温肝清
胃。处方：

竹茹 20 克　桂枝 10 克　生石膏 15 克　茯苓 6 克　柏子仁 10
克　白薇 10 克　甘草 6 克

服药 4 剂之后，失眠心烦、不知饭饱状况好转；继服 15 剂

后，诸症全失，后果愈。

十一、运动系统疾病

1. 历代医家案例

（1）手足关节肿痛而热，面青肌瘦，大小腿肌肉皆瘦削，纳呆食少，脉弦细而数。知其营血不足，筋脉失养，风寒外束。予养血舒筋，燥湿散寒，愈。

孙东宿治行人孙质庵患痛风，手足节骱肿痛更甚，痛处热，饮食少。诊之脉皆弦细而数，面青肌瘦，大小腿肉皆削。曰：此病得之禀气弱，下虚多内以伤其阴也，在燕地又多寒。《经》云：气主煦之，血主濡之。今阴血虚，则筋失养，故营不荣于中，气为寒束，百骸拘挛，故卫不卫于外，荣卫不行，故肢节肿痛而热，病名周痹是也。治当养血舒筋，流湿润燥，俟痛止后，继以大补阴血之剂，实其下元可也。乃以五加皮、苍术、黄柏、苍耳子、当归、红花、苡仁、羌活、防风、秦艽、紫荆皮。二十剂而筋渐舒，肿渐消，痛减大半。更以生地、龟板、牛膝、当归、苍术、黄柏、晚蚕砂、苍耳子、秦艽、苡仁、海桐皮。三十剂而肿痛全减。行人大喜。孙曰：公下元虚愈，非岁月不能充实，须痛戒酒色，则培补乃效。丸方以仙茅为君，人参、鹿角胶、虎胫骨、枸杞、牛膝为臣，熟地、茯苓、黄柏、苍耳子、晚蚕砂为佐，桂心、秦艽、泽泻为使，蜜丸。服百日，腿肉长完，精神复旧。（选自《古今医案按》）

（2）四肢历节疼痛，头目眩晕，畏见日光，寒热时作，脉寸口沉而滑，两尺弦。知其溢饮湿痰所致。予汗吐之，愈。

吴茭山治一男子。瘦弱，因卧卑湿之地，遂头目眩晕，畏见日光，寒热时作，四肢历节疼痛。或作风治，或作虚治，将及半

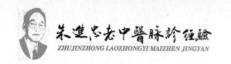

年，俱不效。吴诊脉曰：寸口脉沉而滑，两尺弦。此溢饮湿痰也。当汗吐之，虽虚羸，不当用补药。乃以控涎丹一服，却用曝干棉子一斗燃之，以被围之，勿令气泄，使患人坐。熏良久，倏然吐出黑痰升许，大汗如雨。痛止身轻，病遂愈。(选自《古今医案按》)

(3) 筋骨百节皮肤无处不痛，而腰为甚，脉涩。知其肝郁血滞而致。予清燥汤加减而愈。

韩飞霞治一都司。因哭弟成疾，饮食全绝，筋骨百节皮肤无处不痛，而腰为甚。一云肾虚宜补，或云风寒宜散。韩曰：此亦危证。其脉涩，正东垣所谓非十二经中正疾，乃经络奇邪也，必多忧愁转抑而成。若痰上，殆矣。补则气滞，散则气耗。乃主以清燥汤。连进三瓯。遂因睡至五鼓，无痰，觉少解，脉之，减十之三。遂专用清燥汤加减与之，十剂而愈。(选自《古今医案按》)

(4) 项强，动则微痛，脉弦而数实，右为甚。知其乃痰热客于太阳经。予化痰泻火而愈。

一人项强，动则微痛，脉弦而数实，右为甚。作痰热客于太阳经治之。以二陈汤加酒洗黄芩、羌活、红花而愈。(选自《古今医案按》)

(5) 发热，手足热痛，昼轻夜重，脉涩而数，右甚于左。知其乃血虚为本，瘀血兼湿热为标。予养血活血，除湿清热，愈。

一人贫劳，秋深浑身发热，手足皆疼如煅，昼轻夜重，服风药愈痛，气药不效。脉涩而数，右甚于左，饮食如常，形瘦而削。盖大痛而瘦，非病致也。用苍术、酒黄柏各一钱五分、生附一片、生甘草三分、麻黄五分、研桃仁九个，煎入姜汁令辣，热服，四帖，去附，加牛膝一钱。八帖后，气喘促不得眠，痛略减。意其血虚，因多服麻黄，阳虚被发动而上奔，当补血镇坠，以酸收之。遂以四物汤减川芎，倍芍药，加人参二钱、五味子十二粒，与二帖定。三日后，数脉减大半，涩如旧，仍痛。以四物加牛膝、参、术、桃仁、陈皮、甘草、槟榔、生姜三片。五十帖而安。后因负重复痛，再与前药加黄芪三分。又二十帖，愈。（选自《古今医案按》）

（6）身半以下酸痛，胫膝无汗，手足不温，便艰梦遗，脉沉缓。知其为湿热壅阻。予除湿清热，佐以补肾而愈。

王有年。盛暑脉沉缓，身半以下酸痛，胫膝无汗，手足不温，便艰梦泄。皆湿热壅阻致痹。先通其壅。用蒸牛膝、当归、秦艽、川芎、玉竹、杏仁、陈皮、淡苁蓉，二服便润；去苁蓉、杏仁，专理经络湿邪，加桂枝、桑寄生、独活、薏苡、杜仲、熟地（炒）。十数服全瘳。（选自《类证治裁》）

（7）两足、踝、膝、髀、肩、肘疼痛难忍，昼轻夜剧，脉紧。知其乃风寒所致。予祛风散寒而愈。

陈良甫治一妇人。先自两足、踝骨痛不可忍，次日流上于膝，一二日流于髀骨，甚至流于肩，肩流于肘，肘流于后溪。或如锤锻，或如虫啮，痛不可忍，昼静夜剧，服诸药无效。陈诊之，六脉紧。曰：此真历节证也，非解散之药不能愈。但用小续命汤，一剂而效。邓安人夏月亦病历节，痛不可忍，诸药不效。良甫诊之，人迎与心脉虚，此因中暑而得之，令先服酒蒸黄连丸。众医莫不笑，用此药一服即愈。自后与人良验。（选自《续名医类案》）

（8）遍身疼痛如锥刺，天阴即剧，脉左微数，右洪数。知其血虚为本，湿热为标。予养血除湿清热，愈。

龚子才治张太仆。每天阴即遍身痛如锥刺，已经数年。左脉微数，右脉洪数。乃血虚有湿热也。以当归拈痛汤加生地、白芍、黄柏，去人参，数剂而瘳。（选自《续名医类案》）

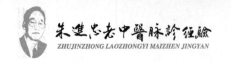

（9）右胁痛，右手足筋骨俱痛，艰于举动，性多躁急，脉左弦数，右滑数。知其湿痰风热所致。予化痰通络，泻火祛风而瘳。

崔百原，年四十余，为南勋部郎。患右胁痛，右手足筋骨俱痛，艰于举动者三月。医作偏风治之，不效。孙视其色苍神困、性多躁急，脉左弦数，右滑数。时当仲秋。曰：此湿痰风热为痹也。脉之滑为痰，弦为风，数为热，盖湿生痰，痰生热，热壅经络，伤其荣卫，变为风也，非假岁月不能愈。与二陈汤加钩藤、苍耳子、薏仁、红花、五加皮、秦艽、威灵仙、黄芩、竹沥、姜汁饮之。数日手足之痛渐减，胁痛如旧。再加郁金、川芎、白芥子。痛俱稍安。嘱其慎怒，内观以需药力，遂假归调养半年而愈。（选自《续名医类案》）

（10）肢节肿痛，手足弯肿痛尤甚，不能动止，凡肿处皆红热，喘咳气壅不能睡，脉左浮数，中按弦，右滑数。知其乃湿热风痰壅遏经络。予燥湿清热，化痰祛风而愈。

夏益吾。肢节肿痛，手足弯肿痛尤甚，不能动止，凡肿处皆红热，先起于左手右足，五日后又传于左足右手。此行痹证也。且喘咳气涌不能睡。脉之左浮数，中按弦，右滑数。乃湿热风痰壅遏经络而然。以苍术、姜黄、薏仁、威灵仙、秦艽、知母、桑皮、黄柏、酒芩、麻黄服下，右手肿消痛减。夜服七制化痰丸而嗽止得睡。再两剂，两足消半，左手经渠、列缺穴边肿痛殊甚，用薏仁、苍术、秦艽、甘草、花粉、五加皮、石斛、前胡、枳壳、威灵仙、当归。旋服旋愈。（选自《续名医类案》）

2. 笔者临床案例

（1）指、肘、趾、踝、腕等关节肿痛，疲乏无力，自汗盗汗，纳呆食减，身热体瘦，脉虚大滑数。知其气阴两虚，痰热阻滞。予补气养阴，燥湿化痰清热而症减。继因其脉转弦滑而数。

知其湿热伤阴为主。改予养阴清热，祛风除湿，始愈。

赵××，男，18岁。

指、肘、趾、踝、腕关节肿痛 7~8 个月。医诊类风湿性关节炎。先以西药治疗 4 个多月不效，后又配用中药祛风散寒除湿、祛风除湿清热、活血通络、清热解毒等品治疗 3 个多月，不但疼痛未减，而且疲乏无力、自汗盗汗更加严重。审其除关节肿痛外，并见疲乏无力，自汗盗汗，纳呆食减，身热体瘦，面色㿠白，舌苔薄白，脉虚大滑数。因思：脉虚大者，气阴俱虚也；滑数者，实热也，痰热也。合之证色，乃气阴俱虚，湿痰热盛也。治拟益气养阴，燥湿清热。处方：

黄芪 15 克　当归 6 克　人参 10 克　麦冬 10 克　五味子 10 克　苍术 10 克　黄柏 10 克　怀牛膝 1 克

服药 4 剂后，精神、食欲好转，自汗、盗汗减少。继服 10 剂后，除精神、食欲、自汗、盗汗明显好转外，并见发热、关节肿痛亦稍减轻。再审其脉弦滑而数，舌苔薄白。思之：气阴两虚已减，而湿热为甚，且挟风邪为病耳。拟用养血清热，祛风除湿。处方：

秦艽 10 克　羌活 3 克　独活 3 克　防风 3 克　川芎 10 克　白芷 6 克　细辛 3 克　黄芩 10 克　生地 30 克　熟地 15 克　生石膏 15 克　当归 10 克　白芍 10 克　茯苓 10 克　甘草 10 克　白术 10 克

服药 3 剂之后，关节肿痛明显好转；继服 10 剂后关节肿痛消失，活动自如。其后以上方间断服药半年，药近百剂，愈。

（2）肘、腕、膝、踝关节肿痛，畏风自汗，神疲纳呆，潮热盗汗，心烦尿赤，脉虚大滑数。知其气阴俱衰，湿热蕴结。予补气养阴，燥湿清热，愈。

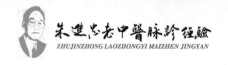

门××，女，50岁。

肘、腕、膝、踝关节肿痛半年多。医诊风湿性关节炎。先予西药治疗2个多月，不但疼痛未减，反而发现血压升高达27/21kPa（203/158mmHg），后改用中药祛风除湿、活血清热、燥湿清热等剂治之约2个月，不但肿痛日渐加重，而且经常感到畏风自汗，神疲纳呆，翻身走路更加困难。细审其证，除两膝、两肘、两踝、两腕红肿热痛外，并见两膝不能屈伸，翻身走路均极困难，潮热盗汗，自汗畏风，口苦咽干，纳呆食减，心烦尿赤。舌苔薄白，舌质淡，面色㿠白无华，脉虚大滑数。思之：脉虚大滑数者，气阴俱虚为主耳。因拟补气养阴以培本，燥湿清热以治标。处方：

黄芪15克　当归10克　麦冬10克　党参10克　五味子10克　苍术10克　黄柏10克　怀牛膝10克　桑枝30克　木瓜10克

服药9剂之后，汗出乏力、关节肿痛均减。继服12剂后，诸症消减过半；服药50剂后，诸症全失，愈。

（3）肘、腕、踝关节肿痛，不得屈伸，头晕头痛，心烦心悸，午后潮热，自汗盗汗，脉虚大弦滑。知其气阴两虚，湿热阻滞。予补气养阴，燥湿清热，愈。

陈××，女，45岁。

肘、腕、踝关节肿痛，不得屈伸3年多。医诊风湿性关节炎。始予西药治疗曾一度好转，但久用之后不再有效，于是改用中药祛风散寒除湿之剂治之，前后服药达8个多月，不但关节肿痛未减，而且出现汗出畏风、疲乏无力等症，特别是今年入夏以来，虽然天气极其酷热，但因汗出畏风、关节疼痛而一直不敢脱掉棉衣。审其除上述诸症之外，并见其面色㿠白，汗出沾衣，头晕头痛，午后潮热，心烦心悸，血压25/17kPa（188/128mmHg），体温 37.8℃，舌苔黄白而腻，脉虚大弦滑。因思：本病乃气阴两虚，湿热内蕴，而以气阴俱虚为主耳。治拟补气养阴，燥湿清热。处方：

黄芪 15 克　当归 6 克　麦冬 10 克　人参 10 克　五味子 10 克　黄柏 10 克　苍术 10 克　怀牛膝 10 克　石斛 10 克　丝瓜络 10 克

服药 6 剂之后，关节肿痛、汗出畏风、身热均减；30 剂之后，诸症消失。继以上方为丸，治疗 2 个多月，愈。

（4）全身关节、肌肉疼痛，头晕头痛，胸满气短，心烦心悸，脉沉而弦滑。知其痰郁气结所致。予疏肝理气，化痰通络，愈。

郑××，女，20 岁。

关节、肌肉疼痛 1 年多。医诊风湿性关节炎。始以祛风除湿之中药、针灸治之不效，后以西药治之仍无功，再以西药、中药合用治之而反甚。细审其证，除上述诸症之外，并见头晕头痛，胸满气短，心烦心悸，舌苔薄白，脉沉而弦滑。因思：脉沉者，郁证也；弦滑者，痰热郁于肝胆也。合之于证，知其乃肝郁气结，痰滞血瘀。治拟疏肝理气，化痰通络。处方：

柴胡 10 克　枳壳 10 克　赤芍 10 克　甘草 6 克　香橼 10 克　佛手 10 克　玫瑰花 10 克　代代花 10 克　连翘 4 克　丝瓜络 4 克

服药 4 剂之后，诸症大减；继服 20 剂，诸症消失而愈。

（5）关节、肌肉疼痛，翻身、走路困难，头、眼、耳俱痛，脉弦紧而缓。知其肝郁气滞所致。予化痰通络，疏肝理气，愈。

白××，女，57 岁。

全身关节、肌肉疼痛 1 年多。医诊风湿性关节炎、风湿性肌炎。始予西药治之稍效，继予中药祛风湿之剂则无功，特别是近

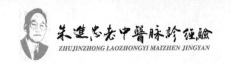
半年来，不但全身到处疼痛，而且发现头、眼、耳均经常疼痛。细审其证，除上述者外，并见舌苔薄白，脉弦紧而缓。因思：弦脉者，肝也；紧者，寒也；缓者，湿也。合之于证，知其乃肝郁气滞，湿郁不化，络脉瘀阻所致。治拟疏肝理气，活络化湿。处方：

柴胡 10 克　枳壳 10 克　白芍 10 克　甘草 6 克　香橼 10 克佛手 10 克　玫瑰花 10 克　代代花 10 克　黄芩 4 克　丝瓜络 10 克

服药 4 剂后，痛减六七；继服 15 剂后，诸症消失。愈。

十二、其他疾病

（1）身热乏力，肢体酸痛，上臂与上腹部结节色不变，下肢结节紫红，脉虚大紧数。知其气阴俱虚为本，余热不化、风寒闭郁为标。予补气养阴以培本，除湿清热、散寒解表以治其标，愈。

赵××，男，18 岁。

身热乏力，两臂、两腿酸痛，上臂及上腹部皮色不变之结节，下肢呈紫红色结节不退 1 年多。医诊脂膜炎、皮肤结核。先以西药治疗半年多不效，后又以西药与中药清热解毒、滋阴清热之剂治疗 7 个多月仍不效。审其诸症，除上述者外，并见脉虚大紧数，舌苔薄白，体温 38.8℃。因思：脉虚大者，气阴两虚也；紧者，寒也；数者，热也。合之于证，知其乃气阴两虚为本，湿热内郁、风寒闭塞于表为标。治拟补气养阴以培本，除湿清热、散寒解表以治标。处方：

人参 10 克　黄芪 15 克　甘草 6 克　当归 6 克　麦冬 10 克五味子 10 克　青皮 10 克　陈皮 10 克　神曲 10 克　黄柏 10 克葛根 15 克　苍术 15 克　白术 10 克　升麻 10 克　泽泻 10 克　生

姜3片 大枣5个

服药4剂之后，精神好转；继服10剂之后，发热消失，精神、食欲几近正常，结节全部消失。停药1个多月后，诸症又重复出现，但较前轻微；继予原方20剂，愈。

（2）两臂酸困，结节20余个，皮色不变，身热乏力，脉弦滑。知其痰热凝结所致。予化痰通络，清热散结，愈。

石××，女，38岁。

两肩臂结节，身热乏力半年多。医诊脂膜炎。先以西药治疗5个多月不效，后又以中药养阴清热，活血凉血之剂治疗2个多月仍无功。审其两肩臂有20多个皮色不变的黄豆大小的结节，按之稍痛，身热乏力，舌苔薄白，脉弦滑。因思：弦滑之脉者，痰热凝结于筋脉也。治拟化痰通络，清热散结。处方：

钩藤15克 地龙12克 香橼10克 佛手10克 枳壳10克 木瓜10克 连翘10克 赤芍10克 丝瓜络10克 桑枝30克

服药4剂之后，身热乏力好转，结节有的消失，有的缩小；继服40剂，诸症消失，愈。

微信扫码
■基础入门 ■脉诊原理
■脉象速记 ■学习笔记

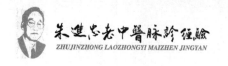
第三节 外科疾病案例

一、历代医家案例

（1）夏天遍身生疥，两腿尤多，色黯作痒，日晡愈炽，仲冬腿患疮，口渴发热，吐痰唇燥，尺脉洪数。知其肾气不足，气血大衰。予地黄丸、十全大补，愈。

立斋治一男子，年十六。夏作渴发热，吐痰唇燥，遍身生疥，两腿尤多，色黯作痒，日晡愈炽，仲冬腿患疮，尺脉洪数。薛曰：疥，肾疳也；疮，骨疽也，皆肾经虚证。针之脓出，其气氤氲。薛谓火旺之际，必患瘵证。遂用六味地黄、十全大补。不二旬，诸症愈而瘵证具，仍用前药而愈。抵冬娶妻，至春诸症复作。父母忧之，令其外寝。幸年少谨疾，亦服地黄丸数斤，煎药三百余剂而愈。（选自《古今医案按》）

（2）遍身痱痤，痛痒难忍，纳呆食减，脉缓而弱。知其脾虚湿盛。予健脾除湿而愈。

孙东宿治查景川。遍身痱痤，红而焮痒。诸人以蒺藜、荆芥、升麻、葛根、元参、甘草、石斛、酒芩与之，不愈。又谓为风热，以元参、蝉蜕、羌、防、赤芍、甘草、生地、当归、升麻、连翘、苍耳子服之，饮食顿减，遍身发疮，痛痒不可言。孙诊之，两手脉俱缓弱。以六君子汤去半夏，加扁豆、砂仁、苡仁、山药、藿香、黄芪。一服而饮食进，四帖而痛痒除，十帖疮疥如脱。（选自《古今医案按》）

（3）左腿环跳瘤大如桃，按之濡软，恶寒发热，食少体倦，脉洪大而虚，予益气养血而脓出，脉洪数大，按之如无。知其阳虚更甚，加附子而证渐愈。后又复发，诊其脉，尺脉微细如丝。知其命门火衰，予培补命门之火，愈。

一儒生左腿近环跳患瘤，状如大桃，按之濡软，恪服除湿流气化痰之剂，恶寒发热，食少体倦，形气俱虚，脉洪大而虚。气瘤也。肺主之，盖胆属木，肺属金，此发于胆经部分，乃肺金侮肝木，元气亏损，而其脓已内溃矣。遂用十全大补汤数剂。出清白稀脓甚多，顿加寒热，烦渴头痛，殊类伤寒。薛谓此因脓泄而血气益虚耳。仍用前汤，其势益甚，脉洪数大，按之如无，乃加附子一钱，其势愈甚，而脉复如前，此虚甚而药未能及也，更加附子二钱，三剂，诸症顿退。乃朝用补中益气汤，夕用十全大补汤，各三十余剂，出腐骨五块，疮口将完，后因不慎起居，患处复溃，诸症更发，咽间如焚，口舌无皮，用十全大补加附子一钱服之，诸症悉愈。二日不服，内病悉至，患处复溃。二年后又患，服前药不应，诊其尺脉，微细如丝，此属命门火衰，用八味丸为主，佐以十全大补汤，稍愈。又二年，仍患虚寒之证而殁。（选自《古今医案按》）

（4）肠痈脐右结块，块与脐高一寸，痛不可按，寒热，脉洪数。知其气血大衰，瘀血结滞成脓。予补气养血，行血排脓，愈。

一妇以毒药去胎后，当脐右结块，块痛甚则寒热，块与脐高一寸，痛不可按，脉洪数。谓曰：此瘀血流溢于肠外肓膜之间，聚结为痛也。遂用补气血行结滞排脓之剂，三日决一锋针，脓血大出，内如粪状者臭甚。病妇恐。因谓气血生肌，则内外之窍自合。不旬日而愈。（选自《古今医案按》）

（5）腹痛，腹内作痛，腹外微肿，肉色如故，脉数无力。知其元气虚损，毒不外发。予补气养血而愈。

一男子腹内作痛，腹外微肿，或欲药汗之。薛曰：肉色如故，脉数无力，此元气虚损，毒不能外发。遂与参、芪、归、术之类数剂，渐发于外。又数剂，脓成而欲针之。彼惑于人言，用大黄、白芷、穿山甲之类，引脓从便出，以致水泻不止，患处平陷，自汗盗汗，热渴不食。仍用前剂加半夏、陈皮、姜、桂。四剂，形气渐复。又数剂，针去其脓，仍用补剂。幸幼未婚，故得瘥也。（选自《古今医案按》）

（6）右膊外侧上缘生核，似有脓于中，生一红线，延过肩后，斜走绕背脊过入右胁下，不痛，觉肩背重而急迫，恶心欲吐，脉弦大浮数，重按似涩。知其乃气血俱虚所致。予补气养血始愈。

予族叔父平生多虑，质弱神劳，年近五十。忽右膊外侧廉上生结核，身微寒热而易怒，食味颇浓，脉之俱弦大浮数，而重按似涩。曰：此多虑而忧伤血，时在初秋，勿轻视之，宜急补以防变症。以人参一斤作膏，下以竹沥。病者吝费，招一外科以十宣五香散间与服，旬日后，一日大风拔木，病者发热，神思不佳。急召视之。核稍高硕，似有脓于中，起一红线，延过肩后，斜走绕背脊过，入右胁下，不痛，觉肩背重而急迫，食有呕意，脉同前，但弦多耳。作人参膏合芎、术、生姜汁饮之。用人参三斤，疮溃脓干，又与四物汤加参、术、陈皮、甘草、半夏、生姜，百余帖而安。此等若在春令，虽神仙不治也，幸而在秋金之令，不幸因时下暴风，激起木中相火而致此，自非参膏骤补，何由得免。（选自《续名医类案》）

（7）肛上肿毒，少动则出血不止，大便燥结，胸膈饱闷，饮食不思，脉两寸短弱，关弦，尺洪滑。知其气虚血热陷于下部。予补气养血，升提解毒，愈。

孙文垣治周文川。肛上生一肿毒，月余脓溃矣，但少动则出鲜血不止，大便结燥，胸膈饱闷，饮食不思，脉之两寸短弱，关弦，尺洪滑。此气虚血热，陷于下部，宜补而升提。不然，痔漏将作，可虑也。黄芪二钱，归身、地榆、槐花、枳壳各一钱，升麻、秦艽各七分，荆芥穗五分，甘草三分。服后胸膈宽，惟口苦甚，前方加酒连、连翘各五分而愈。（选自《续名医类案》）

（8）左腿外侧近臀部一块肿，血脓外出，发热恶寒，脉左尺洪数，右关弦洪。知其气阴俱虚。予补气养阴，而愈。

一男子，左腿外侧近臀肿一块，上有赤缕，三年矣。饮食起居如常，触破涌出血脓，发热恶寒，此胆经受症，故发于腿外侧。诊其脉左尺洪数，右关弦洪。此肾水不能生肝木，用补中益气汤、六味地黄丸而瘥。（选自《续名医类案》）

（9）遍身疙瘩，搔起白屑，上体为甚，面燃肿成疮，结痂承浆，眼赤出泪，脉左关洪数有力。知其为肝火湿毒所致。予疏肝泻火，除湿解毒，愈。

瞿立之素善饮，遍身疙瘩，搔起白屑，上体为甚，面目肿成疮，结痂承浆，眼赤出泪，左关脉洪数有力，或作疠风治之，脓溃淋漓，此肝火湿毒，以四物汤加干姜、连翘、山栀、柴胡。一剂诸症悉退，四剂全退。两睛各显青白翳一片，亦属肝火，再剂翳去，乃用六味丸而愈。（选自《续名医类案》）

（10）天泡疮，内热口干，齿龈作痛。脉右关洪数而虚。知脾胃受伤而火动。予清胃泻火而愈。

一儒者患天泡，误服祛风解毒之药，复伤元气，因劳役过度，内热口干，齿龈作痛，复伤元气，右关脉洪数而虚，此脾胃受伤而火动，用清胃散之类而愈。（选自《续名医类案》）

二、笔者临床案例

（1）头项发作疖肿，此起彼伏，少则3~4个，多则7~8个，

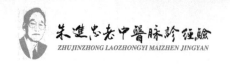

脉濡缓。知其气阴俱虚，痰郁气结。予补气养阴，理气化痰，愈。

刘××，男，55岁。

头项疖肿反复发作，此起彼伏，少则3~4个，多则7~8个。西药治之效果不显著，继以中药清热解毒之剂配合用之亦无明显改善。且近2年以来，经常感到头晕头重，有时眩晕不敢站立，甚或恶心呕吐，并日渐感到记忆力和对外界事物的反应能力明显下降，且日渐疲乏无力，纳呆食减，为此某医又予补气养血、平肝泻火等剂治之，亦无效果。审其除上症之外，并见舌苔薄白，脉濡缓。因思：脉濡缓者，气阴两虚，痰气郁结也。治宜补气养阴，理气化痰。处方：

黄芪15克　当归10克　麦冬10克　党参10克　竹茹10克枳实10克　半夏10克　陈皮10克　茯苓10克　甘草10克　菖蒲10克　远志10克　生地10克

服药4剂之后，不但头晕头重、神疲乏力俱减，而且疖肿痒痛亦稍改善；继服上药30剂后，不但头晕头重、记忆和对外界事物反应能力恢复正常，而且疖肿全部消失，愈。

（2）间歇性跛行，两腿两足疼痛，足趾紫暗微黑且冷，趺阳脉消失，脉弦滑数。知其痰热郁结。予理气化痰泻火而愈。

张××，女，35岁。

间歇性跛行，腿及两足疼痛5~6年。西医诊为血栓闭塞性脉管炎。先用西药治疗1年多无效，继用中药活血通经、温阳通络、补气养血、温肾通阳等剂1000余剂，不但疼痛未减，反而日渐感到两足颜色由冰冷苍白转为紫暗而冷。特别是最近2个多月来，两足拇趾、食趾已由紫暗转为紫黑，疼痛不止。审其诸症，除上述者外，并见两足趺阳脉不能测出，脉弦滑而数。因思：脉弦者，肝胆之脉也；滑数者，痰火郁结也。合之于证，乃痰热郁结，三焦阳气不得外达耳。治拟理肝胆，调三焦，化痰火。处方：

柴胡 10 克　黄芩 10 克　龙胆草 10 克　竹茹 15 克　枳实 10 克　半夏 10 克　陈皮 10 克　滑石 15 克　竹叶 10 克　夜交藤 30 克

服药 10 剂后，四肢转温，疼痛稍减；继服 30 剂后，不但足趾由紫黑转为红润，而且趾甲亦变为正常之色；又服 20 剂，诸症消失，愈。

（3）面部痤疮，牙痛，咽喉疼痛，耳痛耳鸣，脉弦大而紧，右脉大于左脉。知其气阴俱虚，湿热内蕴，清升浊阳失职。予补气养阴，燥湿清热，升清降浊，解郁透邪，愈。

温××，男，24 岁。

耳痛、咽喉疼痛、心烦胁痛 4 年多。西医诊卡他性中耳炎、扁桃体炎、慢性咽炎。牙痛、头痛、心烦，面部痤疮 8 年。医诊三叉神经痛、痤疮。最近 5 年多以来，经常头痛失眠，心烦不安，咽喉疼痛，耳鸣耳痛，面部痤疮时轻时重。审其除上症之外，并见舌苔薄白，脉弦大而紧，右脉大于左脉。因思：脉弦大者，气阴俱虚也；紧者，寒热交结也。合之于证，知其乃气阴俱虚，湿热阻滞，寒郁于表，清升浊降失职。拟用补气养阴，燥湿清热，升清降浊，解郁透邪之法。处方：

黄芪 15 克　甘草 6 克　人参 10 克　当归 6 克　麦冬 10 克　五味子 10 克　青皮 10 克　陈皮 10 克　神曲 10 克　黄柏 10 克　葛根 15 克　苍术 15 克　白术 10 克　升麻 10 克　泽泻 10 克

服药 6 剂之后，心烦失眠消失，痤疮消减近半；继服上药 14 剂，牙痛、咽喉疼痛消失，痤疮消退八九；又服 20 剂，诸症全失，愈。

（4）反复便血，血色鲜红，脉濡缓。知其为湿热客于大肠。

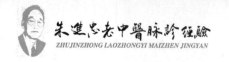

拟予祛湿清热，养血活血，愈。

葛××，女，18 岁。

反复便血数年。西医诊混合痔。先予地榆槐角丸好转，继而无效，不得已，改用手术治疗，术后半年一切情况良好。再半年之后，又发现便血，血色鲜红而量多。医诊内痔。再以痔疮膏、地榆槐角丸治之，不效。审其面色青黄如有污尘状，舌质淡，苔白，脉濡缓。因思：脉濡缓者，湿热也。治拟除湿清热。处方：

赤小豆 80 克　当归 10 克

服药 1 剂后，便血停止；继服 10 剂，1 年未发，追访 5 年，愈。

（5）腹痛便血，量多色红，脉弦紧而涩。知其寒凝血滞。予温经活血，愈。

张××，男，40 岁。

腹痛便血数年。医诊结肠息肉、内痔。先以中药归脾汤、黄土汤治疗无效，后以手术治疗半年而血停止，但半年之后，便血又作，量多，血色鲜红。细审其证，除便血之外，并见舌苔薄白，脉弦紧而涩。因思：脉弦紧者，寒也；涩者，寒也，瘀也。合之于证。知其乃寒凝血滞所致。拟用温经活血止血之剂。处方：

生灵脂 30 克　炒灵脂 30 克　红糖 80 克

服药 1 剂之后，便血、腹痛即止。继服 10 剂，愈。

（6）两踝关节肿痛，皮色不变，疲乏无力，脉虚大弦紧而数，尺脉尤甚。知其为气阴俱虚，肺肾不足。予补气养阴，肺肾俱补，愈。

平××，男，34 岁。

两踝关节肿痛 3 年多。西医诊踝关节结核。先以西药，治疗不效，后以中药当归拈痛汤、上中下痛风方治疗亦无功。细审其证，除上症之外，并见疲乏无力，舌苔薄白，脉虚大弦紧而数，尺脉尤甚。因思：脉虚大弦紧数者，气阴俱衰也；尺脉大者，肾虚也；浮大者，肺虚也。合之于证，知其乃肺肾亏损，气阴两衰所致也。拟用补气养阴，肺肾双补之剂。处方：

黄芪 20 克　当归 10 克　党参 10 克　麦冬 10 克　五味子 10 克　生地 15 克　苍术 10 克　茯苓 10 克　泽泻 10 克　肉苁蓉 10 克　萆薢 10 克

服药 7 剂之后，肿痛大减；继服 10 剂之后，肿痛消失；加全蝎 3 克，服药 20 剂，愈。

（7）发热恶寒，两膝、两足红肿疼痛，其色如丹，脉浮弦数。知其表里俱热。予解表攻里，清热解毒，愈。

张××，女，30 岁。

两膝、两足红肿疼痛，其色如丹，发热恶寒，体温 39℃ 以上持续不降 20 多天。西医诊为丹毒。先予抗生素治疗 1 周诸症不减，继予中药清热解毒剂配合应用亦无效。审其除两膝、两足红赤疼痛外，并见两腿大量红色不高出皮肤的皮疹，按之隐隐作痛，舌苔黄白，脉浮弦数。因思：浮脉者，表证也；弦者，胆也，三焦也；数者，热也。合之于证，知其乃表里俱热，邪入三焦。治拟解表攻里，清泄三焦。处方：

板蓝根 30 克　升麻 10 克　马勃 10 克　僵蚕 10 克　蝉蜕 10 克　大黄 10 克　薄荷 10 克　牛蒡子 10 克　玄参 30 克

服药 3 剂之后，发热恶寒，皮疹及膝足肿痛均明显好转，体温降至 37.5℃；继服 6 剂之后，诸症消失，愈。

（8）左锁骨下纤维瘤，3 次手术，3 次复发，左臂活动受限，脉滑数。知其痰热内郁，凝结成瘤。拟清化热痰，愈。

刘×，男，12 岁。

左锁骨下侵袭性纤维瘤 3 年多。其病之始先见鸡蛋大肿物，乃行第 1 次手术。术后 1 年，又在原来的部位长出一鸭蛋大的肿瘤，于是又进行了第 2 次手术，术后经病理学诊断为纤维瘤复发，细胞增生活跃。术后 1 年多，在原发病部位又出现一肿瘤，约鹅蛋大。审其除上述诸症之外，并见右臂活动受限，上抬不能至头，亦不能握笔写字，舌苔白，脉滑数。因思：脉滑者，痰也；数者，热也。合之于证，乃热痰凝结之证耳。治拟清化热痰。处方：

瓜蒌 30 克　桔梗 10 克　半夏 12 克　赤芍 12 克　橘叶 10 克青皮 10 克　枳实 10 克　葱白 4 寸

服药 12 剂后精神、食欲大增，肿块缩小；继服 60 剂后，竟然诸症皆失，愈。

（9）右下腹疼痛，时轻时重，心烦易怒，脉弦细涩。知其乃肝郁血虚，寒滞不化。予养血活血，疏肝温里，愈。

焦××，女，29 岁。

慢性阑尾炎 4 年多。医始西药治疗不效，继予活血止痛之剂仍不效。细审其证，除右侧少腹疼痛，时轻时重之外，并感心烦易怒，舌苔白，脉弦细涩。因思：弦者，肝脉也；细者，血虚也；涩者，寒凝血滞也。治拟养血活血，疏肝温里。处方：

柴胡 10 克　白芍 10 克　当归 10 克　白术 10 克　茯苓 10 克甘草 6 克　干姜 4 克　薄荷 3 克　灵脂 10 克

服药 2 剂后，其痛减轻七八；继服 10 剂，愈。

（10）颈椎骨质增生，眩晕麻木，心烦背困，失眠健忘，口苦咽干，脉弦紧。知其乃痰饮内郁，肝木失达，升降失职。予柴胡加龙骨牡蛎汤加减而愈。

黎×，女，74 岁。

头晕不敢站立，右臂酸痛麻木 8 个多月。医诊颈椎骨质增生。

先用牵引、按摩、理疗、针灸治疗无效，后又配合中药活血软坚药亦无明显效果。审其除上述诸症之外，并见失眠健忘，心烦背困，口干苦，舌苔白，脉弦紧。思之：脉弦者，肝脉也；紧者，寒也，结滞不化也。合之于证，乃痰饮内郁，肝木失达，升降失职所致也。拟用理气疏肝，化痰蠲饮，调理三焦。处方：

柴胡10克　半夏10克　党参10克　黄芩10克　甘草10克生姜3片　大枣5个　桂枝10克　茯苓15克　熟大黄3克　龙骨15克　牡蛎15克

服药3剂后，头晕背困，胸满心烦，麻木疼痛均减；继服20剂，诸症消失。

（11）碰伤下颚后，张口困难，头晕失眠，心烦背困，时或恶心欲吐，口苦咽干，脉弦紧而数。知其乃痰饮内伏，肝木失达，郁而化风。予疏肝化饮，息风解痉而愈。

张××，女，31岁。

碰伤下颚后不久发现张口困难半年多。医先以整复、理疗、针灸治疗不效，继以中药治疗仍无功。审其除张口困难只能进流质饮食外，并见头晕失眠，心烦背困，恶心欲吐，口苦咽干，舌苔薄白，脉弦紧而数。因思：脉弦者，肝也；紧数者，结也。合之于证，知其乃痰饮内伏，肝木失达，郁而化风所致也。拟用疏肝化饮，息风解痉之剂。处方：

柴胡10克　半夏10克　黄芩10克　党参10克　甘草10克生姜3片　大枣3个　桂枝10克　熟大黄4克　茯苓15克　龙骨15克　牡蛎15克

服药2剂之后，诸症竟减，张口稍大；继服5剂之后，咀嚼、张口自如；又服4剂，愈。

（12）足跟疼痛，纳呆食减，疲乏无力，日渐消瘦，舌苔白，

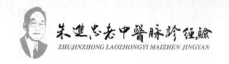

脉濡缓。知其乃脾虚湿困，肾气不足。予健脾除湿，益肾而愈。

王××，男，73岁。

足跟疼痛7~8年。西医诊为骨刺。始以中药活血止痛、软坚散结之剂不效，继又以西药治疗仍无功。近4年多来，一服西药即腹痛泄泻，为此不得不以中、西药物专治泄泻。审其除上述诸症之外，并见纳呆食减，消瘦乏力，舌苔白，脉濡缓。因思：脉濡缓者，脾胃寒湿所致也。合之于证，乃脾虚湿困，肾气不足所致。拟用健脾除湿，益肾壮骨之剂。处方：

党参10克　茯苓10克　白术10克　扁豆10克　陈皮10克
山药15克　甘草6克　莲子10克　砂仁10克　炒薏苡仁15克
桔梗10克　黄连6克　干姜10克　补骨脂10克　巴戟天10克
白蔻仁10克　焦三仙各10克

服药4剂之后，不但腹痛、泄泻明显好转，而且足跟疼痛亦消失；继服4剂后，诸症悉除而愈。

（13）足跟、跟腱、小腿、腰、背疼痛，脉弦细。知其肝肾俱虚。予培补肝肾而愈。

刘××，女，51岁。

足跟疼痛，不敢触地走路6年多。医予针灸、封闭和中药活血软坚药物治疗无效。特别是最近1年多来，不但足跟疼痛难于着地，而且两小腿、跟腱、腰、背均出现疼痛，甚至疼痛难于入睡。审其除上述诸症之外，并见舌苔白，脉弦细而涩。思之：脉细者，血虚也；弦者，肝脉也；涩者，寒凝血滞也。合之于证，知其乃肝肾俱虚，寒凝气滞。拟用培补肝肾，温经理肝。处方：

柴胡10克　当归10克　白芍10克　白术10克　茯苓10克
甘草8克　干姜3克　薄荷3克　狗脊30克

服药4剂之后，足跟、小腿、腰背疼痛均减；继服10剂后，诸症俱失，愈。

（14）急性胰腺炎，胃脘疼痛不止，拒按，发热，脉紧数。知其为寒实凝结不化。予温中导滞而愈。

何××，男，29岁。

素有胰腺炎史，近1周来，胃脘又出现剧痛不止，拒按，发热。医诊慢性胰腺炎急性发作。先以西药治疗2天疼痛未减，后又以中药复方大柴胡汤相配合疼痛更剧。细审其证，除上述诸症之外，并见脉弦紧而数。因思：紧弦脉者，寒也；紧数相兼，寒凝不化之脉也。合之于证，乃寒实凝结不化。治宜温中导滞。处方：

大黄3克　附子10克　细辛4克　枳实10克　厚朴10克

昼夜24小时连进2剂，疼痛即减六七；继服15剂，愈。

（15）肾扭转，右胁下剧痛不止，痛彻少腹阴茎，尿频而少，舌质红而无苔，脉弦细数。知其肝阴亏损，筋脉拘挛所致。予养阴解痉，愈。

张××，男，50岁。

右胁下剧烈疼痛，痛彻少腹阴茎，尿频而数10余天。医诊肾扭转。先以西药治疗不效，后又配合中药活血止痛、针灸治疗亦无效。因患者拒绝手术，再邀中医治疗。审其除上述诸症之外，并见舌质红无苔，脉弦细数。细思：其脉弦者，肝脉也；细者，阴虚者也；数者，热也。合之于证，知其乃肝阴亏损，筋脉拘挛。治宜养阴解痉。处方：

生地15克　枸杞子10克　川楝子10克　当归10克　木瓜10克　麦冬10克　元胡10克

服药1剂疼痛即减；继服3剂后，痛减六七；后改用滋水清肝饮加减为方，10剂后，诸症全失，愈。

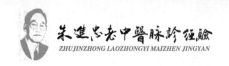

（16）胆道蛔虫症。右胁下阵发性绞痛，身热，舌苔白，脉弦紧。知其乃寒凝气滞所致。予温下之法得解。

邢××，女，70岁。

右胁下阵发性绞痛10天。医诊胆道蛔虫病。先予乌梅汤等中药驱虫之剂，并配合西药治之不效。审其除疼痛之外，并见发热，舌苔薄白，脉弦紧。因思：脉弦紧者，寒也。合之于证，知其乃胁下寒凝所致。拟予温下之法。处方：

大黄3克　附子10克　细辛4克

1剂后，痛止，并便出蛔虫数条，愈。

（17）腰腿疼痛，头晕心烦，舌苔薄白，脉弦涩失调。知其为肝肾不足，寒湿外客。予疏肝补肾，温经化湿，愈。

腰腿疼痛1年多。医先予西药治之不效，后又改用中药祛风除湿、祛风散寒、培补肾气之剂治之仍无明显效果。审其除腰痛甚于左侧，左侧季胁、左腿外侧至足外侧亦痛外，并见头晕心烦，舌苔薄白，脉弦涩。因思：脉弦者，肝也；涩者，寒也。合之于证，知其乃肝肾俱虚，肝郁气结，寒湿外客。治拟疏肝补肾，温经化湿。处方：

柴胡10克　当归10克　白芍10克　白术10克　茯苓10克
干姜4克　甘草6克　狗脊30克

服药3剂后，痛减三四；继服12剂，疼痛全失，愈。

（18）左侧腰腿疼痛，昼夜不止，脉弦细，尺脉尤大而涩。知其肾阳亏损。予温补肾阳，愈。

葛××，男，35岁。

左侧腰腿疼痛，昼夜不止半年多。医诊坐骨神经痛。医先以针灸、理疗、按摩治之稍效，继以中药活血止痛、温经散寒、祛风散寒之剂仍不减。细审其证，除疼痛之外，并见脉弦细，尺脉大而涩。因思：弦细者，阴阳俱虚也；尺大弦涩者，肾阳亏损也。合之于证，知其乃肾阳亏损所致也。拟用温补肾阳。处方：

生地24克　山药12克　肉苁蓉15克　茯苓10克　泽泻10克　丹皮10克　附子10克　肉桂10克　怀牛膝10克　五味子10克　车前子10克（布包）

服药2剂后，疼痛竟减四五；继服10剂后，痛减七八；又服20剂，愈。

（19）腰腿疼痛，走路困难，脉弦紧稍浮。知其乃风寒湿痹。予祛风散寒除湿，愈。

乔××，女，39岁。

腰腿疼痛4个多月。医先予理疗、按摩、西药治之效不著，继以中药活血止痛剂仍不效。审其腰腿疼痛，走路困难，脉弦紧稍浮。思之：脉浮者，主表；弦紧者，寒也。合之于证，知其乃风寒湿之所致也。拟用祛风散寒除湿之方。处方：

独活10克　桑寄生15克　秦艽10克　防风10克　细辛3克　川芎10克　当归10克　熟地10克　白芍10克　肉桂10克　茯苓10克　杜仲10克　川牛膝10克　党参10克　甘草10克

服药3剂后，痛减近半；继服12剂，疼痛全失，愈。

（20）右侧肩臂疼痛，颈项强急，头晕头痛，心烦心悸，失眠健忘，脉弦紧而涩。知其乃肝郁气结，寒湿阻滞。予疏肝理气，通经化湿，愈。

葛××，女，35岁。

右侧肩臂、颈项强痛，抬举困难2年多。医先予中药祛风散寒、活血通络、补气养血之剂治之不效，后又予针灸、按摩、理疗治之效亦不著。审其除右肩臂疼痛抬举困难之外，并见其头晕头痛，失眠健忘，心烦心悸，脉弦紧而涩，舌苔薄白。因思：脉

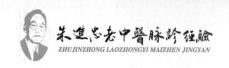
弦紧而涩者，肝气郁结，寒湿阻滞也。拟用疏肝理气，通经化湿之方。处方：

柴胡 10 克　半夏 10 克　党参 10 克　甘草 10 克　生姜 3 片　大枣 5 个　桂枝 10 克　茯苓 15 克　熟大黄 3 克　龙骨 15 克　牡蛎 15 克　黄芩 10 克

服药 4 剂之后，不但头痛失眠俱止，而且肩臂、颈项疼痛亦减大半；继服 10 剂，愈。

（21）右侧肩臂、颈项疼痛，脉弦大紧。知其为气血俱虚为本，外受风寒湿邪为标。予补气养血以培本，祛风散寒以治标，愈。

藤××，男，45 岁。

右侧肩臂疼痛不能抬举，右侧颈项疼痛不能活动头项 3 个多月。医先予理疗、按摩、针灸稍效，继又以中药祛风活血，散寒止痛之剂治之，其效不著。细审其证，除上述症外，并见舌苔薄白，脉弦大紧。因思：其脉弦大者，气血俱虚也；弦紧者，风寒湿邪外客也。治宜补气养血，祛风散寒。处方：

黄芪 20 克　当归 10 克　独活 10 克　川续断 10 克　秦艽 10 克　防风 10 克　细辛 4 克　川芎 10 克　生地 10 克　白芍 10 克　桂枝 10 克　茯苓 10 克　杜仲 10 克　川牛膝 10 克　党参 10 克　甘草 10 克

服药 4 剂之后，疼痛大减；继服 4 剂，诸症俱失，愈。

第四节　妇科疾病案例

一、历代医家案例

（1）便溺易位，体肥痰盛，发热头痛，呕逆面青，脉弦促。

知其痰袭窍端所致。予开通痰气而安。

钱吉甫女，年十三。体肥痰盛，因邻家被盗，发热头痛，呕逆面青，六脉弦促，而便溺易位。此因惊而气乱，痰袭窍端所致也。与四七汤下礞石滚痰丸，开通痰气而安。（选自《续名医类案》）

（2）月经失调，或前或后，经行紫色，临行腹痛，恶寒喜热，或时感寒，腹亦作痛，脉细濡近滑，两尺重按略洪而滑。知其乃血热所致。予清热凉血活血，愈。

石山治一妇，瘦小，年二十余。经水紫色，或前或后，临行腹痛，恶寒喜热，或时感寒，腹亦作痛，脉皆细濡近滑，两尺重按略洪而滑。汪曰：血热也。或谓恶寒如此，何谓为热？曰：热极似寒也。遂用酒煮黄连四两，香附、归身尾各二两，五灵脂一两。为末粥丸，空腹吞之而愈。（选自《古今医案按》）

（3）经行腹痛如刮，脉细软而数，尺脉沉弱而近数，知其乃湿热郁滞所致，治拟除湿清热，理气活血而愈。后腹痛又作，痛则遍身寒热，汗出，身痛，脉洪滑无力。知其为虚寒所致。予用益气养血，温经散寒，痛始解。

一妇年二十一岁。六月，经行腹痛如刮，难忍求死，脉得细软而快，尺则沉弱而近快。汪曰：细软属湿，数则为热，尺沉属郁滞也。以酒煮黄连八两、炒香附六两、五灵脂半炒半生三两、归身尾二两。为末粥丸，空心汤下三四钱，服至五六料。越九年，得一子；又越四年，经行两月不断，腹中微痛，又服前丸而愈。续后经行六七日，经止则流清水，腹中微痛，又服前丸而痛亦止；又经住只有七八日，若至行时，或大行五六日，续则适来适断，或微红，或淡红，红后常流清水，小腹大痛，渐连遍身，胸背腰腿骨里皆痛，自巳至酉乃止，痛则遍身冷热，汗大出，汗止痛减，尚能饮食。自始痛至今，历十五年，前药屡服屡效，今罔效者何

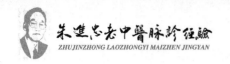

也？汪复诊之，脉皆洪滑无力，幸其尚有精神。汪曰：此非旧日比矣，旧乃郁热，今则虚寒。东垣曰：始为热中，终为寒中是也。《经》曰：脉至而从，按之不鼓，乃阴盛格阳，当作寒治，且始病时形敛小，今则形肥大矣。医书曰：瘦人血热，肥人气虚，岂可同一治耶。所可虑者，汗大泄而脉为汗衰，血大崩而脉不为血减耳，其痛日重夜轻，知由阳虚不能健运，故亦凝滞而作痛。以证参脉，宜用助阳，若得脉减痛轻，方为佳兆。遂投参、芪、归、术大剂，加桂、附，一帖。来早再诊，脉皆稍宁。服至二三十帖，时当二月，至五月病愈。盖病有始终寒热之异，药有前后用舍不同，形有肥瘦壮少不等，岂可以一方而通治哉。（选自《古今医案按》）

（4）经行泄泻，脉濡弱。知其为脾虚所致。予健脾除湿而愈。

一妇经行，必泻三日，然后行，诊其脉皆濡弱。曰：此脾虚也。脾属血，属湿，经水将动，脾血已先流注血海，然后下流为经。脾血既亏，则虚而不能营运其湿。令作参苓白术散，每服二钱，一日米饮调下二三次，月余，经行不泻矣。（选自《古今医案按》）

（5）眼合则麻痹，甚至不敢睡，崩漏下血，脉左手三部举之略弦，按之略大而无力，右手三部，举按俱大而无力。知其气血俱虚。予大补气血，愈。

江汝洁治叶廷杰之内。十月。病眼若合即麻痹，甚至不敢睡。屡易医，渐成崩疾。江诊得左手三部举之略弦，按之略大而无力，右手三部举按俱大而无力。《经》曰：血虚脉大如葱管。又曰：大而无力为血虚。又曰：诸弦为饮。又曰：弦为劳。据脉观证，盖由气血俱虚，以致气不周运而成麻痹，时医不悟作火治，药用寒凉过多，损伤脾胃，阳气失陷而成崩矣。以岁运言之，今岁天冲主运，风木在泉，两木符合，木盛而脾土受亏，是以土陷而行秋冬之令，以时候言之，小雪至大雪之末，六十日有奇，太阳寒水司令，厥阴风木客气加临其上，水火胜矣。《经》曰：甚则胜而不复也。其脾大虚，安得血不大下乎！且脾裹血，脾虚则血不归经而妄下矣。法当大补脾经为先，次宜补气祛湿，可得渐愈矣。以人参三钱、黄芪二钱、甘草四分，防风、荆芥、白术各一钱，陈皮八分。水煎，食远服。一剂分作三服。不数剂而安。（选自《古今医案按》）

（6）带下不止，泄泻，四肢厥逆，脉细如丝。知其为阳气虚衰。治以温补阳气，愈。

程明佐治一妇，病带下不止，医投调经剂，血愈下；复投寒凉药，遂下泄，肌肉如削，不能言，四肢厥逆。程诊其脉细如丝。曰：阳气微而不能营阴，法当温补，阳生则阴长而血不下漏。遂以人参二两、附子三片。浓煎。一服手足微温，再服思食，继服八珍四十剂，愈。（选自《古今医案按》）

（7）久患白带，脉右寸滑，左寸短弱，两关濡，两尺皆软弱。知其心肾俱虚，中焦有湿。予燥脾除湿，兼补心肾，愈。

孙东宿治吴太夫人，年六十余。久患白带，历治不效，变为白崩。诊得右寸滑，左寸短弱，两关濡，两尺皆软弱。孙曰：据脉心肾俱不足，而中焦有湿，今白物下多，气血日败。法当燥脾，兼补心肾。乃制既济丹：用鹿角霜、当归、茯苓各二两，石菖蒲、远志各一两五钱，龙骨、白石脂各一两，益智仁五钱，山药糊丸。空心服以补心肾。又制断下丸，用头二蚕沙炒三两、黄荆子炒二两、海螵蛸磨去黑甲、樗根白皮各一两，面糊丸。午后服以燥中宫之湿，不终剂而愈。（选自《古今医案按》）

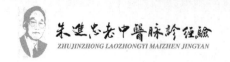

（8）经闭五月，下白或赤，午后发热，咳嗽呕吐，脉两尺皆实。知其外受风邪，搏激胎孕。予清和之剂，安。

陈斗岩治叶南洲妻。经闭五月，下白或赤，午后发热，咳嗽呕吐。医以为痨瘵。陈视之，曰：两尺脉皆实，此必有孕，外受风邪，搏激故耳。饮清和之剂而安。未半年，生一子。（选自《古今医案按》）

（9）孕期下血之后，身肿气胀，食饮才入，触之痛楚，转下困难，或连粒吐出，喘声如拽锯，手臂青紫肿亮，脉肺部洪大无伦，尺部微涩。知其上有肺痈，下有死胎。以清肺消痈而痊。

喻嘉言治顾季掖室人。仲夏时，孕已五月，偶尔下血，医以人参、阿胶勉固其胎。又经一月，身肿气胀，血逆上奔，结聚于会厌胸膈间，食饮才入，触之痛楚，转下甚艰，稍急即连粒呕出，全如噎证。更医数手，咸以为胎气上逆，脾虚作肿而成膈噎也，用人参之补，五味之收为治。延至白露节，计孕期已八月，而病势危极，呼吸将绝。始邀喻诊。其脉尺部微涩艰推，独肺部洪大无伦，其喘声如拽锯，其手臂青紫肿亮如殴伤色。喻骇曰：似此凶证，何不相商？幸余尚有善药，可以通其下闭上壅。季掖必求病名。喻曰：上壅者，以肺脉之洪大，合于会厌之结塞，知其肺当生痈也；下闭者，以尺脉之微涩，合于肉色之青肿，知其胎已久坏也。善药者，泻白散加芩、桔之苦以开之，不用硝、黄等厉药也。服二大剂，腹即弩痛，下白污如脓者数斗，裹朽胎而出，胸膈即开。连连进粥，但寒热咳嗽未除。旬余白污既尽，忽大肿大喘可畏，一以清肺为主，竟获痊愈。（选自《古今医案按》）

（10）常患堕胎，脉柔软无力，两尺虽浮而弱不任寻按。知其气血亏耗，胎无滋养。予大补气血而痊。

石山治一妇。长瘦，色黄白，性躁急，年三十余，常患堕胎，已七八见矣。诊其脉皆柔软无力，两尺虽浮而弱不任寻按。曰：此因堕胎太多，气血耗甚，胎无滋养，故频堕。譬之水涸而禾枯，土削而木倒也。况三月五月，正属少阳火动之时，加性躁而激发之，故堕多在三五七月也。宜用大补汤去桂，加黄柏、黄芩煎服。仍用研末，蜜丸服之，庶可保生。服半年，胎固而生二子。（选自《古今医案按》）

二、笔者临床案例

（1）时而经血淋漓不断，时而下血如崩，腹胀腹痛，心烦不安，纳呆食减，脉弦紧滑而涩。知其脾胃虚寒、气血俱虚为本，瘀血阻滞为标。予活血止血，健脾温中，补气养血而愈。

靳××，女，37岁。

时而经血淋漓不断20多天，时而下血如崩，甚或出现失血性休克10余年。医诊子宫功能性出血。以西药、刮宫等法治疗效果不著，继以中药补气养血、健脾摄血、收敛止血、凉血止血、补益肝肾等法治之仍无明效。细审其证，除时经血大下外，并见经色紫暗，伴有大量血块，时或胃脘冷痛，时或腹胀腹痛，纳呆食减，心烦不安，口苦咽干，舌苔黄白，脉弦紧滑涩。因思：脉弦紧者，寒也，滞结也，凝也；滑者，月经适至也；涩者，寒也，瘀血也，气滞也。合之于证，知其乃脾胃虚寒、气血俱虚为本，血滞寒凝为标。宗急则治标，予活血止血温经之方。处方：

炒灵脂40克　生灵脂30克　红糖250克

服药2剂后，血块消失，出血明显减少；继服4剂，出血停止，腹痛大减。再审其脉弦细而涩，舌苔薄白。思之：脉弦细而涩者，脾胃虚寒，气血大衰也。治宜健脾温中，大补气血阴阳。处方：

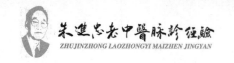
黄芪15克　肉桂10克　党参10克　白术10克　茯苓10克
甘草10克　当归10克　川芎10克　生地10克　白芍10克　麦
冬10克　半夏10克　附子10克　淡苁蓉15克　生姜3片　大
枣5个

连续服药25剂后，脘腹疼痛消失，精神、食欲基本正常。昨
日月经来至，经量不多，仅微有腹痛感。又服灵脂30克、红糖
60克3剂，血止；继服上方10剂，愈。

（2）经血时而淋漓不断，时而出血如崩，脘腹胀满，心悸心
烦，失眠健忘，紫斑成片，身瘦乏力，指趾厥冷，五心烦热，脉
虚大结涩。知其脾心俱虚，气血阴阳不足。予健脾温中，补气养
血，愈。

胡××，女，40岁。

风湿性心脏病、二尖瓣狭窄与闭锁不全、心房纤颤12年，慢
性胃炎、十二指肠球部溃疡10年，血小板减少性紫癜5年，子宫
功能性出血4年。脘腹胀痛，疲乏无力，心悸心烦，失眠健忘，
紫斑成片，消瘦乏力，纳呆食减，月经时而2~3个月淋漓不断，
时而崩血大下而出现休克昏迷。为此曾先用西药、输血，后用中
药补气养血、健脾温中、养心安神、收敛止血、填精补髓等剂进
行治疗，然其效果一直不够显著。细审其证，除上述症外，并见
其指趾虽然厥冷，而手足心却烦热不安，口苦口干，脉虚大弦紧
涩结。因思：脉虚大者，气阴或气血俱虚也；弦紧者，寒凝也；
涩者，滞也；结者，寒凝气结也，阴阳俱虚也。此即如仲景所谓
"脉弦而大，弦则为减，大则为芤，减则为寒，芤则为虚，虚寒
相搏，此名为革"意也。治宜健脾温中，补气养血，理气活血，
阴阳并益。处方：

黄芪15克　肉桂10克　当归10克　川芎10克　生地10克

白芍10克 人参10克 白术10克 茯苓10克 甘草10克 附子10克 麦冬10克 半夏10克 淡苁蓉15克 生姜3片 大枣5个

服药5剂后，食欲、睡眠、精神均增加，脘腹胀痛好转，经血减少；继服上药40剂，经血停止，体重增加近10千克，紫斑消失；又间断服药120剂，愈。

（3）阴痒白带，腹部冷痛，头晕头痛，失眠健忘，胃脘悸动，烦热上冲，冲则汗出，腰背困痛，口苦咽干，手足憋胀，或见麻木疼痛，脉弦紧而数。知其湿痰凝滞，寒热并见，肝木失达。予疏肝理气，温阳化饮，苦辛通降之剂，愈。

邵××，女，35岁。

阴中瘙痒，白带增多4~5年。西医诊为慢性盆腔炎、尖锐湿疣。先用西药治疗2年不效，后又配合中药理疗治疗1年多仍未效。近2年来，不但经常阴部瘙痒难忍，而且经常感到腹部冷痛，头晕头痛，心烦心悸，失眠健忘，胃脘烦热悸动，腰背困痛，口苦咽干，或时见恶心欲吐，手足憋胀，指趾麻木疼痛。细审其证，除上述症外，并见舌苔黄白厚腻，脉弦紧而数。思之：脉弦者，肝脉也；紧者，寒也，结也；弦紧者，寒饮凝结不化也；数者，热也。合之于证，乃寒饮凝结，郁而化热，肝木失达之证也。治宜化痰饮，疏肝木，清上温下。处方：

柴胡10克 半夏10克 黄芩10克 人参10克 干姜3克 大枣5个 甘草10克 桂枝10克 茯苓10克 熟大黄3克 龙骨15克 牡蛎15克

服药6剂后，诸症均减；继服50剂，诸症全失，愈。

（4）腰骶疼痛，小腹冷痛隐隐而作，时或坠痛，脉弦涩不调。知其下焦寒湿。治以温经化湿，愈。

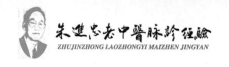

刘××，女，51岁。

腰骶疼痛而重坠，小腹冷痛，白带增多，月经或时见涩少，或时见淋漓不断半年多。医诊慢性盆腔炎。审其除上症之外，并见舌苔薄白，脉弦涩不调。因思：脉弦者或为肝或为寒，涩者或为寒或为滞或为瘀。合之于证，知其乃下焦寒湿凝滞。治宜温经化湿。处方：

当归10克　白芍10克　桂枝10克　吴茱萸6克　川芎10克　干姜3克　半夏10克　丹皮10克　麦冬10克　党参10克　甘草6克　阿胶10克（烊化）

服药7剂后，腹痛、腰痛、白带均好转；继服20剂后，诸症消失，愈。

（5）月经提前，量多，每次性交之后必见出血，白带多而清稀，且腹痛腰痛，头痛，咽喉疼痛，脉沉缓。知其气阴俱虚，痰郁气结。予补气养阴，理气化痰而愈。

张××，女，32岁。

头晕头痛，失眠心烦7~8年。5年前在一次性交过程中，突然发现少量出血，不久又发现白带增多，阴痒，性欲特别旺盛，但每次性交之后均发现以上症状。为此不得不与爱人少接触。但最近2年多来，稍有欲念即觉得小腹疼痛，月经来至，特别是近来月经几乎从不间断，或者月经暂时稍停即流出大量清稀之白带，时时头晕头痛，口苦咽干，失眠健忘。为此7~8年来，或者请西医以西药，或者请中医以中药活血养血、理气疏肝、补气养血之剂，或者以中药丸剂人参归脾丸、知柏地黄丸，然始终效果不著。细审其脉沉细而缓，舌苔薄白。合之于证，知其乃气阴俱虚为本，痰郁气结为标。治拟补气养阴以培本，理气化痰以治标。处方：

黄芪15克　当归10克　麦冬10克　党参10克　五味子10

克　竹茹 10 克　枳实 10 克　半夏 10 克　陈皮 10 克　茯苓 10 克　甘草 6 克　菖蒲 10 克　远志 10 克　生地 10 克

服药 6 剂后，诸症均减；服药 20 剂后，诸症均失。

（6）每次性交均发现阴道少量出血，脉虚弦涩。知其乃气阴俱虚。拟补阴益气，辛苦通降，愈。

苏××，女，35 岁。

半年多来，每次性交之后均发现阴道少量出血。医先予西药治之未效。审其脉虚弦而涩，舌苔薄白。因思：脉虚者，气阴俱虚也；弦涩者，寒也。合之于证，知其乃气阴俱虚为本，寒热夹杂为标。治以补气养阴以培本，苦辛通降以治标。处方：

党参 15 克　白术 30 克　茯苓 10 克　熟地 30 克　山萸肉 15 克　炮姜 3 克　黄柏 15 克　荆芥穗 10 克　车前子 10 克（布包）

服药 3 剂后，性交后出血停止；继服 4 剂，愈。

（7）慢性盆腔炎急性发作，小腹满痛，拒按，白带臭秽而多，寒热往来，恶心欲吐，头晕头痛，口苦咽干，脉弦滑数而兼促涩不调。知其乃少阳阳明寒滞相兼。处方予和解攻里，清热除湿，佐以温化，愈。

高××，女，49 岁。

小腹胀痛 7~8 年。西医诊为慢性盆腔炎。先予西药治疗不效，后予中药活血化瘀之剂而腹痛稍减。近 4 个多月来，腹痛突然加剧，白带增多。某医诊为慢性盆腔炎急性发作。先予西药治疗效果不著，后予中药清热解毒之剂配合治疗，不但腹痛不减，反而更加剧烈。细审其证，除小腹胀痛，拒按，白带量多臭秽外，并见寒热往来，恶心欲吐，头晕头痛，心烦欲哭，口苦咽干，弯腰不能，大便不爽，舌苔黄白厚腻，脉弦滑数而时促时涩。因思：脉弦滑数者，少阳阳明之证也；促、涩时见者，寒凝血滞也。合

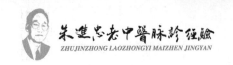

之于证，知其乃少阳阳明俱见，内蕴寒滞之象。治拟和解攻里，清热除湿，佐以温化。处方：

柴胡15克　半夏12克　黄芩15克　枳实15克　赤芍15克　大黄4克　白芥子10克　干姜3克　败酱草40克　银花30克

服药3剂之后寒热往来，恶心呕吐俱解，腹痛减轻六七；继服7剂，诸症俱失。

（8）腹满胀痛，尿脓便脓，白带臭秽而多，寒热往来，恶心呕吐，消瘦乏力，舌苔白厚，脉弦滑数。知其为少阳阳明湿热结滞。予和解攻里，清热解毒，消痈排脓，愈。

霍××，女，38岁。

3个多月来，腹满胀痛，白带臭而多，寒热往来，恶心呕吐。西医诊为盆腔炎。予抗生素治疗2个多月不但无效，反而发现尿脓、便脓、阴道不断流脓。经细菌培养发现为绿脓杆菌、金黄色葡萄球菌、结核杆菌感染。诊为盆腔脓肿，阴道、膀胱、直肠瘘。又予多种抗生素进行治疗20多天，诸症仍不见减，体温持续在39.8℃~40.1℃之间一直不退，于是又配合中药清热解毒之剂进行治疗10天，诸症仍不见减。细审其证，除腹满胀痛，拒按，腹肌硬，白带量多臭秽，尿脓、便脓，恶心呕吐，饮食难入，寒热往来之外，并见脉弦滑数。思之：脉弦者，少阳也；滑者，实热也；数者，热也。合之于证，知其乃少阳阳明湿热内蕴，熏为脓腐也。治拟和解攻里，除湿清热，消痈排脓。处方：

柴胡20克　半夏15克　黄芩15克　枳实15克　白芍15克　大黄3克　白芥子10克　干姜1克　败酱草30克

服药2剂之后，腹痛发热、恶心呕吐均减；继服2剂，发热恶寒大减（体温37.5℃），恶心呕吐消失，饮食少进，腹痛减轻七八，尿脓、便脓、白带均消失；后再进20剂，诸症大部消失，体重增加近10千克。

（9）产后全身关节疼痛，肌肉酸痛，腰痛不得俯仰，自汗盗汗，脉虚大稍数。知其气阴俱虚，予补气养阴而减。继因脉细紧数，予补血、祛风散寒除湿始愈。

朱××，女，40岁。

产后1个多月以来，全身关节、肌肉疼痛。医诊风湿性关节炎。医予祛风除湿之剂治之而愈剧。细审其证，除上述诸症之外，并见腰痛不可俯仰，自汗盗汗，面色㿠白，疲乏无力，舌苔薄白，脉虚大稍数。思之：脉虚大而数者，气阴俱虚也，肺肾不足也。治宜补气养阴。处方：

黄芪15克　当归6克　人参10克　麦冬10克　五味子10克　熟地15克　苍术10克　淡苁蓉10克　茯苓10克　泽泻10克　丹皮10克

服药4剂后，疼痛好转；继服20剂后，痛减七八。但继续服用1剂后，诸症不再减轻。再审其脉细而紧数。思之：血虚而风寒湿邪者，当养血补血、祛风散寒除湿。处方：

秦艽10克　羌活6克　独活6克　防风6克　川芎10克　白芷10克　细辛3克　黄芩10克　生地30克　熟地15克　生石膏15克　当归10克　白芍10克　茯苓10克　甘草10克　白术10克

服药4剂后，疼痛全失；继服10剂后，愈。

（10）每次月经来之前即头晕鼻塞，咳嗽胸满，脉弦细数。知其肝郁血虚，郁而化火。予养血疏肝，解郁泻火，愈。

李××，女，35岁。

反复感冒6~7年，医予补益之剂而不减，继服解表之剂而更甚。细审其证，每至月经之前则头晕鼻塞，咳嗽，胸满心烦，月

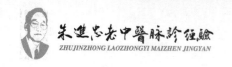

经之后则诸症自然消失，舌苔白，脉弦细数。因思：脉弦者，肝也；细者，血虚也；数者，热也。合之于证，知其乃肝郁血虚，郁而化火。治拟养血疏肝，解郁泻火。处方：

柴胡 10 克　当归 10 克　白芍 10 克　白术 10 克　茯苓 10 克 甘草 10 克　生姜 3 片　薄荷 3 克　丹皮 10 克　栀子 10 克

每次月经来至以前服药 5 剂，共服药 15 剂，愈。

第五节　儿科疾病案例

一、历代医家案例

（1）发热微汗，头痛喘咳，面赤，脉弦紧，左倍于右。知其风寒闭郁，肺气失宣。予疏风散寒，宣肺解表，愈。

陆养愚治李邑宰子，年十一。于六月夜间，忽发热微汗，头微痛，或谓伤暑，与香薷饮冷服，病更甚，且喘嗽痰；又谓脉气浮数，火热上炎，以芩、连、知母、花粉清之，喘咳不绝，饮食不思，睡卧不安。脉之弦紧，左倍于右，面赤戴阳。此风寒外束，宜发散之。或谓如此炎天，且身常有汗，何以宜表？曰：正因风寒伤其卫阳之气，令外之阳气，拒而不得入，故汗微微而不止，内之阳气伏而不得出，故身翕翕而壮热，若解散其邪，则外者得入，内者得出，自汗止身凉矣。用干葛为君，苏叶、防风为臣，前胡、白芷、川芎为佐，桔梗、杏仁、甘草为使。热服，微覆，汗大泄。少顷，喘嗽壮热顿减。二剂，痊愈。（选自《续名医类案》）

（2）壮热无汗，谵语烦躁，遍身疼痛，耳聋目盲，唇舌燥烈，形肉枯槁，脉沉微欲脱。诊为真寒假热。予壮水益火，愈。

冯楚瞻治李氏儿，八岁。病热旬余，发表和解苦寒之剂备尝无效，势日危笃。诊之形肉枯槁，牙齿堆垢，浓而色焦黑，唇舌燥烈，耳聋目盲，遍身疼痛，壮热无汗，谵语烦躁，脉之沉微欲脱，阴寒之候也。此釜底无火，锅益干燥之象，上之假热，由于下之真寒也。乃重用人参、熟地，少加附子，壮水益火。服后夜半思食，次日其脉更虚，但神气小清爽。乃倍进前药三四剂，后渐瘳，不十剂痊愈。（选自《续名医类案》）

（3）壮热多日，神气困倦，唇舌焦燥，饮乳作吐，五心烦热，脉洪数而弦。知其久热伤阴，阳气外越。予滋阴益阳而愈。

冯楚瞻治洪氏儿，未及一周。时当暑热，壮热多日，神气困倦，唇舌焦燥，饮乳作吐，五心亦热如烙，脉洪数而弦。医与发散消导数剂，复疑麻疹更为托表。冯曰：久热伤阴，阴已竭矣，复加托表阳外越矣，若不急为敛纳，何以续阴阳于垂绝哉！乃用熟地四钱，麦冬一钱五分，牛膝一钱二分，五味子一分，制附子四分。一剂热退，次日加炒黄白术一钱六分，另煎人参冲服愈。（选自《续名医类案》）

（4）感寒发热，脉微数，先以解表而热不退，反见喘泻，后加补益之剂而愈。

张景岳仲男，生于五月。于本年初秋，忽感寒发热，脉微紧数。知其脏气属阴，不敢清解，遂与芎、苏、羌、芷、细辛、生姜之属，冀散其寒，一剂热不退，反大泻二日不止，继之以喘，愈泻则愈喘。见其表里俱剧，乃用人参二钱，生姜五片，煎汁半盏。未敢骤进，恐加喘也，与二三茶匙，呼吸仍旧，乃与三四匙，息稍舒，遂与半小盏，觉有应，遂自午及酉，完此一剂。适一医至，曰：误矣！焉有大喘可用参者，速宜抱龙丸解之。张但唯唯，仍用人参二钱五分，如前煎汤。自酉至子尽其剂，气息已平，酣睡泻止，而热亦退矣。所以知其然者，观其因泻反喘，岂非中虚，

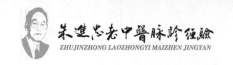
设有实邪自当喘随泻减，向使易以清利，中气脱而死矣，必反咎用参之误也，孰是孰非，何从辨哉。因纪此，见温中散寒之功，其妙有如此者。（选自《续名医类案》）

（5）恶寒大热得解表之剂热退而复作，得泻下之剂热退而又甚，脉气已和。知其胃气不和阳无所归所致。予和胃之剂愈。

一儿感冷，恶寒大热，用发药则汗出热退，过一二日复热。大便秘，必里未解也，服四顺清凉饮，利一行，热退，隔日又热；小便赤，服导赤饮热退，过三日又热。庸劣者几无措手矣。诊其脉，脉已和。既发汗又利小便，其气已虚，阳气无所归，皆见于表，所以热。以六神散和其胃气，加乌梅一枚，令微有酸味，收其阳气归内。服此痊愈。（选自《续名医类案》）

（6）腹胀腹痛，脉右关沉伏。知其脾虚食滞。予醒脾消食，愈。

立斋治杨锦衣子，十岁。腹胀痛，服消导药不应。彼以为毒，请诊其脉，右关沉伏。此食积也。河间云：食入即吐，胃脘痛，更兼身体痛难移，腹胀善噫，舌本强，得后与气快然衰，皆脾病也。审之，果因食粽得此。以白酒曲热酒服而愈。（选自《续名医类案》）

（7）睡中坠下，毫无伤损。但见右手足瘫软不举，手不能握，足不能立，脉洪大，久按无力。知其先天不足，气血不周所致。予补气养阴，温阳通阳愈。

冯楚瞻治张氏儿，周岁。卧低坑，睡中坠下，毫无伤损，嘻笑如故，但自后右手足瘫软不举，手不能握，足不能立，脉则洪大，久按无力。知为先天不足，复于睡中惊触，气血不周行之故。与熟地四钱、麦冬一钱五分、炒白术二钱四分、牛膝二钱、五味子四分、制附子五分，煎小半钟，入人参汁二三分，冲服。六剂，

手足轻强，精神更倍。（选自《续名医类案》）

（8）痢久不止，脉洪数，知其年幼脉和，必自愈。

一女十岁。患痢久不止，脉洪数。或曰：下痢脉宜小，今脉洪数恐难治。万曰：无妨。《玉函经》曰：欲识童男并童女，决在寸关并尺里，自然紧数甚分明，都缘未丧精华气。此童女脉如是胃气尚强，不久自愈。果数日痢渐止。（选自《续名医类案》）

（9）颊赤而身不热，脉右关独滑而数，他部大小等而和。知其为宿食酒积。予解酒之剂，愈。

吕沧州治一幼女。病嗜卧，颊赤而身不热。诸医皆以为慢惊风，屡进攻风之剂，兼旬不愈。吕切其脉，右关独滑而数，他部大小等而和。因告之曰：女无病，关滑为宿食，意乳母致之，乳母必嗜酒，酒后辄乳，故令女醉，非风也。及诘其内子。内子曰：乳母近掌酒库钥，窃饮必尽意。使人视之，卧内有数空罂，乃拘其钥，饮以枳子、葛花，日二三服，而起如常。（选自《古今医案按》）

（10）手足瘈疭，左脉滑大，右脉沉弱，似有似无。知其脾气大衰，肝木乘而生风。予补气健脾，佐以泻肝，愈。

江应宿治一富家儿。病手足螺，延至二十余日转笃。江后至。曰：此气虚也，当大补之。以参、术、归、芪、茯、芍、黄连、半夏、甘草，佐以肉桂助参、芪之功，补脾泻肝。一饮遂觉稍定，数服而愈。所以知儿病者，左脉滑大，右脉沉弱，似有似无。右手主于气，故曰气分大虚，经所谓土极似木，亢则害，承乃制，脾虚为肝所侮而风生焉。证似乎风，治风无风可治，治惊无惊可疗，治痰无痰可行，主治之法，所谓气行而痰自消，血荣而风自灭矣。见肝之病，知肝当传脾，故先实其脾土，治其未病，否则成慢脾风而危殆矣。（选自《古今医案按》）

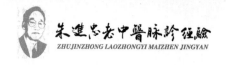

二、笔者临床案例

（1）高热不退，脉弦紧而数。知其乃邪入膜原兼有表寒。予达原饮而愈。

李×，男，6岁。

持续高烧24天。西医诊为病毒感染。先予青霉素、先锋霉素、白霉素等治疗10余天不效。后又配合中药清热解毒之剂仍无效。审其体温持续在39.6℃～39.9℃，纳呆食减，神疲乏力，舌苔黄稍腻，大便微干，脉弦紧而数。因思：脉弦者，少阳证也；紧者，表寒也；数者，寒郁化热也。合之于证，知其乃邪入膜原兼有表寒。拟予达原饮加减。处方：

厚朴10克　草果10克　槟榔10克　黄芩10克　知母10克菖蒲10克　柴胡10克　白芷10克　蝉蜕10克　大黄2克

服药1剂后，体温正常，发烧消失，精神、食欲明显好转；继服1剂后，愈。

（2）头痛发热，咳嗽，咽喉疼痛，舌苔薄白，脉浮弦紧而数。知其为表寒闭郁。予辛温解表，愈。

李×，男，11岁。

发热头痛，咽喉疼痛，咳嗽7天。医先予青霉素、感冒通、感冒冲剂无效，后又予氨苄青霉素、银翘散加减，治疗3天仍无效。细审其发热达40℃，脉浮弦紧而数。因思：脉浮者，表证也；弦紧者，表寒也；数者，表寒闭郁太甚而化热也。治拟辛温解表。处方：

麻黄15克　桂枝10克　杏仁10克　甘草10克　生姜4片大枣7个　生石膏10克

1剂，分3次服，服后即愈。

（3）阵阵痉咳，腹满，脉沉。知其为三焦郁热，肺气不利。予清泄三焦，宣肺止咳，咳愈。

张×，女，18岁。

阵阵痉咳，每次咳嗽从数秒至1分钟不等1个多月。医诊百日咳。先予西药治疗未效，后以中药鸡苦胆与化痰止咳之剂亦无效。细审其除上症之外，并见腹满便干，脉沉。因思：脉沉者，郁证也。合之于证，知其乃三焦郁热，肺气不利所致。治拟清泄三焦，佐以宣肺止咳。

大黄1克 桔梗2克 杏仁3克 栀子3克 薄荷1克 枳壳3克 百部10克 丝瓜络4克

服药2剂后，咳嗽次数及时间均减；继服3剂后，愈。

（4）发热咳嗽，腹微痛满，脉弦缓。知其为寒湿郁滞，痰郁不化。予理气化湿，温化寒痰，愈。

张××，女，5岁。

发热咳嗽1个多月。医诊为肺炎。先予西药治疗1个多月未减，后又配合中药麻杏石甘汤加减仍未效。审其除上症之外，并见其腹微痛微满，舌苔白，脉弦缓。思之：脉弦缓者，寒湿郁滞，痰郁不化也。治拟理气化湿，温化寒痰。处方：

旋覆花5克（布包） 细辛1克 半夏3克 甘草1克 紫苏2克 香附3克 陈皮3克 茯苓3克

服药4剂后，诸症消失，愈。

（5）咳喘发热，脉弦紧。知其寒饮蕴肺。治以温肺化饮，宣肺止咳，愈。

何××，男，8岁。

咳喘发热20多天。医诊支气管肺炎。先予西药治疗10余天不效，继又以中药清热解毒、宣肺定喘之剂相配合治疗1周仍未

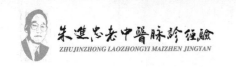

效。审其咳喘，身热（体温37.6℃），喉中有水鸡声，脉弦紧。因思：脉弦紧者，寒也。合之于证，知其乃寒饮蕴肺。治拟温肺化饮，宣肺止咳。处方：

射干6克　麻黄3克　紫菀4克　细辛1克　五味子1克冬花3克　半夏4克　甘草1克　生姜1片　大枣3个

服药2剂之后诸症均失；继服4剂，愈。

（6）脐腹疼痛时轻时重，时或胃脘疼痛，纳呆食减，脉沉弦涩。知其为脾胃虚寒。予健脾温中，愈。

张××，男，8岁。

脐腹疼痛时轻时重半个多月。医诊蛔虫病。先以西药驱虫未效，继以中药驱虫仍不效。审其证，除脐腹疼痛外，并见胃脘疼痛，食欲不振，舌苔薄白，脉沉弦涩。因思：沉弦涩者，寒也。当以健脾温中。处方：

桂枝4克　白芍8克　甘草4克　生姜4片　大枣5个　丁香3克

服药2剂后，腹痛消失，食欲增加，并便出蛔虫2条，愈。

（7）鼻衄难止，全身到处出现大量紫斑，并时见牙衄，便血尿血，舌苔黄燥，脉滑数有力。知其为心胃实火上炎。予清心泻火，愈。

高××，女，5岁。

鼻衄难止，全身到处大片紫斑5个多月。医诊过敏性紫癜、紫癜肾。先用西药治疗4个多月不效，继又配合中药清热凉血、凉血止血之剂仍不效。细审其证，除紫癜、鼻衄之外，并见齿衄，便血尿血，面色青黄，血红蛋白50g/L，舌苔黄燥，脉滑数有力。因思：滑数者，实热也。合之舌证，知其乃心胃实火所致。治拟清心泻火。处方：

黄连 6 克　黄芩 6 克　大黄 4 克

服药 2 剂后，衄血、紫癜、尿血便血明显减少；继服 4 剂后衄血、便血、尿血消失，血红蛋白升至 70g/L，精神、食欲亦明显增加；又服 20 剂后，诸症全部消失。因患者经济困难，改用鲜土大黄，1 日 15 克左右，1 月后，诸症全部消失，愈。

（8）疲乏无力，尿如酱油之色，纳呆食减，血红蛋白 40g/L，脉沉细。知其气血俱虚为本，气滞血瘀为标。治拟补气养血，理气活血止血，愈。

王××，男，13 岁。

疲乏无力，尿呈酱油色 1 年多。医诊阵发性睡眠性血红蛋白尿。先以西药治疗不但尿血不减，反而日渐加重，特别是最近半年多以来，几乎每天早晨的尿都呈酱油之色，至下午才逐渐转清，血红蛋白经常在 40g/L 左右。最近 3 个多月以来，又加用了中药清热凉血之剂，但仍然没有好的效果。细审其证，除上述诸症之外，并见面色㿠白，舌质淡暗，舌苔薄白，脉沉细。因思：脉沉者，郁证也；细者，气血俱虚也。合之于证，知其乃气血俱虚为本，气滞血瘀为标。治宜补气养血以培本，理气活血止血以治标。处方：

生黄芪 30 克　生山药 30 克　红花 3 克　龟板 12 克　黄柏 5克　丹皮 10 克　当归 6 克　三七参 3 克（冲服）　牛膝 9 克　琥珀 6 克　土茯苓 60 克

服药 4 剂之后，尿血次数减少；继服 6 剂后尿血消失，精神、食欲明显增加；又服 30 剂，诸症消失，血红蛋白增至 140g/L。追访 3 年未复发。

（9）鼻衄紫斑，消瘦乏力，纳呆食减，面色萎黄，舌质淡而舌苔白，脉沉细。知其中气不足，气血俱虚。予健脾温中，补气

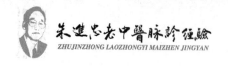

养血，愈。

邵××，男，7岁。

鼻衄紫斑，纳呆食减，疲乏无力3年多。西医诊为再生障碍性贫血。先以输血、西药治疗效果不著，继又配用中药清热凉血、滋阴补肾仍无明显效果。审其除上症之外，并见面色萎黄，消瘦乏力，上下肢有少量的如粟米大的出血点，舌苔白，舌质淡，脉沉细。因思：脉沉细者，气血俱虚，中气不足也。治宜健脾温中，补气养血。处方：

黄芪7克　肉桂3克　生地6克　川芎3克　当归5克　白芍6克　人参6克　白术5克　茯苓5克　甘草5克　麦冬5克半夏5克　附子0.1克　肉苁蓉4克　生姜1片　大枣3个

服药6剂之后，食欲增加，精神好转；继服20剂后，鼻衄消失，血红蛋白由60g/L增至90g/L；又服上药半年，愈。

（10）再生障碍性贫血，面色㿠白，疲乏无力，脉细弱。知其为精气大衰。予大补精气而愈。

刘××，男，10岁。

再生障碍性贫血4年多。医先后采用了输血、西药、中药补气养血之剂近千剂治疗不效。细审其证，除血红蛋白60g/L外，并见面色㿠白，疲乏无力，头汗多，脉细弱。因思：脉细弱者，精气俱衰也。治宜填精补气。处方：

龟板30克　党参10克　枸杞子12克　鹿角胶6克　菟丝子15克

服药35剂后，精神、食欲好转，血红蛋白70g/L；又服上药80剂，血红蛋白增至110g/L。改以上方为丸，服药4个月，愈。

第六节 耳鼻喉科疾病案例

一、历代医家案例

（1）耳内出水作痛，脉洪数，尺脉为甚。知其乃肝肾阴虚。予滋补肝肾，愈。

立斋治一人，年二十。耳内出水作痛，年余矣。脉洪数，尺脉为甚。属肝肾二经虚热。用加减地黄丸料，一剂而愈。（选自《古今医案按》）

（2）两耳俱聋，左耳时或肿痛流脓，左手心脉浮小而快，肝肾沉小而快，右脉虚散而数，次日晨脉皆稍敛，不及五至。知其乃少阳气血俱虚，郁而生热所致。予补气养血，解郁泻火之剂，愈。

石山治一人，年近六十。面色苍白，病左耳聋，三十年矣。近年来，或头左边及耳皆肿，溃脓，脓从耳出甚多，时或又肿复脓，今则右耳亦聋。屡服祛风去热逐痰之药，不效。汪诊左手心脉浮小而快，肝肾沉小而快，右脉皆虚散而数，此恐乘舆远来，脉未定耳，来早脉皆稍敛，不及五至，非比日前之甚数也。夫头之左边及耳前后皆属少阳也。《经》曰：少阳多气少血，今用风药痰药，类皆燥剂，少血之经又以燥剂燥之，则血愈虚少矣，血少则涩滞，涩滞则壅肿，且血逢冷则碍，今复以寒剂凝之，愈助其壅肿，久则郁而为热，腐肉成脓从耳中出矣。渐至右耳亦聋者，脉络相贯，血气相依，未有血病而气不病也，故始则左病，而终至于右亦病矣，是为病久气血两虚；且年六十，气血日涸，而又出外劳伤气血，又多服燥剂以损其气血，脓又大泄以竭其气血，

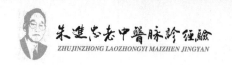

则虚而又虚可知矣。以理论之，当滋养气血，气血健旺，则营运有常而病自去矣，否则不惟病不除，而脑痛耳疣抑亦有不免矣。人参二钱、黄芪三钱，归身、白术、生姜各一钱，鼠粘子、连翘、柴胡、陈皮各六分，川芎、片芩、白芍各七分，甘草五分。煎服十数帖而愈。（选自《古今医案按》）

（3）久患鼻齇，胸膈不利，身倦乏力，右寸脉浮洪带结，余部皆沉细而软。知其气血俱虚，血络瘀滞。予补气养血，佐以活血通络而愈。

江篁南治一壮年。患鼻齇、胸膈不利。医用苦寒祛风败血之剂，服之年余，其人倦怠甚，目不欲开。江诊视：右寸脉浮洪带结，余部皆沉细而软。曰：鼻齇虽是多酒所伤，然苦寒祛风败血之药岂宜常服。《经》曰：苦伤气。又曰：苦伤血。况风药多燥，燥伤血，服之积久，安得不倦怠耶。且目得血而能视，目不欲开者，血伤；倦怠者，气伤也。所谓虚其虚，误矣。治宜化滞血生新血。四物加炒片芩、红花、茯苓、陈皮、甘草、黄芪，煎服，兼服固本丸，日就强健，鼻齇亦愈。（选自《古今医案按》）

（4）鼻塞，浊涕稠黏，两寸脉浮数。知其郁热于肺所致。予升阳散火而愈。

江应宿治王晓。鼻塞，气不通利，浊涕稠黏，屡药不效，已经三年。宿诊视：两寸浮数。曰：郁火病也。患者曰：昔医皆作脑寒主治，子何悬绝若是耶？《经》曰：诸气膹郁皆属于肺。河间云：肺热甚则出涕，故热结郁滞，壅塞而气不通也。投以升阳散火汤十数剂，病如失。（选自《古今医案按》）

（5）虚损，喉癣疼痛，大便稀溏，脉数而无力。知其阴盛格阳。予大补元煎，愈。

景岳治一来宅女人，年近三旬。患虚损，更兼喉癣疼痛，多医罔效。张诊其脉，则数而无力；察其证，则大便溏泄；问其治，则皆退热清火之剂，然愈清火而喉愈痛，因知其本非实火，而且多用寒凉，以致肚腹不实，总亦格阳之类也。遂专用理阴煎及大补元煎之类，出入间用，不半月而喉痛减，不半年而病痊愈。（选自《古今医案按》）

（6）喉痹，头面浮大，喉颈粗极，气急声哑，咽肿口疮，脉细数微弱。知其乃寒盛于下，格阳于上。予镇阴煎，愈。

（张景岳）又治王蓬雀，年出三旬。患喉痹十余日，头面浮大，喉颈粗极，气急声哑，咽肿口疮，痛楚之甚，一婢倚背，坐而不卧者累日矣。及察其脉，则细数微弱之甚；问其言，则声微似不能振者；询其所服之药，则无非芩、连、知、柏之属。此盖以伤阴而起，而复为寒凉所逼，以致寒盛于下而格阳于上，即水饮之类俱已难入，而尤畏烦热。张曰：危哉。再迟半日，必不救矣。遂与镇阴煎，以冷水顿冷，徐徐使咽之。用毕一煎，过宿而头项肿痛尽消如失。继进五福饮，数剂而起。（选自《古今医案按》）

（7）齿痛而长，房劳则发，热汤冷水俱不得入，脉二尺洪数有力，愈按愈坚。知其肾中火邪所致。拟滋阴散火而愈。

易思兰治一人。患齿病，每遇房劳，或恼怒，齿即俱长，痛不可忍，热汤凉水，俱不得入，发必三五日，苦状难述，竟绝欲。服补阴丸、清胃饮俱不效。易诊其脉，上二部俱得本体，惟二尺洪数有力，愈按愈坚。乃曰：沉濡而滑者肾脉，洪数有力者心脉，今于肾部见心脉，是所不胜者侮其所胜，乃妻入乘夫，肾中火邪盛矣。清胃饮惟胃脉洪数者为宜，今胃脉平和，清之何益？肾主骨，齿乃骨余，火盛而齿长，补之何益？况有干姜，更非所宜。乃用黄柏三钱以滋水泻火，青盐一钱为引，升麻一钱升出肾中火邪。药入口，且漱且咽，服后即觉丹田热气上升，自咽而出，再

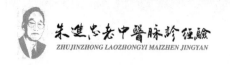
进二帖，病即痊愈。（选自《古今医案按》）

（8）口舌生疮，泄泻，脉尺弱而无力，寸关豁大。知其阴盛于下，逼阳于上。予温中散寒，引火归元，愈。

柴屿青治吴颖庵少庭尉甥闵，年三十。口舌生疮，下部泄泻，脉尺弱而无力，寸关豁大。此阴盛于下，逼阳于上，若用凉药清火则有碍于脾，用燥药治脾则有碍于舌，惟有引火归元之法。竟用附子理中汤冷饮，送八味丸三钱。两服顿愈。（选自《续名医类案》）

（9）口疮齿痛，满口腐烂，饮食不进，脉两寸浮数而微，关尺浮弱而涩。知其乃命门火衰，虚阳上扰。予培补肾气，引火归元，愈。

陆养愚治姚明水，天禀素弱，脾肾两虚，幸能节养，兼服温补之剂，中年颇健啖，因无子置外家。遂患口疮齿痛。初以凉膈散数钱服之即愈，自后常发常服，至半年许，满口腐烂，饮食不进，脉之两寸浮数而微，关尺浮弱而涩。谓形虽有余，精仍不足，当严守禁忌，服滋补药，凉剂不可再投矣。用八物汤倍地黄，以峻补肾水，加桂、附各一分引火归元。经谓折之不去，求其属以衰之是也。煎就凉服十剂，其患若失。（选自《续名医类案》）

（10）齿痛连脑，两颊赤肿，恶寒发热，脉细而涩。知其肝脾郁结所致。予疏肝解郁泻火而愈。

来天培治一妇人，五旬。患齿痛连脑，两颊赤肿，恶寒发热。脉细而涩，此肝脾郁结为患。治以逍遥散加熟地、石膏、荆穗、杞子。一剂而肿痛减，再剂而诸症释然。（选自《续名医类案》）

二、笔者临床案例

（1）扁桃体肿大10余年，脉濡缓。知其气阴两虚，痰郁气结所致。予补气养阴，理气化痰，愈。

王××，男，20岁。

两侧扁桃体肿大，几近闭合10余年。医诊慢性扁桃体炎。发病伊始以青霉素治疗有明显效果，但反复发病后则扁桃体不再缩小，后以中药清热解毒、养阴润喉治疗，开始亦称有效，但扁桃体一直未能完全消退。审其除两侧扁桃体肿大外，并见两脉濡缓，舌苔薄白。因思：脉濡缓者，气阴俱虚，痰郁气结之证也。拟予补气养阴，理气化痰之剂。处方：

黄芪15克　当归10克　麦冬10克　党参10克　五味子10克　竹茹10克　枳实10克　半夏10克　陈皮10克　茯苓10克　甘草6克　菖蒲10克　远志10克　生地10克

连续服药1个月，扁桃体肿大消失。

（2）急性扁桃体炎，高热不退，舌苔黄白，脉浮数。知其风热外客。予疏风清热而愈。

申××，男，12岁。

高热不退，咽喉疼痛7天。医诊急性扁桃体炎。审其两侧扁桃体肿大，上罩脓点，舌苔黄白，体温39.8℃，脉浮数。因思：脉浮者，表证也；数者，热证也。病属风热客表。治拟疏风清热。处方：

蝉蜕10克　僵蚕10克　片姜黄3克　连翘10克

服药3个小时后，体温恢复正常，咽喉疼痛大部消失；又服1剂，愈。

（3）左耳疼痛，听力突然下降，头晕头痛，脉浮弦数。知其风热客于肝胆。予疏风泻火，愈。

王××，女，35岁。

左耳突然发憋疼痛，听不清任何声音，头晕头痛。医诊急性耳咽管炎。前以西药及牛黄解毒丸治疗10天不效。审其除上症

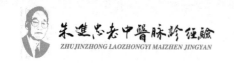
外，并见鼻塞，咽喉干痛，发热头痛，脉浮弦数。因思：脉浮者，表证也；弦数者，肝胆实火也。因治拟疏风泻火。处方：

　　防风10克　　羌活10克　　龙胆草10克　　大黄5克　　细辛5克

　　服药3剂，诸症消失，愈。

　　（4）右耳慢性中耳炎，不断反复流脓，头晕头痛，近又左耳外耳道疖肿，寒战发热，脉濡缓。知其气阴两虚为本，痰火郁结为标。予补气养阴以培本，理气化痰泻火以治标，愈。

　　刘××，女，32岁。

　　右耳不断有白色的清稀脓汁外流，有时突然头脑剧痛并流出大量黄绿色稠厚脓汁30多年。医诊慢性中耳炎。最近1个多月以来，又发现两侧头部剧烈疼痛，左耳道疖肿堵塞耳道，寒战发热，恶心欲吐。虽经抗生素与中药清热解毒剂治疗多日不见好转。审其除上述诸症外，并见耳下、颈部淋巴结肿大，舌苔白，脉濡缓。因思：脉濡缓者，气阴俱虚，痰火郁结也。治宜补气养阴以培本，理气化痰泻火以治标。处方：

　　黄芪15克　　当归6克　　麦冬10克　　党参10克　　五味子10克　　竹茹10克　　枳实10克　　半夏10克　　陈皮10克　　茯苓10克　　甘草6克　　菖蒲10克　　远志10克　　玄参15克　　生地10克

　　两耳周围外涂牛黄解毒丸。

　　服药3剂之后，头痛耳痛，外耳疖肿消失，但又在口唇部发现一高粱米大的小疖肿；继服6剂，愈。追访5年未见复发。

　　（5）头晕头痛，耳鸣耳聋，烦躁易怒，时而喷嚏，口苦口干，舌苔黄白，脉浮弦紧。知其表寒里热。予疏风散寒泻火，愈。

　　葛××，男，40岁。

　　头晕头痛，耳鸣耳聋半年多。医诊卡他性中耳炎。先以西药治疗不效，继又配以中药清热解毒之剂不但症状不减，反见日渐加重。细审其证，除耳鸣耳聋、头晕头痛之外，并时见烦躁易怒，时而喷嚏，口苦咽干，舌苔黄白，脉浮弦紧。因思：脉紧者，风寒客表也；弦者，肝胆郁火也。治宜疏风散寒，解郁泻火。处方：

防风 10 克　羌活 10 克　龙胆草 10 克　菖蒲 10 克　郁金 10 克　细辛 2 克　大黄 3 克

服药 4 剂之后，耳鸣耳聋、头晕头痛大减；继服药 6 剂而愈。

（6）听力下降，失眠心烦，口苦咽干，脉虚弦滑。知其气阴俱虚，痰热互结。予补气养阴，理气化痰泻火，愈。

耿××，女，40 岁。

听力日渐下降 6 年多，近 8 个多月来甚至电话也听不清楚。医诊神经性耳聋。为此曾先以西药、针灸等治疗 3 年多无效，继又以中药培补肾气剂达 2 年多仍无功。细审其证，除耳聋之外，并见失眠心烦，口苦咽干，面色㿠白，舌苔薄白，脉虚而弦滑。因思：脉虚者，气阴两虚也；弦滑者，痰火也。合之于证，知其乃气阴两虚，痰火郁结所致。治宜补气养阴，理气化痰泻火。处方：

黄芪 15 克　当归 10 克　麦冬 10 克　党参 10 克　五味子 10 克　竹茹 10 克　枳实 10 克　半夏 10 克　陈皮 10 克　茯苓 10 克　甘草 10 克　菖蒲 10 克　远志 10 克　川芎 10 克

服药 6 剂后，耳鸣耳聋好转；继服 30 剂后，耳聋耳鸣消失，愈。

（7）耳鸣耳聋，脉弦大而数，右大于左。知其气阴俱虚，湿热内郁，清升浊降失职。予补气养阴，燥湿清热，升清降浊，愈。

薛××，男，55 岁。

两侧耳鸣，或如蝉鸣，或如隆隆炮声，听力下降 4～5 年。西医诊为神经性耳聋。前以西药治疗 2～3 年不效，后又以中药补肾、平肝、泻火，以及针灸、磁疗仍无功。细审其证，除两侧耳鸣之外，并见左耳全聋，右耳只能听见部分声响，舌苔白腻，脉弦大而数，右大于左。因思：脉弦大者，气阴俱虚也；数者，热也；弦者，肝胆郁火也。合之于证，知其乃气阴俱虚，湿热内郁，清升浊降失职所致。治拟补气养阴，燥湿清热，升清降浊。处方：

人参 10 克　甘草 6 克　黄芪 15 克　当归 6 克　麦冬 10 克　五味子 10 克　青皮 10 克　陈皮 10 克　神曲 10 克　黄柏 10 克　葛根 15 克　苍术 15 克　白术 10 克　升麻 10 克　泽泻 10 克

服药 6 剂之后，耳鸣大减，左耳似微能闻见声音；继服 50 剂后，耳鸣消失，听力恢复正常，愈。

（8）两唇痒痛，肿胀紫暗，黄水时出，脉弦紧，左脉大于右脉。知其乃三焦升降失职，寒饮内郁，郁而化火所致。拟予疏肝解郁，调理三焦，化饮泻火，愈。

张××，女，49 岁。

两唇痒痛，肿胀流水，紫暗麻木 2 年多。西医诊为唇炎。先以西药治之不效，后又以中药牛黄解毒丸、牛黄上清丸、黄连上清丸、清胃散、泻黄汤以及甘露饮、玉女煎等均不效。细审其证，两唇紫暗肿胀，不断有黄水流出，外罩黄色脓痂，痒痛麻木不适，胃脘痞满，脐上悸动，舌苔薄白，脉弦紧，左脉大于右脉。因思：脉弦者，肝胆三焦之脉也；紧者，寒也，结也。合之于证，知其乃三焦郁滞，寒饮停积，上热下寒所致也。治宜清上温下，调理三焦，解郁散结。处方：

柴胡 10 克　半夏 10 克　黄芩 10 克　党参 10 克　干姜 3 克　甘草 6 克　大枣 5 个　桂枝 10 克　熟大黄 3 克　茯苓 15 克　龙骨 15 克　牡蛎 15 克

服药 4 剂后，口唇肿胀、痒痛、麻木均大减；继服 10 剂，竟愈。

（9）鼻中隔偏曲，反复发作性鼻衄10余年，面色㿠白，脉虚数。知其乃肺肾阴虚，虚火上炎所致。予滋阴降火，愈。

刘××，女，20岁。

反复发作性鼻衄10余年。医诊鼻中隔偏曲。近20多天来，鼻衄一直不止。医先以西药，后以中药泻肝、泻胃火之剂，终不见效。审其证，除鼻衄有时从口中流出外，并见其面色㿠白无华，血红蛋白60g/L，舌苔白，脉虚数。因思：脉虚者，虚也；数者，热也；浮者，肺也。合之于证，知其乃肺肾阴虚，虚火上炎所致也。治拟滋阴降火。处方：

生地10克　玄参20克　麦冬15克

服药1剂后，衄血即止，继以补气养阴之剂，诸症消失。追访5年未见复发。

（10）鼻流清涕不止，视力下降，行动迟缓，对外界事物反应能力下降，脉濡缓。知其乃气虚湿盛。予益气养阴除湿升阳，愈。

何××，男，25岁。

两鼻不断有清水状鼻涕流出，视力下降，行动迟缓，对外界事物反应能力迟钝5个多月。医诊脑脊液鼻漏。先以手术治疗未成功，后以中药祛风散寒、培补肾气仍无功。细审其证，除上述症外，并见舌苔薄白，脉濡缓。因思：脉濡缓者，气阴俱虚，湿郁不化也。治宜补气养阴，除湿升阳。处方：

蔓荆子10克　升麻10克　葛根15克　人参10克　黄芪20克　黄柏10克　白芍10克　甘草10克

服药3剂后，鼻流清涕减少，精神增加；继服30剂，诸症消失，愈。

（11）鼻痒、喷嚏、流涕，头晕乏力，脉濡缓。知其气阴俱

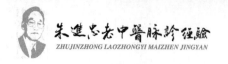
虚，湿郁不化。予补气养阴，除湿升阳。愈。

乐××，男，38岁。

鼻痒、喷嚏、流涕10余年。医诊过敏性鼻炎。始以西药治疗不效，继以中药祛风散寒之剂亦不效。细审其证，除上述者外，并见头晕乏力，舌苔薄白，脉濡缓。因思：脉濡缓者，气阴两虚，湿郁不化所致。治拟补气养阴，除湿升阳。处方：

升麻10克　葛根10克　蔓荆子10克　党参10克　黄芪15克　黄柏10克　白芍10克　甘草10克

服药3剂后，鼻痒流涕喷嚏大减；继服上药30剂，愈。

（12）鼻痒、喷嚏、流涕反复发作，咽喉不利，咳嗽，脉沉缓。知其气郁湿滞。予理气化痰开肺，愈。

王××，女，60岁。

鼻痒、喷嚏、流涕7~8年。医诊过敏性鼻炎。始以西药治之不效，继以中药治之仍无功。审其两脉沉缓，舌苔薄白。因思：沉脉者，气郁也；缓者，痰湿郁滞也。因治拟理气化痰，除痰开肺。处方：

人参10克　紫苏10克　陈皮10克　枳壳10克　前胡10克半夏10克　葛根10克　木香10克　甘草6克　桔梗10克　茯苓10克

服药3剂后，诸症好；继服30剂，得愈。

（13）每至夏季则鼻塞喷嚏，眼耳发痒，脉虚大弦紧。知其气阴俱虚，湿热内郁，清升浊降失职。予补气养阴，燥湿清热，升清降浊，愈。

苏××，男，35岁。

每到夏天则鼻塞流涕，反复喷嚏，眼耳发痒十余年。医诊过敏性鼻炎。先以西药治疗不效，继以中药益气聪明汤均无效。细审其证，除上症外，并见头晕乏力，脉虚大弦紧。因思：脉虚大弦紧者，气阴两虚，湿热内郁，清升浊降失职。因拟补气养阴，燥湿清热，升清降浊。处方：

人参10克　甘草6克　黄芪15克　当归6克　麦冬10克五味子10克　青皮10克　陈皮10克　神曲10克　黄柏10克葛根10克　苍术10克　白术10克　升麻10克　泽泻10克

服药2剂，诸症消失；继服15剂，愈。追访4年，未见复发。

第七节　眼科疾病案例

一、历代医家案例

（1）忽然早起视物不见，食减倦甚，脉缓大，重按散而无力。知其乃气虚湿盛所致。予补气除湿而愈。

一壮年。忽早起视物不见，就睡片时，略见而不明，食减倦甚，脉缓大，四至以上，重则散而无力。意其受湿所致。询之，果卧湿地半月。遂以白术为君，黄芪、茯苓、陈皮为臣，附子为使。十余帖，愈。（选自《古今医案按》）

（2）目张不得瞑，肝脉弦滑。知其年壮血盛肝血不通。予通经药愈。

钱仲阳治一乳妇。因悸而病，既愈，目张不得瞑。钱曰：煮郁李酒饮之使醉，即愈。所以然者，目系内连肝胆，恐则气结，胆衡不下，郁李能去结，随酒入胆，结去胆下，目能瞑矣。饮之果验。孙真人奉旨治卫才人眼疼，前众医不能疗，或用寒药，或用补药，加之脏腑不和。孙诊之：肝脉弦滑，非壅热也，乃年壮血盛，肝血并不通，遂问宫人，月经已三月不通矣，用通经药经

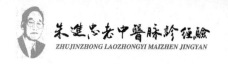

行而愈。（选自《古今医案按》）

（3）两眼昏昧，咳嗽头痛，似鸣而痛，过饥则恶心，脉细弱，脾部尤近弦弱。知其为脾虚相火用事。予健脾益气、理气化痰泻火，愈。

石山治一妇，年逾四十。两眼昏昧，咳嗽头痛，似鸣而痛，若过饥，恶心。医以眼科治之，病甚。翁诊脉皆细弱，脾部尤近弦弱。曰：脾虚也。东垣云：五脏六腑皆禀受于脾，上贯于目，脾虚则五脏之精气皆失所司，不能归明于目矣，邪逢其身之虚，随眼系入于脑，则脑鸣而头痛。心者，君火也，宜静，相火代行其令，劳役运动则妄行，侮其所胜，故咳嗽也。医不理脾养血，而以苦寒治眼，是谓治标不治本。乃用参、芪各一钱五分，麦冬、贝母各一钱，归身八分，陈皮、川芎、黄芩各七分，甘草、菊花各五分，麦芽四分。煎服二帖，诸症悉除。（选自《古今医案按》）

（4）目赤不明，服祛风散热药，反畏明重听，脉大而虚。知其气阴大衰。予补气养阴，愈。

薛己治给事张禹功。目赤不明，服祛风散热药，反畏明重听，脉大而虚。此因劳心过度，饮食失节，以补中益气加茯神、枣仁、山药、山茱萸、五味，顿愈。又劳役复甚，用十全大补，兼以前药，渐愈，却用补中益气加前药而痊。东垣云：诸经脉络，皆走于面而行空窍，其清气散于目而为精，走于耳而为听。若心烦事冗，饮食失节，脾肾亏损，心火太甚，百脉沸腾，邪害孔窍而失明矣。况脾为诸阴之首，目为血脉之宗，脾虚则五脏之精气皆失其所。若不理脾胃，不养气血，乃治标而不治本也。（选自《古今医案按》）

（5）两目赤痛，或作或止，两尺洪大，按之微弱。知其肾阴不足所致。予滋补肾阴而愈。

一男子年二十。素嗜酒色，两目赤痛，或作或止，两尺洪大，按之微弱。薛谓少年得此，目当失明。翌早索途而行，不辨天日，众皆惊异。与六味地黄丸加麦冬、五味。一剂，顿明。（选自《古今医案按》）

（6）目赤难开，目翳遍瞳仁，脉短滑而实鼓，还则似短涩。知其少阳阳明二经积滞。予通下泻火，愈。

王海藏妻侄女。形肥，笄年时得目疾，每月或二月一发，发则红肿难开，如此者三年。服除风散热等剂，左目反有顽翳，从锐眦遮瞳人，右目亦有翳，从下而上。《经》云：从内走外者少阳病，从下上者阳明病。此少阳阳明二经有积滞者也。脉短滑而实鼓，还则似短涩。洁古云：短为积滞，遏抑脏腑，宜下之。遂用温白丸减川芎、附子之二，多加龙胆草、黄连，如东垣五积法。从二九加起，每日加一服，加至大利，然后减丸，又从二九减起。忽一日于利中下黑血块若干，如黑豆大而坚硬。从此渐痊，而翳尽去。（选自《续名医类案》）

（7）目始红肿，次加太阳痛，继以白星翳叠出，两目血缕入贯瞳人，薄暮则痛，脉濡缓而大。知其气阴俱虚为本，肝火为标。予先治标，后治本，愈。脉洪大鼓指，黑珠浮翳隐涩难开，大小便不利，知其肝胆火旺。予泻火而痊。

孙文垣治吴小峰与弟小川，俱病目，专科治之益甚。其目始红肿，次加太阳痛，继以白星翳叠出，脉之小峰濡缓而大，两目血缕入贯瞳人，薄暮则痛。小川则洪大鼓指，黑珠有浮翳膜隐涩难开，大小便皆不利。故于小峰用补，先以清肝散与之。夏枯草五钱、香附四钱、甘草钱半，细茶五分以撤其痛，药两而进痛止；继用人参、茯苓、熟地、杞子、桂心、牛膝、破故纸、白蒺藜、丹皮。于小川用泻，内用泻肝汤及当归龙荟丸，外用象牙、冰片末点

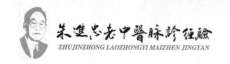
之，七日痊愈。《经》云：实者正治，虚者从治，小川之证惟厥阴肝火炽盛，肝常有余，有余者泻之，正治也。小峰则下虚，又为怒所激，怒则火起于肝，肝为藏血之地，故血丝贯瞳人，而薄暮作痛，故先用清肝散以去其痛，再用甘温补下元之虚，俾火得归元，此从治也，若用苦寒降火之剂，恐血凝而痛加，且火激而愈炽矣。（选自《续名医类案》）

（8）目赤肿痛，大便三日不行，头晕呕吐，右目眦内生一白泡，脉两寸关俱滑大有力，两尺沉微。知其中焦有痰，肝胆有火。予化痰泻火，愈。

孙氏妇年过四旬。眼赤肿太阳痛，大便三日不行，经水四日未止，诸治不效，右目内眦突生一白泡，垂与鼻齐，大二寸余，专科见而却走，以为奇疾，时眩晕不能少动，动则呕吐益剧。孙诊之，两寸关俱滑大有力，两尺沉微。此中焦有痰，肝胆有火，为怒所触而然。经云：诸风掉眩皆属于肝，诸逆冲上皆属于火，盖无痰不作晕也。其白泡乃火性急速，怒气加之，气乘于络，上而不下，故暴胀垂下也。古壮士一怒目眦裂，与此理同。治当抑肝木，镇痰火，先用姜汁益元丸以压火止吐，再以二陈汤加酒连、酒芩、天麻、滑石、吴萸、竹茹、枳实。一帖吐止，稍能运动。仍以二陈汤加芩、连、菊、精草、夏枯草、香附、苡仁、吴茱萸，四剂赤肿消，白泡敛，经止而愈。俞东扶曰：此案见证甚怪，治法甚稳，因知医病只要明理，毋庸立异也。（选自《续名医类案》）

（9）目珠红赤，惊悸，肠鸣，色夭不泽，左手浮空，右关尺重按无力。知其肝肾俱虚，脾土不足。予健脾益气、滋阴补肾，愈。

王宗苍目珠红赤，惊悸，肠鸣，色夭不泽，左手浮空，右关尺重按无力，吴曰：此肝肾交虚，不能制游行之火，非肺家实火

也。朝服加味归脾汤，夕服八味丸。不一月白珠红退，脉渐冲和矣。（选自《续名医类案》）

（10）日入则两目无所见，脉左关大，左尺极微。知其乃肝肾俱虚所致。予滋补肝肾，愈。

一人年二十左右，求诊无他病，惟日入则两目无所见，此即谚语所谓雀盲是也。其脉惟左关大，左尺极微。语之曰：君得毋新婚乎？曰：然。与生地、杞子、牛膝、甘菊、沙参、麦冬、女贞。四剂而愈。因戒房帏搏节，否则再发成废人矣。（选自《续名医类案》）

二、笔者临床案例

（1）左眼外伤后失明，头痛眼痛，脉右弦大。知其为气血俱虚为本，气滞血瘀为标。予补气养阴，活血祛瘀，愈。

耿××，男，24岁。

在劳动的时候，不慎钢丝刺入左眼而溢血不止，经眼科手术治疗后虽然出血已经停止，但左眼却已完全失明。其后3个多月来，虽经多次手术去除眼内瘀血，不但视力一直不见改善，而且日渐感到头痛，两目红赤有所加重；最近1个多月来，又发现眼压增高，玻璃体轻度混淆，改请中医以活血逐瘀之剂治之，仍然无明显效果。细审其证，除上述诸症之外，并见舌苔白，脉右弦大。因思：脉弦大见于右者，气血俱虚也。合之于证，知其乃气血俱虚为本，气滞血瘀为标耳。治以补气养血，活血化瘀。处方：

黄芪10克　当归10克　赤芍10克　川芎10克　地龙10克桃仁10克　红花10克　玄参15克

服药3剂之后，眼红、眼痛、头痛均减；继服4剂诸症若失，左眼在1米内可睹见一影晃动；又服10剂，在5米之内可以清楚

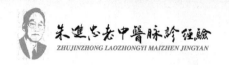

地看见人之五官面目。

（2）视力突然丧失，头痛失眠，烦躁易怒，口干舌燥，脉沉弦滑数。知其痰火郁结。予理气化痰泻火，愈。

朱××，女，50岁。

头痛失眠，两眼视力全部丧失7天。医经多方检查发现除两眼视乳头水肿之外，别无任何其他发现。细审其证，除上述者外，并见烦躁易怒，口干舌燥，舌苔白，脉沉弦滑数。因思：脉沉者，郁证也；弦者，肝脉也；滑数者，痰火也。合之于证，乃痰火郁结，上熏眼目也。治拟疏肝理气，化痰泻火。处方：

柴胡10克　黄芩10克　龙胆草10克　竹茹12克　半夏10克　枳实10克　滑石15克　竹叶10克　夜交藤30克

服药4剂之后，烦躁、失眠大减，视力基本恢复正常；再服4剂，愈。

（3）两目红赤，涩痛流泪，脉弦数。知其为肝火上冲。予清肝泻火，愈。

郝××，男，32岁。

两眼目赤，涩痛流泪10天，脉弦数，予龙胆泻肝汤，2剂，愈。

（4）两目翳膜遍睛，涩痛流泪，舌苔黄白，脉浮数。知其风热外客。予疏风清热之剂，愈。

苏××，女，30岁。

两目突然涩痛流泪，翳膜遍睛5天。审其两脉浮数。思之：脉浮者，表证也；数者，热也。因拟疏风清热。处方：

蝉蜕10克　僵蚕10克　羌活10克　连翘10克　姜黄10克大黄6克

1剂，诸症大减；再剂，愈。

中医脉诊

ZHONG YI MAI ZHEN

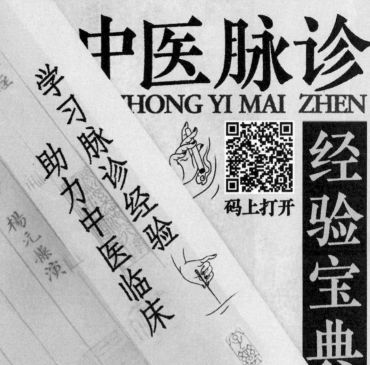

经验宝典

码上打开

学习脉诊经验
助力中医临床

脉象速记

脉象大全，各类脉象形象记忆

脉诊原理

揭秘脉诊，厘清诊脉底层逻辑

学习笔记

随手记录，生成专属中医资料库

基础入门

中医理论筑基，打好医学基础